谢晶日

临证中医传承秘录

谢晶日 主编

全国百佳图书出版单位
中国中医药出版社
·北京·

图书在版编目（CIP）数据

谢晶日临证中医传承秘录 / 谢晶日主编. —— 北京：
中国中医药出版社，2025.1
ISBN 978-7-5132-9316-7

Ⅰ. R249.7

中国国家版本馆 CIP 数据核字第 2025XC8460 号

中国中医药出版社出版

北京经济技术开发区科创十三街 31 号院二区 8 号楼
邮政编码　100176
传真　010-64405721
北京联兴盛业印刷股份有限公司印刷
各地新华书店经销

开本 787×1092　1/16　印张 20.75　彩插 1.5　字数 422 千字
2025 年 1 月第 1 版　2025 年 1 月第 1 次印刷
书号　ISBN 978 – 7 – 5132 – 9316 – 7

定价　80.00 元
网址　www.cptcm.com

服 务 热 线　010-64405510
购 书 热 线　010-89535836
维 权 打 假　010-64405753

微信服务号　zgzyycbs
微商城网址　https://kdt.im/LIdUGr
官 方 微 博　http://e.weibo.com/cptcm
天猫旗舰店网址　https://zgzyycbs.tmall.com

如有印装质量问题请与本社出版部联系（010-64405510）

序

　　中医药学，源远流长，博大精深，是中国人民几千年来与疾病做斗争的经验结晶，蕴含着中华民族深邃的哲学思想，为人类的健康事业作出了卓越贡献。神农尝百草，岐黄论医道，为中医药学奠定了坚实的根基。汉唐以降，历代医家不断充实与发扬，医典医籍，琳琅满目，医论医案，精彩纷呈，为继承和弘扬中医学术积淀了丰富的文化底蕴，为保健和医疗技术的提高积累了无数的宝贵经验。中华人民共和国成立以后，党和国家非常重视中医药工作。改革开放以来，尤其是近些年来，党和国家更是为中医药事业的发展制定了多项政策，制定了中医药法规，大力拓展中医药的教育、医疗、科研领域，为中医药走向世界开辟了广阔前景。

　　谢晶日教授出身医学世家，自幼留神医药，喜读轩岐，后入我校系统研习深造，以优异成绩毕业留校。从医任教40余载，在医治脾胃肝胆及内科疑难杂症方面，疗效卓著，颇有建树，并逐渐形成了完备的学术思想体系。谢晶日教授享受国务院政府特殊津贴，历任我校附属第一医院肝脾胃病科学术带头人、博士研究生导师、二级教授，黑龙江省名中医，第五、六批全国老中医药专家学术经验继承工作指导老师，国家中医药管理局重点专科脾胃病科学术带头人，黑龙江省中西医结合学会消化专业委员会主任委员等。医德高尚，师风严正，医理娴熟，贯通古今，医术精湛，融汇中西，誉满龙江，名驰中外，求医者络绎不绝，求学者接踵而至。多年来蓄积了大量临床验案，今将其编纂成书，即将付梓。本书以"肝脾论"学术思想为总的治病指导原则，结合临床病案加以阐释，理论精辟，辨证精确，对临证应用，启迪后学与弘扬中医学术均大有裨益，故为之序。

国医大师
书于黑龙江中医药大学

前　言

　　中医药学是中华民族的伟大创造，是中国古代科学的瑰宝，也是打开中华文明宝库的钥匙，为中华民族繁衍生息作出了巨大贡献，对世界文明的进步产生了积极影响。近年来，国家大力发展中医药事业，中医药改革发展取得显著成绩。中医是一门实践性很强的学科，古今名家，无一不是从丰富的临床经验中总结出新，辅翼前贤，不断为中医药的发展注入活力。当前，我们身处中医药发展的黄金时期，更当总结效验之案，承前启后，以中医之力，为全民大健康服务。

　　名老中医学术经验传承是对名老中医临床技能、学术理论、认知思维进行继承发扬，是对中医药领域宝贵财富的保护与推广，传承名老中医的学术思想对中医药文化的传承意义深远。深入整理名老中医学术经验，总结撰写临床医案对于培养中医学者及年轻医生的中医思维及临床能力非常重要。

　　谢晶日，主任医师，二级教授，博士研究生及博士后指导教师，第五、六批全国老中医药专家学术经验继承工作指导老师，享受国务院政府特殊津贴专家，国家中医药管理局重点专科脾胃病科学术带头人，黑龙江省名中医，黑龙江中医药大学岐黄学者领军人才，黑龙江省高层次人才。谢晶日教授在医疗、科研、教学第一线工作近50载，开创性地提出"肝脾论"的学术思想，并将之应用于临床治疗内科各种疑难杂病，效果显著。全国名老中医药专家谢晶日传承工作室于2016年12月由国家中医药管理局批准立项资助建设，工作室成员总结并研究了谢晶日教授中医药治疗常见病、疑难病的诊疗经验和学术思想，形成了系统的诊疗方案，并推广运用于临床，为促进名中医学术经验交流及后辈学习提供了平台。

　　本书共分为两篇，上篇对谢晶日教授的从医经历、临床治病法则、临床用药特色进行了详细介绍；下篇分肝胆胰病、脾胃病、肠腹病、杂病四章，通过列举医案，详细介绍了谢晶日教授治疗某一疾病的相关经验及用药思路。谢晶日教授精研岐黄，溯源求本，博采众长，衷中参西，临床治病经验丰富，以辨证论治为根本，辨证辨病相结合，取得了较好疗效。现将其部分医案进行整理，以飨同道。

全国名老中医药专家谢晶日传承工作室

2025 年 1 月

目 录

上篇 医家传记及临证经验概述 ………………………………………………… 1

第一章 医家小传 ……………………………………………………………… 3

第二章 临证治则 ……………………………………………………………… 17

第三章 用药特色 ……………………………………………………………… 20

第一节 首提"以人立法，以法组方" ………………………………… 20

第二节 贯穿"四气五味，以平为衡" ………………………………… 23

第三节 注重"升降相因，善调气机" ………………………………… 24

第四节 巧用"君臣配伍，运用灵活" ………………………………… 27

下篇 医案荟萃 ………………………………………………………………… 31

第一章 肝胆胰病 …………………………………………………………… 33

第一节 黄疸案 ………………………………………………………… 33

第二节 胁痛案 ………………………………………………………… 50

第三节 臌胀案 ………………………………………………………… 67

第四节 癥瘕案 ………………………………………………………… 79

第二章 脾胃病 ……………………………………………………………… 97

第一节 痞满案 ………………………………………………………… 97

第二节 胃痛案 ………………………………………………………… 116

第三节 呕吐案 ………………………………………………………… 141

第四节 吞酸案 ………………………………………………………… 152

第五节 呃逆案 ………………………………………………………… 161

第三章 肠腹病 ……………………………………………………………… 172

第一节 便秘案 ………………………………………………………… 172

第二节 腹痛案 ………………………………………………………… 192

第三节 痢疾案 ………………………………………………………… 204

第四节 泄泻案 ………………………………………………………… 222

第四章　杂病 …………………………………………………… 238

　　第一节　痹证案 …………………………………………… 238

　　第二节　梅核气案 ………………………………………… 250

　　第三节　心悸案 …………………………………………… 261

　　第四节　眩晕案 …………………………………………… 269

　　第五节　水肿案 …………………………………………… 279

　　第六节　闭经案 …………………………………………… 287

　　第七节　不寐案 …………………………………………… 298

　　第八节　痛经案 …………………………………………… 306

　　第九节　郁证案 …………………………………………… 310

　　第十节　消渴案 …………………………………………… 318

　　第十一节　瘿病案 ………………………………………… 329

　　第十二节　腰痛案 ………………………………………… 339

上 篇

医家传记及临证经验概述

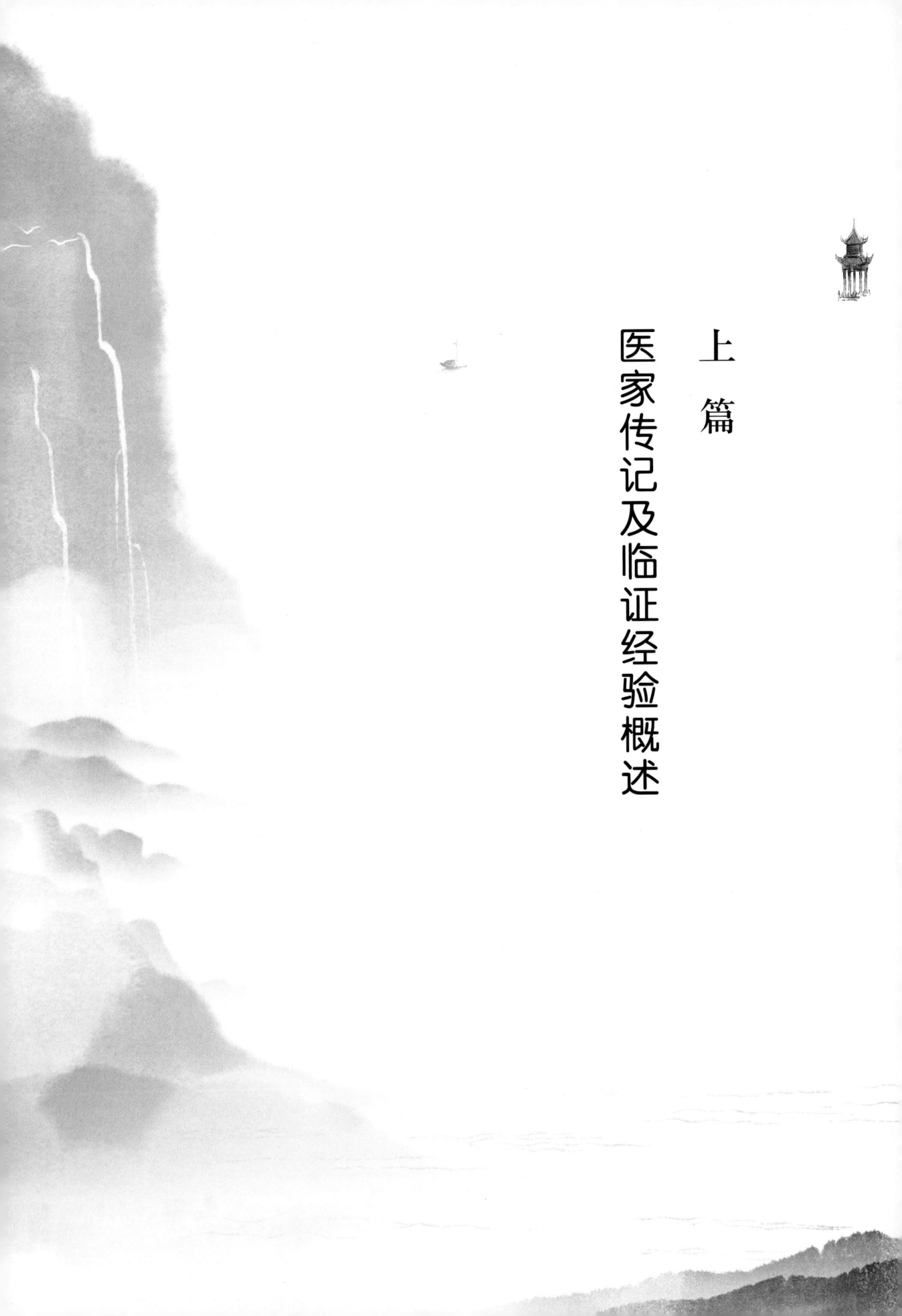

第一章　医家小传

一、悬壶济世五十载，杏林耕耘春满园

谢晶日，主任医师，黑龙江中医药大学首批二级教授之一，东北及黑龙江中医药大学首位中医消化专业博士研究生导师、博士后导师。黑龙江中医药大学附属第一医院脾胃病科国家重点专科及省重点学科带头人。

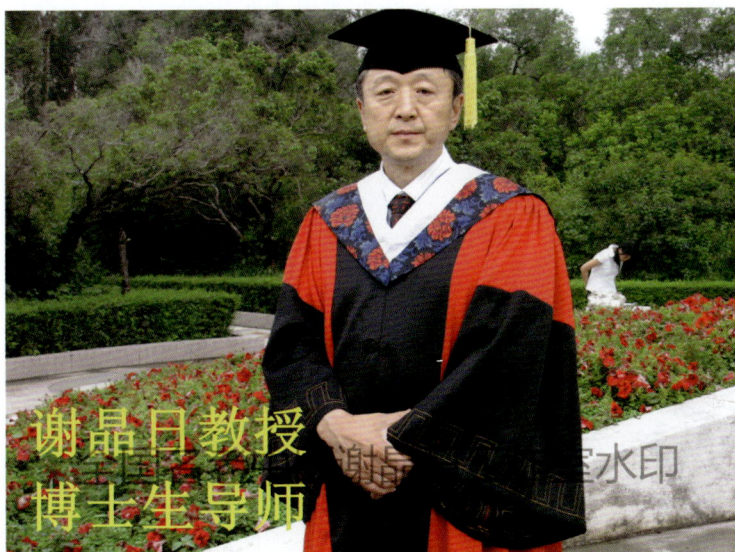

黑龙江省第二代名中医，首批黑龙江德艺双馨名中医之一，首批龙江名医之一，黑龙江省政府杰出青年专家，第五、六批全国老中医药专家学术经验继承工作指导老师，第二、三批黑龙江省老中医药专家学术经验继承工作指导老师，全国名老中医药专家谢晶日传承工作室指导老师，全国优秀中医临床人才导师，全国中医临床特色技术传承骨干人才导师。享受国务院政府特殊津贴专家，美国国际医药大学兼职博士研究生导师，美国加州中医公会兼职教授，国家自然科学基金评委，国家重点基础研究发展计划（973计划）、国家高技术研究发展计划（863计划）项目评审专家，国家科学技术奖励评审专家，国家药理基地黑龙江省中医消化专业组组长，国家中药品种保护审评委员会委员，黑龙江省医疗事故鉴定委员会专家，黑龙江省博士后指导专家委

员会委员，黑龙江省科技项目、省中医药项目评审委员，黑龙江省住院医师规范化培训专家指导委员会委员，黑龙江省委保健组专家。

现为黑龙江中医药大学附属第一医院脾胃病科国家重点专科及省重点学科带头人，二级教授，博士研究生导师，黑龙江省名中医，黑龙江省德艺双馨名中医，龙江名医，黑龙江中医药大学岐黄学者领军人才，黑龙江省高层次人才。现任黑龙江省中西医结合学会消化专业委员会名誉会长、中国中西医结合消化系统疾病专业委员会常委、中华中医药学会脾胃病分会常委、世界中医药学会联合会消化病专业委员会常务理事等职。

二、医疗生涯展宏图

谢晶日教授行医执教近 50 载，在近半个世纪的医海生涯中，他术精岐黄，疗愈世间疾苦，济世救人护佑百姓健康，妙手丹心展现大医风骨，矢志不渝撑起中医脊梁。他几十年如一日地诊治各种中医疑难杂症及胃肠肝胆疾病，一直深受广大患者的信任、赞誉和尊敬。

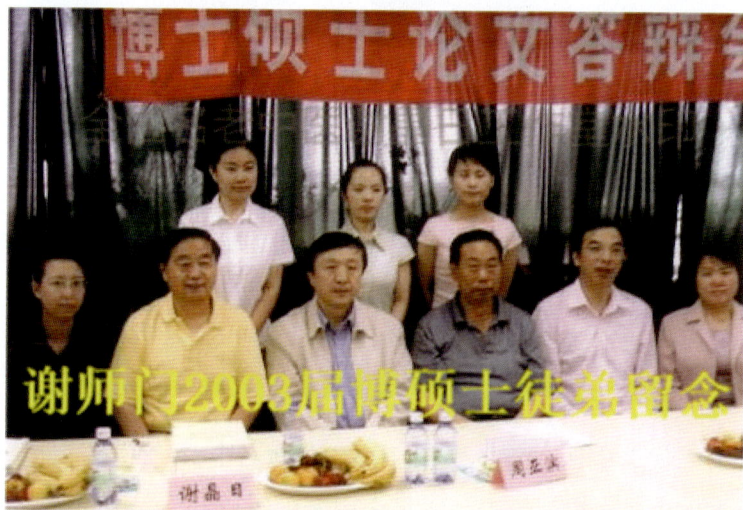

谢师门2003届博硕士徒弟留念

1. 仁心仁术济苍生，悬壶济世疗疾苦

谢晶日教授多年来成功救治危重、疑难病患者不计其数，显示出了中医独到的神奇效果。面对国内外患者求医问药、一号难求的殷切期盼，谢晶日教授无论是酷暑严寒，还是节假日，皆提早到达诊室，而下班时间却一延再延。为满足深受疾病困扰的患者的求医需求，更加有效地利用出诊时间解除患者病痛，谢晶日教授经常放弃中午吃饭和休息的时间，甚至尽量不喝水以减少如厕，为更多患者提供服务。求诊患者虽多，但谢晶日教授对于每一位求诊患者都是详细望闻问切，全身心地辨证论治。

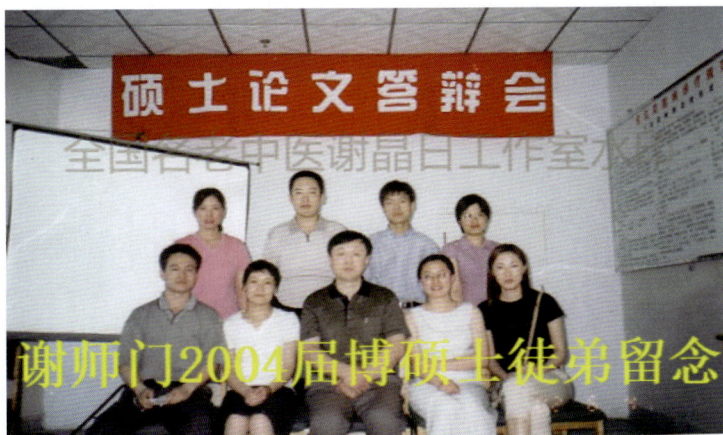

谢师门2004届博硕士徒弟留念

谢晶日教授对待每一位患者都是一视同仁，一腔热血为患者解决疾苦，倡导科室的工作人员及每一位徒弟都遵循"大医精诚"的服务理念。多年来每一位在谢晶日教授诊治下的患者都被建立了详细、完备的病历资料记录，且谢晶日教授在黑龙江中医药大学附属第一医院率先使用中医系统软件。该软件保存着每一位患者的四诊及理法方药的系统记录，截至目前已有数十年，几十万份病历被保存，可随时根据姓名和电话调取病历，为带教学生和撰写资料保留了真实世界的第一手资料。

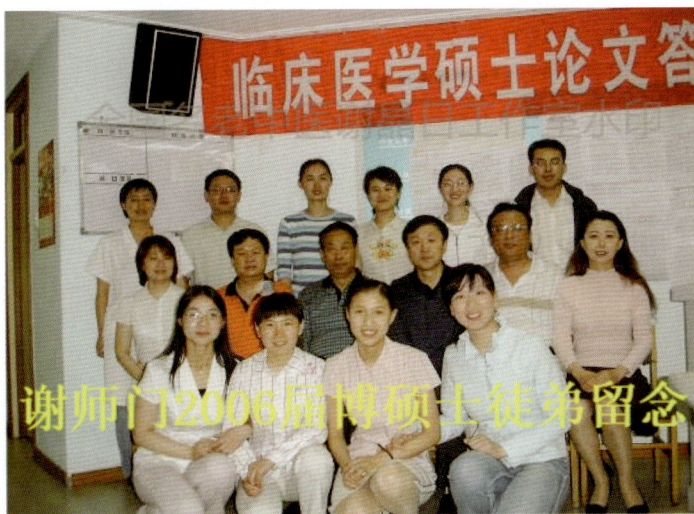

谢师门2006届博硕士徒弟留念

谢晶日教授想患者之所想，难患者之所难，为方便患者就诊，成立了工作室并建立"谢晶日教授名老中医传承工作室微信公众服务平台"，以便及时发布出诊信息，还公益性地为患者科普医学常识、健康养生知识、中医中药常识、中药煎服方式和饮食注意等事项。目前各类文章近600篇，微信公众号关注人群来自全国28个省市及海外多个国家。

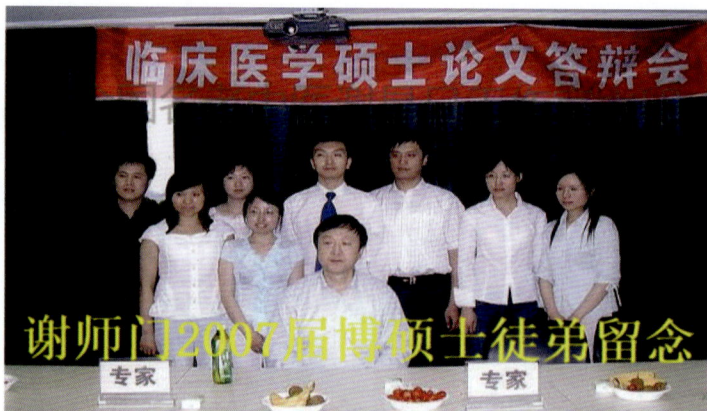

谢师门2007届博硕士徒弟留念

2. 十年如一风雨无阻，矢志不渝救死扶伤

从青丝到皓首，谢晶日教授一直严谨、规范化地工作，认真地查房和带教，管理病房始终要求执行三级查房制度，是医院先进个人的典范代表，所在科室全员规范化在全院名列前茅，一直是全院的先进科室。另外，从门诊到各种教学和学会的工作，谢晶日教授几十年如一日奋战在临床第一线，他从没有过休息日，把时间安排得满满的，始终把患者健康放在首位，对待每一位患者都是一视同仁，没有"高低贵贱"之分。他经常不厌其烦地为患者解释病情，同时也要求科室医护人员及徒弟们持有热心、细心、耐心、同情心、责任心的"五心"工作态度。为了给患者提供更多的就诊机会，方便患者求医，谢晶日教授几十年来均放弃了周末和节假日的休息时间。在疫情最严峻之际，谢晶日教授体谅患者求医的不易，倡导落实"疫情无情人有情，线下不见线上见"，利用线上出诊的形式，让患者足不出户也能享受优质的医疗服务。即便每次出诊流程增加，时间延长，自身疫情暴露风险大大增加，谢晶日教授也在所不惜、甘之如饴。

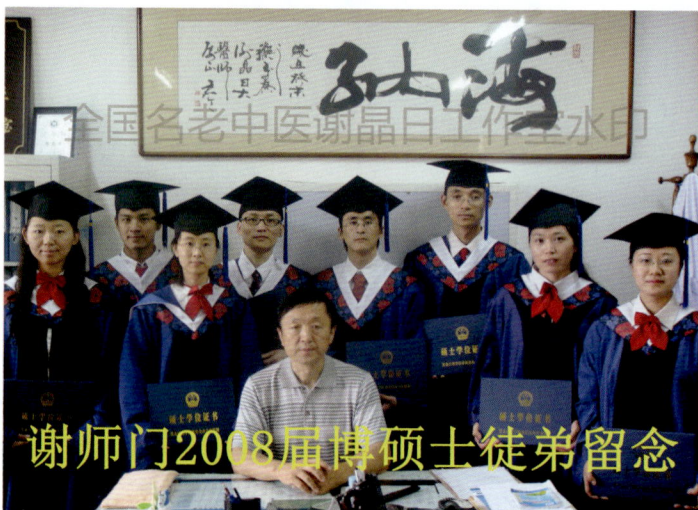

谢师门2008届博硕士徒弟留念

在谢晶日教授门诊经常可以看到来自全国各省市及海外，经多方治疗无效的疑难病患者满怀期待，慕名前来，大家都抱着最后的期望，经过谢晶日教授细心、耐心、热心的诊疗后相继痊愈。患者经救治后都与谢晶日教授建立了浓厚的医患情谊，大家认可的是谢晶日教授有亲和力、有同情心、有责任心，一切以患者为中心，妙手回春，身体和心理都能得到治疗。

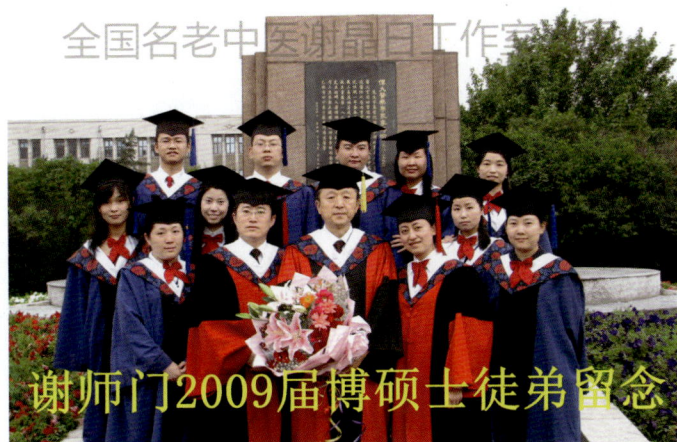

谢师门2009届博硕士徒弟留念

近50载医路漫长，谢晶日教授却矢志不渝，从未彷徨，鬓华虽改心无改。推动谢晶日教授风雨无阻、坚定不移前行的，是扎根杏林的执着，是矢志岐黄的决心，是悬壶济世的仁爱，更是患者眼中热忱的期盼和那一声声热情而激动的"谢教授，谢谢您""您是我的救命恩人"等真挚的话语。

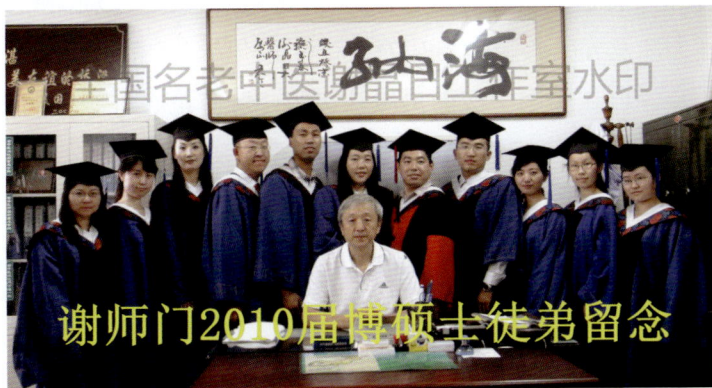

谢师门2010届博硕士徒弟留念

3. 精准辨证为核心，疑难杂病现成效

谢晶日教授擅长运用中医药治疗各种疑难杂症，尤其在治疗各种胃肠道疾病、肝胆疾病、代谢相关疾病方面尤为突出。在长期的临床实践中，他运用中医整体观、辨证施治观，辨病与辨证相结合，宏观与微观相结合，治疗与预防相结合，形成了独到的学术思想和治疗特色。经过多年的临床实践，他倡导"以人定法、以法组方、以证加减"的精准辨证原则。在近50年医教研的生涯中，谢晶日教授在各种消化系统疑难病及其他内科疑难病，如溃疡性结肠炎、肝硬化、胆道疾病、消化道肿瘤、各种消化道疾病的癌前病变、内分泌疾病、各种由肝胆脾胃病引起的神经系统的忧郁、焦虑等疾病的治疗上研深覃精、独具匠心，治愈患者无数，用行动护佑了无数患者的健康，用付出践行了大医精诚的古训。

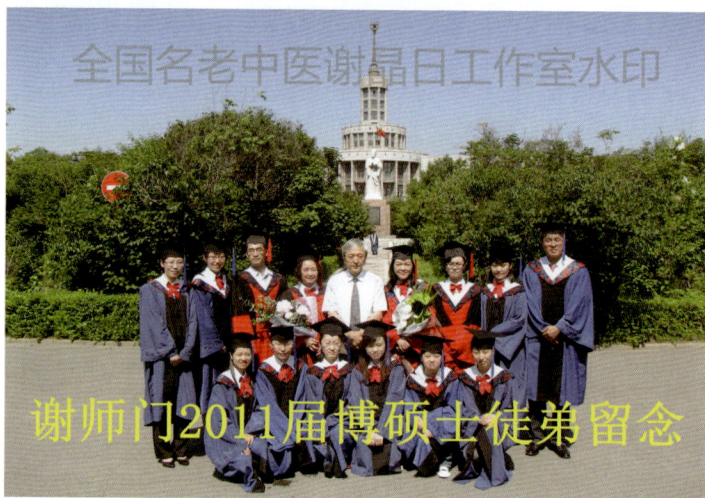

4. 呕心沥血创先河，肝脾协调定三法

由于现代人生活方式发生改变，且社会压力骤增，导致疾病谱发生变化，谢晶日教授开创性地提出"肝脾论"的学术思想。"肝脾论"理论是以肝脾为核心，强调情志致病的重要性，涉及五脏六腑的相互关系和辨证辨病治疗的关系，能精准地指导临床辨证与遣方用药。已在中国中医药出版社出版《肝脾论在肝胆疾病中的临床应用》《肝脾论在胃肠疾病中的临床应用》《肝脾论在疑难杂病中的临床应用》系列著作。谢晶日教授倡导"以人定法、以法组方、以证加减"的中医辨证思维法则，运用这个法则辨证精准，用药精当，药起沉疴。多年来，患者感念谢晶日教授悬壶济世、妙手仁心的医术与医德，有着太多感人肺腑的生动故事，有的赞美谢晶日教授为"国家的瑰宝""神医""救命恩人"，也有的视谢晶日教授为"药食佛"等，每每叮嘱谢晶日教授注意身体，多多休息，多多保重。多年来更有不计其数的患者送上锦旗、牌匾、感谢信等，以表达感激之情。

5. 求索不息勤攀登，建功立业创辉煌

20世纪70年代，谢晶日教授所在的肝脾胃病科治疗疾病很少使用中药汤剂，以西药为主，效益和影响力在全院最差，谢晶日教授临危受命，承担科主任工作。从此，

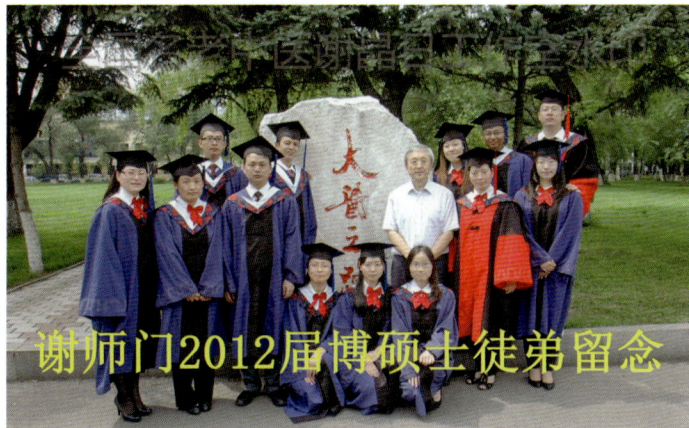

谢师门2012届博硕士徒弟留念

谢晶日教授一腔热血，全身心地投入工作，为全科人员及学生、弟子们树立了"周到而耐心的服务、刻苦而勤奋的学习、端庄而严谨的作风、精湛而过硬的技术、紧张而有序的工作、热烈而镇定的情绪"的工作理念。这六条理念是医务工作者的精神法宝，也是谢晶日教授工作时的真实写照。在严格的要求下，肝脾胃科一年一变样，十年大变样，已发展成为"国家中医药管理局脾胃病重点专科""国家药理基地""全省消化病中医重点学科""全省消化病领军人才梯队""省中医肝胆病、脾胃病重点专科单位""省中西医结合消化疾病专业委员会主任委员单位"，成为医院住院部和门诊部中医特色最突出的科室，极大地增强了科室和医院的影响力。谢晶日教授成为肝脾胃病科国家重点专科、黑龙江省重点学科中医脾胃病学及省消化病主委单位的奠基人。科室也连续二十余年获得全医院"突出贡献奖标兵"。总结谢晶日教授的经验、理念，即"成功五有法则"如下：①要有明确目标；②要有具体内容；③要有量化操作；④要有定期监督；⑤要有定期总结。不遗余力、一腔热血、全身心地做好每一件事情，就一定会取得成功，这也是他对全科工作人员和徒弟们的谆谆教导。

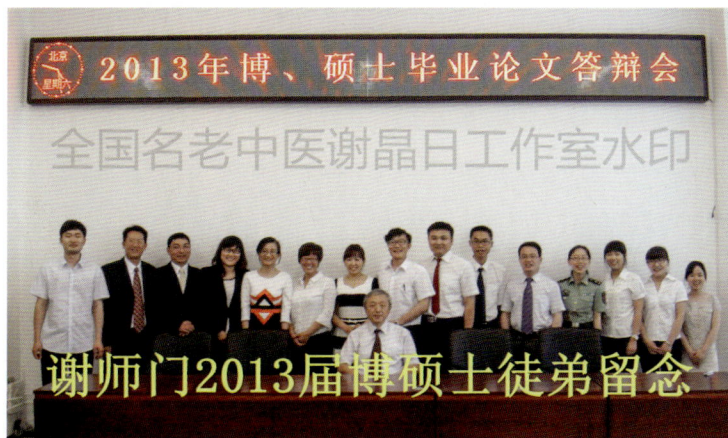

谢师门2013届博硕士徒弟留念

三、科研创新谱新章

谢晶日教授在科研工作中勇攀高峰，力求深度与广度，在中医药研究领域中取得了丰硕的成果，多项国家自然科学基金项目、黑龙江省重大项目的研究成果被同行专家认可，填补了国内同领域的空白，达到了国内领先水平，不仅在临床治疗中提高了疗效，也取得了显著的经济与社会效益。

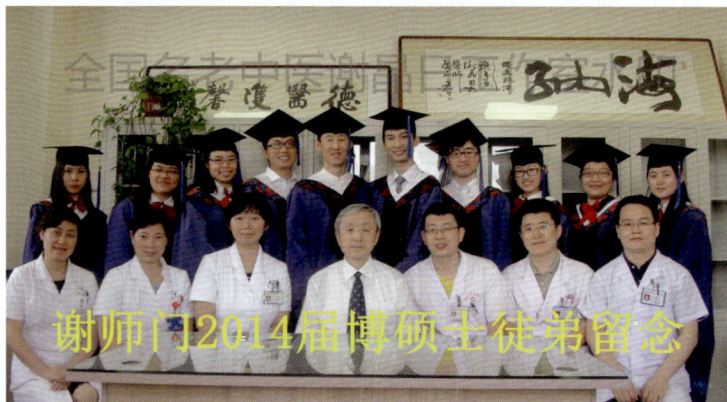

谢师门2014届博硕士徒弟留念

1. 科研课题及奖项

谢晶日教授多年来先后主持完成了多项国家级、省级科研项目。包括主持国家自然科学基金项目3项，以及国家中医药管理局项目、教育部项目、省重大科研项目等多项课题；荣获国家级、省级、市级等各类奖项25项，包括国家级科技进步奖2项，中华中医药学会科学技术进步奖二、三等奖2项，黑龙江省人民政府科学技术进步奖二、三等奖6项，黑龙江省教育厅科学技术奖一等奖3项，黑龙江省中医药管理局一、二、三等奖11项，哈尔滨市科学技术进步奖1项。

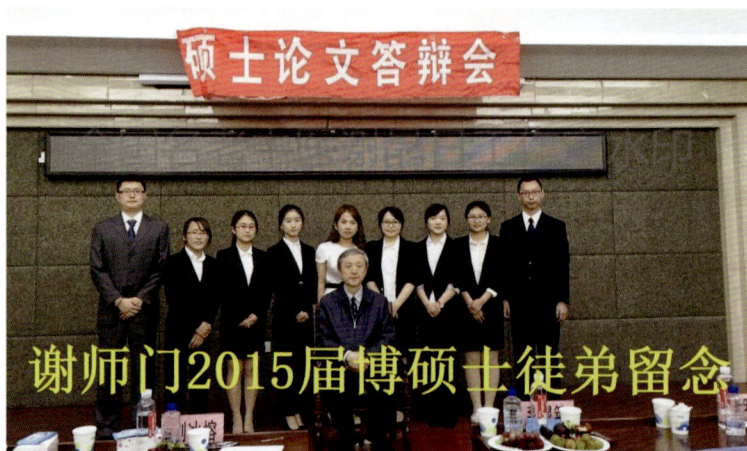

谢师门2015届博硕士徒弟留念

2. 学术论文及著作

谢晶日教授学风严谨，强调学术传承，重视中医药人才的培养，言传身教，尽显名师风范。迄今，谢晶日教授已招收博士研究生、硕士研究生、留学生等优秀中医临床人才 300 余名，为海内外培养了一大批中医药骨干力量。多年来，谢晶日教授在学术期刊上发表论文 300 余篇，出版著作 15 部，参与编写、制定了 10 余种疾病的中医和中西医结合诊疗共识和指导意见。通过发表期刊文章和著作，以及主持学术会议等，谢晶日教授向广大中医药学者传授了其近 50 载的临床诊治体会，涵盖肝胆胃肠等各种疑难杂症的辨证治疗及处方用药等。

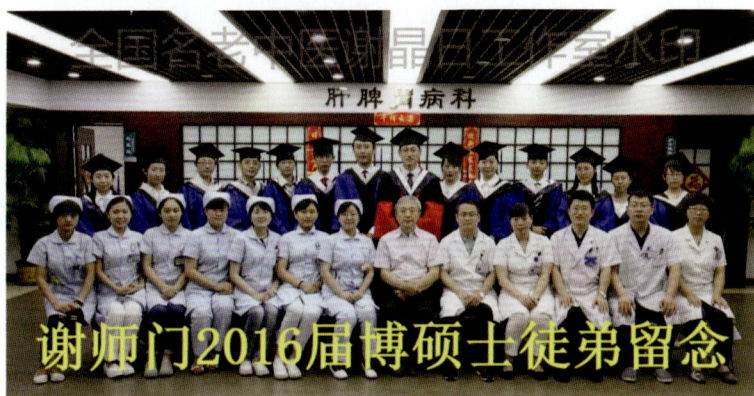

2004 年以来出版的著作有《中西医结合消化系统疑难病的诊疗——肝胆系统疑难病》《中西医结合消化系统疑难病的诊疗——脾胃系统疑难病》《肝脾胃病辨治思路与方法》《肝脾论临床验案丛书》《肝脾论在肝胆疾病中的临床应用》《肝脾论在胃肠疾病中的临床应用》《肝脾论在疑难杂病中的临床应用》等。这些著作详细地阐释了谢晶日教授"肝脾论"学术思想在肝胆疾病、胃肠疾病和疑难杂病方面的应用，对中医消化病领域乃至中医药事业的传承和发展具有重要的推动作用。

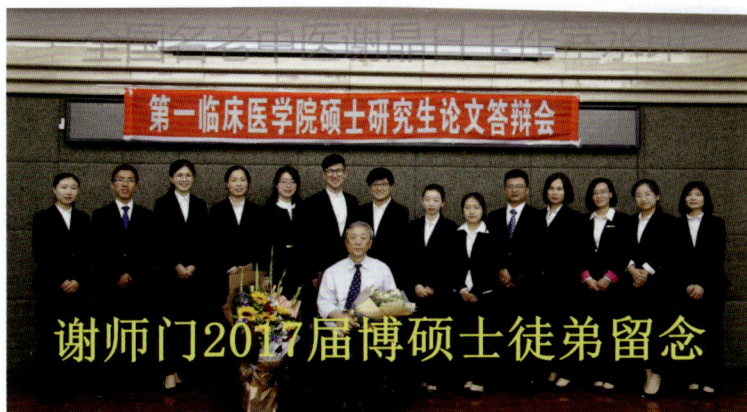

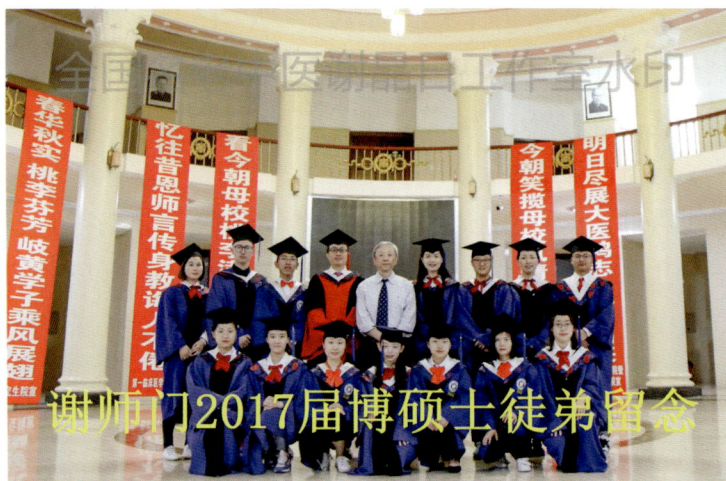

谢师门2017届博硕士徒弟留念

四、教学育人春满园

谢晶日教授在教学方面，以培养高素质中医药人才为己任，曾担任多年中医内科教研室副主任，承担着全校中医内科学精品课程的教学任务。在黑龙江中医药大学全国先进 5A 评审教学评估工作中，谢晶日教授作为全校医疗唯一代表向国家检查组评优专家演讲，获得了全校授课最高名次，获得了国家级专家的一致好评。谢晶日教授培养学生，不仅教医术，更教做人。他常教导学生要以仁爱之心待人，以慈善之心救人；治学做事要品行端正，不为权势名利所惑。

谢晶日教授多年来一直担任本科生和研究生、博士后等的教学工作，已培养硕士研究生、博士研究生、博士后和中国香港、中国台湾地区的学生，以及日本、新加坡、美国、加拿大、韩国、马来西亚等国的留学生共 300 余人。多年来远赴国内外举办讲座授课，曾多次受邀赴中国台湾、中国香港及美国等国家和地区的医药大学讲学，深

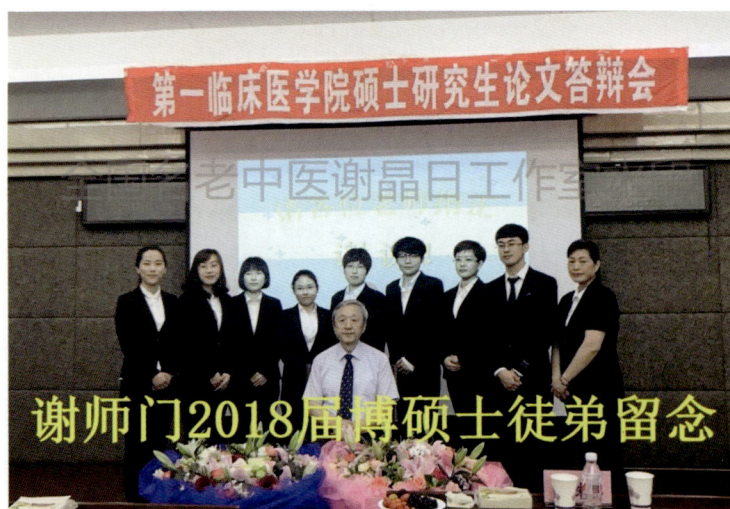

第一临床医学院硕士研究生论文答辩会

谢师门2018届博硕士徒弟留念

受欢迎。他的毕业生遍布全国及海外各地，有的学生已成为所在单位的党委书记、院长、主任，以及学术、业务骨干；有的学生自己开医院、诊所，已经成为当地名医；有的学生从事教师工作，已成为硕士研究生和博士研究生导师，还有的已获得优秀教师、先进工作者、杰出青年中医等光荣称号。谢晶日教授手把手带出了一批又一批弟子，为中医药事业培养了大批高层次人才，为发扬和传承中医事业作出了重要贡献。

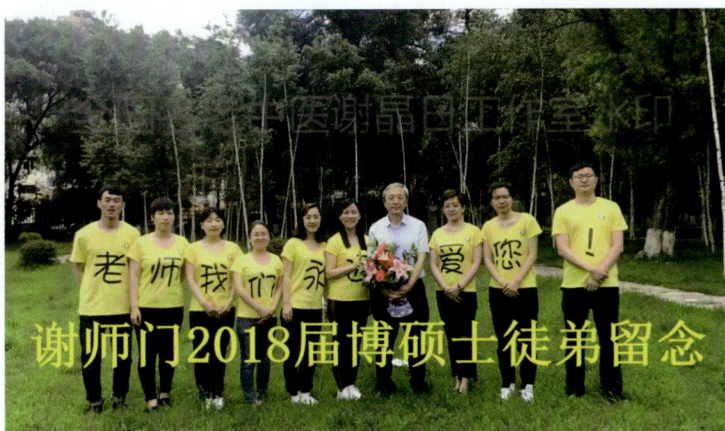

谢师门2018届博硕士徒弟留念

1. 理论实践教学法，传承发展领军人

全国名老中医药专家谢晶日传承工作室于 2016 年 12 月经黑龙江省推荐评审后，由国家中医药管理局批准立项资助建立。工作室的成立是为了开展全国名老中医谢晶日教授学术经验的继承和传承工作，总结研究名老中医谢晶日教授擅治常见病、疑难病的诊疗经验和学术思想，形成系统的诊疗方案，并推广运用于临床。传承、保留和挖掘名老中医谢晶日教授一生宝贵的经验和财富，研究谢晶日教授的成才经历及临床资料，并形成专著出版。培养传承团队，为中医内科学界的经验交流与协作提供了一个平台，对中医内科学乃至整个中医学理论及实践的不断提高、传承和发扬、发展有着重要的历史推动作用和深远意义。

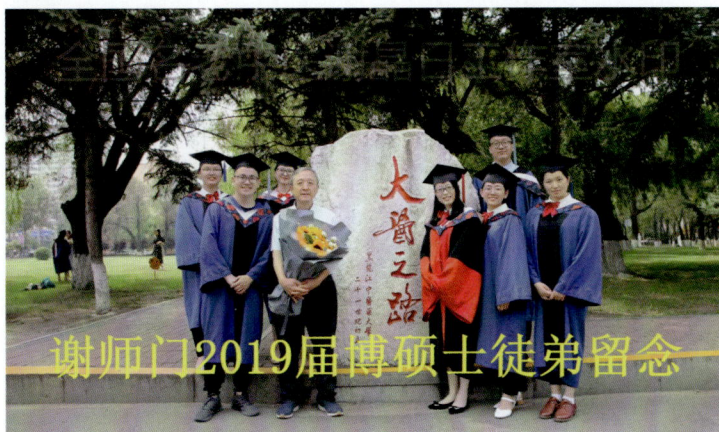

谢师门2019届博硕士徒弟留念

工作室经验传承采取跟师学习、独立临床实践与理论学习相结合的形式，以跟随指导老师临床实践为主，继承人跟随指导老师门诊、查房或会诊等，总结和传承谢晶日教授擅治常见病、疑难病的宝贵经验和学术思想。

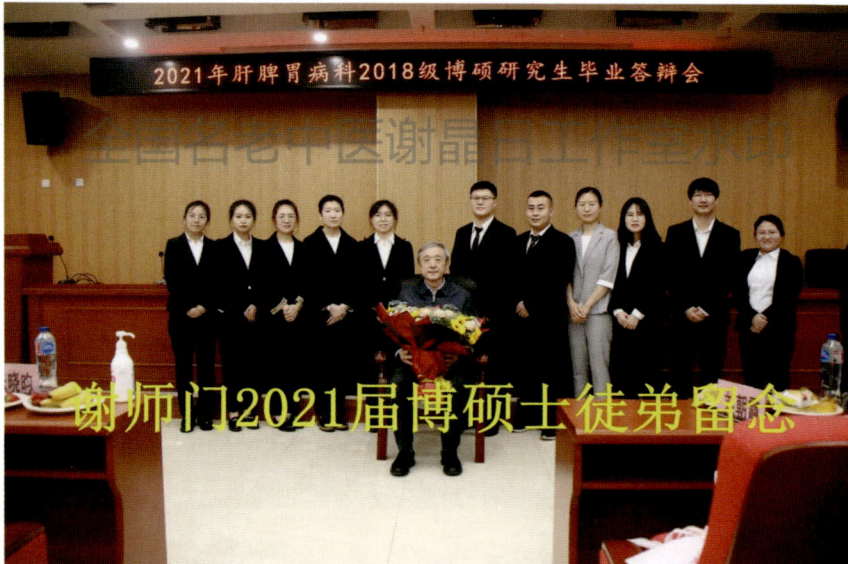

全国名老中医药专家谢晶日传承工作室创立以来，推动了黑龙江中医药大学附属第一医院临床、教学、科研的发展，并培养了黑龙江省首批中医消化专业的博士研究生，同时也培养了大批硕士研究生及其他中医的临床高级人才，为国内和省内中医内科学界的经验交流、传承与协作提供了坚实的基础和人才培养的强大平台。

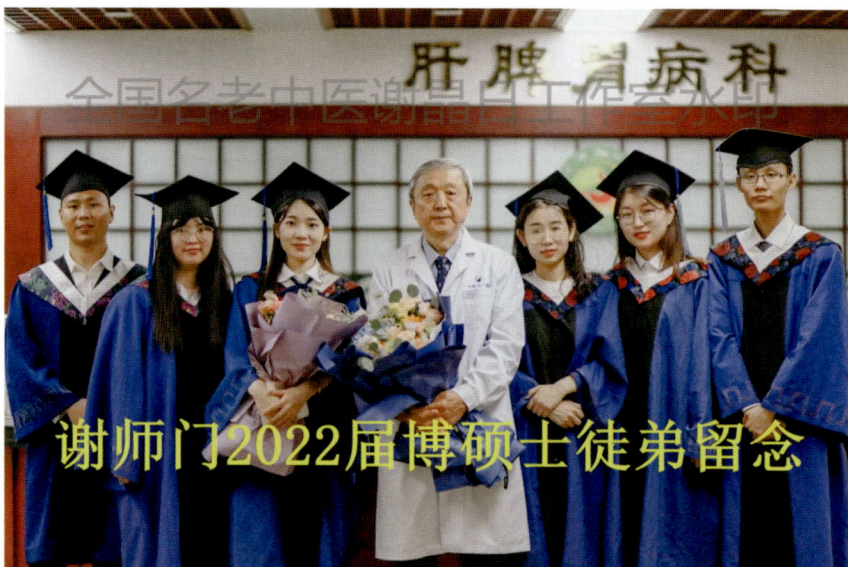

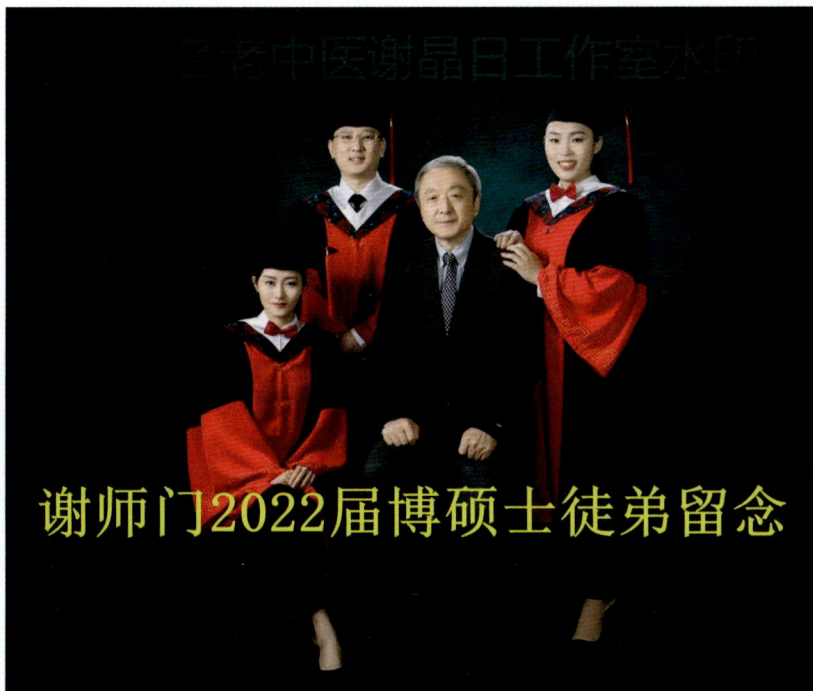

谢师门2022届博硕士徒弟留念

2. 培养弟子传道术，春耕桃李三千圃

谢晶日教授行医执教近 50 载，言传身教，治学严谨，传道之际，又以传德为要，如今已培养出博士后 6 人，博士研究生 37 人，硕士研究生 270 余人，国外留学生 20 余人，师带徒 20 余人，为祖国医药卫生事业输送了一批批鲜活血液，为中医药发展事业作出了突出贡献。

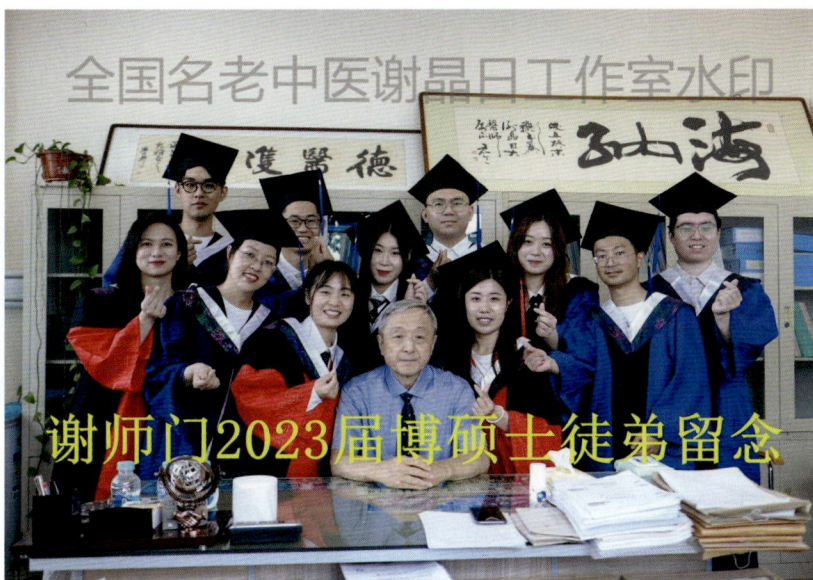

谢师门2023届博硕士徒弟留念

　　弟子们秉承恩师教诲,继往开来,秉持师门的优良传统,坚持以"精湛的医术、科学的管理、精准的辨证、特色的治疗、细心的护理、优质的服务"造福一方百姓,一代又一代薪火相传。

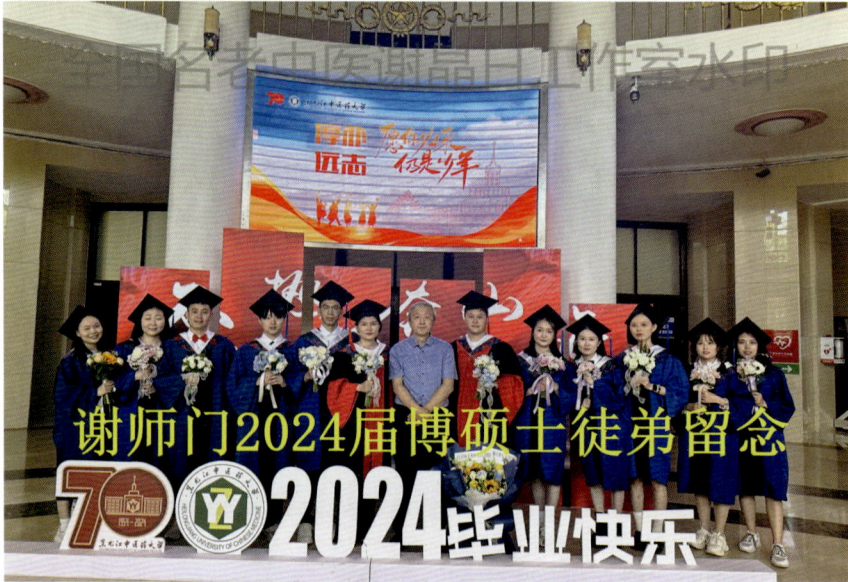

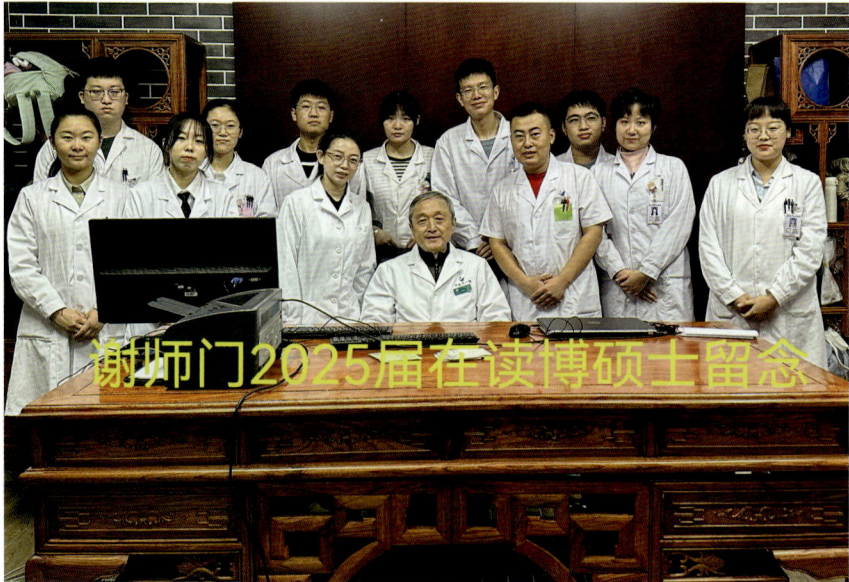

（跟诊弟子们整理）

第二章　临证治则

一、立足肝脾，肝脾同调

现代社会生活节奏不断加快，竞争愈加激烈，人们的生活、工作和学习压力逐渐增大，许多患者因精神过度紧张，情志内伤，肝气郁结而致病，因此，肝郁致病因素已经愈加突出。谢晶日教授根据李东垣的脾胃论思想，结合自身多年临床经验，提出了"肝脾论"的学说，概括"肝脾论"学说的内容主要包括以下三个方面：

第一，肝脾同为后天之本，气血是人体生命的物质基础，而肝脾为气血生化之源。

第二，肝脾是人体后天调理的枢纽，虽五脏在人体各自起重要的作用，但无论在生理还是病理情况下，肝脾都在后天维护人体功能方面起着关键的作用。

第三，强调肝脾之间功能相互关联、平衡的重要性。

气血生化在脾，而调畅在肝。气血是构成人体的基本物质，也是维持人体生命活动的物质基础。两者密切相关，又有所不同，对于生命都是至关重要的，如《难经·八难》强调"气者，人之根本也"，《灵枢·营卫生会》则强调"血者，神气也"。因此，气血的调和与化生，更加重要。《金匮钩玄·卷一·六郁》说："气血中和，万病不生，一有怫郁，诸病生焉。"《素问·六微旨大论》也说："出入废，则神机化灭；升降息，则气立孤危。"

谢晶日教授认为，气血本是一元二歧，气本无形，无所不在，但其根本在血，血本有形，必循常道，但其所行在气。气血的调节与充沛需受五脏的调节，而因五脏各不相同，在气血调节中的作用也是有差异的。"脾为后天之本，肝为气机枢纽"，因而强调"气血者，生化在脾，畅达在肝"，突出了肝脾的重要性。生理方面体现着气血是生命的基础，气血的调畅是健康的基础，而气血的产生与调畅则与肝脾关系最为密切，肝脾功能出现异常，是疾病发生的根源。

二、衷中参西，辨证论治

谢晶日教授在医疗过程中坚持中西医结合治疗，取长补短，采用辨病与辨证相结合的方式。其常言，不仅要学好中医，也要学好西医，掌握现代科学的检测方法，跟上最新的研究进展。谢晶日教授主张在临证过程中以中医为主，西医为辅。

例如在幽门螺杆菌（Hp）胃炎的治疗中，谢晶日教授提出根除Hp的关键在于改善失衡的胃内微生态环境，防其复发的重点在于维护健康的胃内微生态环境。从祛除湿热，化解瘀毒，调畅气机，固护正气着手，结合西药的靶点治疗，达到标本兼治的作用。

Hp在中医古籍中尚无相关的病名记载，现代医家多数认为其属于中医"邪气"范畴，因其多由外感而来，故归于外邪。感受外邪、饮食不节、禀赋不足等均可致使脾胃正常生理功能受损，腐熟水谷、转输精气、升清降浊的功能失常，脾气不升则生湿，胃气不降则生热，湿热阻滞中焦则复伤脾胃。脾胃为湿热所损，无力祛邪外出，致使脾胃湿热者更容易感染Hp。病机为脾胃虚弱，正气不足，湿热之邪乘虚而入，内外合邪，久而成瘀，湿热与瘀血互结，聚而不散。故谢晶日教授强调脾胃湿热蕴结是Hp滋生的基础病因。"湿热"既是此外邪感染的主要因素，又是其赖以生长、繁殖的内在环境。湿热之邪容易导致胃内微生态环境改变，损伤胃黏膜屏障，给Hp入侵创造条件，从而导致Hp在脾胃湿热证患者中的高感染率。故在治疗Hp引起的疾病时不仅要治疗相关症状，还要从根源上改善易感宿主环境，杜绝适宜Hp生存的环境，兼顾维护健康的内在环境，防其复燃。

三、整体观念，三因制宜

所谓"三因制宜"，顾名思义，乃因时、因地、因人制宜，即以气候、节气、地域、环境、体质、年龄层等差异，作为立法处方的重要依据。

因时制宜诚如《素问·六元正纪大论》所说："用寒远寒，用凉远凉，用温远温，用热远热。"《灵枢·岁露论》说："人与天地相参也，与日月相应也。"因此，谢晶日教授认为气候、节气既可影响自然界，亦可影响人体脾胃之阴阳平衡。东北冬春寒冷，阴气极盛，阳常不足，故喜用炮姜、桂枝等，温散寒凝，温胃之寒，除脾之痞；在辨证论治时常酌加一两味益胃阴之品，如北沙参、石斛等，以满足室内暖气燥热，燥易伤津的特点。此所谓："善补阳者，必于阴中求阳，则阳得阴助，而生化无穷；善补阴者，必于阳中求阴，则阴得阳升，而泉源不竭。"

因地制宜即按照不同的地域环境，制定适宜的治疗方法。《素问·五常政大论》云："西北之气，散而寒之，东南之气，收而温之，所谓同病异治也。"因各地区自然、地域、环境、经纬不一，故选方用药不尽相同。《素问·异法方宜论》云："北方者……其民乐野处而乳食，脏寒生满病。"在高纬度的北方，多食用牛羊乳等，因气候寒冷，故人体多脏寒，合并胃脘胀满，分型多为脾胃虚寒或寒邪客胃，多选用辛温之乌药、豆蔻，佛手、砂仁等药，达温中、行气、除满之功。

因人制宜。谢晶日教授从多角度（年龄层、体质等）出发辨证论治。青年时期是人体脏腑气血阴阳最旺盛的时期，即体质最强健阶段，多以实证为主；中年人体质日趋下降，多见虚实夹杂之证；老年人精枯肾衰，是后天体质特点，多见虚证及血瘀之证。

四、治病求因，身心同治

谢晶日教授结合古代医家的认识及现代研究进展，认为"郁"乃疾病形成的重要病因病机。如《医宗金鉴》总结前人经验得出疾病与气、血、湿、痰、火五郁有关，谓："气郁胸腹胀满，血郁胸膈刺痛，湿郁痰饮，火郁为热，及呕吐恶心，吞酸吐酸，嘈杂嗳气。"陈言认为血瘀可导致疾病，云脉"迟而涩，为癥瘕咽酸"。由此可得出气、血、痰、火、湿、食皆可郁而致疾病发生。现代研究也可为本理论提供依据，因疾病的发生和加重与心理精神因素密切相关，谢晶日教授认为大多与情志精神因素相关的疾病都与中医的郁有着密切联系。

谢晶日教授重视平素自我养生调护，认为平时应特别注意保持情绪舒畅。因情志抑郁是肝气郁结形成的首要原因。当下对于疾病的治疗提倡"生物 - 心理 - 社会医学模式"。心理因素可通过脑 - 肠轴使食管的敏感性增高，轻微的刺激即可出现反酸、胃灼热等胃食管反流病的症状，并且由于精神心理因素的不良影响，导致抑酸治疗本病，疗效不尽如人意。因此，服药过程中辅以适当的心理疏导，对本病疗效的提高不可小觑。同时，患者应忌食易致胃食管反流病发生的食物，如辛辣油腻刺激性食物、高脂肪食物、巧克力、咖啡、浓茶等。每餐进食不宜过饱，八分饱左右即可，饭后宜散步，1 小时内不能平躺，睡前 3 小时禁食禁水，必要时在睡前将枕头垫高 15～20cm，以减少反流症状的发生，不穿着紧身衣物，肥胖者应适当减肥等。重视日常调护不但有利于疾病的好转，而且能很好地防止疾病复发。

第三章　用药特色

第一节　首提"以人立法，以法组方"

谢晶日教授继承发扬中医药经典理论，首次提出"以人立法、以法组方、以方加减"的学术思想。在明辨病机病证的基础上，确定治疗法则，按此法则配伍药物，组成方药，是中医临床治疗疾病的重要手段。其中，治法是指导遣药组方的依据，方与法两者之间相互依存、密不可分，即所谓"以法立方"。然辨别治法却离不开"以人立法"，个人体质、年龄及性别不同，其疾病状态与特点亦不同。清代医家徐灵胎在《医学源流论·病同人异论》中明确提出"人"之不同，治法有异，其言："天下有同此一病，而治此则效，治彼则不效，且不惟无效，而反有大害者，何也？则以病同而人异也。夫七情六淫之感不殊，而交感之人各殊，或身体有强弱，质性有阴阳，生长有南北，性情有刚柔，筋骨有坚脆，肢体有劳逸，年力有老少，奉养有膏粱藜藿之殊，心境有忧劳和乐之别，更加天时有寒暖之不同，受病有深浅之各异，一概施治，则病情虽中，而于人之气体迥乎相反，则利害亦相反矣"。"人"之不同，亦有四。其一，体质不同；其二，年龄不同；其三，性别不同；其四，情志不同。下文将分而论之。

1. 注重体质论

重视体质的差异性是中医学的特色，亦是中医学因人制宜的优势所在。早在《黄帝内经》时期，就存在体质的相关概念，并以"形""质"等词表述体质之义。体质对疾病的发生、发展及预后起着重要作用。因先天禀赋与后天生活环境的不同，个体体质存在着差异。一方面，不同体质有着不同的病邪易感性，正如《灵枢·五变》所言："肉不坚，腠理疏，则善病风……五脏皆柔弱者，善病消瘅……小骨弱肉者，善病寒热……粗理而肉不坚者，善病痹……皮肤薄而不泽，肉不坚而淖泽，如此则肠胃恶，恶则邪气留止，积聚乃伤。脾胃之间，寒温不次，邪气稍至；稽积留止，大聚乃起。"另一方面，患病之后，由于机体的体质差异与反应性不同，病证就有寒热虚实之别或"从化"的倾向，正如《医门棒喝·六气阴阳论》所说："邪之阴阳，随人身之阴阳而变也。"

体质有阴阳、强弱、偏寒偏热之异，所以在治疗中，应以患者的体质状态作为立法用药的重要依据，这也是中医学治病求本的体现。一般说来，体质强壮者，抗邪能力较强，不易感邪发病，病后多实证，对药物的耐受性较强，故治疗时用药剂量宜大，攻伐之药量可稍重；体质瘦弱者，抗邪能力较差，易感邪发病，病后多虚证或虚实兼杂，对药物的耐受性较差，故治疗时剂量宜小，药性宜平和，亦可采用补益之法。同时，偏阳盛或阴虚的体质，宜甘寒质润之品滋补阴液，如墨旱莲、女贞子等，慎用温热之剂；偏阴盛或阳虚的体质，宜甘温、辛润之品以温补益火，如鹿茸、巴戟天等，慎用寒凉之品；脾胃虚弱的体质，宜甘温或性平之品补气培元，如白术、山药等，慎用峻烈之品，忌耗散攻伐；里实内结的轻症及老年体虚者宜味甘质润之品，如火麻仁、郁李仁等，重症若大便日久不下且可耐受攻伐者，宜寒凉攻下之品，如大黄、芒硝，但应中病即止，切不可攻伐太过，妄伤正气；痰湿偏盛体质者，宜辛温芳香之品健脾化湿，如苍术、砂仁等，忌阴柔滋补；湿热偏盛者，宜苦寒燥湿之品，如黄芩、黄连等，忌滋补厚味；瘀血内停者，宜疏利气血之品，如川芎、桃仁等，忌固涩收敛。

2. 辨别年龄阶段

年龄不同，患者的生理功能及病理反应均不同。《素问·上古天真论》曰："女子七岁，肾气盛，齿更发长。二七而天癸至，任脉通，太冲脉盛，月事以时下，故有子。三七，肾气平均，故真牙生而长极。四七，筋骨坚，发长极，身体盛壮。五七，阳明脉衰，面始焦，发始堕。六七，三阳脉衰于上，面皆焦，发始白。七七，任脉虚，太冲脉衰少，天癸竭，地道不通，故形坏而无子也。丈夫八岁，肾气实，发长齿更。二八，肾气盛，天癸至，精气溢泻，阴阳和，故能有子。三八，肾气平均，筋骨劲强，故真牙生而长极。四八，筋骨隆盛，肌肉满壮。五八，肾气衰，发堕齿槁。六八，阳气衰竭于上，面焦，发鬓颁白。七八，肝气衰，筋不能动，天癸竭，精少，肾脏衰，形体皆极。八八，则齿发去。肾者主水，受五藏六腑之精而藏之，故五脏盛，乃能泻。今五脏皆衰，筋骨解堕，天癸尽矣，故发鬓白，身体重，行步不正，而无子耳。"上述内容反映了人体不同年龄阶段生理变化的过程。

婴幼儿时期，生理功能尚未发育成熟，脏腑娇嫩，形气未充，易虚易实，易寒易热，传变迅速，应及时诊治，当泻则泻，当补则补，贵在迅速切准病机，截断疾病发展。青壮年时期，脏腑成熟，气血盛壮，生理功能强健，正气充实，抵御邪气能力最强，疾病以实证较多，治疗以祛邪泻实为主。中年时期，生长发育由盛转衰，是生理功能强弱的转折点，过往所隐伏的功能损伤逐渐显现出来，新病加旧患，虚中有实、实中有虚、虚实夹杂是这个时期的病理特点，故治疗需分清标本虚实，常扶正与祛邪并用，根据患者虚实主次，予以扶正祛邪偏重之转换。老年时期，脏腑功能逐渐衰退，精气渐衰，阴阳失调，慢性疾病偏多，病程缠绵，易感外邪，以虚为本，治疗应多补虚、攻补兼施，祛邪的同时不离固本，扶正的同时不离疏导，治养结合。

3. 性别有别论

性别不同，则生理功能、病理特点亦不同。女性在生理上以血为用，以肝及冲任为本，有不孕、崩漏、带下及滑胎等经、带、胎、产、乳房之病。月经期、妊娠期用药时当慎用或禁用峻下、破血、重坠、开窍、滑利、走窜及有毒药物；带下以祛湿为主；产后诸疾则应考虑是否有恶露不尽或气血亏虚，从而采用适宜的治法。男性生理上则以精气为主，以肾为先天，病理上精气易亏而有精室疾患及男性性功能障碍等特有病证，如阳痿、阳强、早泄、遗精、滑精及精液异常等，宜在调肾基础上结合具体病机治疗。

4. 身心与情志

《素问·著至教论》言"上知天文，下知地理，中知人事"，其人事便泛指患者个体的人情世故、性格偏好等所构成的社会人际关系。中医不仅是一门医学科学，更是一门社会科学，历来注重对人体精神情志活动的诊察与调养。谢晶日教授在临床常强调"治病首在于人，其次在于病"。形与神是统一的整体，机体是形态、功能、心理相互关联、密不可分的统一体，即如《素问·阴阳应象大论》所说："人有五脏化五气，以生喜怒悲忧恐。"中医学在古代已有"形神一体"观，提出以"恬淡虚无、精神内守"为核心理念的养生观念，即颐养精神，充实元气，强健身体，防病延老。又如《素问·阴阳应象大论》提出的"怒伤肝""喜伤心""思伤脾""悲伤肺""恐伤肾"等。现代医学亦通过各种方法证明了心理因素在疾病发生发展过程中起着重要作用，且影响疾病的治疗效果，确立了"自然－社会－心理－生物"的医学模式。

针对患者不同的心理状态，采取耐心听取，了解其内心世界和劝说开导的方式，解除患者的心理顾虑，增强患者战胜疾病的信心，取得患者的主动性和积极性，使患者配合医生治疗，促进患者身心的康复。即《灵枢·师传》所言："人之情，莫不恶死而乐生，告之以其败，语之以其善，导之以其所便，开之以其所苦，虽有无道之人，恶有不听者乎？"一者，"告之以其败"。临床时，向患者科普疾病基本知识，告知患者疾病形成的因素、危害、转归，告知患者日常生活管理对健康的重要性，从而使患者清楚的认识到自身因素才是致病的关键，使患者积极参与治疗。二者，"语之以其善"。鼓励患者，取得患者配合，增强患者恢复健康的信心。三者，"导之以其所便"。嘱患者清淡饮食，忌食生冷油腻之品，忌烟忌酒，锻炼身体等。四者，"开之以其所苦"。安慰患者，解除患者消极的心理状态，放下思想包袱，克服内心的焦虑和紧张。以上方式既体现了治病重治人的思想，又体现了医者仁心。

第二节　贯穿"四气五味，以平为衡"

清代医家徐灵胎有云："凡药之用，或取其气，或取其味……各以其所偏胜而即资之疗疾，故能补偏救弊，调和脏腑，深求其理，可自得之。"疾病的发生发展总由脏腑气血阴阳偏盛偏衰、功能失调所致，以药物之偏性纠正机体盛衰之势，恢复机体条达之能，此为"以偏治偏"。

《汉书艺文志·方技略》曰："经方者，本草石之寒温，量疾病之浅深，假药味之滋，因气感之宜，辨五苦六辛，致水火之齐，以通闭解结，反之于平。"《神农本草经》提出药"有寒热温凉四气"，四气即药物作用于机体时所体现出的药物寒热温凉的性质，用来纠正机体阴阳寒热的盛衰。如《神农本草经》提出："疗寒以热药，疗热以寒药。"《素问·至真要大论》谓："寒者热之，热者寒之。"

石膏辛甘大寒，寒能清热泻火，为清肺胃气分实热的要药，用于治疗壮热烦渴、肺热喘咳等实热证。干姜辛热燥烈，入脾胃经可温中散寒、健运脾阳，治疗脘腹冷痛、脾胃虚寒等证，亦可回阳通脉，治疗心肾阳虚、阴寒内盛之亡阳证。然寒热温凉亦有不同，寒有大寒、微寒之分，热有大热、微温之分，正如徐灵胎所说："同一热药，而附子之热与干姜之热迥乎不同；同一寒药，而石膏之寒与黄连之寒迥乎不同。"

除寒热性质明显的药物外，亦有寒热偏性不明显的药物，称为平性药。此类药物性多平和，具有补益脏腑、调和药性等作用。如甘草甘平，具有益气补中、缓急止痛、调和药性等作用，用于药性峻猛的方剂中，可缓解药物烈性、减轻不良反应、调和脾胃。甘草配伍半夏、干姜、黄芩、黄连等药，可平调寒热、协调升降，治疗寒热错杂之心下痞满；配伍附子、人参、干姜、白术等药，一者缓解附子燥烈之性，缓解附子之毒性，二者助人参、白术补益脾气，三者增强干姜温阳散寒之力，四者缓解腹痛，五者调和诸药，治疗脾胃虚寒或脾肾阳虚之证，故甘草有"药中国老"之美誉。除药物本身寒热偏性性质有"平药性"之能，亦可通过药物配伍，达到寒热平衡之效。如温脾汤可治疗腹痛之阳虚寒积证，方中附子辛温大热，温脾阳，散寒凝，辅以干姜温中助阳，治疗阳虚之机，大黄苦寒沉降，荡涤肠中积滞，辅以芒硝软坚泻下，治疗积滞之标；寒温相成，寒邪祛，脾阳健，诸症自除，是寒热并用的代表方剂。

药物除四气之外，亦有"五味"之不同。徐灵胎曾说入口则知味，入腹则知性。五味的确立依据有二，一是根据药物和食物的真实滋味而定，二是经临证实践验证的药物作用而定。《素问·至真要大论》所言的"辛散，酸收，甘缓，苦坚，咸软"，是对五味的属性和作用的最早概括。在此基础上，后世对五味的理论进一步阐发，并补充了淡味和涩味。辛：能散、能行，具有发散、行气、行血等作用。如麻黄辛温，发汗解表，治疗风寒感冒等证；木香辛温，行气止痛，治疗气滞腹痛等证；川芎辛温，活血化瘀，治疗气滞血瘀等痛证。酸：能收、能涩，具有收敛固涩的作用。如五味子酸甘，敛肺止咳、涩精止遗、敛汗止泻，治疗久咳虚喘、自汗盗汗、遗精滑精等证；乌梅酸涩，敛肺止咳、涩肠止泻，治疗肺虚久咳、久泄久痢等证。涩：收敛固涩。如龙骨、牡蛎味涩，收敛固涩，均可治疗滑脱诸证；赤石脂、禹余粮甘涩，涩肠止泻、收敛止血，治疗久泄久痢、崩漏带下等证；莲子、芡实甘涩，益肾固精、止泻止带，治疗肾虚遗精、久泻带下等证。苦：能泄、能燥、能坚，具有泻火、通泄、燥湿等作用。如黄芩、黄连、黄柏苦寒，泻火解毒燥湿，治疗实热及湿热等证；大黄苦寒，泻火攻积，治疗胃肠实热积滞；枇杷叶苦微寒，清肺止咳，治疗肺热咳喘。咸：能软、能下，具有软坚散结和泻下的作用。如海藻、昆布咸寒，消痰软坚，治疗瘿瘤、瘰疬等证；芒硝咸寒，软坚泻下，治疗实热积滞。淡：能渗、能利，具有渗湿利水的作用。如猪苓、茯苓、薏苡仁、通草等甘淡，利水渗湿消肿，治疗小便不利、水肿、泄泻等证。甘：能补、能缓、能和，具有补益、缓急止痛、调和药性、和中的作用。如人参味甘，大补元气、补益脾胃，治疗气虚脱证、肺脾气虚等证；甘草甘平，益气补中、缓解止痛、调和药性，治疗心脾气虚、痛证等。

四气五味从不同角度说明药物的性能，两者结合才能更全面地认识药物的作用，四气五味的不同组合亦能达到多种疗效，更有变幻之妙。辛味发散，与祛寒之温性相合，发散风寒，治疗外感风寒，如麻黄、桂枝、生姜等；与清热之凉性相合，疏散风热，治疗风热感冒，如薄荷、牛蒡子、柴胡等。味甘能补，与温性相合，温补阳气，如鹿茸、巴戟天、淫羊藿等；与寒性相合，补阴润燥，如北沙参、墨旱莲、女贞子等。其搭配变幻之方药为方剂配伍之妙机。临床患者病机往往复杂多变，病情亦变化多端，谢晶日教授结合临床多年经验认为，四气五味相合，平调偏胜偏衰方为"上治"。药用性平、无攻伐峻烈之品，以"平"为度，平调机体阴阳与寒热，调达于细微之处，使其中正平和，最终达到阴平阳秘、机能调和之妙用，此亦暗合中国传统"中庸"思想。

第三节　注重"升降相因，善调气机"

人体是一个以脏腑为中心的有机整体，不仅脏与腑、腑与腑在生理病理上有着密切联系，而且脏腑与四肢百骸等各个组织器官也有着不可分割的联系。内伤杂病虽杂乱繁多，病机变化亦无常多端，但其病机始终脱离不了脏腑功能及气机运行障碍。故内伤杂病，若气机升降出入发生障碍，机体便处于疾病状态。五脏的病机变化，主要决定于它们所主的气、血、津、液、精等的生化关系，同时也为各脏自身生理特性所决定。心藏神、主血脉而司血液的运行，故神明失主和血脉不利，是心的基本病机变化。反映在临床上主要表现为神志活动的异常和血脉运行的障碍。肝脏体阴而用阳，主疏泄而又藏血，其性升发，故肝的病变以疏泄失职、血失所藏和升发异常为主。肝藏魂，有调节某些情志活动的作用，肝病可以导致情志活动的变化，郁怒等情志因素也是引起肝病的常见原因。肝为风木之脏，内风妄动多和肝病有关。脾主运化而统血，病则运化障碍，血液失统，其性喜燥而恶湿，故湿邪最易伤脾，脾虚最易生湿。肺主气，司呼吸，通调水道，为水之上源，是通过肺气的宣发肃降来完成的。反映在病机上就是宣肃失司，以及由之而引起的通调作用受阻。肾藏精，主生殖，又司开阖而主水，并主纳气，其病机变化主要为藏精不足，封藏失职，开阖失度与不能纳气等。传化水谷是六腑的主要生理功能，它们的病机变化与这一功能的失常密切相关。在水谷的传化过程中，胃主受纳，腐熟水谷，其气下行；小肠"受盛"，对经脾胃作用后的水谷，进行泌别清浊；大肠传导糟粕；膀胱排泄尿液；而胆又属"奇恒之府"，中藏胆汁，并主决断。所以，胃的腐熟异常与气失和降，小肠的泌别失职，大肠的传导异常，膀胱的气化不利，以及胆的通降失职和疏泄无权等，就是它们的基本病机变化。

内科杂病多采用脏腑辨证。脏腑辨证始于《黄帝内经》和《金匮要略》，后逐渐发展完善，尤其金代张元素在继承《黄帝内经》及各大医家成就的基础上，结合临床实践经验，丰富发展了以脏腑寒热虚实言病机辨证的学说，创立了五脏六腑十一经辨证理论，对每一脏腑分论其脏腑性质、功能和部位等生理功能及特性，并且详细分述了其寒热虚实等诸多病机变化。其弟子李杲在继承其思想的基础上开创性地提出"脾胃论"的学术思想，并提出"内伤脾胃，百病由生"的观点，突出脾胃在发病时的重要性，提出脾胃内伤学说。《素问·灵兰秘典论》云："脾胃者，仓廪之官，五味出焉。"饮食入胃，胃气腐熟水谷。其中一部分化生为水谷精气，一则通过脾气升清，将水谷精微散布于五脏六腑、四肢百骸，滋养诸脏，即所谓"中央土以灌四傍"；二则通过肺气宣降，化生的水液既可由肺气宣发，输布全身，又可由肺气肃降，将其下输膀胱，即所谓"水精四布，五经并行"。另一部分化生为浊气，下输小肠，小肠盛纳，泌别清浊。其清者由小肠吸收，经过脾气转输输布全身；其浊者，经胃和小肠之气通过大肠排出体外。《素问·阴阳应象大论》云："味归形，形归气；气归精，精归化；精食气，形食味；化生精，气生形。"脾胃生理功能的正常运行全赖气机循环有序。故谢晶日教授认为气机循环失调是脾胃运化不畅的关键，即所谓"出入废则神机华灭，升降息，则气立孤危"。

谢晶日教授认为其病主要有四个因素：中不布达，旁不疏泄，胃浊上逆，下不通畅。治疗上主要从中、旁、上、下四个方向入手，宜"通"不宜"堵"。

一者，"中运"——脾胃健运。脾胃同居中焦，为气机升降之枢纽，中不运则上逆，脾胃健运是治疗疾病的基础。临证常用白术、茯苓、苍术等补气健脾。除此之外，当代人生活条件优越，常食膏粱厚味，损伤脾胃，困脾生湿，蕴结中焦，导致水谷精微输布不利，并提出"以调代补"的治疗原则，临证常用陈皮、枳壳、香橼、佛手、砂仁等理气化湿，助脾胃运化。同时注重胃阴固护，佐以石斛、北沙参、百合等益胃生津。食积内停，症见纳呆者，以陈皮、鸡内金、山楂、神曲、炒麦芽、炒莱菔子等健脾开胃化食；湿困脾胃，症见恶心呕吐者，以对药藿香、佩兰芳香化湿，或以"二陈汤"，即陈皮、半夏燥湿化痰；湿热蕴结三焦，症见舌苔黄厚腻者，以"三黄"，即黄连、黄芩、黄柏等清热燥湿。

二者，"旁达"——疏肝气。谢晶日教授总结了"肝脾论"的学术思想。一方面，"土得木而达"。肝气主疏泄，协调脾胃升降，协助脾气将水谷精微布散周身。另一方面，"木赖土以培之"。只有脾气健旺，运化正常才能为肝的生理功能正常发挥提供充足的水谷精微原动力。故肝脾相辅相成、相互为用。临证常以柴胡、佛手、香橼、香附等疏肝理气和胃；肝气郁而化火，症见口苦咽干明显者，以夏枯草疏肝清热；因肝气疏泄胆汁，促进脾胃对饮食物的消化，故对于胆胃郁热，症见胁肋部胀痛、厌食油腻、舌苔黄腻者，以金钱草、郁金、龙胆草等清肝利胆。

三者，"通降"——降胃气。胃气以降为顺，气机逆乱，胃中浊气上逆，治疗应通降上逆之气，故临证常使用旋覆花、半夏、代赭石、牡蛎。旋覆花，苦、辛、咸，微温，归肺、胃经，具有降气化痰的作用，并有"诸花皆升，惟旋覆花独降"的美誉。半夏，辛，温，归肺、脾、胃经，具有燥湿化痰、降逆止呕的作用。代赭石，苦，寒，归心、肝经，具有平肝潜阳、重镇降逆的作用。牡蛎，咸、微寒，归肝、胆、肾经，具有平肝潜阳、镇静安神、收敛固涩、制酸止痛等作用。其中代赭石与灵磁石合用，取其重镇降逆之性。

四者，"下通"——通腑气。李东垣谓"凡治病当问其所便"。六腑传化物而不藏，以通为用，以降为顺，故而腑气不通，气机逆乱。故谢晶日教授在疾病的治疗中，尤重视腑气的通降，并提出"诸法合用，以通为要"的治疗思想。以枳实、大黄荡涤胃肠积滞，同时配以理气宽中之品，如豆蔻、厚朴促进胃肠蠕动。年老体虚便秘者，以增液汤加减，如玄参、麦冬、生地黄、当归等增液行舟；气虚便秘，排便无力者，以黄芪、太子参、党参类，健脾益气生津。

第四节　巧用"君臣配伍，运用灵活"

《素问·至真要大论》有云："主病之谓君，佐君之谓臣，应臣之谓使。"《脾胃论》亦云："君臣有序，相与宣摄，则可以御邪除病矣。"承气三方，皆为苦寒下利消导之剂，然因三方组成的药味和分量各不相同，所以治疗的疾病及作用同中有异。大承气汤，厚朴用量倍于大黄，同为君药，臣以芒硝、枳实，行气作用与泻下作用并重，峻下热结，荡涤实热积滞，主治痞、满、燥、实具备之阳明腑实重证。小承气汤，药较大承气汤少一味芒硝，君以大黄，臣以厚朴、枳实，减芒硝，同时，用量上厚朴减为大承气汤大黄用量的二分之一，变为大黄用量倍于厚朴，枳实亦少两枚，减其通腑作用，功轻下，主治以痞、满、实为主之阳明腑实轻证。调胃承气汤方中亦用大黄为君，臣以芒硝，而不用枳实、厚朴，尚加一味缓解峻烈之性的甘草为佐，取其和中调胃之用、攻下不伤脾胃之能，主治以燥实为主的阳明热结证。可见，虽君药相同，但根据不同病机及疾病阶段，使用不同的臣药、使药、佐药和不同的剂量，则其功用、主治亦有所区别。又如，半夏泻心汤、生姜泻心汤、甘草泻心汤的病机、主症、治法、方药大致相同，均为寒热错杂，脾胃不和，升降失调，气机壅滞，主症皆见心下疼、呕吐、肠鸣、下利等，治疗上均以辛开苦降、寒温并用、攻补兼施、升降平调为法，方药上均使用半夏、干姜温中焦之寒，黄连、黄芩清中焦之热，人参、大枣及炙甘草温补中焦。然半夏泻心汤却以半夏化痰、降逆止呕为君，治疗以呕吐为主症的胃气上逆；生姜泻心汤以生姜为君，宣散水气，和胃降逆，治疗以干噫食臭、胁下有水气为主症的寒热错杂兼有水食停滞证；甘草泻心汤用药亦在半夏泻心汤组方基础上加用炙甘草为君药，补中和胃，治疗以下利日数十行、谷不化、干呕、心烦不安为主症的脾胃虚弱较重的寒热错杂证。可见，根据疾病特征、药物特性及患者体质等，分配方中药物的君臣佐使位置，予以灵活配伍化裁，加减运用，往往能够取得良效，事半功倍，即所谓"方之精，变也"。

除君臣佐使配伍的灵活变动外，在遣方用药时亦有药对配伍的灵活变动。药对作为小而精的配伍，具有实用、便捷、灵活的特点，可随证加减，具有极高的临床价值。《神农本草经》有云药"有单行者，有相须者，有相使者，有相畏者，有相恶者，有相反者，有相杀者。凡此七情，合和视之"。除单行者外，均为药物配伍的法则。相须者，即为性能功效相类似的药物配合应用增强药物原有疗效；相使者，即为两种不同类的药物一为主一为辅，配合使用，提高主药的疗效；相畏者，即为一种药物的毒性反应或副作用，能被另一种药物减轻或消除；相杀者，即为一种药物能减轻或消除另一种药物的毒性或副作用；相恶者，即为一种药物能减弱另一种药物原有功效；相反者，即为两种药物合用，能产生或增强毒性反应或副作用。七情中，相须、相使均具有加强药物功效的作用，相畏、相恶可减轻药物原有毒副作用，四者在临证时较为常用，相恶因其具有减弱药物原有疗效的弊端，较少使用，但却不是绝对不使用，例如前文所述调胃承气汤，方中以大黄、芒硝为主药，取其峻下之用，荡涤肠腑积滞，但又在此基础上加入甘草一味，取其减缓大黄、芒硝的攻下作用，以下不伤正，更适合燥实较轻的阳明腑实证，严格意义上这即为相恶的一种使用。又如麻杏石甘汤治疗外感风热、肺热咳喘证，然其方中麻黄却为辛温之药，故同时使用辛甘大寒的石膏，在清泻肺热之时，亦可制麻黄之热，使麻黄宣肺而不助热，而石膏得麻黄亦有泻肺而不凉遏之妙，二者相制为用，使全方偏于辛凉而不过。可见相恶的使用是相对的、动态的，不可拘泥形式，应灵活应用，至于相反者，因其产生毒副作用，被视为临床禁忌。

谢晶日教授在临床亦经常使用药对配伍。下面以溃疡性结肠炎治疗为例，列举谢晶日教授常使用的药对。

1. 炒白术、炒薏苡仁

白术，苦、甘，温，归脾、胃经。《本草汇言》谓："白术，乃扶植脾胃，散湿除痹，消食除痞之要药。脾虚不健，术能补之；胃虚不纳，术能助之。"薏苡仁，甘、淡，凉，归脾、胃经，具有利水渗湿，健脾的功效。《本草纲目》云："薏苡仁属土，阳明药也，故能健脾益胃……土能胜水除湿，故泄痢、水肿用之。"白术善补气健脾，薏苡仁善利湿健脾，谢晶日教授常合用二者取其补气健脾，燥湿利水之用治疗本病，尤善炒焦而用，增强二者温燥补气健脾之力。

2. 炒山药、炒白扁豆

山药，益气养阴，补脾胃肾，《本草纲目》云："益肾气，健脾胃，止泄痢，化痰涎，润皮毛。"白扁豆，健脾，化湿，《本草纲目》云："止泄痢，消暑，暖脾胃，除湿热。"二者合用健脾化湿、和中止泻，尤适脾虚慢性腹泻。谢晶日教授常炒用二者，尤重用山药，剂量为 30～50g。

3. 黄芩、黄连、黄柏、苦参

四者均具有清热燥湿解毒的作用。祛湿可有化湿、燥湿、健脾、行气之不同，三黄与苦参配伍，取其燥湿健脾、厚肠止痢之效，尤适于舌苔黄厚腻的患者。

4. 柴胡、香橼

柴胡，一则条达肝气，疏通肝气助脾胃运化；二则长于升举脾胃清阳之气，尤善治久泄久痢。《本草正义》曰"柴胡主治，止有二层：一为邪实……一为正虚，则清气之陷于阴分者，举而升之，使返其宅，而中气自振"，谢晶日教授常醋炙使用，增其疏散肝郁之力。香橼，辛行苦泄，疏肝解郁，行气导滞，调和脾胃，《本草便读》曰其"下气消痰，宽中快膈"。谢晶日教授常合用二者，以疏肝理气、调畅气机，从而恢复肝脏疏泄功能，助脾运化升清，起到止泻痢的作用。

5. 地榆炭、龙骨、牡蛎

地榆，苦、酸，微寒，归肝、胃、大肠经，具有凉血止血、解毒敛疮的功效。谢晶日教授常炒炭大量使用，增其温燥止血之力，常用剂量 30 ～ 40g。甚者可加龙骨、牡蛎对药收敛固涩、止泻止血。现代药理研究证明，龙骨、牡蛎主要成分为碳酸钙，具有促进黏膜愈合作用。谢晶日教授常炒炭使用二者，增其温燥止泻之力，常用剂量为 30 ～ 50g。

6. 炒白芍、甘草

芍药甘草汤出自《伤寒论》，是经典的缓急止痛的方剂，具有酸甘化阴，柔肝缓急止痛的作用。其中白芍具有柔肝止痛的功效，《神农本草经》中记载其"除血痹……止痛"。现代药理研究发现，白芍具有白芍总苷、黄酮类化合物等多种有效成分，具有抗炎、镇痛、抗氧化、抗肿瘤的作用。而甘草具有益气补中、缓急止痛、调和药性的功效。白芍与甘草同用，能明显减轻内脏高敏感性，有效缓解胃肠平滑肌痉挛，促进胃肠蠕动，具有解痉、止痛的作用。谢晶日教授常大剂量使用本方，并以白芍与甘草2∶1 的比例进行配伍。

7. 枳实、大黄、木香、槟榔

枳实，破气除痞；大黄，泻下攻积，清热泻火，凉血止血。谢晶日教授常合用二者，药至劲利，效如将军，荡涤胃肠湿热疫毒，适用于新感邪实者。木香，行气止痛；槟榔，消积行气利水；二者配伍行气导滞，具有调气则后重自除之效，适用于腹痛加重、里急后重者。但上药不宜过用、久用，以免伤正助邪，中病即止。

8. 肉豆蔻、补骨脂

肉豆蔻与补骨脂合用出自《普济本事方》，名曰二神丸。肉豆蔻，辛，温，归脾、胃、大肠经，《本草纲目》言其"暖脾胃，固大肠"，具有涩肠止泻、温中散寒的功效，尤适于脾胃虚寒之久泻久痢。补骨脂，补肾助阳，固精缩尿，暖脾止泻，尤善温补命门之火，为治疗肾虚泄泻、壮火暖土之要药。一者暖脾，一者温肾，二者合用，脾肾双补，泄泻可除。脾虚为主，重用肉豆蔻，辅以补骨脂；肾虚为主，重用补骨脂，辅以肉豆蔻。

下篇

医案荟萃

第一章　肝胆胰病

第一节　黄疸案

一、黄疸概述

黄疸是以目黄、身黄、小便黄为主症的一种病证，其中目睛黄染为本病的重要体征，是黄疸病中最早出现而最晚消失的症状，在临床上也最易被发现和诊断。马王堆汉墓医学帛书《十一脉灸经》"黄疸"最早记载之名；《素问·平人气象论》中的"溺黄赤，安卧者，黄疸……目黄者曰黄疸"有对黄疸症状的详细描述；汉代张仲景的《伤寒杂病论》把黄疸分为黄疸、谷疸、酒疸、女劳疸、黑疸五种，并对各种黄疸的形成机理、症状特点进行探讨，创制了茵陈蒿汤、大柴胡汤等，亦是阴阳黄辨证体系的基础。

本病证可涉及西医学中的溶血性黄疸、肝细胞性黄疸和阻塞性黄疸，临床常见的急慢性肝炎、肝硬化、胆囊炎、胆结石及某些消化系统肿瘤，出现黄疸时，均可参考本节辨证论治。

二、中医病因病机心悟

本病病位主要在脾胃肝胆，基本病机为湿邪困遏，脾胃运化失健，肝胆疏泄失常，而致胆汁泛溢肌肤，发为黄疸。其病理性质又有阴阳之分。若湿热交蒸，发为阳黄；若寒湿郁滞，则发为阴黄。其病理因素有湿邪、热邪、寒邪、疫毒、气滞、瘀血六种，但其中以湿邪为主。其演变转化，如阳黄治疗不当，病情急剧加重，湿热毒邪侵犯营血，内蒙心窍，引动肝风，则发为急黄；如阳黄失治误治，迁延日久，脾阳损伤，湿从寒化，则可转为阴黄；如阴黄复感外邪，湿郁化热，又可呈阳黄表现，病情较为复杂。

下列为该病常见的病因病机：

1. 感受外邪

外感湿热疫毒，从表入里，郁而不达，内阻中焦，脾胃运化失常，湿热交蒸于肝胆，不能泄越，以致肝失疏泄，胆汁外溢，浸淫肌肤，下流膀胱，使身目小便俱黄。湿热夹时邪疫毒伤人者，其病势尤为暴急，具有传染性，表现出热毒炽盛、伤及营血的严重症状，被称为急黄。如《诸病源候论·急黄候》指出："脾胃有热，谷气郁蒸，因为热毒所加，故卒然发黄，心满气喘，命在顷刻，故云急黄也。"

2. 饮食所伤

饥饱失常，或嗜酒过度，皆能损伤脾胃，以致运化功能失职，湿浊内生，郁而化热，熏蒸肝胆，胆汁不循常道，浸淫肌肤而发黄。如《金匮要略·黄疸病脉证并治》说："谷气不消，胃中苦浊，浊气下流，小便不通，阴被其寒，热流膀胱，身体尽黄，名曰谷疸。"宋代《圣济总录·黄疸门》说："多因酒食过度，水谷相并，积于脾胃，复为风湿所搏，热气郁蒸，所以发黄为疸。"以上说明饮食不节，嗜酒过度，均可发生黄疸。

3. 脾胃虚寒

素体脾胃阳虚，或病后脾阳受伤，湿从寒化，寒湿阻滞中焦，胆液被阻，溢于肌肤而发黄。如《类证治裁·疸》说"阴黄系脾脏寒湿不运，与胆液浸淫，外渍肌肉，则发而为黄"，说明寒湿内盛亦可导致黄疸。

4. 病后续发

胁痛、癥积或其他疾病之后，瘀血阻滞，湿热残留，日久损伤肝脾，湿遏瘀阻，胆汁泛溢肌肤，亦可产生黄疸。

三、典型病例

病案一：黄疸·湿重于热证

王某，男，66岁。

首诊时间：2018年12月26日。

主诉：巩膜、周身黄染半个月。

现病史：患者半个月前无明显诱因出现巩膜伴周身黄染，这期间未经系统治疗，症状未见缓解，家属为之担忧，经亲友介绍于谢晶日教授处就诊。患者现面色黄而不鲜，形体中等，精神不佳，周身及巩膜黄染，伴有两侧胁肋部隐痛，食后腹胀，食欲减退，寒热错杂，口干口苦，周身红疹，偶伴瘙痒，腰背酸痛，睡眠欠佳，大便溏稀，日3～6次，小便短黄；舌质紫红，苔黄腻，脉弦。

既往史：否认其他疾病史。

辅助检查：

①消化系统彩超：肝硬化，肝门静脉增宽（内径1.7cm），脾大（原5.9cm），大量

腹水。

②生化检查：总胆红素 72μmol/L，结合胆红素 47μmol/L。

辨证分析：该患者肝病日久，面色黄而不鲜，湿热蕴结，肝失疏泄，阻于中焦，胆汁不循常道，外泄泛溢肌肤而致周身发黄、皮肤瘙痒起斑疹；向上熏蒸头目，而致巩膜黄染；湿热下注，则小便短黄；湿遏热伏，灼伤津液，则口干口苦；湿困中焦，脾胃运化失常，食后腹胀，食欲减退；湿邪内阻，清阳不得发越，则畏凉；湿热交争，则寒热错杂；湿热蕴结，阻于肝胆两胁，则两胁疼痛；湿热夹滞，阻于大小肠，则大便溏稀，小便短黄；结合舌脉，中医辨证为黄疸·湿重于热证。

中医诊断：黄疸·湿重于热证。

西医诊断：①黄疸。

②失代偿期肝硬化。

中医治法：利湿化浊，清热退黄。

处　　方：柴　胡 10g　　薏苡仁 15g　　苍　术 15g　　白豆蔻 15g
　　　　　　茯　苓 10g　　黄　芪 15g　　太子参 10g　　泽　泻 10g
　　　　　　猪　苓 10g　　鳖　甲 10g　　茵　陈 20g　　当　归 10g

7剂，水煎服，日1剂，水煎300mL，早晚分服。

二诊：患者周身皮肤及巩膜黄染减轻，自诉两侧胁肋部隐痛好转，食后腹胀减轻，畏寒，寒热错杂，口干口苦等基本消失，周身红疹，发痒明显好转，偶有左前胸刺痛，腰背酸痛，睡眠欠佳，大便成形，日1次，小便稍黄，余无明显不适；舌质紫暗，苔黄腻，舌体瘦，脉弦。效不更方，继续予前方14剂。

处　　方：柴　胡 10g　　薏苡仁 15g　　苍　术 15g　　白豆蔻 15g
　　　　　　茯　苓 10g　　黄　芪 15g　　太子参 10g　　泽　泻 10g
　　　　　　猪　苓 10g　　鳖　甲 10g　　茵　陈 20g　　当　归 10g

14剂，水煎服，日1剂，水煎300mL，早晚分服。

三诊：患者自诉症状缓解，面色转红，精神正常，因近日情绪烦躁，小便仍发黄，余无明显不适；舌质紫暗，苔黄腻，舌体瘦，脉弦。上方去鳖甲、猪苓，加益母草15g活血利水消肿，白茅根15g利尿通淋，厚朴15g、枳实15g通利腑气，余同前。

处　　方：柴　胡 10g　　薏苡仁 15g　　苍　术 15g　　白豆蔻 15g
　　　　　　茯　苓 10g　　黄　芪 15g　　太子参 10g　　泽　泻 10g
　　　　　　茵　陈 20g　　当　归 10g　　益母草 15g　　白茅根 15g
　　　　　　厚　朴 15g　　枳　实 15g

14剂，水煎服，日1剂，水煎300mL，早晚分服。

电话随访，患者症状明显好转，继续治疗原发病。

【临证心悟】

黄疸病相当于西医学中各种原因引起的肝炎、肝损伤等。《金匮要略·黄疸病脉证并治》指出"黄家所得，从湿得之"，黄疸的病理因素，湿邪是其关键。湿邪既可从外感受，亦可从内而生。张介宾《景岳全书·杂证谟·黄疸》篇提出了"胆黄"的病名，认为"胆伤则胆气败，而胆液泄，故为此证"，初步认识到了本病的发生与胆汁外泄有关。《临证指南医案》中"病以湿得之，有阴，有阳，在腑，在脏"，指出黄疸虽病因不同，但病机仍以湿为中心。谢晶日教授认为本病病位在脾胃肝胆，病机为湿邪困遏，脾胃运化失健，肝胆疏泄失常，而致胆汁泛溢肌肤，发为黄疸。病理性质有阴阳之分。若湿热交蒸，即发为阳黄；若寒湿瘀滞，则发为阴黄。病理因素有湿邪、热邪、寒邪、疫毒、气滞、瘀血六种，但以湿邪为主。谢晶日教授总结黄疸的病因不外乎内外两个方面，外因多由感受外邪所致，内因多与脾胃虚寒、饮食不节等有关，内外二者又互相关联。

本案为黄疸病湿重于热证，系患者肝病日久，湿热蕴结，肝失疏泄，阻于中焦，胆汁不循常道，外泄泛溢肌肤而致周身发黄；向上熏蒸，致目睛黄染；湿热下注，则小便短黄；湿遏热伏，灼伤津液，则口干口苦；湿困中焦，脾胃运化失常，则食后腹胀，食欲减退；湿邪内阻，清阳不得发越，则畏凉；湿热交争，则忽冷忽热；湿热蕴结，阻于肝胆两胁，则两胁疼痛；湿热夹滞，阻于大小肠，则大便溏稀，小便短黄。

本方中柴胡行气疏肝解郁，薏苡仁、苍术清热燥湿，白豆蔻芳香化浊，茯苓、泽泻、猪苓化气利湿退黄，茵陈清热利湿退黄，黄芪、太子参益气健脾，鳖甲、当归活血化瘀，益母草、白茅根利水消肿，厚朴、枳实通降腑气。本病治疗尤以化湿为重，湿祛则热无所依，湿祛则脾健。运用清热燥湿、芳香化湿、清热利湿三法，使湿邪无所遁形；方中又加入益气健脾之品，强健后天之本，防止肝病传脾，有"见肝之病，知肝传脾，当先实脾"之意；又患者日久失治，方中有少量苦寒之品，当注意顾护脾胃，因脾胃为后天之本，生湿生痰之源，若苦寒太过可转为寒湿偏胜的阴黄，属误治失治。《医学入门》指出："人知百病生于气，而不知血为百病之胎也。"久病必瘀，《伤寒论》记载："瘀热在里，身必发黄。"瘀血有形，邪热无形，两者相伴相随。清热化瘀，黄疸可消。张璐曰："诸黄虽多湿热，然经脉久病，不无瘀血阻滞也。"一方面，黄疸可致血瘀；另一方面，瘀血又可加重黄疸。总之，瘀血贯穿黄疸病始终，结合患者舌脉，治疗时佐以活血之品，行气化瘀退黄。

病案二：黄疸·胆腑郁热兼脾虚证

胡某，男，62岁。

首诊时间：2016 年 12 月 7 日。

主诉：身目黄染 1 个月，加重 4 天。

现病史：该患者 1 个月前无明显诱因出现皮肤、目睛黄染，于当地医院就诊，诊断为"黄疸、胰头占位？"，入院行手术治疗，并给予保肝降酶、利胆退黄等对症治疗，症状改善。4 天前患者黄疸加重，听闻友人介绍，至谢晶日教授处就诊。刻下症见皮肤、目睛黄染，面色黄暗，形体适中，伴皮肤瘙痒，乏力，咳嗽，白痰，睡眠差，胃胀胃痛，纳差，无恶心呕吐；大便色白，陶土色，质略干，日 1 次，小便深黄色，近似浓茶；舌红，苔黄腻，脉弦滑。

既往史：既往体健。

辅助检查：

①生化检查：丙氨酸转氨酶（ALT）116.5U/L，天冬氨酸转氨酶（AST）62.1U/L，γ-谷氨酰转移酶（GGT）444.1U/L，碱性磷酸酶（ALP）216.6U/L，总胆红素（TBIL）64.6μmol/L，结合胆红素（DBIL）46.3μmol/L，非结合胆红素（IBIL）18.3μmol/L。

②腹部 CT：胰头占位？

辨证分析：该患者年老体弱，脾胃素虚，脾失运化，生化乏源，故见乏力；脾气不升，胃气失降，见胃胀、胃痛、纳差；脾虚生湿，日久化热，加之肝气乘脾，致使肝胆湿热，疏泄失职，胆汁排泄异常，阻塞中焦，泛溢肌肤则见皮肤瘙痒，湿热下注，则小便色深；舌红，苔黄腻，脉沉滑；四诊合参，中医辨证为胆腑郁热兼脾虚证。

中医诊断：黄疸·胆腑郁热兼脾虚证。

西医诊断：①黄疸。

②胰头占位性病变。

中医治法：清热利湿退黄，健脾益气。

处　　方：柴　胡 15g　　薏苡仁 20g　　炒白术 15g　　苍　术 15g
　　　　　金钱草 25g　　姜　黄 20g　　威灵仙 15g　　郁　金 20g
　　　　　藿　香 15g　　佩　兰 15g　　五味子 15g　　生甘草 15g
　　　　　厚　朴 15g　　茯　苓 15g　　泽　泻 20g　　茵　陈 30g

7 剂，水煎服，日 1 剂，水煎 300mL，早晚分服。

二诊：患者自诉身黄、目黄、小便黄减轻，皮肤瘙痒基本消失，但乏力感仍存在，大便色微黄，质地正常，日 1 次；饮食可，睡眠可，余无明显不适；舌红，苔黄腻，脉弦滑。上方去藿香、佩兰、厚朴，加太子参 15g、半边莲 15g、半枝莲 20g。

处　　方：柴　胡 15g　　薏苡仁 20g　　炒白术 15g　　苍　术 15g
　　　　　金钱草 25g　　姜　黄 20g　　威灵仙 15g　　郁　金 20g

五味子 15g	生甘草 15g	茯 苓 15g	泽 泻 20g
茵 陈 30g	太子参 15g	半边莲 15g	半枝莲 20g

14 剂，水煎服，日 1 剂，水煎 300mL，早晚分服。

三诊：患者黄疸明显消退，乏力减轻，二便正常，余症状明显缓解。调整上方药物用量，继续予 14 剂，以巩固疗效。

处　　方：
柴 胡 15g	薏苡仁 20g	炒白术 15g	苍 术 15g
金钱草 15g	姜 黄 10g	威灵仙 15g	郁 金 20g
五味子 15g	生甘草 15g	茯 苓 15g	泽 泻 20g
茵 陈 30g	太子参 15g	半边莲 15g	半枝莲 20g

14 剂，水煎服，日 1 剂，水煎 300mL，早晚分服。

电话随访，患者自诉无异常，诸症好转。

【临证心悟】

《金匮要略》言："然黄家所得，从湿得之。"湿热型黄疸的形成，一方面为外感湿热之邪侵袭人体，邪无出路，在内蕴结于中焦脾胃，使中焦脾胃肝胆疏泄失常，胆汁不循常道，外溢肌肤，下输膀胱，出现身黄、尿黄等现象；另一方面为内伤饮食，平素过食肥甘厚腻则易伤脾胃，脾胃虚弱，运化功能受损，使湿浊内生，湿邪郁而化热，湿热交蒸，壅滞胆道，胆道不利则胆汁疏泄失常，外溢发为黄疸。临床常见的湿热型黄疸，多为这两种病因之一，或外感内伤结合为患。

本案为黄疸病胆腑郁热兼脾虚证，系由患者年老体弱，脾胃素虚，脾虚生湿，日久化热，湿热蕴结胆腑，疏泄失职，泛溢肌肤，形成黄疸。结合舌脉辨证为肝胆湿热兼脾虚证，治以清热利湿退黄、健脾益气，方用三仁汤合茵陈五苓散加减治疗。方中柴胡入肝经，作为引经药，行气解郁，薏苡仁、炒白术、苍术健脾燥湿，厚朴辛开郁结，金钱草、姜黄、威灵仙、郁金清热利胆退黄，藿香、佩兰芳香化湿，茵陈、茯苓、泽泻有茵陈五苓散之意，清热利湿。

谢晶日教授认为在治疗黄疸时应时刻遵循张仲景"化湿邪、利小便"的阳黄治疗大法，以茵陈五苓散加减治之。通利二便，使邪有出路，是治疗本病的关键。黄疸若进一步进展，常难以消退，此时"治黄须解毒，毒解黄易除"，其病机关键在于瘀血与湿邪胶着形成瘀毒，需清热解毒，运用半枝莲、半边莲，此二药亦有利尿之效。脾虚生湿，湿邪反过来又阻滞气机，产生脘腹胀满、纳差、恶心等症，故用苍术、厚朴健脾祛湿，下气除满。黄疸消退后仍应调治，以免湿邪不清，肝脾未复，导致黄疸复发，甚或转成"癥积"或"臌胀"。

病案三：黄疸·胆腑郁热证

刘某，男，54岁。

首诊时间：2017年2月15日。

主诉：巩膜及皮肤黄染2天。

现病史：患者2天前发现巩膜黄染，于当地医院就诊，肝功能检查提示转氨酶和胆红素均增高。在常规西医治疗的基础上欲联合中药治疗，遂到谢晶日教授处就诊。就诊时症见面色发黄，形体适中，巩膜黄染，小便色黄，纳少，寐可，恶心，大便成形，质干，日1次；舌质暗红，苔黄腻，脉弦滑。

既往史：胆囊切除术后1年。

辅助检查：

①磁共振成像（MRI）：肝内胆管略扩张。

②腹部彩超：脂肪肝（中度），胆囊切除术后。

③肝功能检查：ALT 502U/L，AST 221U/L，ALP 147U/L，GGT 172U/L，TBIL 55.7μmol/L，DBIL 36.9μmol/L，IBIL 18.8μmol/L。

辨证分析：该患者平素情志急躁，肝气郁结，郁而化火；又因嗜食肥甘厚味，损伤脾胃，运化失职，湿浊内生，湿热搏结，蕴塞肝胆，通降失司，发为黄疸。胆胃不和，可见恶心、纳少；腑气不通，膀胱不利，可见便秘、小便色黄。结合舌脉，舌质暗红，苔黄腻，脉弦滑，中医辨证为胆腑郁热证。

中医诊断：黄疸·胆腑郁热证。

西医诊断：①梗阻性黄疸。

②脂肪肝。

中医治法：疏肝泄热，利胆退黄。

处　方：柴　胡15g　　金钱草30g　　茵　陈30g　　泽　泻20g

　　　　　猪　苓20g　　茯　苓15g　　薏苡仁15g　　枳　实15g

　　　　　焦槟榔15g　　紫苏子15g　　黄　芪15g　　太子参15g

　　　　　丹　参10g　　姜　黄15g　　黄　芩15g

　　　　　　　　　　　　　　　　7剂，水煎服，日1剂，水煎300mL，早晚分服。

二诊：患者诸症缓解，巩膜及面部黄染减轻，恶心时作，小便颜色变浅，大便正常，日1次。患者自诉近日时冷时热，偶有口干口苦；舌质暗红，苔略黄腻，脉弦滑。上方去丹参、焦槟榔，猪苓改成15g，加黄柏10g、大黄10g、虎杖15g。

处　方：柴　胡15g　　金钱草30g　　茵　陈30g　　泽　泻20g

　　　　　猪　苓15g　　茯　苓15g　　薏苡仁15g　　枳　实15g

| 紫苏子 15g | 黄　芪 15g | 太子参 15g | 姜　黄 15g |
| 黄　芩 15g | 黄　柏 10g | 大　黄 10g | 虎　杖 15g |

14 剂，水煎服，日 1 剂，水煎 300mL，早晚分服。

三诊：患者症状缓解，面色略黄，精神正常，无明显不适；舌质红，苔薄，脉弦。上方去虎杖，大黄改成 5g，继续予 14 剂。

处　　方：柴　胡 15g　　金钱草 30g　　茵　陈 30g　　泽　泻 20g

猪　苓 15g	茯　苓 15g	薏苡仁 15g	枳　实 15g
紫苏子 15g	黄　芪 15g	太子参 15g	姜　黄 15g
黄　芩 15g	黄　柏 10g	大　黄 5g	

14 剂，水煎服，日 1 剂，水煎 300mL，早晚分服。

电话随访，诸症几近消失，未反复发作。

【临证心悟】

《难经·四十二难》云"胆在肝之短叶间"，说明古人已认识到肝胆在解剖上相关联。《东医宝鉴》记载："肝之余气，溢入于胆，聚而成精。""精汁"乃肝之余气，依赖肝之疏泄而排入肠腑以助消化，这体现了肝胆之间在生理上的联系。若患者平素情志急躁，肝气郁结，郁而化火；又因嗜食肥甘厚味，损伤脾胃，运化失职，湿浊内生，湿热搏结，蕴塞肝胆，通降失司，即可发为胆腑郁热之黄疸。胆热壅塞，胆胃不和，可见恶心、纳少；腑气不通，膀胱不利，可见便秘、小便色黄；皆为胆腑郁热之征。

本案为黄疸病胆腑郁热证，治宜疏肝泄热，利胆退黄。方中柴胡苦平，入肝胆经，透泄少阳之邪，且疏泄气机之郁滞；黄芩苦寒，清泄少阳胆经之热；两药配伍，一散一清，恰入少阳，以解少阳之邪。金钱草、茵陈疏肝利胆退黄，此二药为退黄之要药。《素问·痿论》中提到"肝气热，则胆泄口苦"，指肝经有热，累及于胆，胆汁上逆而发为口苦。泽泻、猪苓、茯苓利尿通淋，有五苓散之意，使邪有出路，加强其退黄效果；枳实通腑泻热；黄芪、太子参益气健脾，顾护脾胃，防止肝病传脾，又恐因湿热日久，耗伤气阴，加之则益气养阴；少佐姜黄、丹参活血行气止痛，血行热亦解，热退黄自消。利胆必通腑，疏肝木可利胆，谢晶日教授认为，胆以通降为顺，胆性直而内郁相火，助肝木条达，胆分泌和排泄精汁，输注于胃肠，助脾胃运化、吸收水谷精微。在生理功能上肝胆关系密切，为三焦运化之枢，胆病易累及于肝。疏泄失常，导致气血郁滞，湿热蕴结于中焦，腑气不通。通腑以大黄为专，可清热解毒，泻下退黄；柴胡可入肝经，疏肝木之郁，使之条达，胆汁亦可正常排泄，以杜生黄之源。

病案四：黄疸·寒湿阻遏证

韩某，男，17 岁。

首诊时间：2011 年 9 月 28 日。

主诉：巩膜黄染 1 个月，加重 5 天。

现病史：该患者 1 个月前无明显诱因出现巩膜黄染，面色发黄，于我院就诊检查提示胆红素异常，但无其他不适症状，故未予重视。5 天前黄疸加重，遂于谢晶日教授处就诊。现症见面色晦暗、无光泽，巩膜黄染，偶有胃胀，疲劳乏力，无皮肤瘙痒，形体消瘦，畏寒，食欲差，睡眠尚可，大便正常，日 1 次，小便色黄；舌淡，苔白腻，脉濡缓。

既往史：既往体健。

辅助检查：

①肝功能检查：TBIL 39.3μmol/L，DBIL 19.3μmol/L。

②腹部彩超：胆囊壁欠光滑。

辨证分析：该患者素体脾虚，又贪凉喜冷，导致寒湿内生，困遏中焦，壅塞肝胆，胆液为湿所阻，渍于脾，浸润肌肉，溢于皮肤，色如熏黄。脾虚失于运化，胃失和降，则胃胀、食欲差；脾虚生化乏源，则疲乏无力，形体消瘦；脾阳不足不能温煦四肢，或因湿邪困遏，损伤阳气，故畏寒；结合舌脉，舌淡，苔白腻，脉濡缓，中医辨证为寒湿阻遏证。

中医诊断：黄疸·寒湿阻遏证。

西医诊断：①黄疸。

②胆囊炎。

中医治法：温中化湿，健脾和胃。

处　　方：白豆蔻 20g　　乌　药 20g　　佛　手 15g　　砂　仁 15g

紫苏子 20g　　柴　胡 15g　　茵　陈 25g　　泽　泻 20g

茯　苓 20g　　薏苡仁 35g　　苍　术 15g　　炒白术 25g

7 剂，水煎服，日 1 剂，水煎 300mL，早晚分服。

二诊：患者自诉诸症缓解，黄染减退，食欲可，大便日 1 次，但仍觉乏力，偶有胃胀；舌淡，苔腻，脉濡缓。上方去茵陈，加金钱草 30g、郁金 10g、黄芪 30g、桂枝 15g。

处　　方：白豆蔻 20g　　乌　药 20g　　佛　手 15g　　砂　仁 15g

紫苏子 20g　　柴　胡 15g　　泽　泻 20g　　茯　苓 20g

薏苡仁 35g　　苍　术 15g　　炒白术 25g　　金钱草 30g

郁　金 10g　　黄　芪 30g　　桂　枝 15g

14 剂，水煎服，日 1 剂，水煎 300mL，早晚分服。

三诊：患者自诉诸症基本消失；舌淡，苔薄白，脉濡缓。自查肝功正常。上方去砂仁、紫苏子、泽泻、炒白术，加焦山楂15g、炒神曲15g、炒麦芽15g、陈皮15g、厚朴10g，调整药量，继续予14剂，巩固疗效。

处　　方：白豆蔻20g　　乌　药20g　　佛　手15g　　柴　胡15g
　　　　　茯　苓20g　　薏苡仁35g　　苍　术15g　　金钱草30g
　　　　　郁　金10g　　黄　芪30g　　桂　枝15g　　焦山楂15g
　　　　　炒神曲15g　　炒麦芽15g　　陈　皮15g　　厚　朴10g

　　　　　　　　　　　14剂，水煎服，日1剂，水煎300mL，早晚分服。

电话随访，患者自诉无明显不适。

【临证心悟】

《金匮要略·黄疸病脉证并治》云："黄疸之病，当以十八日为期，治之十日以上瘥，反极为难治。"阳黄病程较短，消退较易；阴黄病程缠绵，收效较慢；阳黄湿重于热者，消退较缓，可迁延为阴黄；急黄病情重笃，常可危及生命。黄疸病的病位，从脏腑来看，现代多归于肝胆，认为是由于肝胆失于疏泄，胆汁外溢所致。然按仲景之意，黄疸的病位是以脾胃为重心。脾胃居中位属土，其气为湿，其色为黄，脾胃为湿邪困阻，其色现于外，必身发黄。脾为阴土，胃属阳土，湿邪为患有从阳化热和从阴化寒之别，故有病在阳明和病入太阴之分。

本案为黄疸病寒湿阻遏证，由于素体脾虚，又贪凉喜冷，致寒湿内生，困遏中焦，壅塞肝胆，胆液为湿所阻，渍于脾，浸润肌肉，溢于皮肤，色如薰黄。脾虚失于运化，胃失和降，则胃胀、食欲差；生化乏源，则疲乏无力；脾阳不足，不能温煦四肢，或因湿邪困遏，损伤阳气，故畏寒；以上症状皆为寒湿阻遏之象。治宜温中化湿，疏肝健脾，故方中以健脾温中化湿之品为重。方中白豆蔻、乌药、砂仁温中化湿行气；柴胡、佛手行气消胀；茵陈、泽泻、茯苓利湿退黄；炒白术、薏苡仁、苍术燥湿健脾；全方配伍，使寒湿祛，肝郁解，黄疸退。二诊时加郁金既可清肝经郁热，亦有活血止痛、行气解郁之效。阴黄的病因多为外感、误治、内伤，但追根溯源乃脾肾阳虚，中阳不振，寒湿困中，经久不退。此外，黄疸之因虽以湿邪为主，而湿邪困遏脾胃，致使中阳不振，脾阳受损，湿从寒化，寒湿阻滞血脉，血脉的运行，又赖于阳气温煦推动，故阴黄之证，本虚标实，寒湿为标，阳虚为本。阴黄病程缠绵，收效较慢。倘若湿浊瘀阻肝胆脉络，黄疸可数月或经年不退，须耐心调治。

病案五：黄疸·疫毒炽盛（急黄）证

刘某，女，26岁。

首诊时间：2013年3月10日。

主诉：身目黄染 1 个月。

现病史：患者于 1 个月前无明显诱因出现身目俱黄，于当地医院就诊，发现肝功能异常，静脉滴注异甘草酸镁注射液、注射用丁二磺酸腺苷蛋氨酸等药物，肝功相关指标未见明显好转。为寻求中医治疗，遂来谢晶日教授处就诊，现症见身目深度黄染，尿赤，精神萎靡，口渴，发热，口干口苦，睡眠差，饮食少，大便秘结；舌质红，苔黄，脉弦数。

既往史：既往体健。

辅助检查：

①磁共振成像：肝脾大，提示胆囊炎，胆囊、肝周及近段胆管周围渗出改变。

②生化检查：ALT 370.60U/L，AST 887.5U/L，GGT 118.10U/L，TBIL 196.7μmol/L，DBIL 91.2μmol/L，IBIL 105.5μmol/L。

辨证分析：该患者因感受暑湿或湿热之邪，由表入里，内蕴中焦，湿热蕴蒸肝胆，不得泄越而发病。湿热夹时邪疫毒，故病势尤为暴急，具有传染性，表现为热邪炽盛、内及营血的急黄重症。湿热疫毒内入营血，故可见黄疸颜色迅速加深；热扰心神，则精神萎靡；热盛灼伤津液，可见口干、口渴、尿少色赤、大便秘结；结合舌脉，舌质红，苔黄，脉弦数，中医辨证为黄疸·疫毒炽盛（急黄）证。

中医诊断：黄疸·疫毒炽盛（急黄）证。

西医诊断：①急性黄疸型肝炎。

　　　　　②胆囊炎。

中医治法：清热解毒，凉血退黄。

处　　　方：	水牛角 10g	牡丹皮 10g	赤　芍 10g	板蓝根 15g
	黄　连 10g	栀　子 10g	石　斛 10g	北沙参 10g
	生地黄 10g	柴　胡 10g	茵　陈 20g	泽　泻 10g
	金钱草 20g	大　黄 5g		

7 剂，水煎服，日 1 剂，水煎 300mL，早晚分服。

患者住院，同时配合护肝、利胆治疗。

二诊：患者服用 7 剂后，黄疸得到控制，尿色变浅，精神恢复，复查肝功能指标已开始下降。因考虑过多寒凉药物损伤脾胃，于上方去板蓝根，加鸡内金 10g、砂仁 10g，并嘱患者注意清淡饮食，避风寒。

处　　　方：	水牛角 10g	牡丹皮 10g	赤　芍 10g	黄　连 10g
	栀　子 10g	石　斛 10g	北沙参 10g	大　黄 5g
	生地黄 10g	柴　胡 10g	茵　陈 20g	泽　泻 10g

　　　　金钱草 20g　　　　鸡内金 10g　　　　砂　仁 10g

　　　　　　　　　　14 剂，水煎服，日 1 剂，水煎 300mL，早晚分服。

　　三诊：患者症状明显好转，复查肝功能较前好转，调整药量，继续予 14 剂，以巩固疗效，并配以参苓白术散。

　　处　　方：水牛角 10g　　牡丹皮 10g　　赤　芍 10g　　黄　连 5g
　　　　　　　栀　子 10g　　石　斛 10g　　北沙参 10g　　大　黄 5g
　　　　　　　生地黄 10g　　柴　胡 10g　　茵　陈 20g　　泽　泻 10g
　　　　　　　金钱草 20g　　鸡内金 10g　　砂　仁 10g

　　　　　　　　　　14 剂，水煎服，日 1 剂，水煎 300mL，早晚分服。

　　出院后 3 个月电话随访，患者无明显不适。

　　【临证心悟】

　　《诸病源候论·黄病诸候》载："因湿热疫毒由口鼻内侵入里后，迅速从脾胃弥漫，深入营血，导致煎熬熏蒸，炼血为瘀。"唐代孙思邈《备急千金要方》谓："凡遇时行热病，多必内瘀发黄。"急黄整个病程基本治法应包含凉血解毒开窍、清热利湿、化湿通络、健脾养阴等。湿热疫毒，内入营血，故可见黄疸颜色迅速加深；热扰心神，则精神萎靡；热盛灼伤津液，可见口干、口渴、尿少色赤、大便秘结，一派疫毒炽盛之象。

　　本案为黄疸疫毒炽盛（急黄）证，患者湿热瘀毒之邪炽盛，发为急黄。早期黄疸迅速加深，重用凉血解毒、清利湿热之品，黄疸以速降为顺。采用犀角地黄汤合茵陈蒿汤加减化裁，重用清热凉血解毒之品，清热解毒，凉血救阴。方中水牛角、牡丹皮、赤芍、板蓝根、生地黄清热凉血解毒，苦寒直达营血，清湿热疫毒；茵陈、栀子、金钱草清热利湿退黄；大黄泻下通腑，亦可清热凉血解毒；石斛、北沙参养阴生津；小便不利加泽泻利之。全方共奏清热解毒、凉血退黄之效。

　　清代沈金鳌《杂病源流犀烛》曰："又有天行疫疠，以致发黄者，俗谓之瘟黄，杀人最急。"急黄的特点为发病时间短、病情变化快、兼症多、病死率高等。湿热疫毒由口鼻内侵入里后，迅速从脾胃弥漫，深入营血，导致煎熬熏蒸，炼血为瘀；与血相搏，结而留络为瘀；伤津耗液，阴伤血滞为瘀；损络迫血，血妄离经为瘀；壅滞气机，气滞血阻为瘀；以上均为因热致瘀。同样瘀血的形成也可使邪热更盛。瘀血内阻，则血脉不畅，影响体内脏腑气血经络相互贯通，壅阻气机，使邪热难以清解，热毒壅塞体内。瘀血越甚，热毒越盛，愈壅愈盛，愈盛愈壅，造成恶性循环。病理因素为毒、热、湿、瘀、虚。中医治法以清热凉血解毒开窍为主。谢晶日教授认为急黄为危重症，临床上应采用中西医结合的方案，西药应用保肝退黄、对症支持等治疗，中医根据辨证分阶段遣方用药，随着病情变化，方药适时调整，时刻关注患者精神面貌，准确用药。

该方案体现了对于危重患者中西医互补、多途径联合给药的优势。

病案六：黄疸·胆腑郁热兼脾虚血瘀证

张某，女，63岁。

首诊时间：2018年11月10日。

主诉：皮肤及巩膜黄染间断发作1年，加重5天。

现病史：患者于1年前因梗阻行胆管支架手术，又因十二指肠乳头癌行金属支架引流术（EMBD），术后黄疸症状反复出现，未予重视，未经系统治疗。5天前患者再次出现皮肤及巩膜黄染，于当地医院行肝功能检查提示转氨酶和胆红素异常。听友人介绍谢晶日教授治疗本病疗效显著，遂来就诊。现症见巩膜及皮肤黄染，乏力，脘腹胀痛，偶烧心，口干口苦，纳差，大便干结，2日1行，排便不畅，体重减轻，寐可，面色晦暗，形体消瘦；舌紫暗，苔黄厚腻，脉弦。

既往史：2017年8月行胆管支架术。

辅助检查：

①MRI：梗阻性胆管扩张术后，未见金属支架，梗阻平面在胆总管下段；性质考虑为胆总管末端癌，胆囊内异常信号（考虑实性病变，必要时做CT排除结石）。

②生化检查：ALT 78U/L，AST 75U/L，GGT 85.9U/L，ALP 71U/L，TBIL 95.3μmol/L，IBIL 83.4μmol/L。

辨证分析：该患者由于湿热蕴结，肝失疏泄，胆汁排泄不畅，外溢肌肤发为黄疸；湿热熏蒸于上，可见口苦、巩膜黄染；热邪内盛，灼伤津液，故见口干；胃腑热盛，腑气不通，故可见大便不通；脾虚生化乏源，失于健运，故乏力、体重减轻、形体消瘦、脘腹胀痛；湿热壅塞日久，瘀血阻滞，故舌质紫暗；结合脉象，中医辨证为黄疸·胆腑郁热兼脾虚血瘀证。

中医诊断：黄疸·胆腑郁热兼脾虚血瘀证。

西医诊断：①梗阻性黄疸。

②十二指肠乳头癌（支架后）。

中医治法：清热利湿，健脾祛瘀退黄。

处　　方：柴　胡10g　　生白术20g　　黄　芩10g　　栀　子15g
　　　　　茯　苓10g　　藿　香10g　　金钱草15g　　茵　陈15g
　　　　　半枝莲10g　　蜂　房5g　　 重　楼5g　　 白花蛇舌草10g
　　　　　黄　芪15g　　陈　皮15g　　枳　实15g　　白豆蔻15g

　　　　　　　　　　　　7剂，水煎服，日1剂，水煎300mL，早晚分服。

二诊：患者服药后周身及巩膜黄染减轻不显，脘腹胀满缓解，胀痛仍在，口干口苦、纳差缓解，排便正常；舌紫暗，苔黄厚腻，脉弦。上方去藿香、蜂房、重楼、白花蛇舌草，加佛手15g、黄连10g、黄柏10g。

处　　方：柴　胡10g　　生白术20g　　黄　芩10g　　栀　子15g
　　　　　　茯　苓10g　　佛　手15g　　金钱草15g　　茵　陈15g
　　　　　　半枝莲10g　　黄　芪15g　　陈　皮15g　　枳　实15g
　　　　　　白豆蔻15g　　黄　连10g　　黄　柏10g

14剂，水煎服，日1剂，水煎300mL，早晚分服。

三诊：患者自诉症状基本消失，皮肤及巩膜轻度黄染；舌质淡，苔薄白，脉弦。继续予上方14剂，巩固疗效。

处　　方：柴　胡10g　　生白术20g　　黄　芩10g　　栀　子15g
　　　　　　茯　苓10g　　佛　手15g　　金钱草15g　　茵　陈15g
　　　　　　半枝莲10g　　黄　芪15g　　陈　皮15g　　枳　实15g
　　　　　　白豆蔻15g　　黄　连10g　　黄　柏10g

14剂，水煎服，日1剂，水煎300mL，早晚分服。

继续口服西药利胆退黄，电话随访，患者无明显不适，诸症好转。

【临证心悟】

《素问·六元正纪大论》中记载："湿热相薄……民病黄疸。"《景岳全书·杂证谟·黄疸》中提到："阳黄证，因湿多成热，热则生黄，此即所谓湿热证也。"清代程国彭《医学心悟》云："湿热俱盛，则发身黄，伤寒至于发黄，为病亦甚矣。热而兼湿……日久则变为黄也。"肝胆湿热蕴结，肝失疏泄，胆汁排泄不畅，外溢肌肤发为黄疸；湿热熏蒸于上，可见口苦、巩膜黄染；胃腑热盛，腑气不通，故可见大便不通；以上皆为胆腑郁热之征。

本案为黄疸病胆腑郁热兼脾虚血瘀证，治宜清热利湿，健脾祛瘀退黄。疾病的良恶性质与预后密切相关，一般良性疾病预后好，恶性疾病预后差。恶性黄疸由癌症所致，可进一步分为两类，其中一类是梗阻性黄疸，因癌肿阻塞或侵犯胆管所致，常见的有胆管癌、壶腹癌、胰腺癌、胆囊癌及其他转移癌等。治疗棘手，早期诊断困难，预后较差，患者生活质量较低且生存率不高。该患者因癌症贴近胆管，发病时胆红素升高，考虑侵犯胆管所致，故而发黄。方中柴胡、白术疏肝健脾，为谢晶日教授常用药对，两药配伍调理肝脾气机，使脾气健运，肝气条达，胃气得降；金钱草、茵陈、黄芩、栀子清热利湿退黄，清肝胆湿热；茯苓、陈皮、黄芪补气健脾；枳实通降腑气，使湿热之邪有出路；方中使用半枝莲、蜂房、重楼、白花蛇舌草四味药抗癌，且有清热解毒化瘀之效。全方共奏清热利湿、健脾祛瘀之效。经过治疗，患者症状明显改善，黄疸持续下降，肿瘤并未增长。

该患者患病多年，一直使用西医手术治疗，属"急则治其标"，但黄疸症状反反复复，后待急症解除，接受中医中药治疗，"缓则治其本"。针对脾虚、血瘀、湿、热四种病理因素，制定健脾、活血、祛湿、清热四法进行治疗。

病案七：黄疸·胆腑郁热兼血瘀水停证

杨某，男，47岁。

首诊时间：2017年11月24日。

主诉：皮肤及巩膜黄染7天。

现病史：该患者7天前无明显诱因出现巩膜及皮肤黄染，伴四肢及面部浮肿，遂于当地医院就诊，肝功能检查提示胆红素异常，腹部彩超提示肝内、外胆管扩张，患者未进行系统治疗，自行口服保肝降酶、退黄等药物（具体用药名称及剂量不详），症状未见明显改善。为求中医治疗，来谢晶日教授处就诊，现症见皮肤及巩膜黄染，右胁部疼痛，口干、口苦、口渴，周身瘙痒，四肢及面部浮肿，失眠，小便黄，大便正常；舌质暗红，苔黄腻，脉弦数。

既往史：既往体健。

辅助检查：

①腹部彩超：肝实质弥漫性改变，胆囊增大，胆囊壁不光滑，肝内、外胆管扩张，胰腺回声增粗，脾大，脾静脉内径增宽，腹腔少量积液。

②生化检查：AST 44U/L，TBIL 118.1μmol/L，DBIL 91.4μmol/L。

辨证分析：患者湿热阻滞，肝胆失疏，通降失司，胆汁不循常道，泛溢肌肤发为黄疸，壅塞肝胆两胁，故胁痛；胆经炽热，耗伤津液，故口干、口苦、口渴；肝气不舒，日久化郁，与胆腑郁热相结，形成瘀血，故舌暗红；瘀血日久，水湿内停，故四肢面部可见浮肿；结合脉象，中医辨证为黄疸·胆腑郁热兼血瘀水停证。

中医诊断：黄疸·胆腑郁热兼血瘀水停证。

西医诊断：①梗阻性黄疸。

②胆囊炎。

中医治法：疏肝泻热，利水退黄。

处 方：	柴 胡10g	薏苡仁15g	香 橼15g	金钱草20g
	姜 黄15g	茵 陈35g	土茯苓15g	泽 泻15g
	猪 苓10g	黄 芪20g	黄 芩12g	栀 子12g
	五加皮15g	枳 壳15g	白豆蔻10g	大腹皮15g

7剂，水煎服，日1剂，水煎300mL，早晚分服。

住院同时完善相关检查，予护肝、利胆等对症治疗。

二诊：患者服用上方后黄疸略有减退，但自诉胁肋部疼痛加剧。观察患者舌脉，于上方去黄芪、白豆蔻、枳壳、土茯苓，加丹参10g、延胡索15g、大黄10g、枳实10g，加强行气化瘀、活血通腑之效。

处　　方：柴　胡 10g　　薏苡仁 15g　　香　橼 15g　　金钱草 20g

　　　　　姜　黄 15g　　茵　陈 35g　　泽　泻 15g　　猪　苓 10g

　　　　　黄　芩 12g　　栀　子 12g　　大腹皮 15g　　五加皮 15g

　　　　　丹　参 10g　　延胡索 15g　　大　黄 10g　　枳　实 10g

14剂，水煎服，日1剂，水煎300mL，早晚分服。

三诊：患者自诉胁肋部疼痛消失，巩膜及皮肤黄染明显减退；舌质淡，苔薄白，脉弦，上方去姜黄、黄芩、栀子、大腹皮，调整其他药量，以巩固疗效。

处　　方：柴　胡 10g　　薏苡仁 15g　　香　橼 15g　　金钱草 15g

　　　　　茵　陈 15g　　泽　泻 10g　　猪　苓 10g　　枳　实 10g

　　　　　五加皮 15g　　丹　参 10g　　延胡索 15g　　大　黄 10g

14剂，水煎服，日1剂，水煎300mL，早晚分服。

出院后继续予西药口服，利胆退黄，电话随访，患者诸症好转，未见复发。

【临证心悟】

《金匮要略·黄疸病脉证并治》言："诸黄，腹痛而呕者，宜柴胡汤。"该患者主诉为"皮肤及巩膜黄染7天"，首先辨其病为黄疸。湿热阻滞，肝胆失疏，通降失司，胆汁不循常道，泛溢肌肤，发为黄疸，壅塞肝胆两胁，故胁痛；肝气不舒，日久化郁，与胆腑郁热相结，形成瘀血之候；瘀血日久，则水湿内停。

本病案辨证为黄疸病胆腑郁热兼血瘀水停证，治宜疏肝泄热，利水退黄。方中柴胡为君，配黄芩和解清热，以除少阳之邪；并用大黄配枳实以泻阳明热结，行气消痞，通腑泻热；金钱草、姜黄、茵陈清热利湿退黄；延胡索、香橼配伍，行气化瘀，活血止痛；大腹皮、五加皮、猪苓、泽泻利水。全方配伍，使郁热祛，瘀血行，黄疸退。

谢晶日教授认为久病必瘀，黄疸日久常从瘀论治，在临证时加用活血行瘀之品，同时注重患者的饮食，禁食辛辣、油腻之品，同时嘱患者调畅情志。若黄疸发病过程中，伴见腹痛、呕吐症状，是邪在少阳，郁遏胆火所致，症见身目俱黄，黄色鲜明，胁肋、腹部胀满疼痛，纳差呕吐，口苦咽干，身热或寒热往来，小便黄赤，大便秘，舌红，苔黄，脉弦滑。治宜和解少阳枢机、通腑泄热退黄。方选大柴胡汤加减。相对而言，小柴胡汤补泻兼施，大柴胡汤清腑泄热之力更强，临证应根据邪正盛衰灵活选方加减。若症见胁下结块，隐痛、刺痛，舌有瘀斑，脉涩，则为有瘀血停滞，治以疏肝理气、活血化瘀。

四、临证经验总结

谢晶日教授认为黄疸的病位在脾胃肝胆。其基本病机为湿邪困遏，脾胃运化失健，肝胆疏泄失常，而致胆汁泛溢肌肤，发为黄疸。其病理性质又有阴阳之分，若湿热交蒸，则发为阳黄；若寒湿瘀滞，则发为阴黄。其病理因素有湿邪、热邪、寒邪、疫毒、气滞、瘀血六种，其中以湿邪最为常见。病理演变途径可分为以下三种：一是湿热蕴结化为疫毒，疫毒炽盛，充斥于肌肤、三焦，深入营血，内陷于心肝，发为急黄；二是阳黄失治误治，迁延日久，引起脾阳损伤，湿又可从寒而化，疾病转为阴黄；三是阴黄复感外邪，湿郁久而化热，可呈现阳黄表现。总结其病因不外乎内外两个方面，外因多由感受外邪所致，内因多与脾胃虚寒、饮食不节等有关，内外二因互有关联。

临床治疗首当辨明阴阳，以化湿邪、利小便为治疗大法。首先，化湿可退黄。属湿热者，当清热化湿，必要时还应通利腑气，使湿热下泄；属寒湿者，应健脾祛湿。其次，利小便，通过淡渗利湿，以达祛邪退黄之目的。对于急黄热毒炽盛，邪入心营者，当清热解毒、凉营开窍。一般阳黄病程较短，阴黄病程较长，而急黄为阳黄之重症，应及时救治。黄疸消退之后，往往并不意味着痊愈，仍需健脾疏肝等善后调理，以防残湿余热不清，或肝脾气血损伤不复，迁延不愈，引起反复或转成"癥积""臌胀"。而萎黄在临床表现上与黄疸多有相似，故要注意鉴别，不可按黄疸施治，萎黄多由气血亏虚所致，且无目睛黄染，可予以鉴别。

谢晶日教授结合多年临床经验，将治疗黄疸的临证思维总结为以下四点：

1. 利胆退黄必通腑

在治疗阳黄时，由于湿热或砂石阻滞中焦，肝失疏泄，通降失司，胆汁运行、贮藏、排泄不畅，日久郁而化火化热，湿热相合，胶着难祛。临床中常见胁肋闷痛，口苦咽干，腹部胀满，纳食减少，小便色黄，大便干结，甚或发热，身黄，舌红，苔黄厚腻，脉弦数等一派胆腑郁热之征。故治宜清肝利胆，通腑泻热渗湿，以龙胆泻肝汤、茵陈蒿汤、大柴胡汤加减变化。若日久形成砂石阻滞，可加入疏肝利胆排石之品。

2. 阳黄不可过苦寒

阳黄有湿重于热和热重于湿之分，治宜清热化湿，但谢晶日教授认为，湿热之证的形成，看似有外邪因素，实为脾土不足，湿邪内生。湿为阴邪，阻碍气机，日久化热，湿与热相合，形成湿热之邪。湿热之邪，胶着黏滞，最难除之。探求湿热证的病因病机为阴、阳、虚、实、寒、热，实质不同的病机矛盾交织在一起。因此，治疗湿热为患的黄疸病时，不可一味地使用苦寒清热之品，过量则使寒邪冰伏，湿邪难祛，恐转阴黄之证。

3. 黄疸日久需活血

张仲景曰："诸黄虽多湿热，然经脉久病，不无瘀血阻滞也。"黄疸可致血瘀，瘀血又可加重黄疸，环环相扣。谢晶日教授认为"久病入络""内结为瘀血"的特点在慢性肝病所致的黄疸中占有重要地位，尤其是久治不愈的黄疸，气滞瘀血阻络是其病机关键。在辨证的基础上行气化瘀，如黄疸伴情绪低落、胁肋部刺痛，可选郁金、川楝子、延胡索等理气活血之品；伴有结节、肝硬化者，可加莪术、三棱、鳖甲等破血行气之品。

4. 健脾化湿需牢记

脾乃后天之本，又由于黄疸的病机主要在于湿邪为患，而湿邪的生成多源于脾虚，故谢晶日教授认为在治疗黄疸，特别是阴黄时要重视加用健脾之品，因脾主运化水湿，脾健则从根本上阻止了湿邪的再生。在湿热型黄疸治疗后期，热势渐清，而湿邪不能速解，加之脾气未复，往往表现为余邪缠绵不尽。脾虚不运时，旧病易于复发或使病情反复，故此时仍需健脾益气之药来调治，以巩固疗效。饮食亦需清淡、易消化，不可饮食过多或过食生冷、膏粱厚味，加重脾胃负担。这也是谢晶日教授"肝脾同治"思想的体现。

第二节　胁痛案

一、胁痛概述

胁，指侧胸部，为腋以下至第十二肋骨的总称。《医宗金鉴·卷八十九》指出："其两侧自腋而下，至肋骨之尽处，统名曰胁。"胁痛是以一侧或两侧胁肋部疼痛为主要表现的病证，是临床上比较多见的一种自觉症状。

西医的多种疾病，如急性肝炎、慢性肝炎、肝硬化、肝寄生虫病、肝癌、急性胆囊炎、慢性胆囊炎、胆石症、慢性胰腺炎、胁肋外伤，以及肋间神经痛等均可与胁痛相联系，参考本节辨证论治。

二、中医病因病机心悟

《黄帝内经》首先明确了胁痛的发生主要责之于肝胆的病变。如《素问·脏气法时论》中记载："肝病者，两胁下痛引少腹，令人善怒。"《灵枢·五邪》中言："邪在肝，则两胁中痛。"《素问·举痛论》曰："寒气客于厥阴之脉，厥阴之脉者，络阴器系于肝，寒气客于脉中，则血泣脉急，故胁肋与少腹相引痛矣。"《灵枢·经脉》云："胆，足少阳之脉……是动则病口苦，善太息，心胁痛，不能转侧。"本病病位主要在肝胆，与脾胃肾密切相关，本病初起在气分，久病伤及血分，其基本病机为肝络失和，病理性质有虚实之分，且以实证为多，实证中以气滞、血瘀、湿热为主，虚证多以阴血亏损、肝失所养为主，故其病理变化可归为"不通则痛"及"不荣则痛"，其疼痛性质常表现为胀痛、隐痛、刺痛、灼痛等。

下列为该病常见的病因病机：

1. 情志不遂

肝乃将军之官，性喜条达，主调畅气机。若因情志所伤，或暴怒伤肝，或抑郁忧思，使肝失条达，疏泄不利，气阻络痹，可发为肝郁胁痛。若气郁日久不解，则致血行不畅，瘀血渐生，阻于胁络，不通则痛，即瘀血胁痛。

2. 跌仆损伤

气为血之帅，气行则血行，或因跌仆损伤，或因强力负重，致使胁络受损，瘀血停留，阻塞胁络，发为胁痛。

3. 饮食所伤

饮食不节，过食肥甘厚味，损伤脾胃，湿热内生，郁于肝胆，肝胆失于疏泄，可发为胁痛。

4. 外感湿热

湿热之邪外袭，郁结少阳，枢机不利，肝胆经气失于疏泄，可致胁痛。

5. 劳欲久病

久病耗伤，劳欲过度，使精血亏虚，肝阴不足，血不养肝，脉络失养，拘急疼痛。

三、典型病例

病案一：胁痛·肝胆湿热证

刘某，男，60岁。

首诊时间：2020年11月23日。

主诉：右胁疼痛1年余，加重1周。

现病史：患者自诉1年前因长期饮酒出现右胁疼痛，遂戒酒并自行服用护肝片治疗，症状略有改善，其间反复发作，未予重视。1周前患者因饮酒过度出现右胁疼痛加重，自行服用护肝片，症状未见好转，据身边朋友介绍，遂来寻求诊治。现症见面色少华，形体消瘦，右胁下胀满疼痛，上腹稍胀，口苦，纳差，寐差，大便黏腻不成形，每日1～2次，小便黄；舌红，苔黄腻，脉弦数。

既往史：20余年饮酒史。

辅助检查：腹部彩超示肝弥漫性改变，符合脂肪肝声像改变，胆囊炎声像并胆囊结石，脾、胰腺未见异常。

辨证分析：患者平素嗜酒，素体肝胆湿热内生，肝胆经走于两侧胁肋部，湿热阻滞，气机不畅，故见右胁胀满疼痛；肝木旺盛克于中焦脾土，脾胃气机升降失常，健运失职，故见上腹胀，纳差，食欲不振；湿热上扰清窍，故见口苦，寐差；湿热蕴结肠道，传导失司，故见大便黏腻，排便不爽；湿热流注膀胱，故见小便黄。结合舌红，苔黄腻，脉弦数，可辨证为胁痛·肝胆湿热证。

中医诊断：胁痛·肝胆湿热证。

西医诊断：①酒精性脂肪肝。

②胆囊炎。

中医治法：疏肝利胆，清热利湿。

处　　方：柴　胡 10g	香　橼 10g	郁　金 15g	金钱草 35g
鸡内金 15g	炒白术 20g	车前子 15g	厚　朴 10g
陈　皮 10g	白豆蔻 10g	延胡索 10g	苍　术 10g

7剂，水煎服，日1剂，水煎300mL，早晚分服。

二诊：患者右胁疼痛及上腹部胀满缓解，口苦好转，饮食、睡眠稍好转，大便成形，小便正常；舌红，苔黄微腻，脉弦数。遂临证加减，上方去车前子、延胡索、苍术以防伤津之弊，加茯苓15g、山药10g、煅龙骨20g、煅牡蛎20g以增强健脾安神之效。

处　　方：柴　胡 10g	香　橼 10g	郁　金 15g	金钱草 35g
鸡内金 15g	炒白术 20g	厚　朴 10g	陈　皮 10g
白豆蔻 10g	茯　苓 15g	山　药 10g	煅龙骨 20g
煅牡蛎 20g			

7剂，水煎服，日1剂，水煎300mL，早晚分服。

三诊：患者右胁及上腹部胀满疼痛皆明显减轻，口苦消失，饮食睡眠均明显好转，大小便正常；舌红，苔薄黄，脉弦。效不更方，调方中药量，继续予14剂。

处　　方：柴　胡 10g	香　橼 10g	郁　金 15g	金钱草 30g
鸡内金 15g	炒白术 15g	厚　朴 10g	陈　皮 10g
白豆蔻 10g	茯　苓 15g	山　药 10g	煅龙骨 20g
煅牡蛎 20g			

14 剂，水煎服，日 1 剂，水煎 300mL，早晚分服。

电话随访，患者自诉无明显不适，言语清晰，情志状态良好。

【临证心悟】

胁痛是以一侧或两侧胁肋部疼痛为主要表现的病证，是临床上比较多见的一种自觉症状。《医宗金鉴·卷八十九》明确指出："其两侧自腋而下，至肋骨之尽处，统名曰胁。"《素问·刺热》谓"肝热病者，小便先黄……胁满痛"，即肝脏病变可致使胁痛，又有《灵枢·经脉》篇云"胆，足少阳之脉……是动则病口苦，善太息，心胁痛，不能转侧"，说明胆腑病变亦可导致胁痛。胁痛病变脏腑为肝胆，与脾、胃、肾密切相关，其病因多与情志因素有关，如严用和《济生方·眩晕门·胁痛评治》云："夫胁痛之病……多因疲极嗔怒，悲哀烦恼，谋虑惊忧，致伤肝脏。肝脏既伤，积气攻注，攻于左，则左胁痛；攻于右，则右胁痛；移逆两胁，则两胁俱痛。"张景岳则认为胁痛的病因多与情志、饮食、房劳等因素有关。

谢晶日教授认为该患者的发病因素与饮食不节有密切联系，平素嗜酒，素体湿热内蕴，肝胆经疏泄不利，不通则痛，攻于右，则发右胁痛，治疗以疏肝利胆、清热利湿为主。遂谢晶日教授根据患者的临床症状辨证用药，方中柴胡与香橼配伍，增强疏肝理气之功；郁金、金钱草以清热利湿，祛肝胆湿热；炒白术、鸡内金、陈皮以健运脾气、消食化积、理气散结，助脾运化之力；厚朴、白豆蔻以和降胃气，胃气降，腑气通，气机调畅；延胡索取其行气活血止痛之功；苍术以燥大肠之湿；车前子以泄膀胱之热。二诊患者症状已有好转，遂在原方的基础上去车前子、延胡索、苍术以减少伤津之弊，加茯苓、山药、煅龙骨、煅牡蛎以增强健脾安神之效。三诊患者症状明显减轻，遂调其方中药量，嘱患者继续服用。此后电话随访，患者自诉无明显不适，言语清晰，情志状态良好。

病案二：胁痛·肝郁脾虚兼胆热证

高某，女，48 岁。

首诊时间：2020 年 12 月 23 日。

主诉：右胁胀痛时作 1 年，加重半个月。

现病史：患者自诉 1 年前无明显诱因出现右胁胀痛，于当地医院诊断为乙型病毒性肝炎，口服抗病毒药物治疗，服用后症状略有缓解，其间反复发作，未予重视。半个月前患者右胁胀痛加重，遂寻求中医治疗，听闻谢晶日教授在治疗肝胆系统疾病方面颇有声望，遂前来求治。现症见面色萎黄，形体消瘦，右胁胀痛伴右肩胛痛，神疲乏力，喜生闷气，厌食油腻，纳可，寐可，无恶心呕吐、反酸、烧心，大便黏滞不成形，每日 1 ～ 2 次，小便正常；舌红，苔黄腻，脉弦滑。

既往史：甲状腺切除术后 3 个月，慢性乙型病毒性肝炎 20 余年。

辨证分析：患者久病加之手术后，素体虚弱，神疲乏力，日久脾土受损，无以灌溉四周，故视其面色萎黄，形体消瘦，神疲倦怠，乏力；木得土而疏，今脾土虚弱，肝木郁滞，气机不畅，又肝胆经循行于两胁，故见右胁胀痛伴右肩胛痛，厌食油腻；肝郁脾虚，大肠传导失司，故大便不成形，加之胆经郁热，故黏滞不爽；舌红，苔黄腻，脉弦滑；根据以上，可辨证为胁痛·肝郁脾虚兼胆热证。

中医诊断：胁痛·肝郁脾虚兼胆热证。

西医诊断：①慢性乙型病毒性肝炎。

②甲状腺癌术后。

中医治法：疏肝健脾，清利胆热。

处　　方：柴　胡 15g　　金钱草 30g　　郁　金 20g　　炒白术 20g
　　　　　　佛　手 15g　　黄　芪 20g　　薏苡仁 15g　　姜　黄 10g
　　　　　　白　芷 10g　　威灵仙 15g　　延胡索 15g

7 剂，水煎服，日 1 剂，水煎 300mL，早晚分服。

二诊：患者自诉右胁胀痛及右肩胛痛缓解，神疲乏力症状好转，纳可，寐可，稍有口干，大便黏滞稍有好转；舌红，苔微黄腻，脉弦滑。遂临证加减，在原方基础上加北沙参 15g 以养阴生津。

处　　方：柴　胡 15g　　金钱草 30g　　郁　金 20g　　炒白术 20g
　　　　　　佛　手 15g　　黄　芪 20g　　薏苡仁 15g　　姜　黄 10g
　　　　　　白　芷 10g　　威灵仙 15g　　延胡索 15g　　北沙参 15g

14 剂，水煎服，日 1 剂，水煎 300mL，早晚分服。

电话随访，患者自诉无明显不适，言语清晰，情志状态良好。

【临证心悟】

胁痛是以一侧或两侧胁肋部疼痛为主要表现的病证，古又称胁肋痛、季肋痛或胁下痛。《临证指南医案·胁痛》对胁痛之属久病入络者，提出辛香通络、甘缓补虚、辛泄祛瘀等法，临床立方遣药，颇为实用。谢晶日教授在本方中用柴胡、佛手辛香通络以疏肝行气，调肝疏泄之职；金钱草、郁金、姜黄、白芷、威灵仙以清热利湿，祛胆经之热，除肠腑之湿；炒白术、黄芪、薏苡仁甘缓补虚以健脾为主，久病伤气，故祛邪的同时兼扶助正气，可达事半功倍之效；方中延胡索因其辛散温通之性，故有活血行气止痛之功，常用于治疗气滞血瘀引起的一系列疼痛证候。谢晶日教授认为此患者发病多与情志因素有关，平素喜生闷气，情志不舒，导致肝脉不畅，肝气郁结，气机阻滞，不通则痛，发为胁痛，如《金匮翼·胁痛》云"肝郁胁痛者，悲哀恼怒，郁伤肝气"，所以临床上谢晶日教授特别注重调节患者情志。方药中多用柴胡、佛手等辛温之品，以开散郁结。研究表明多数理气药对胃、肠等平滑肌有兴奋或抑制的作用，能改变胃肠激素水平，调节胃肠动力，同时可改善抑郁、焦虑状态。临床上针对慢性乙型病毒性肝炎的患者，谢晶日教授常用金钱草、郁金、姜黄等味辛苦、归肝胆经之药，以除肝胆经之湿热，因辛苦之性能燥湿泻热。研究也表明此类药物具有促进胆汁分泌和排泄，以及利尿泻热的作用。故在临床上谢晶日教授治疗肝郁气滞兼胆热证的患者时，主张肝脾同调，清热利胆，不忘调畅气血。该治法在临床应用，颇具成效。

病案三：胁痛·肝胃不和兼胆热证

耿某，女，49岁。

首诊时间：2020年12月16日。

主诉：两胁疼痛3年余，加重2周。

现病史：患者自诉3年前出现两胁疼痛，于当地医院就诊诊断为"慢性胆囊炎"，现口服三九胃泰和清热利胆颗粒治疗，服用后上述症状有所缓解，时发时止。近1个月体重减轻2.5kg，2周前患者两胁疼痛症状加重。后经朋友介绍，谢晶日教授在治疗本病方面颇有成效，遂慕名前来进行治疗。现患者面色萎黄，形体消瘦，右胁及上腹部胀满疼痛，伴两侧肩胛部疼痛，心烦易怒，午后恶心，呃逆时作，纳差，寐差，睡后易醒，口干口苦，口气重，大便干结，2～3日1次，小便可；舌质红，苔黄腻，脉弦滑。

既往史：既往体健。

辅助检查：

①腹部彩超：脂肪肝、胆囊炎。

②胃镜检查：慢性胃炎。

辨证分析：患者素体胆经蕴热，肝胆经循于两胁肋部及肩胛区，气机受阻，经行不畅，故见右胁疼痛胀满，伴见两侧肩胛骨疼痛，心烦易怒；肝郁气滞，横逆中焦，脾以升为健，胃以降为顺，脾胃升降失常，气机不利，故见上腹部胀满疼痛；胃气上逆，则见恶心、呃逆时作；中焦运化失职，故见纳差；胆火上扰清窍，故见寐差易醒，口干口苦，口气重；热灼津液，肠道津亏，故见大便偏干；舌质红，苔黄腻，脉弦滑；故辨证为胁痛·肝胃不和兼胆热证。

中医诊断：胁痛·肝胃不和兼胆热证。

西医诊断：①脂肪肝。

②胆囊炎。

③慢性胃炎。

中医治法：疏肝和胃，清利肝胆。

处　方：柴　胡 10g　　香　橼 15g　　紫苏子 15g　　厚　朴 10g

金钱草 30g　　郁　金 15g　　姜　黄 15g　　鸡内金 15g

煅龙骨 20g　　煅牡蛎 20g　　火麻仁 10g　　丹　参 15g

大　黄 6g（代茶饮）

7 剂，水煎服，日 1 剂，水煎 300mL，早晚分服。

二诊：患者自诉右胁疼痛及两侧肩胛骨疼痛缓解，上腹部胀满疼痛消失，午后恶心、呃逆症状缓解，寐差好转，口干口苦缓解，无口气重，大便溏结不调，日 1～2 次，小便可；舌红，苔略黄腻，脉象如前。观其脉症，方随证化，遂在原方基础上去攻下之品大黄，加苍术 10g 以苦温燥湿。

处　方：柴　胡 10g　　香　橼 15g　　紫苏子 15g　　厚　朴 10g

金钱草 30g　　郁　金 15g　　姜　黄 15g　　鸡内金 15g

煅龙骨 20g　　煅牡蛎 20g　　火麻仁 10g　　丹　参 15g

苍　术 10g

7 剂，水煎服，日 1 剂，水煎 300mL，早晚分服。

三诊：患者右胁及两侧肩胛骨疼痛明显缓解，午后恶心、呕吐症状基本消失，寐差、口干、口苦已无，大小便均正常；舌红，苔薄黄，脉弦数。上述方药效果可，效不更方。

处　方：柴　胡 10g　　香　橼 15g　　紫苏子 15g　　厚　朴 10g

金钱草 30g　　郁　金 15g　　姜　黄 15g　　鸡内金 15g

煅龙骨 20g　　煅牡蛎 20g　　火麻仁 10g　　丹　参 15g

苍　术 10g

7 剂，水煎服，日 1 剂，水煎 300mL，早晚分服。

电话随访，患者自诉无明显不适，言语清晰，情志状态良好。

【临证心悟】

胁痛是指由于肝络失和所导致的一侧或两侧胁肋部疼痛为主要表现的病证，是临床上比较多见的一种自觉症状。清代吴谦的《医宗金鉴·卷八十九》中明确指出："其两侧自腋而下，至肋骨之尽处，统名曰胁。"胁痛的病位主要为肝胆，与脾胃肾密切相关，《灵枢·五邪》中有"邪在肝，则两胁中痛"之言，《灵枢·胀论》认为肝胀、胆胀均可导致胁痛。徐春甫《古今医统大全》曰："肝郁者，两胁微膨，或时刺痛，嗳气连连有声者是也。"马莳《黄帝内经灵枢注证发微》云："凡邪在于肝，则两胁中痛，盖肝之经脉，贯胸中，布胁肋也。胃中必寒，木旺则土衰也。恶血在内，以肝气不疏也。"本病的主要病机变化可归结为"不通则痛"和"不荣则痛"。其病理因素主要为气滞、血瘀、湿热，即肝郁气滞、瘀血内停、湿热蕴结所致胁痛多为"不通则痛"的实证表现；因阴血不足、肝络失养所导致的胁痛多为"不荣则痛"的虚证表现。

谢晶日教授认为该患者发病病机为肝胃不和兼胆热，为实证的表现。因肝居胁下，胆依附于肝，与肝呈表里关系，其脉亦循于胁，故胁痛之病，当主要责之于肝胆，而胃居中焦，主受纳水谷，运化水湿，患者素有慢性胃炎病史，水谷失于运化，日久不化，滋生湿热，郁滞肝胆，疏泄失职，故见胁痛发作。本病治则为疏肝和胃，清利肝胆，故方中用柴胡、香橼理气之品，以散郁结之气，调肝之疏泄；肝气犯胃，胃失和降，故以紫苏子、厚朴宽中和降胃气；金钱草、郁金、姜黄三味药皆苦，能燥、能泄，常用于治疗肝胆湿热之证；鸡内金善消各种饮食积滞，以补脾之运化不足；煅龙骨、煅牡蛎因其下沉之性，故用于镇静安神；火麻仁、大黄泻热通便。一般来说，胁痛初期病在气，若肝郁日久，势必传入血分，出现血行不畅，故方中加入丹参，以疏通血分，活血化瘀。二诊根据患者病情将攻下之品大黄去掉，加入苦温之苍术，以燥湿健脾止泻。三诊患者病情好转，效不更方。电话随访，患者自诉情况良好。

病案四：胁痛·肝胆湿热兼血瘀证

国某，男，60岁。

首诊时间：2019年8月24日。

主诉：右胁疼痛间断发作5年，加重2周。

现病史：患者5年前因情志刺激出现右胁疼痛，在当地医院诊断为慢性胆囊炎，口服消炎利胆片治疗，服用后症状时轻时重，未予系统治疗。2周前患者右胁疼痛加重，经朋友介绍，慕谢晶日教授之仁心仁术，故前往黑龙江中医药大学附属第一医院进行诊治。现患者形体消瘦，面色晦暗，巩膜稍有黄染，皮肤颜色正常，右胁疼痛，口苦，纳差，寐可，大便不成形，日2～3次，黏腻不净，小便频数，色黄；舌质紫暗，苔黄腻，脉弦滑。

既往史：腔隙性脑梗死6年。

辅助检查：腹部彩超示肝内弥漫性病变，胆囊壁毛糙不平。

辨证分析：两胁肋部为肝胆经走向，因瘀阻气机，肝胆失于疏泄，故患者右胁肋部疼痛不适；肝气不舒，横逆犯脾，脾失健运，水谷不化，故见纳差；患者素体湿热内蕴，上蒸于头面部，故见巩膜黄染、口苦；湿热下注于大肠则传导失司，清浊不分，大便不成形，黏腻不爽；湿热流于膀胱则小便频数、色黄；舌质紫暗，苔黄腻，脉弦滑；故辨证为湿热内蕴、瘀阻气机之证。

中医诊断：胁痛·肝胆湿热兼血瘀证。

西医诊断：①慢性胆囊炎。

②肠易激综合征。

中医治法：清利湿热，佐以祛瘀。

处　　方：柴　胡 10g　　炒白术 20g　　厚　朴 15g　　白豆蔻 10g

金钱草 30g　　郁　金 15g　　姜　黄 15g　　白　芷 15g

威灵仙 15g　　焦神曲 15g　　丹　参 15g　　川　芎 15g

7剂，水煎服，日1剂，水煎 300mL，早晚分服。

二诊：患者右胁肋部疼痛好转，巩膜黄染逐渐变浅，口苦明显减轻，食欲逐渐好转，寐可，大便稍有不成形，小便正常，舌脉如前。遂观其脉证，对前方进行加减，去白芷、威灵仙及活血化瘀之丹参，加苍术 15g 以燥湿健脾，藿香 10g 以芳香化湿，防风 10g 以祛风胜湿。

处　　方：柴　胡 10g　　炒白术 20g　　厚　朴 15g　　白豆蔻 10g

金钱草 30g　　郁　金 15g　　姜　黄 15g　　焦神曲 15g

川　芎 15g　　苍　术 15g　　藿　香 10g　　防　风 10g

7剂，水煎服，日1剂，水煎 300mL，早晚分服。

三诊：患者右胁肋部疼痛明显减轻，巩膜黄染消退，口苦消失，食欲、睡眠正常，大小便正常；舌红，苔薄黄，脉弦。但患者想要继续服用中药，加以巩固。遂据其症状描述，上方去姜黄、苍术、防风，将上方燥湿之力减弱，恐久服伤及胃气；加香附 10g、茯苓 15g、砂仁 6g，以疏肝健脾。

处　　方：柴　胡 10g　　炒白术 20g　　厚　朴 15g　　白豆蔻 10g

金钱草 30g　　郁　金 15g　　焦神曲 15g　　川　芎 15g

藿　香 10g　　香　附 10g　　茯　苓 15g　　砂　仁 6g

7剂，水煎服，日1剂，水煎 300mL，早晚分服。

电话随访，患者自诉无明显不适，言语清晰，情志状态良好。

【临证心悟】

胁痛是以一侧或两侧胁肋部疼痛为主要表现的病证。在《黄帝内经》的基础上，历代医家对胁痛病因的认识，逐步有了发展。宋代许叔微在《普济本事方》中云"悲哀烦恼伤肝气，至两胁骨痛"，尤在泾在《金匮翼》中曰"肝郁胁痛者，悲哀恼怒，郁伤肝气"，也就是说情志因素首当责之于肝，肝疏不利，气机郁滞，乃生疾病。此外，《景岳全书·胁痛》将胁痛病因分为外感与内伤两大类，并提出以内伤为多见。肝经属肝络胆，肝胆相为表里，《素问·热论》曰："三日少阳受之，少阳主胆，其脉循胁络于耳，故胸胁痛而耳聋。"《素问·缪刺论》言："邪客于足少阳之络，令人胁痛不得息。"本病发病时间日久，久病及络，伤及血分。清代叶天士《临证指南医案·胁痛》言："久病在络，气血皆窒。"对胁痛之病久入络者，叶天士善用辛香通络、甘缓补虚、辛泄祛瘀等法，对后世医家影响较大。

谢晶日教授认为本病的治则为清利湿热，佐以祛瘀。方中柴胡配伍炒白术以疏肝健脾，土得木而达，配伍厚朴、白豆蔻、焦神曲以和胃降逆，消食化积，解决中焦肝木犯胃而致运化不足的问题，恢复中焦枢纽的生理功能；金钱草、郁金、姜黄、白芷、威灵仙为治疗慢性胆囊炎的常用搭配，意在清热利湿，除肝胆之湿热兼以退黄。白芷为解表药，威灵仙为祛风湿药，现代药理研究表明这两味药均有抗炎的功效，尤其是威灵仙常用于治疗急性黄疸性肝炎。久病伤及血分，故常用活血化瘀之丹参、川芎，血行则气行。二诊则根据患者的临床表现，加苍术、藿香、防风，分别施以燥湿健脾、芳香化湿、祛风胜湿，以除肠腑之湿邪。三诊因其苦寒之味易伤胃气，故在方中加香附、茯苓、砂仁以健脾和胃，固护中焦脾土。后随访，患者自诉无明显不适。

病案五：胁痛·肝郁气滞证

肖某，女，33岁。

首诊时间：2019年3月8日。

主诉：右胁疼痛3年，加重1周。

现病史：患者3年前因饮食不节后出现右胁疼痛，在当地医院诊断为慢性胆囊炎，口服消炎利胆片及其他药物，症状明显改善。其间症状反复发作，未予重视。1周前患者因情志刺激导致右胁疼痛加重，急躁易怒时疼痛明显，并伴有脱发，为求中医中药系统治疗，寻谢晶日教授诊治。现患者餐后右胁疼痛，饥饿时上腹部疼痛，口干口苦，偶烧心，纳可，寐可，晨起疲乏，大便不成形，日1～2次，小便正常；舌质紫暗，苔黄腻，脉弦数。

既往史：既往体健。

辅助检查：腹部彩超示慢性胆囊炎。

辨证分析：患者素体情志不畅，肝郁气滞，肝胆经循于两胁肋部，气机不畅，湿热内蕴，故见右胁疼痛；素体脾胃虚弱，长时间饮食不佳，胃腐熟水谷能力下降，饥饿时胃痛加重，水谷精微匮乏，机体失其濡养，故见疲乏无力；肝郁日久化火灼津，故见口干口苦，偶有烧心；脾胃虚弱，大肠传导失司，故见大便不成形；舌质紫暗，苔黄腻，脉弦数；故辨证为胁痛·肝郁气滞证。

中医诊断：胁痛·肝郁气滞证。

西医诊断：慢性胆囊炎。

中医治法：疏肝理气，清热利胆。

处　　方：柴　胡 10g　　香　附 10g　　香　橼 15g　　炒白术 20g
　　　　　　厚　朴 10g　　枳　实 10g　　金钱草 30g　　郁　金 15g
　　　　　　姜　黄 15g　　当　归 15g　　白豆蔻 15g

7 剂，水煎服，日 1 剂，水煎 300mL，早晚分服。

二诊：患者右胁疼痛缓解，口干口苦均改善，偶见烧心，其饮食、睡眠、乏力均好转，大便成形，日 1 次；舌红，苔黄微腻，脉象如前。遂临证加减，在其原方的基础上加煅海螵蛸 20g 以抑酸止痛，黄芩 10g 以清热泻火，与柴胡配伍，和解少阳之热。

处　　方：柴　胡 10g　　香　附 10g　　香　橼 15g　　炒白术 20g
　　　　　　厚　朴 10g　　枳　实 10g　　金钱草 30g　　郁　金 15g
　　　　　　姜　黄 15g　　当　归 15g　　白豆蔻 15g　　煅海螵蛸 20g
　　　　　　黄　芩 10g

7 剂，水煎服，日 1 剂，水煎 300mL，早晚分服。

三诊：患者餐后右胁疼痛明显缓解，烧心症状消失，饮食、睡眠正常，口微渴，大便成形，日 1 次；舌红，苔薄黄，脉弦数。遂上方去姜黄、煅海螵蛸，加北沙参 10g 以养阴生津。

处　　方：柴　胡 10g　　香　附 10g　　香　橼 15g　　炒白术 20g
　　　　　　厚　朴 10g　　枳　实 10g　　金钱草 30g　　郁　金 15g
　　　　　　当　归 15g　　白豆蔻 15g　　黄　芩 10g　　北沙参 10g

14 剂，水煎服，日 1 剂，水煎 300mL，早晚分服。

电话随访，患者自诉无明显不适，言语清晰，情志状态良好。

【临证心悟】

肝主疏泄，主藏血，主筋，胆附于肝，内藏"精汁"，肝经属肝络胆，肝胆相为表里。肝为刚脏，喜条达而恶抑郁。《杂病源流犀烛·肝病源流》中提到："气郁，由大怒气逆，或谋虑不决，皆令肝火动甚，以致胠胁肋痛。"谢晶日教授认为本病患者出现胁痛的诱因主要是情志因素及饮食不节。抑郁暴怒伤肝，致使肝失条达，疏泄不利，气阻络痹，表现为胁肋部胀痛。故尤怡在《金匮翼·胁痛统论》中云"肝郁胁痛者，悲哀恼怒，郁伤肝气"，即情志不畅，气郁日久不解，经络阻滞不通，"不通则痛"。此外，患者饮食不节，长期不吃早饭，有碍胆汁排泄，加之喜饮烈酒，湿热内生，郁于肝胆，肝胆失疏，使胁络损伤，亦发胁痛。治疗采用疏肝理气、清热利胆之法。

方中柴胡与香附、香橼配伍使用，可散肝胆郁滞，疏肝理气。现代药理研究发现多数理气药对胃、肠等平滑肌有兴奋或抑制的作用，能改变胃肠激素水平，调节胃肠动力，同时可改善抑郁、焦虑状态。炒白术、厚朴、枳实、白豆蔻益气健脾、和胃降逆，调节脾胃呆滞，恢复其生理功能。针对脾胃运化失常，谢晶日教授喜用白豆蔻，其性温味辛，温则暖胃消谷，辛则散郁滞之气。此外，方中金钱草、郁金、姜黄均有清热利胆之功，郁金辛散苦降，入肝胆二经，为血中之气药，能横行利窍，使血流气行，有明显的镇痛作用，姜黄也具有破血行气之力，所以临床上常用于治疗湿热蕴结型慢性胆囊炎。现代研究发现此类药物具有促进胆汁分泌和胆囊收缩的作用，能够保护肝脏，对于肝胆结石、胆胀胁痛有明显疗效。患者伴见气血亏虚的症状，故加入当归补血活血。二诊患者多数症状缓解，但见有烧心的症状，谢晶日教授认为烧心反酸，皆是由于"郁"而导致，故有"无郁不成酸"的主张。在治疗上除了用抑酸止痛之煅海螵蛸，还要增强疏肝及泄肝之力。故方中使用 15g 的大剂量香橼，同时加入黄芩，以泄少阳之热。三诊患者伴见有口微渴的症状，恐是理气之品多辛燥，伤及阴液，遂加入滋阴不恋邪之品。电话随访，患者无明显不适。

病案六：胁痛·肝胆湿热兼气滞证

陈某，女，59 岁。

首诊时间：2020 年 12 月 20 日。

主诉：两胁胀痛 3 个月余，加重 1 周。

现病史：患者 3 个月前因情志刺激出现两胁胀痛，于当地医院就诊，消化系统彩超示"脂肪肝、胆囊炎"。其间患者口服消炎利胆片治疗，自觉好转后停药，后再次发作，自行口服中药治疗，两胁肋部疼痛逐渐好转。1 周前患者两胁疼痛加重，自行服用中成药及西药治疗，但上述症状无明显改善，胁肋部胀痛时发时止，为求中医中药治疗，遂至黑龙江中医药大学附属第一医院寻谢晶日教授诊治。患者现体型偏瘦，面色晦暗，两胁肋部疼痛，厌食油腻之品，胃胀，反酸，眼干，视物模糊，头胀，时烘热汗出，伴见心烦，纳可，寐差，大便干，2～3 日 1 次，小便可；舌红，苔黄腻，脉弦滑。

既往史：既往体健。

辅助检查：腹部彩超示肝内胆管结石，胆囊壁毛糙，并见胆囊隆起样改变。

辨证分析：患者老年女性，因情志不畅，肝郁气滞，肝胆经循于两胁肋部，气机不畅，故见胁肋部胀痛；肝气横犯于胃，胃失和降，故见胃胀；气机郁滞不解化热，故见反酸；热灼津液，头面五官失养，故见眼干；肝阳上亢，故见头胀、时烘热汗出伴有心烦；胆经湿热蕴结，扰乱心神，故见寐差；脾胃运化失职，大肠传导无力，故见大便干；舌红，苔黄腻，脉弦滑；故辨证为胁痛·肝胆湿热兼气滞证。

中医诊断：胁痛·肝胆湿热兼气滞证。

西医诊断：①肝内胆管结石。

②胆囊炎。

③胆囊息肉。

中医治法：清热利湿，行气解郁。

处　　方：柴　胡 10g　　延胡索 10g　　香　橼 15g　　煅海螵蛸 25g

金钱草 35g　　郁　金 15g　　煅龙骨 20g　　煅牡蛎 20g

生白术 15g　　枳　实 15g　　厚　朴 15g　　决明子 15g

7 剂，水煎服，日 1 剂，水煎 300mL，早晚分服。

二诊：患者两胁疼痛、胃胀缓解，稍有反酸、眼干、头胀缓解，饮食、睡眠均见好转，大小便正常；舌红，苔微黄腻，脉弦。遂临证加减，将生白术调为炒白术，增强健脾之功，加养阴不恋邪之品北沙参 10g，以滋阴生津，避免加重湿邪。

处　　方：柴　胡 10g　　延胡索 10g　　香　橼 15g　　煅海螵蛸 20g

金钱草 30g　　郁　金 15g　　煅龙骨 20g　　煅牡蛎 20g

炒白术 15g　　枳　实 15g　　厚　朴 15g　　决明子 15g

北沙参 10g

7 剂，水煎服，日 1 剂，水煎 300mL，早晚分服。

三诊：患者两胁肋及胃胀明显减轻，反酸明显好转，眼干、头胀症状消失，饮食、睡眠均明显好转，大小便正常；舌红，苔薄黄，脉如前。效不更方，遂在前方基础上调整药物剂量。

处　　方：柴　胡 10g　　延胡索 9g　　香　橼 10g　　煅海螵蛸 20g

金钱草 30g　　郁　金 10g　　煅龙骨 20g　　煅牡蛎 20g

炒白术 15g　　枳　实 10g　　厚　朴 15g　　决明子 15g

北沙参 10g

7 剂，水煎服，日 1 剂，水煎 300mL，早晚分服。

电话随访，患者自诉无明显不适，言语清晰，情志状态良好。

【临证心悟】

本病病变脏腑主要位于肝胆，与脾胃及肾密切相关。谢晶日教授认为其诱发因素为情志失调，初病在气，肝郁气滞，气机不畅，故致胁痛；胃居中焦，主受纳水谷，运化水湿，饮食不节，脾失健运，湿热内生，郁滞肝胆，疏泄不畅，故见胁痛。本病的治则为清热利湿，行气解郁。

方中柴胡、延胡索、香橼疏肝理气，活血止痛。延胡索秉辛散温通之性，既能活血，又能行气，具有良好的止痛功效，故广泛应用于身体各部位的多种疼痛证候。加枳实、厚朴以和降胃气，胃气降，腑气通，气机通畅，以除胃胀。清代李用粹指出"呕苦知邪在胆，吐酸识火入肝"，故方中加煅海螵蛸，以达制酸止痛之功；金钱草、郁金清热利湿，为治疗胆囊炎的常用药；煅龙骨、煅牡蛎因其下沉之性，故有很好的重镇安神之效，以治失眠；方中生白术是谢晶日教授在临床上治疗大便干结的常用药，其效果显著，而炒白术主要用于脾虚之证；决明子不仅有润肠通便的作用，而且能够清泄肝火，现代研究发现"仁"类药物有下行滑利之性，能够促进肠蠕动，从而排便。二诊患者大便正常，遂将生白术调为炒白术，同时加养阴不恋邪之品北沙参，以滋阴生津，避免加重湿邪。三诊患者症状明显减轻，遂效不更方，后随访患者自诉无明显不适。

病案七：胁痛·肝郁化火证

方某，女，57 岁。

首诊时间：2020 年 12 月 16 日。

主诉：右胁胀痛时作 5 年余，加重 2 周。

现病史：患者 5 年前无明显诱因出现右胁胀痛，在当地医院诊断为慢性乙型病毒性肝炎，就诊于当地中医诊所，服用中药汤剂（方药及用量不详），右胁疼痛症状明显缓解，其后症状反复发作，未予系统治疗。2 周前患者无明显诱因再次出现右胁胀痛，时发时止，于哈尔滨医科大学附属第一医院行抗病毒治疗。患者为求中医中药系统治疗，前往黑龙江中医药大学附属第一医院找寻谢晶日教授诊治。患者现形体消瘦，面色晦暗，右胁隐痛，急躁易怒，胃胀，反酸，烧心，纳可，寐差，口干，乏力，心悸时作，阴雨天气常伴有胸闷气短，大便偏干，日 1 次，小便正常；舌质淡紫，苔白微腻，脉弦滑。

既往史：慢性乙型病毒性肝炎 5 年。

辅助检查：生化检查显示 ALT 71.00U/L，AST 51.00U/L。

辨证分析：患者素体肝郁气滞，肝胆经走于两胁肋部，湿毒阻滞气机，不通则痛，故见右胁疼痛时作；肝郁不解化火犯胃，胃失和降，胃火夹酸上逆，故见胃胀、反酸、烧心；肝郁化火，上扰清窍，故见寐差；热灼津液，故见口干、大便干；壮火食气，故见乏力少气、心悸时作；湿毒喜阴，有碍胸阳振发，故在阴雨天气常伴有胸闷气短；舌质淡紫，苔白微腻，脉弦滑。故辨证为胁痛·肝郁化火证。

中医诊断：胁痛·肝郁化火证。

西医诊断：慢性乙型病毒性肝炎。

中医治法：疏肝理气，祛湿解毒。

处　方：柴　胡 10g　　生白术 20g　　五味子 15g　　甘　草 10g
　　　　　煅龙骨 20g　　煅牡蛎 20g　　太子参 15g　　泽　泻 15g
　　　　　香　附 15g　　板蓝根 15g　　连　翘 15g　　煅海螵蛸 20g

茯　苓 15g　　　炒白芍 20g　　　垂盆草 15g

10 剂，水煎服，日 1 剂，水煎 300mL，早晚分服。

二诊：患者右胁隐痛好转，胃胀减轻，反酸、烧心缓解，寐差、口干、乏力症状缓解，心悸、胸闷气短好转，但见有烘热汗出、盗汗、腰酸症状，大便正常，小便黄；舌红，苔白微黄腻，脉如前。遂谢晶日教授根据临床症状，合理调整药量。调上方中的生白术为炒白术，增强健脾之功，去茯苓、炒白芍，加赤芍以清虚热，加车前子以清热利尿，使热邪从下焦而出。

处　　方：柴　胡 10g　　　炒白术 15g　　　五味子 15g　　　甘　草 10g

煅龙骨 20g　　　煅牡蛎 20g　　　太子参 15g　　　泽　泻 15g

香　附 15g　　　板蓝根 15g　　　连　翘 15g　　　煅海螵蛸 20g

垂盆草 15g　　　赤　芍 15g　　　车前子 15g

7 剂，水煎服，日 1 剂，水煎 300mL，早晚分服。

三诊：患者右胁隐痛明显好转，胃胀减轻，无反酸、烧心，寐差、口干、乏力症状缓解，心悸、胸闷、气短明显好转，烘热汗出、盗汗、腰酸症状明显减轻，大小便正常；舌红，苔白微黄，脉如前。遂调其前方，去煅海螵蛸、车前子，加紫苏子宽中理气，加黄芩以除少阳之热。

处　　方：柴　胡 10g　　　炒白术 15g　　　五味子 15g　　　甘　草 10g

煅龙骨 20g　　　煅牡蛎 20g　　　太子参 15g　　　泽　泻 15g

香　附 15g　　　板蓝根 15g　　　连　翘 15g　　　垂盆草 15g

赤　芍 15g　　　紫苏子 15g　　　黄　芩 10g

7 剂，水煎服，日 1 剂，水煎 300mL，早晚分服。

四诊：患者右胁隐痛明显减轻，胃胀消失，寐差、胸闷、气短、乏力症状明显缓解，无烘热汗出、盗汗、腰酸症状，大小便正常；舌红，苔薄黄，脉弦数。遂上方去煅龙骨、煅牡蛎、泽泻、赤芍、黄芩，以减寒性之品，恐其伤及胃气，加茯苓、白豆蔻、合欢花以健脾和胃安神。

处　　方：柴　胡 10g　　　炒白术 15g　　　五味子 15g　　　甘　草 10g

太子参 15g　　　香　附 15g　　　板蓝根 15g　　　连　翘 15g

垂盆草 15g　　　紫苏子 15g　　　茯　苓 15g　　　白豆蔻 15g

合欢花 15g

7 剂，水煎服，日 1 剂，水煎 300mL，早晚分服。

电话随访，患者自诉无明显不适，言语清晰，情志状态良好。

【临证心悟】

方中板蓝根、连翘、垂盆草清热解毒，现代药理研究发现这类药物具有抗病毒、改善肝功能、调节免疫及抗纤维化的作用，也是谢晶日教授在临床上的常用药物。肝为刚脏，体阴而用阳，治疗之时宜柔肝而不宜伐肝，故方中柴胡疏肝理气，配伍白芍以养阴柔肝，疏肝柔肝并用。谢晶日教授发现五味子配伍甘草在临床上用来治疗转氨酶升高，效果显著。方中使用生白术以润肠通便，煅龙骨、煅牡蛎以达重镇安神之效。刘完素在《素问玄机原病式》中说"酸者，肝木之味也，由火盛制金，不能平木，则肝木自甚，故为酸也"，朱丹溪云"吞酸者，湿热郁积于肝而出，伏于肺胃之间"，《临证备要·吞酸》云"胃中泛酸，嘈杂有烧灼感，多因于肝气犯胃"，故可用煅海螵蛸、煅瓦楞子、浙贝母等物以抑酸止痛。患者值阴雨天伴有胸闷气短、乏力，故方中加入太子参以益气健脾；泽泻、茯苓以健脾祛湿，湿除则阳气来复，经脉通畅。二诊患者症状好转，但有烘热汗出、盗汗、腰酸症状，遂去茯苓、炒白芍，加赤芍以清虚热，加车前子以清热利尿，使热邪从下焦而出，同时将生白术调为炒白术。三诊患者反酸、烧心症状消失，遂去煅海螵蛸、车前子，加紫苏子以宽中理气，加黄芩以除少阳之热。四诊患者症状明显缓解，遂去煅龙骨、煅牡蛎、泽泻、赤芍、黄芩以减寒性之品，恐其伤及胃气，加茯苓、白豆蔻、合欢花以健脾和胃安神。电话随访，患者自诉无明显不适。

四、临证经验总结

本章节主要为胁痛的概述及临床上常见的胁痛证型和典型病例。胁痛是以一侧或两侧胁肋部疼痛为主要表现的病证，其病因主要为情志不遂、饮食不节、跌仆损伤、外感湿热及劳倦内伤。

谢晶日教授结合多年临床经验将治疗胁痛的临证思维总结为以下四点：

1. 注重疏肝理气

谢晶日教授发现，随着现代生活节奏的加速，多数患者伴有抑郁愤懑、急躁易怒。情志受损首当责之于肝，肝主疏泄，情志不畅，疏泄失职，易致气郁，气郁为"六郁"之首，日久不解，百病由生。故在选方用药方面，谢晶日教授喜从疏肝理气角度着手，但理气药多辛温香燥，易耗伤肝阴，肝虽为刚脏，但其体为阴而用阳，故在治疗时宜柔肝而不宜伐肝。常用的理气之品应以轻灵平和为主，如香附、佛手、香橼、紫苏梗等，同时配伍柔肝养阴之品，如柴胡配伍白芍，或柴胡配伍生地黄。

2. 辨病辨证结合

《医方考·胁痛门》谓"胁者，肝胆之区也"，且肝胆经脉布于两胁，故本病的病位主要为肝胆，同时与脾胃肾密切相关。谢晶日教授认为在临床上应辨病结合辨证，选用有针对性的药物治疗，如典型病例中肝胆湿热证或气滞兼湿热证等，谢晶日教授选用金钱草、郁金、姜黄、白芷、威灵仙、延胡索等药物进行针对性治疗，这些药物相互配伍使用，具有清利肝胆湿热，行气活血止痛之效。郁金辛散苦降，入肝胆二经，为血中之气药，能横行利窍，使血流气行，有明显的镇痛作用。此外，姜黄也具有破血行气之力，所以临床上常用于治疗肝胆湿热型慢性胆囊炎。现代研究发现此类药物具有促进胆汁分泌和胆囊收缩，保护肝脏，对于胆囊结石所致的胁痛有明显疗效。再者，如乙型病毒性肝炎的患者，谢晶日教授使用板蓝根、连翘、垂盆草、龙胆草等以清热解毒。现代药理研究发现这类药物具有抗病毒、改善肝功能、调节免疫及抗纤维化的作用。若伴有转氨酶升高，常加入五味子、甘草之类的药物，现代药理研究发现甘草类药物除具有抗脂质过氧化作用外，还能降低血清转氨酶水平。

3. 谨记肝脾互调

五脏六腑虽在解剖上是相互独立的个体，但在功能上却是相互依存、不可分割的整体。《丹溪心法》云："气血冲和，万病不生，一有怫郁，诸病生焉。"一脏若病，必传各脏，致五脏发病。张锡纯指出"人多谓肝木过盛，可以克伤脾土，即不能消食；不知肝木过弱，不能疏通脾土，亦不能消食"，所以不论木旺或木虚，皆能致使中焦脾土受损。故在治疗胁痛时，谢晶日教授常固护中焦脾胃。脾胃为后天之本，《注解伤寒论·辨脉法第一》中云："脾，坤也。坤助胃气消磨水谷，脾气不转，则胃中水谷不得磨消。"脾者，俾也，裨益周身，荣养机体，若脾虚不为胃行其津液，脾胃呆滞，食谷入胃无以腐熟化生水谷之气，脾失健运无以散精濡养周身，清气不升，浊气内存，六腑通降失职，则病乃生。故在治疗时，谢晶日教授常加入炒白术、太子参、炒山药、白扁豆等以健运脾气，助脾之运化；加入白豆蔻、乌药、紫苏子、枳实、厚朴等以和降胃气，胃气降则腑气通，肠腑气机顺畅，清气在上，浊气在下；加入鸡内金、莱菔子、炒神曲、焦山楂、炒麦芽、陈皮等以消食导滞，除秽浊之物，理气通腑。

4. 久病不忘活血

本病初起在气分，日久不解，久病及络，伤及血分，如清代叶天士《临证指南医案·胁痛》中有云："久病在络，气血皆窒。"对胁痛之病久入络者，谢晶日教授常加入三棱、莪术、乳香、没药、当归、川芎等物，以行气活血化瘀，疏经通络止痛。

谢晶日教授在治疗胁痛时将病位与病证相结合，同时根据证候虚实寒热常给予疏肝理气、清肝泻火、利胆除湿、清热解毒、健运脾气、和降胃气、消食导滞、活血化瘀、行气止痛之法。谢晶日教授认为临证需谨记以人定法，以法定方，方证加减，不离其本，只有准确辨证，才能正确施治，制定精准方药，提高患者的生活质量。

第三节 臌胀案

一、臌胀概述

臌胀是指以腹部胀大如鼓、皮色苍黄、脉络暴露为特征的一类病证。又名"单腹胀""臌""蜘蛛蛊"。

根据本病的临床特点，西医学所指的各种疾病导致的腹水与本病密切相关，常见的有肝硬化腹水，以及结核性腹膜炎、腹腔内恶性肿瘤、肾病综合征、丝虫病、慢性缩窄性心包炎等疾病导致的腹水，出现类似临床表现时，均可参考本节辨证论治。

二、中医病因病机心悟

臌胀的病位主要在肝脾，久则及肾。基本病机为肝、脾、肾受损，气滞、血瘀、水停腹中。因肝主疏泄，司藏血，肝病则疏泄不行，气滞血瘀，进而横逆乘脾；脾主运化，脾病则运化失健，水湿内聚，进而土壅木郁，以致肝脾俱病。病延日久，累及于肾，肾关开阖不利，水湿不化，则胀满愈甚。病理性质总属本虚标实。至此，因肝、脾、肾三脏俱虚，运行蒸化水湿的功能更差，气滞、水停、血瘀三者错杂为患，壅结更甚，其胀日重。由于邪愈盛而正愈虚，故本虚标实，更为错综复杂，病情日益深重。

下列为该病常见的病因病机：

1. 酒食不节

如嗜酒过度，或恣食肥甘厚味，酸湿生热，蕴聚中焦，清浊相混，壅阻气机，水谷精微失于输布，湿浊内聚，遂成臌胀。

2. 情志刺激

忧思郁怒，伤及肝脏。肝失疏泄，气机滞涩，日久由气及血，络脉瘀阻。肝气横逆伐脾，脾运失健，则水湿内停，气、血、水壅结而成臌胀。

3. 虫毒感染

多因血吸虫感染，虫毒阻塞经隧，脉道不通，久延失治，肝脾两伤，形成癥积；气滞络瘀，清浊相混，水液停聚，乃成臌胀。

4. 病后续发

凡因他病损伤肝脾，导致肝失疏泄，脾失健运者，均有续发臌胀的可能。如黄疸日久，湿邪蕴阻，肝脾受损，气滞血瘀；或癥积不愈，气滞血结，脉络壅塞，正气耗伤，痰瘀留着，水湿不化；或久泻久痢，气阴耗伤，肝脾受损，生化乏源，气血滞涩，水湿停留等，均可形成臌胀。

三、典型病例

病案一：臌胀·肝肾阴虚兼湿热瘀阻证

李某，男，65 岁。

首诊时间：2015 年 8 月 5 日。

主诉：患者腹部胀满 1 年余。

现病史：患者于 1 年余前出现腹部胀满，伴有左胁疼痛，遂就诊于当地医院，腹部彩超提示"肝硬化、腹水、脾大"，入院给予保肝、利尿等治疗后腹水无明显变化。患者痛苦不堪，后经他人介绍至谢晶日教授处就诊。患者现腹部胀满，面色晦暗，口干口苦，心烦失眠，两目干涩，时有头晕，寐差，纳差，大便尚可，小便色黄，短少；舌质暗红，苔薄黄，脉弦细。

辅助检查：腹部彩超示肝硬化、腹水、脾大。

辨证分析：患者情志不舒、饮食不节、劳欲过度皆会损伤脾胃，脾失运化，肝失疏泄，日久水湿内蓄，从湿化热，湿热互结，水浊停聚，故腹部胀满。湿热内蒸，迫气上行，故口苦。湿热下行，气机不利，故小便色黄，短少。结合舌质暗红，苔薄黄，脉弦细，辨证为肝肾阴虚兼湿热瘀阻证。

中医诊断：臌胀·肝肾阴虚兼湿热瘀阻证。

西医诊断：失代偿期肝硬化。

中医治法：滋养肝肾，清热利湿。

处　　方：柴　胡 15g	黄　芪 20g	炒白术 15g	茯　苓 15g
紫苏子 15g	大　黄 10g	黄　芩 15g	黄　连 15g
苍　术 20g	厚　朴 15g	枳　实 15g	槟　榔 15g
炙鳖甲 10g	太子参 15g	枸杞子 15g	大腹皮 30g

7 剂，水煎服，日 1 剂，水煎 300mL，早晚分服。

二诊：患者腹部胀满有所缓解，平卧后腹中气体走窜，矢气增多，小便不畅，大便尚调，晨起略有口苦；苔黄质暗。上方去大黄、紫苏子、黄芩，加猪苓 15g、泽泻 15g、路路通 15g，通利小便，使水湿之邪有路可出。

处　　方：柴　胡 15g	黄　芪 20g	炒白术 15g	茯　苓 15g
黄　连 15g	猪　苓 15g	泽　泻 15g	路路通 15g
苍　术 20g	厚　朴 15g	枳　实 15g	槟　榔 15g

| 炙鳖甲 10g | 太子参 15g | 枸杞子 15g | 大腹皮 30g |

7 剂，水煎服，日 1 剂，水煎 300mL，早晚分服。

三诊：患者服药后脘腹胀满不适明显缓解，口不苦，口干欲饮水，小便量增多，大便略稀；舌暗红，苔黄，脉弦细。上方去苍术、厚朴、枳实，加北沙参 15g、焦栀子 15g、仙鹤草 15g，以防利水伤阴。

处　　方：柴　胡 15g　　黄　芪 20g　　炒白术 15g　　茯　苓 15g
　　　　　黄　连 15g　　槟　榔 15g　　焦栀子 15g　　仙鹤草 15g
　　　　　炙鳖甲 10g　　太子参 15g　　枸杞子 15g　　大腹皮 30g
　　　　　猪　苓 15g　　泽　泻 15g　　路路通 15g　　北沙参 15g

7 剂，水煎服，日 1 剂，水煎 300mL，早晚分服。

四诊：患者复查彩超提示腹水明显减少，胁肋部无明显不适，小便利，大便溏，日行 2 ～ 3 次；苔薄黄，质暗红，脉弦细略滑。上方去大腹皮、黄连、槟榔，加山药 15g、山茱萸 15g，以补虚扶正固本。

处　　方：柴　胡 15g　　黄　芪 20g　　炒白术 15g　　茯　苓 15g
　　　　　炙鳖甲 10g　　太子参 15g　　枸杞子 15g　　猪　苓 15g
　　　　　泽　泻 15g　　路路通 15g　　北沙参 15g　　焦栀子 15g
　　　　　仙鹤草 15g　　山　药 15g　　山茱萸 15g

14 剂，水煎服，日 1 剂，水煎 300mL，早晚分服。

随访 6 个月，患者腹水未见复发。

【临证心悟】

大多数医家在治疗臌胀时，多应用健脾益气、行气利水或化瘀利水等方法，而滋阴利水之法论及甚少。然谢晶日教授在治疗肝肾阴虚兼湿热瘀阻型的臌胀时，用滋阴利水法，常取得显著效果。

朱丹溪在《格致余论》中提出"相火学说"，认为相火"寄于肝肾二部……其所以恒于动，皆相火之为也……人非此火不能有生……肝肾之阴，悉具相火，人而同乎天也"。该患者胁肋部胀满不适，经彩超检查提示有脾大、肝硬化、腹水，故可辨为臌胀。臌胀多因肝肾阴虚，相火妄动，邪火内生，煎熬津液，阴液亏虚无力化生血液，血不利则为水，血瘀则水停，导致痰、湿、瘀等病邪阻滞三焦气机，水停腹中。本案患者患病多年，反复发作，病情迁延不愈，而致脾胃受伤，肝阴耗伤，湿热蕴结中焦，浊水内停于腹中，而成臌胀。

谢晶日教授指出该病的病机特点是湿热之邪未尽，而肝肾、脾胃虚损，且水湿、瘀血日渐加重，本虚标实。在治疗本病时集滋养肝肾、健脾理气、清利湿热、行气利水于一方。方中炙鳖甲、北沙参、枸杞子滋阴软坚；黄芩、黄连清利湿热；气化则湿行，故用大腹皮、紫苏子、厚朴行气宽中，以利水湿；方中柴胡可以畅达气机，使水湿之邪得以输布周流；佐以白术、茯苓、苍术健脾祛湿，以杜生痰之源；大黄、厚朴、槟榔三者合用，通导腑气，给邪气以出路。湿邪去，瘀血消，水气行，肝脾肾三脏同调，则腹水消而腹胀得以缓解。

病案二：臌胀·气滞湿阻证

范某，男，63岁。

首诊时间：2016年4月6日。

主诉：腹部胀痛2年，加重5个月余。

现病史：患者2年前因情志刺激出现脘腹胀大不适，并伴有胀闷疼痛，于当地医院就诊，经检查后被诊断为"慢性乙型病毒性肝炎"。其间自行口服药物治疗，症状缓解。5个月前患者腹部胀痛症状加重，于当地医院复查发现转氨酶再次升高，腹部彩超提示肝硬化、腹腔积液、脾大。为求中西医结合治疗，遂来谢晶日教授处就诊。现症见腹部胀满，按之不坚，伴有两胁走窜胀满疼痛，心烦易怒，口苦，乏力，善太息，食后腹胀，矢气后稍减轻，小便量少，大便稀溏；舌质暗红，舌苔薄白腻，脉弦沉。

既往史：慢性乙型病毒性肝炎2年。

辅助检查：腹部彩超示肝硬化、腹水、脾大。

辨证分析：肝为刚脏，喜条达而恶抑郁，该患者情志不畅，肝失疏泄，气机不利，郁结不舒，横逆克伐脾土，而致运化失司，湿浊中阻，故腹胀不坚，两胁胀满疼痛；脾胃虚损，运化饮食水谷无力，故食后腹胀；湿邪阻滞，水道不利，故小便短少。

中医诊断：臌胀·气滞湿阻证。

西医诊断：①失代偿期肝硬化。

②慢性乙型病毒性肝炎。

中医治法：疏肝理气，健脾祛湿。

处　方：柴　胡15g　　炒白芍15g　　泽　泻15g　　川　芎15g

　　　　　猪　苓15g　　炒白术15g　　茯　苓15g　　紫苏子15g

　　　　　厚　朴10g　　苍　术15g　　香　附15g　　郁　金15g

　　　　　陈　皮15g　　党　参15g　　木　香15g

　　　　　　　　　　　　7剂，水煎服，日1剂，水煎300mL，早晚分服。

二诊：患者腹部胀满不适、口苦减轻，心情烦躁，大便不成形，故上方去苍术，加牡丹皮10g、焦栀子15g、炒白术改为20g，以补脾清肝。

处　方：柴　胡15g　　炒白芍15g　　泽　泻15g　　川　芎15g

猪　苓 15g	炒白术 20g	茯　苓 15g	紫苏子 15g
厚　朴 10g	香　附 15g	郁　金 15g	焦栀子 15g
陈　皮 15g	党　参 15g	木　香 15g	牡丹皮 10g

14 剂，水煎服，日 1 剂，水煎 300mL，早晚分服。

三诊：患者仍觉脘腹胀闷不适，且小腹时有刺痛感，排尿不畅；舌质暗，苔白滑，脉弦涩。上方去香附、郁金，加路路通 15g、益母草 15g、莪术 10g，以祛瘀行气利水。

处　　方：柴　胡 15g	炒白芍 15g	泽　泻 15g	川　芎 15g
猪　苓 15g	炒白术 20g	茯　苓 15g	紫苏子 15g
厚　朴 10g	路路通 15g	益母草 15g	莪　术 10g
陈　皮 15g	党　参 15g	木　香 15g	牡丹皮 10g
焦栀子 15g			

14 剂，水煎服，日 1 剂，水煎 300mL，早晚分服。

四诊：患者腹部胀满不适减轻，复查腹部彩超提示腹水明显减少，小便较之前通畅，情绪好转，大便成形，但自觉口干不欲饮水，寐差多梦。上方去厚朴、路路通、陈皮、牡丹皮、莪术；加炙乳香 15g、炙没药 15g，此为肝气日久而致瘀血阻滞，血不利则为水，故行气利水兼以活血化瘀；加滋阴补气之品黄芪 20g、麦冬 15g，以防燥湿行气之品耗气伤阴。

处　　方：柴　胡 15g	炒白芍 15g	泽　泻 15g	川　芎 15g
猪　苓 15g	炒白术 20g	茯　苓 15g	紫苏子 15g
党　参 15g	木　香 15g	焦栀子 15g	益母草 15g
炙乳香 15g	炙没药 15g	黄　芪 20g	麦　冬 15g

7 剂，水煎服，日 1 剂，水煎 300mL，早晚分服。

另嘱患者避免劳累，避风寒，忌粗食硬食，宜安心静养，保持情绪愉悦。

随访 6 个月，患者腹水未复发。

【临证心悟】

隋代巢元方《诸病源候论》载："水癥者，由经络否涩，水气停聚，在于腹内，大小肠不利所为也。"本病为生气后肝郁气滞，脾运不健，湿浊中阻，浊气壅滞，故其腹胀不坚，两胁胀满疼痛；气滞中满，脾胃运化失职，则食少易胀，善太息；气壅湿阻，水道不利，则小便短少，腹部胀满，遍身肿。

谢晶日教授指出本病的基本病机为肝、脾、肾受损，而致气滞、血瘀、水停，病理性质总属本虚标实，在治疗时要肝脾同调。方中柴胡疏肝解郁；白芍养阴柔肝，缓急止痛；茯苓、白术、猪苓、泽泻等健脾化湿，且可杜生痰之本。《时方歌括》香砂六君子汤、《证治准绳》健脾丸中木香常配伍党参、白术、陈皮治脾虚气滞、脘腹胀满、食少便溏。厚朴、紫苏子、陈皮等疏肝行气，气行则湿化；川芎、郁金、木香活血行气，气郁倍木香，血瘀倍郁金；在治疗后期考虑到臌胀多为虚中夹实之证，利水消肿后易耗气伤阴，故常用黄芪、麦冬等滋阴补气之品，并嘱患者守方服用。

病案三：臌胀·肝脾血瘀证

刘某，男，55 岁。

首诊时间：2015 年 9 月 15 日。

主诉：腹部胀满 5 年余，加重 2 个月。

现病史：患者 5 年前出现腹部胀满，遂就诊于当地医院，腹部彩超提示"肝硬化腹水、脾大"，于当地医院入院治疗后症状有所改善，其后症状反复发作，未予系统治疗。2 个月前患者腹部胀满症状加重，伴有胁肋部胀痛，后经他人介绍遂至谢晶日教授处就诊。现症见腹大胀满、青筋怒张，胁肋部胀痛，面色晦暗，乏力，口苦，善太息，纳差，心烦失眠，矢气大便秘结，日 1 次，小便色黄；舌质紫暗，有瘀斑，苔黄腻，脉细涩。

既往史：酒精性肝硬化病史 5 年余。

辅助检查：腹部彩超提示肝硬化、腹水、脾肿大。

辨证分析：本例患者酒精性肝硬化病史多年，因急躁易怒而反复发作，导致腹大坚满，肝脾气血瘀阻，经络不畅，辨证当属"肝脾血瘀"。其病机特点是酒精损伤肝脾，瘀血内结，日久经络受阻。病情初起虽属实证，但日久迁延不愈，而虚实夹杂。目前腹胀、乏力、纳差，治疗应标本兼顾，活血化瘀，行气利水，兼顾扶正祛邪。

中医诊断：臌胀·肝脾血瘀证。

西医诊断：酒精性肝硬化失代偿期。

中医治法：活血化瘀，行气利水。

处　　方：红　花 10g　　桃　仁 10g　　丹　参 15g　　当　归 15g
　　　　　猪　苓 15g　　茯　苓 10g　　泽　泻 15g　　牡丹皮 15g
　　　　　赤　芍 10g　　生牡蛎 20g　　炒白术 15g　　青　皮 15g
　　　　　炙鳖甲 20g　　枳　壳 15g　　厚　朴 10g　　大腹皮 15g

7 剂，水煎服，日 1 剂，水煎 300mL，早晚分服。

二诊：患者腹部胀满症状较前减轻，胁肋部胀痛症状减轻，乏力、口苦、善太息减轻，矢气增多，寐差，大便干结，日 1 次，小便可；舌苔黄，舌质暗。上方去赤芍、生牡蛎，加酸枣仁 20g，首乌藤 20g，两药皆入肝经，以养血安神。

处　　方：红　花 10g　　桃　仁 10g　　丹　参 15g　　当　归 15g

猪　苓 15g	茯　苓 10g	泽　泻 15g	牡丹皮 15g
炒白术 15g	青　皮 15g	首乌藤 20g	大腹皮 15g
炙鳖甲 20g	枳　壳 15g	厚　朴 10g	酸枣仁 20g

7 剂，水煎服，日 1 剂，水煎 300mL，早晚分服。

三诊：患者腹部胀满症状明显缓解，乏力、口苦、善太息减轻，二便可；舌紫暗，苔薄黄，脉弦。上方去大腹皮，以防利水太过。

处　　方：红　花 10g	桃　仁 10g	丹　参 15g	当　归 15g
猪　苓 15g	茯　苓 10g	泽　泻 15g	牡丹皮 15g
炒白术 15g	青　皮 15g	炙鳖甲 20g	首乌藤 20g
枳　壳 15g	厚　朴 10g	酸枣仁 20g	

7 剂，水煎服，日 1 剂，水煎 300mL，早晚分服。

四诊：患者复查腹部彩超，提示腹水明显减少，胁肋部无明显不适，小便利，大便不成形，日 1～2 次；舌质暗红，苔薄黄，脉弦细略滑。上方去泽泻、枳壳、厚朴、青皮，加山药 15g、山茱萸 15g，以补虚扶正固本。

处　　方：红　花 10g	桃　仁 10g	丹　参 15g	当　归 15g
猪　苓 15g	茯　苓 10g	牡丹皮 15g	炒白术 15g
炙鳖甲 20g	山茱萸 15g	山　药 15g	酸枣仁 20g
首乌藤 20g			

14 剂，水煎服，日 1 剂，水煎 300mL，早晚分服。

五诊：患者无明显不适，病情稳定，前方再服 7 剂，以巩固治疗。

随访 6 个月，患者腹水未见复发。

【临证心悟】

明代李中梓《医宗必读·水肿鼓胀》指出："在病名有鼓胀与虫胀之殊。鼓胀者，中空无物，腹皮绷急，多属于气也。虫胀者，中实有物，腹形充大，非虫即血也。"肝脾瘀结，络脉滞涩，水气内结，故腹部胀大坚满，脉络怒张，伴有刺痛；郁热蕴结于下焦，日久病邪深入，气血不能上荣于面，则面色晦暗；水气结于下，聚而不行，使得津液不能正常输布，则大便不通；舌质紫暗，脉细涩，皆为血瘀停滞之象。本案患者患酒精性肝硬化多年，嗜酒伤肝，此为本虚；肝脾气血瘀阻，经络不畅，水气互结，此为标实。因虚致实，瘀血水气互结，而成臌胀。

谢晶日教授指出该病特点为因虚致实。虽应首要解决标实，但仍需不忘补虚固本，以扶正祛邪。在治疗上应活血化瘀，行气利水，酌加匡扶正气之品。方中红花、桃仁、丹参、当归养血兼活血；牡丹皮、赤芍凉血化瘀。喻昌在《医门法律》中指出"胀病亦不外水裹、气结、血凝"，明确指明了血瘀与水胀的关系。谢晶日教授常用生牡蛎、鳖甲、莪术活血化瘀，软坚散结；鳖甲长于软坚散结，适用于肝脾肿大等癥瘕积聚；莪术苦泄辛散温通，既入血分，又入气分，能破血散瘀、消癥化积、行气止痛，适用于气滞血瘀、食积日久而成的癥瘕。方中猪苓、茯苓、泽泻、青皮行气利水消肿，对瘀血阻滞、水瘀互结之水肿尤为适宜；患者大便秘结，加枳壳、厚朴以通腑气；寐差则加酸枣仁、首乌藤以养血安神；诸药合方，祛邪扶正，共奏活血化瘀、行气利水之功。

病案四：臌胀·脾肾阳虚兼水湿内蕴证

张某，男，76岁。

首诊时间：2014年9月21日。

主诉：脘腹胀满2年余，加重2个月。

现病史：患者2年前无明显诱因出现脘腹胀满，伴下肢浮肿，就诊于当地医院，诊断为"肝硬化、腹水"，后患者转院至哈尔滨市某医院进行住院治疗，症状有所缓解，其后症状反复发作。2个月前患者脘腹胀满加重，伴神疲乏力，经他人介绍至谢晶日教授处就诊。患者现面色苍黄，身体消瘦，脘腹胀满，神疲乏力，下肢浮肿，小便短少，大便溏薄，日2次，纳呆；舌苔薄腻，边有齿痕，脉沉细。

既往史：慢性乙型病毒性肝炎15年。

辅助检查：腹部彩超提示肝硬化、腹水、脾肿大、胆囊结石。

辨证分析：该患者由于患病时间较久，迁延不愈，伤及肝脾，脾失健运，肝气郁结，累及肾脏，终致肝脾肾俱损，水湿内停，而成臌胀，辨证为脾肾阳虚兼水湿内蕴证。脾肾阳气不运，水寒之气不行，故腹部胀大满闷不舒、下肢浮肿；脾阳虚不能温运水谷，故脘闷纳呆、倦怠乏力、大便溏薄；肾阳虚气化不行，鼓动无力，故畏寒肢冷、小便短少；舌苔薄腻，边有齿痕，脉沉细；均为脾肾阳虚水停之征。

中医诊断：臌胀·脾肾阳虚兼水湿内蕴证。

西医诊断：失代偿期肝硬化。

中医治法：温肾健脾，行气化水。

处　　方：

附　子10g	干　姜10g	茯　苓20g	炒白术10g
桂　枝10g	猪　苓10g	泽　泻20g	大腹皮20g
香　附10g	丹　参10g	佛　手15g	砂　仁15g
苍　术10g	草　果10g		

7剂，水煎服，日1剂，水煎300mL，早晚分服。

二诊：患者服药后腹部胀满稍有缓解，下肢仍浮肿，时有恶心不适。上方加泽兰

10g，以利水通经。

处　　方：附　子10g　　干　姜10g　　茯　苓20g　　炒白术10g

桂　枝10g　　猪　苓10g　　泽　泻20g　　大腹皮20g

香　附10g　　丹　参10g　　佛　手15g　　砂　仁15g

苍　术10g　　草　果10g　　泽　兰10g

14剂，水煎服，日1剂，水煎300mL，早晚分服。

三诊：患者腹部胀满、下肢浮肿缓解，食欲好转，尿量增多，大便转实。心下满，不闷，口干不欲饮水。上方去猪苓、泽泻，加黄连10g、瓜蒌15g、半夏15g。

处　　方：附　子10g　　干　姜10g　　茯　苓20g　　炒白术10g

桂　枝10g　　黄　连10g　　大腹皮20g　　半　夏15g

香　附10g　　丹　参10g　　佛　手15g　　砂　仁15g

苍　术10g　　草　果10g　　泽　兰10g　　瓜　蒌15g

14剂，水煎服，日1剂，水煎300mL，早晚分服。

四诊：患者浮肿症状缓解，仍觉倦怠乏力、畏寒肢冷、口干、纳少。上方去黄连、半夏、丹参，加黄芪20g、山药20g、淫羊藿15g，益气温肾健脾。

处　　方：附　子10g　　干　姜10g　　茯　苓20g　　炒白术10g

桂　枝10g　　大腹皮20g　　香　附10g　　佛　手15g

砂　仁15g　　苍　术10g　　草　果10g　　泽　兰10g

瓜　蒌15g　　黄　芪20g　　山　药20g　　淫羊藿15g

14剂，水煎服，日1剂，水煎300mL，早晚分服。

五诊：患者腹胀症状几近消失，食欲改善，食量、体力渐增，精神状态良好。嘱患者守上方继续服用14剂，以巩固治疗。

随访半年，患者腹水未见增加。

【临证心悟】

臌胀常由肝病及肾，肾阳虚损，气化无权，肾关开阖失司，失其主水之功，则出现下焦水湿阴邪不得外排，或表或里，或上或下，泛溢为肿。又因水湿积于体内，易伐脾阳之气，致脾阳不振，中焦运转失常，水湿更甚，两者互为因果，故其病情反复发作，乃至加重。而脾胃又为气血生化之源，脾气健则气足血旺，运化功能恢复，使水湿输布正常，故培土可制阴水。

谢晶日教授强调臌胀多为本虚标实之证，病情发展缓慢，需标本兼治。本病以脾肾阳虚为本，水湿内蕴为标。故以温肾健脾、行气化水为主。方中用附子、干姜、桂枝温补脾肾之阳气，恢复肾之开阖，以复其主水之功，阳气复则水气自行，正如张仲景《伤寒论》所言："水得阴则凝，得热则行。"方中茯苓、黄芪、炒白术、泽泻、猪苓健脾以利水渗湿，正如张秉成所说："脾有健运之能，土旺则自可制水。"脾阳虚日久可累及肾阳，脾气健则有利于肾阳的恢复，故在治水的同时要加强对中焦脾胃的顾护，方中的山药、黄芪可以健脾益气以助运化。诸药合用，共奏温肾健脾、行气化水之功。

病案五：臌胀·寒湿困脾证

曹某，男，52岁。

首诊时间：2018年8月23日。

主诉：腹部胀满3年，加重2个月。

现病史：患者3年前出现腹部胀满，于当地医院就诊，确诊为"乙型病毒性肝炎，失代偿期肝硬化"，口服螺内酯及呋塞米治疗，症状有所缓解，后症状反复发作，未予重视。2个月前患者腹部胀满加重，伴腹泻症状，经介绍至谢晶日教授处就诊。患者现腹部胀大满闷，得热则舒，食欲减退，周身困重，四肢浮肿，畏寒，肠鸣时作，大便溏薄，日1～2次，小便短少；舌质淡，苔白腻，脉沉弦。

辅助检查：腹部彩超提示肝硬化、腹水、脾肿大。

辨证分析：臌胀内因多为情志失调、饮食不节、劳欲过度，外因系感染湿热邪毒或虫毒。脾失健运，不能运化水湿，而致水湿内停，积蓄于内，寒从中生；寒湿停聚，阻滞阳气输布，水停不运，故腹部胀满；寒水相搏，中阳不运，而致脘腹胀闷；湿性重浊，困阻经络，故身体困重，得热则舒；日久伤及肾阳，气不下行，水湿不得外泄，故肢肿尿少，大便溏薄；在治疗时首要健脾利水，治宜温肾散寒，化湿利水，兼以养血益气；正如章虚谷所言："三焦升降之气，由脾鼓运，中焦和则上下气顺。"畅中焦实则就是恢复中焦脾胃正常的气化功能，使脾升胃降，水谷精微得以运化，糟粕得以排泄，上下之气升降道路得以通畅，水湿方可自消。

中医诊断：臌胀·水湿困脾证。

西医诊断：失代偿期肝硬化。

中医治法：温中健脾，行气利水。

处　方：	附　子10g	干　姜10g	炒白术20g	苍　术15g
	厚　朴15g	木　香15g	草　果15g	陈　皮15g
	茯　苓15g	泽　泻15g	猪　苓15g	车前子15g
	木　瓜15g	泽　兰15g		

7剂，水煎服，日1剂，水煎300mL，早晚分服。

二诊：患者脘腹胀满不舒症状稍减轻，畏寒肢冷、周身困重症状改善，时有饭后呕恶。上方加五加皮 15g，以增强利水通经之力。

处　　方：附　子 10g　　干　姜 10g　　炒白术 20g　　苍　术 15g
　　　　　　厚　朴 15g　　木　香 15g　　草　果 15g　　陈　皮 15g
　　　　　　茯　苓 15g　　泽　泻 15g　　猪　苓 15g　　车前子 15g
　　　　　　木　瓜 15g　　泽　兰 15g　　五加皮 15g

14 剂，水煎服，日 1 剂，水煎 300mL，早晚分服。

三诊：患者脘腹胀满不舒症状减轻，食欲改善，四肢肿胀减轻，大便成形，日 1 次，小便量增多，心下满闷明显，时有咳喘。上方减猪苓、车前子，加紫苏子 15g、半夏 15g 降气化痰止咳。

处　　方：附　子 10g　　干　姜 10g　　炒白术 20g　　苍　术 15g
　　　　　　厚　朴 15g　　木　香 15g　　草　果 15g　　陈　皮 15g
　　　　　　茯　苓 15g　　泽　泻 15g　　半　夏 15g　　木　瓜 15g
　　　　　　泽　兰 15g　　五加皮 15g　　紫苏子 15g

7 剂，水煎服，日 1 剂，水煎 300mL，早晚分服。

四诊：患者诸症好转，无明显不适。上方去紫苏子、半夏，加黄芪 20g、太子参 15g 以益气扶正。

处　　方：附　子 10g　　干　姜 10g　　炒白术 20g　　苍　术 15g
　　　　　　厚　朴 15g　　木　香 15g　　草　果 15g　　陈　皮 15g
　　　　　　茯　苓 15g　　泽　泻 15g　　五加皮 15g　　木　瓜 15g
　　　　　　泽　兰 15g　　黄　芪 20g　　太子参 15g

7 剂，水煎服，日 1 剂，水煎 300mL，早晚分服。

五诊：患者诸症好转，腹部彩超提示腹水（少量）。嘱患者戒烟戒酒，清淡饮食，每月定期复查。

【临证心悟】

寒为阴邪，寒湿困脾久则气血凝滞，隧道壅塞，瘀结水阻，湿邪重浊黏滞，阻碍阳气的宣发，故有四肢沉重、小便短少等症。谢晶日教授强调在治疗肝硬化腹水寒湿困脾证时要谨守病机，以攻补兼施为原则，合理选用健脾利水之剂，治疗以温脾散寒、化湿利水为大法，兼以益气养阴补血。方中以附子、干姜、草果温肾散寒除湿；木瓜、炒白术、茯苓健脾运湿，行气利水；厚朴、紫苏子理气健脾燥湿，猪苓、泽泻以渗利水，湿使气行则湿易行；黄芪、太子参等可以起到益气养阴之效，利水而不伤阴，同时可以防止温燥的药过于伤阴，益气而生津，共同起到补脾肾、温阳气、散寒邪、利水湿之效。

四、临证经验总结

臌胀病名最早见于《黄帝内经》。《灵枢·水胀》载"鼓胀何如？岐伯曰：腹胀，身皆大，大与肤胀等也，色苍黄，腹筋起，此其候也"，较详细地描述了臌胀的临床特征。《灵枢·胀论》所列"五脏六腑胀"，即寓有本病最早的分类意义。张仲景《金匮要略·水气病脉证并治》中记载的肝水、脾水、肾水，均以腹大胀满为主要表现，与臌胀类似。巢元方《诸病源候论·水诸病·水蛊候》认为本病发病与感受"水毒"有关，将"水毒气结聚于内，令腹渐大，动摇有声"者，称为"水蛊"。《诸病源候论·水诸病·水癥候》提出臌胀的病机是"经络否涩，水气停聚，在于腹内"。朱丹溪在《丹溪心法·鼓胀》中指出："七情内伤，六淫外侵，饮食不节，房劳致虚……清浊相混，隧道壅塞，郁而为热，热留为湿，湿热相生，遂成胀满。"后世医家续有阐发，其名称亦多有不同。

谢晶日教授认为臌胀的病位主要在肝脾，久则及肾，病理性质总属本虚标实之证。此病之本为肝、脾、肾三脏气血阴阳皆受损而虚衰，气滞、血瘀、水停腹中为其标。故本病的特点为虚实夹杂、本虚标实。臌胀之病，病程长，且迁延不愈，证型多变，证候复杂，实为难治之疾。

谢晶日教授总结多年临床实践治疗经验，介绍临证思维如下：

1.谢晶日教授强调臌胀病证复杂，在辨证时要先抓主要病机，寻找关键点，区分标本缓急。治疗本证时要辨证论治，理清思路，用药直达病所，方能疗效显著。

2.治疗臌胀时要时时顾护正气，主张以扶正补虚为主，逐水祛邪为辅，将疏肝健脾、理气活血立为治疗大法。

3.治疗臌胀要始终顾护脾胃，坚持守方，故在治疗后期常选用益气养阴、补气健脾之品，以防利水伤阴，祛邪不伤正。

4.对于臌胀的治疗不可一味地利水消肿，气化则水行，要在补虚固本的基础上，活血化瘀加以软坚，做到扶正不留邪，祛邪不伤正。

5.根据病机演变过程要适当缓急利水，以健脾益气养阴为主，加用辛温助阳之品，切不可妄投峻下之剂，强攻其水，伐正气，耗阴血，易使气血衰败。

6.由于臌胀病情易于反复，预后一般较差，邪盛而正衰，治疗较为棘手，因此在治疗时，患者也要注意预防与调护。宜进清淡、富有营养且易于消化的食物；宜低盐饮食，怡情适怀，安心休养，避免过劳；加强护理，注意冷暖，防止正虚邪袭，如感受外邪，应及时治疗。

第四节　癥瘕案

一、癥瘕概述

巢元方在《诸病源候论》中将癥瘕作为正式的病名进行论述并加以区分，其云："癥瘕者……病不动者，直名为癥。若病虽有结瘕，而可推移者，名为瘕，瘕者，假也，谓虚假可动也。"后世的论述更为精辟，如"瘕者，假也，假物以成形也""积者，积也，积久而成形也""癥者，征也，有形而可征也"。叶天士指出癥瘕属络病，是由气至血、久则入络，由无形到有形的发展过程。《临证指南医案》中云："初为气结在经，久则血伤入络。"《叶氏医案存真》云："邪属无形，先著气分……但无形之邪，久延必致有形，由气入血，一定理也。"这与消化器官癌前病变的发生发展过程极其类似。

本病常见于西医的恶性肿瘤，临床症状多表现为上腹或右上腹疼痛、胀满或肿块，食欲减退，消瘦乏力，黄疸，甚至臌胀、发热、出血等。《圣济总录》云："积气在腹中，久不瘥，牢固推之不移者，症也……按之其状如杯盘劳结，久不已，令人身瘦而腹大，至死不消。"以上说明古人已经观察到了癥瘕病程长，病情凶险，患者多具有胁下胀满、疼痛，腹部肿块坚硬、固定不移，消瘦等症状，并且大胆地提出了该病的治疗效果及预后极差，如《诸病源候论》所说："若积引岁月，人即柴瘦，腹转大，遂致死。"

二、中医病因病机心悟

癥瘕的发生，多因正气虚弱，加之风寒诸邪乘虚侵入人体，或情志内伤，或经行产后，气血正衰，瘀血留滞，或饮食不节，导致寒凝、气滞、血瘀、痰湿、毒热蕴结，阻积脏腑。

下列为该病的常见病因病机：

1. 脏腑虚弱

《素问·评热病论》指出"邪之所凑，其气必虚"，表明人体患病必有体虚的先决条件。《备急千金要方》载："《药对》曰：夫众病积聚，皆起于虚，虚生百病。积者，五脏之所积，聚者，六腑之所聚。"该记载强调了虚生百病及脏腑与癥瘕积聚之间的关系。

2. 饮食不节

饥饱失宜，饮食不节，恣食肥甘厚味，内伤生冷，脾失健运，湿毒内蕴，聚湿成痰，痰湿下注，阻滞脏腑，遂成癥瘕。《诸病源候论》载《养生方》云：饮食大走，肠胃伤，久成癥瘕，时时结痛"，指出饮食不节、饥饱失宜是导致癥瘕的一个重要因素。

3. 外因邪毒侵袭

外受风冷，寒入腹内，可致寒邪留滞体内引发癥瘕。除寒邪以外，风、水湿、暑热之邪也是致病原因。《圣济总录·积聚统论》指出："然又有症瘕癖……然有得之于食，有得之于水，有得之于忧思，有得之于风寒。"

《诸病源候论》中也提及风、暑热及水湿之邪的病因。各种外邪病因中，寒主收引凝滞，风为百病之长，水湿重着、黏滞，日久灼液成痰，诸邪均阻塞人体气血运行，冲任受损，阻滞日久，终致癥瘕。

4. 情志内伤

《小品方》亦提出"七气为病，有寒气、怒气、喜气、忧气、恚气、愁气、热气，此七气为病，皆生积聚，坚牢如坏在腹中"，表明情志失调，可令气机逆乱，气为血之帅，血为气之母，气机运行失畅则血行受阻，气血停滞日久导致癥瘕。《素问·举痛论》指出百病生于气，并提出了九气致病。

三、典型病例

病案一：癥瘕·肝郁脾虚兼血瘀证

沈某，女，84岁。

首诊时间：2018年3月15日。

主诉：右胁胀满不适1年余，加重半个月。

现病史：患者1年前出现右胁不适，于当地医院就诊，诊断为肝脏恶性肿瘤，行介入治疗后病情控制良好，但伴随症状并未缓解，其后症状反复发作，患者深受煎熬，辗转于多家医院进行治疗，效果不佳。半个月前患者右胁不适症状加重，经亲属介绍前来谢晶日教授处求治。患者现面色少华，形体消瘦，右胁胀满不适，乏力尤甚，纳差，寐差，急躁易怒，痰多，口干欲饮，大便不成形，日2次，小便正常；舌质紫暗，少苔，脉弦涩。

既往史：慢性乙型病毒性肝炎50余年。

辅助检查：肝脏CT提示肝脏恶性肿瘤。

辨证分析：该患者素体脾胃虚弱，面色少华，形体消瘦，纳差食少；平时情志不畅，波动较大，属气机郁滞；肝主疏泄，调畅气机，肝失疏泄日久，气机不畅，故出现右胁胀满不适症状；舌质紫暗，脉弦涩，属血瘀之列；故中医辨证为癥瘕·肝郁脾虚兼血瘀证。

中医诊断：癥瘕·肝郁脾虚兼血瘀证。

西医诊断：肝脏恶性肿瘤。

中医治法：疏肝健脾，扶正祛瘀。

处　　方：麦　冬 10g　　焦山楂 20g　　黄　芪 20g　　生白术 15g

北沙参 15g　　陈　皮 10g　　石　斛 15g　　枳　实 20g

紫苏子 12g　　三　棱 10g　　莪　术 10g　　重　楼 10g

半枝莲 25g　　煅牡蛎 20g　　煅龙骨 20g

7 剂，水煎服，日 1 剂，水煎 300mL，早晚分服。

二诊：患者自诉右胁胀满不适稍减轻，但情绪波动时症状仍较明显，乏力明显，纳差稍缓解，寐差改善，口干欲饮症状明显，痰多症状缓解，大便仍不成形但稍缓解，日 2 次；舌质紫暗，苔少，脉弦涩。上方去生白术，加天花粉 15g、乌梅 10g 以生津止渴。

处　　方：麦　冬 10g　　焦山楂 20g　　黄　芪 20g　　乌　梅 10g

北沙参 15g　　陈　皮 10g　　石　斛 15g　　枳　实 20g

紫苏子 12g　　三　棱 10g　　莪　术 10g　　重　楼 10g

半枝莲 25g　　煅牡蛎 20g　　煅龙骨 20g　　天花粉 15g

10 剂，水煎服，日 1 剂，水煎 300mL，早晚分服。

三诊：患者右胁胀满不适症状明显减轻，乏力缓解，纳差、寐差症状明显改善，大便稍成形，日 1 次，口干欲饮缓解，痰多症状缓解；舌质稍紫，苔少，脉弦涩。上方去焦山楂、陈皮、煅龙骨、煅牡蛎，加生白术 15g、太子参 20g 健脾生津润肺。

处　　方：麦　冬 10g　　黄　芪 20g　　生白术 15g　　紫苏子 12g

北沙参 15g　　石　斛 15g　　枳　实 20g　　半枝莲 25g

三　棱 10g　　莪　术 10g　　重　楼 10g　　太子参 20g

天花粉 15g　　乌　梅 10g

7 剂，水煎服，日 1 剂，水煎 300mL，早晚分服。

四诊：患者自诉右胁胀满几近消失，乏力症状明显改善，寐可，大便稍成形，日 1 次，口干欲饮症状减轻，痰多症状明显缓解；舌质稍紫，苔少，脉弦。上方加白花蛇舌草 15g 解毒散结。

处　　方：麦　冬 10g　　黄　芪 20g　　生白术 15g　　紫苏子 12g

北沙参 15g	石　斛 15g	枳　实 20g	半枝莲 25g
三　棱 10g	莪　术 10g	重　楼 10g	太子参 20g
天花粉 15g	乌　梅 10g	白花蛇舌草 15g	

7 剂，水煎服，日 1 剂，水煎 300mL，早晚分服。

患者诸症皆明显好转，效不更方。服用 3 个月，电话随访，患者自诉无明显不适，诸症消失，情志状态良好。

【临证心悟】

癥瘕，相当于西医学的肿瘤性疾病。《中医大词典》将癥瘕定义为腹腔内结聚成块的一类疾病。《慎斋遗书》云："癥瘕积聚，并起于气，故有气积气聚之说。然瘤瘕属血病者，气聚而后血凝也。其夹食夹痰，又各随所积而变见矣。"本案中三棱、莪术破血行气以化瘀，枳实、紫苏子疏肝行气，半枝莲、白花蛇舌草、重楼解毒散结，麦冬、北沙参、天花粉、乌梅养阴生津，黄芪、太子参补气健脾。《灵枢·百病始生》云："若内伤于忧怒，则气上逆，上逆则六输不通，温气不行，凝血蕴里而不散，津液涩渗，著而不去，而积皆成矣。"

谢晶日教授认为癥瘕与肝密切相关。忧郁恼怒、七情内伤，肝气失于疏泄，或外邪阻滞经脉，或肝木克犯脾土，都可令气行受阻，造成气逆、气虚、气滞等气机紊乱状态，若夹津液血滞而成结时，可发为癥瘕。故以肝脾同调、化瘀扶正为治疗大法，并根据患者自身症状来辨证分析，予以对症方药。

《医林改错》云："肝腹有块，必有形之血。"谢晶日教授在肝癌的治疗上强调化瘀软坚法需贯穿始终，故选用三棱、莪术破血散结、攻邪而不伤正。研究表明活血药物可以激活机体非特异性免疫，提高机体巨噬细胞的吞噬能力，有效杀灭癌细胞。《金匮要略》云："见肝之病，知肝传脾，当先实脾。"癌瘤为恶性消耗性疾病，损耗气血，而脾胃是气血生化之源，故治疗当时时固护脾胃。谢晶日教授在治疗时强调要重视肝脾同调，若患者出现倦怠乏力、便溏、纳差等脾虚症状，则加入黄芪、太子参、白术等健脾益气之品以助纳谷，存得生机。因患者介入治疗后恢复较好，仅出现右胁不适等症状，故同时加入半枝莲、白花蛇舌草以增加解毒散结之功。《景岳全书》云："或恚怒伤肝，气逆而血留，或忧思伤脾，气虚而血滞……则留滞日积而渐以成癥矣。"肝喜条达而恶抑郁，肝主疏泄，调畅气机情志。若情志抑郁，疏泄不及，气机郁结，久之成积，气滞血瘀，日久导致肿瘤的发生。患者确诊时，往往会出现焦虑、恐惧、抑郁等不良情绪，十分影响治疗及预后，尤其影响生活质量及生存期。因此，谢晶日教授治疗肝脏恶性肿瘤时往往强调身心同治，在运用中医药积极治疗的同时，也注重调畅患者的情志，生理与心理并重，教导患者调整心态，保持乐观向上的心态，对疾病的治疗和预后起到积极的推动作用。

病案二：癥瘕·肝气郁结兼湿热证

张某，男，57 岁。

首诊时间：2019 年 5 月 17 日。

主诉：两胁隐痛 1 年，加重 2 个月。

现病史：患者 1 年前因情志刺激出现两胁隐痛，于当地医院确诊为肝脏恶性肿瘤，而后进行手术切除，预后较好。2 个月前患者两胁隐痛症状加重，先后于当地医院进行治疗，症状无明显改善，患者深受折磨，后经朋友介绍，慕名来谢晶日教授处就诊。患者现面色少华，形体消瘦，两胁胀痛，腹胀，矢气多，口干口苦，不欲饮食，寐可，易怒，肝掌，乏力，气短，心悸，大便正常，日 1 次，小便正常；舌红，苔黄厚腻、水滑，脉弦滑。

既往史：慢性乙型病毒性肝炎 30 余年。

辨证分析：肝为刚脏，主升主动，体阴而用阳。肝气疏泄不及，气机郁滞，故出现两胁胀痛、腹胀、易怒、口干口苦等症状；舌红，苔黄厚腻、水滑，脉滑，属于湿热之列；故中医辨证为癥瘕·肝气郁结兼湿热证。

中医诊断：癥瘕·肝气郁结兼湿热证。

西医诊断：①肝脏恶性肿瘤术后。

②乙型肝炎肝硬化。

中医治法：疏肝理气，清热散结。

处　　方：柴　胡 10g　　黄　芪 20g　　桔　梗 15g　　半枝莲 20g

蜂　房 6g　　重　楼 6g　　白豆蔻 15g　　炙甘草 15g

佛　手 15g　　紫苏子 15g　　黄　芩 15g　　栀　子 15g

陈　皮 15g　　炙鳖甲 10g　　五味子 15g　　枳　壳 15g

7 剂，水煎服，日 1 剂，水煎 300mL，早晚分服。

二诊：患者两胁胀痛缓解，腹胀减轻，矢气多，口干口苦，不欲饮食，寐差，易怒，肝掌，乏力，气短，心悸，大便正常，日 1 次，小便正常；舌红，苔黄腻、水滑，脉弦滑。上方去桔梗、黄芪、炙甘草，加灵磁石 20g、煅龙骨 20g、煅牡蛎 20g 以镇静安神。

处　　方：柴　胡 10g　　半枝莲 20g　　灵磁石 20g　　煅龙骨 20g

煅牡蛎 20g　　蜂　房 6g　　重　楼 6g　　白豆蔻 15g

佛　手 15g　　紫苏子 15g　　黄　芩 15g　　栀　子 15g

陈　皮 15g　　炙鳖甲 10g　　五味子 15g　　枳　壳 15g

7 剂，水煎服，日 1 剂，水煎 300mL，早晚分服。

三诊：患者两胁胀痛症状明显缓解，腹胀减轻，口干口苦缓解，不欲饮食，寐差症状明显减轻，易怒，肝掌，乏力，气短、心悸症状缓解，大便正常，日 1 次，小便正常；舌红，苔黄腻，脉弦滑。上方去枳壳，加太子参 10g 以益气健脾。

处　　方：柴　胡 10g　　半枝莲 20g　　灵磁石 20g　　煅龙骨 20g
　　　　　煅牡蛎 20g　　蜂　房 6g　　重　楼 6g　　白豆蔻 15g
　　　　　佛　手 15g　　紫苏子 15g　　黄　芩 15g　　栀　子 15g
　　　　　陈　皮 15g　　炙鳖甲 10g　　五味子 15g　　太子参 10g

7 剂，水煎服，日 1 剂，水煎 300mL，早晚分服。

四诊：患者两胁胀痛明显缓解，腹胀明显减轻，口干、口苦明显缓解，纳可，寐可，易怒，肝掌，乏力，气短、心悸症状明显缓解，大便正常，日 1 次，小便正常；舌红，苔薄黄腻，脉弦滑。上方去煅龙骨、煅牡蛎、灵磁石、太子参，加石斛 15g、北沙参 15g、香附 15g 以疏肝健脾、养阴生津。

处　　方：柴　胡 10g　　半枝莲 20g　　蜂　房 6g　　重　楼 6g
　　　　　白豆蔻 15g　　石　斛 15g　　北沙参 15g　　香　附 15g
　　　　　佛　手 15g　　紫苏子 15g　　黄　芩 15g　　栀　子 15g
　　　　　陈　皮 15g　　炙鳖甲 10g　　五味子 15g

7 剂，水煎服，日 1 剂，水煎 300mL，早晚分服。

五诊：患者两胁胀痛几近消失，腹胀症状消失，口干、口苦明显缓解，纳可，寐可，易怒、肝掌、乏力、气短、心悸症状明显缓解，大便正常，日 1 次，小便正常；舌红，苔薄黄腻，脉弦滑。上方去北沙参、香附、陈皮，加夏枯草 6g、枳实 15g 以清热散结。

处　　方：柴　胡 10g　　半枝莲 20g　　蜂　房 6g　　重　楼 6g
　　　　　白豆蔻 15g　　石　斛 15g　　夏枯草 6g　　枳　实 15g
　　　　　佛　手 15g　　紫苏子 15g　　黄　芩 15g　　栀　子 15g
　　　　　炙鳖甲 10g　　五味子 15g

7 剂，水煎服，日 1 剂，水煎 300mL，早晚分服。

其后进行电话随访，患者自诉无明显不适，诸症消失，情志状态良好。

【临证心悟】

《灵枢·邪气脏腑病形》中记载："若有所大怒……积于胁下，则伤肝。"《灵枢·百病始生》载："内伤于忧怒，则气上逆……而积皆成矣"。《济生方》中记载："有如忧思喜怒之气，人之所不能无者，过则伤乎五脏……乃留结而为五积。"情志不遂，抑郁难解，肝失条达，气机不畅，肝气郁结日久，横逆侵犯脾胃，脾失健运，湿浊内生，郁久化热，气滞与湿热相互搏结，日久化生癌毒而至。在诊疗过程中，谢晶日教授认为癥瘕的主要病因为正气不足、脏腑功能失调，肝郁脾虚为其基本病机，肝郁与脾虚始终贯穿疾病始终。本病属于本虚标实，脾虚失运为本，肝郁气滞为标，且多兼夹湿热。

基于肝气郁结兼湿热的基本病机，以疏肝理气、清热散结为治疗大法，方中选用柴胡、枳实、佛手、紫苏子疏肝理气；黄芩、栀子、蜂房、重楼、夏枯草清热散结；恐清热太多伤及津液，故加石斛益气生津；五味子、太子参、炙甘草益气补虚、滋阴养血。根据患者口苦咽干、不欲饮食、脉弦滑等相关四诊资料，考虑"胆病以肝求之"，肝气郁结不解，也是病因之一。柴胡疏畅肝胆经气之郁滞，配黄芩使邪热外透内清，共解少阳之邪；鳖甲软坚散结，抗肿瘤。《诸病源候论·积聚诸病·积聚候》曰："诊得肝积，脉弦而细，两胁下痛，邪走心下。"患者患乙型病毒性肝炎30余年，邪毒长年损伤肝体，加之性格急躁，肝失疏泄，无以助脾之升散，脾失健运，气血乏源，湿热邪毒内生，发为癥瘕；肝气郁结，两胁胀痛；肝气横逆犯脾，脾虚失运，气血生化不足，故见神倦乏力；舌红，苔黄腻，为湿热之象；脉弦滑乃肝气郁结兼湿热之征。

因本病病程较长，且证型多变，疾病初期以肝郁脾虚型为多见，气郁日久化火、湿热内生而见气滞血瘀、湿热毒聚证，疾病进展到晚期多耗气动血，而致气阴两伤。《灵枢·百病始生》云："若内伤于忧怒，则气上逆，气上逆则六输不通，温气不行，凝血蕴里而不散，津液涩渗，著而不去，而积皆成矣。"肝属木，脾为湿土，湿土之凝滞黏腻，必得肝木条达加以疏泄，方可发挥正常作用。肝气通过疏通全身气机，促进脾胃之气的升降，脾胃正常才能水谷得化，谓之"土得木则达"。

病案三：癥瘕·湿热蕴结证

王某，男，59岁。

首诊时间：2019年7月13日。

主诉：右胁胀痛1年，加重3个月。

现病史：患者1年前无明显诱因出现右胁疼痛，遂于当地医院就诊，诊断为胆管癌，后进行保守治疗，症状未见明显好转。3个月前患者右胁胀痛加重，身目发黄，经亲属介绍，慕名前来谢晶日教授处就诊。患者现面色晦暗，形体消瘦，右胁胀痛，口干口苦，纳呆，食后恶心，进行性消瘦，寐差，入睡困难，身黄，目黄，周身瘙痒，大便秘结，2日1行，小便色黄；舌质红，边有齿痕，有裂纹，苔黄腻，脉弦滑。

既往史：高血压15年。

辅助检查：腹部CT提示低位胆道梗阻、胆总管占位，考虑胆管癌可能。

辨证分析：患者面色晦暗、形体消瘦属虚劳之体；肝失条达日久，疏泄不利，湿热之邪，内蕴中焦，湿热熏蒸，不得外泄，故出现右胁胀痛、身目发黄、周身瘙痒、大便秘结等症；舌质红，苔黄腻，脉弦滑，属湿热蕴结证；故中医辨证为癥瘕·湿热蕴结证。

中医诊断：癥瘕·湿热蕴结证。

西医诊断：胆管癌。

中医治法：清热利湿，理气化瘀。

处　　方：柴　胡 15g　　金钱草 30g　　茵　陈 50g　　栀　子 15g
　　　　　　郁　金 15g　　鸡内金 15g　　槟　榔 15g　　大　黄 5g
　　　　　　姜　黄 15g　　白　芷 15g　　威灵仙 15g　　炒白术 15g
　　　　　　薏苡仁 25g　　甘　草 10g　　五味子 15g　　枳　实 20g

　　　　　　　　　　　　7 剂，水煎服，日 1 剂，水煎 300mL，早晚分服。

二诊：患者面色晦暗，形体消瘦，右胁胀满，口干口苦，纳呆，食后恶心，进行性消瘦，寐差，入睡困难，尿色发黄，身目黄染，周身瘙痒，大便干结，日 1 次，小便色黄；舌质红，苔黄腻，脉弦滑。上方去姜黄、白芷、威灵仙、炒白术、薏苡仁，加地肤子 10g、蛇床子 10g、虎杖 15g、藿香 10g、佩兰 10g 以利湿退黄。

处　　方：柴　胡 15g　　金钱草 30g　　茵　陈 50g　　栀　子 15g
　　　　　　郁　金 15g　　鸡内金 15g　　槟　榔 15g　　大　黄 5g
　　　　　　甘　草 10g　　五味子 15g　　枳　实 20g　　地肤子 10g
　　　　　　蛇床子 10g　　虎　杖 15g　　藿　香 10g　　佩　兰 10g

　　　　　　　　　　　　7 剂，水煎服，日 1 剂，水煎 300mL，早晚分服。

三诊：患者右胁胀满症状减轻，口干口苦症状减轻，纳呆、食后恶心、进行性消瘦、寐差缓解，大便尚可，日 1 次，尿色发黄、身目黄染、周身瘙痒症状明显缓解，腹部有下坠感；舌质红，苔黄腻，脉弦滑。上方去枳实、槟榔，加垂盆草 15g 以清利肝胆，利湿退黄。

处　　方：柴　胡 15g　　金钱草 30g　　茵　陈 50g　　栀　子 15g
　　　　　　郁　金 15g　　鸡内金 15g　　大　黄 5g　　地肤子 10g
　　　　　　甘　草 10g　　五味子 15g　　垂盆草 15g　　佩　兰 10g
　　　　　　蛇床子 10g　　虎　杖 15g　　藿　香 10g

　　　　　　　　　　　　7 剂，水煎服，日 1 剂，水煎 300mL，早晚分服。

四诊：患者右胁胀满症状明显减轻，口干口苦明显缓解，纳呆，食后恶心，进行性消瘦，寐差明显缓解，大便尚可，日 1 次，尿色发黄、身目黄染、周身瘙痒症状明显缓解，进行性消瘦，双脚浮肿；舌质红，苔薄黄腻，脉弦滑。上方去蛇床子、鸡内金，加泽泻 10g、白豆蔻 10g。

处　　方：柴　胡 15g　　金钱草 30g　　茵　陈 50g　　栀　子 15g
　　　　　　郁　金 15g　　大　黄 5g　　　地肤子 10g　　泽　泻 10g
　　　　　　甘　草 10g　　五味子 15g　　垂盆草 15g　　白豆蔻 10g
　　　　　　虎　杖 15g　　藿　香 10g　　佩　兰 10g

7 剂，水煎服，日 1 剂，水煎 300mL，早晚分服。

五诊：患者右胁胀满症状几近消失，口干口苦明显缓解，纳可，食后恶心症状几近消失，进行性消瘦，寐差明显缓解，大便尚可，日 1 次，尿色发黄、身目黄染、周身瘙痒症状几近消失，双脚浮肿症状好转；舌质红，苔薄黄腻，脉弦滑。上方去藿香、佩兰，加加山慈菇 6g、蜂房 6g 以解毒散结。

处　　方：柴　胡 15g　　金钱草 30g　　茵　陈 50g　　栀　子 15g
　　　　　　郁　金 15g　　大　黄 5g　　　地肤子 10g　　泽　泻 10g
　　　　　　甘　草 10g　　五味子 15g　　垂盆草 15g　　虎　杖 15g
　　　　　　白豆蔻 10g　　山慈菇 6g　　　蜂　房 6g

7 剂，水煎服，日 1 剂，水煎 300mL，早晚分服。

后根据患者临床症状的变化辨证施治、随证加减，继予 1 年，患者病情控制稳定，生存期显著延长。

【临证心悟】

中医古籍中虽无胆管癌的名称，但根据本病的临床症状和体征，归属于中医古籍中"癥瘕"的范畴。《伤寒论·太阳病脉证并治》所云的膈内疼痛、拒按、气短、心下部坚硬胀满、身发黄等，与胆管癌颇为相似。胆管癌的病机为肝胆失于疏泄，脾胃虚弱，癌毒乘虚侵入人体，气滞、血瘀、湿毒互结，病属难治之证，虚实夹杂，以虚为本，毒瘀湿阻为标；临床上因人因时不同，证候表现可诸证兼杂。《血证论》曰："肝属木，木气冲和条达，不致遏抑，则血脉得畅。"

谢晶日教授认为胆管细胞癌病位虽在胆管，实为肝气所主，脾胃首当其冲。脾胃运化失常，土壅木郁，湿热蕴结，阻于胆络则痛则胀；胆汁不循常道，外溢则黄；肝气逆伐，升降失司，则痛则满，日久蕴结成毒成积；因此，"虚、湿、瘀"为本病的致病要素。所谓"虚"，主要指脾胃素虚，运化失职，机体气血津液输布失常，脏腑衰弱，抵御外邪能力下降，此为致病的首要条件；胆管癌的重要致病因素为"瘀"，指凝滞的血液、精神抑郁、情志失和、气机随之逆乱，血液运行受阻，脏腑阴阳气血失调，离经之血成瘀化积。中医学认为，胆附于肝，与肝相表里。方中白豆蔻、藿香为芳香之品可辟秽化浊，宣湿浊之壅滞，令气畅而湿行。茵陈蒿汤由茵陈、栀子、大黄三味药物组成，三药合用，具有清肝胆之热、利湿、退黄之功效，临证常用于治疗湿热内蕴所致的黄疸证。谢晶日教授根据临证经验重用茵陈为君，其味苦，性下降、微寒以清热，可使脾胃肝胆之湿热从小便利出；以栀子为臣药，其性味苦寒，燥湿清热皆是苦寒之功，可清利肝胆之湿热；茵陈、栀子配伍，加强清热利湿之功，使湿热之邪得以自小便利出；大黄除下焦湿热，泻下通便，导湿热外出；五味子、甘草为其临床常用对药，降酶效果显著。

病案四：癥瘕·脾虚湿困证

王某，女，55岁。

首诊时间：2019年6月17日。

主诉：乏力1年余，加重3个月。

现病史：患者1年前因神疲乏力，偶伴右胁疼痛，遂于当地医院就诊，经当地医院确诊为肝癌，行经皮肝癌消融术后预后较好。3个月前周身乏力加重，精神不振，于当地中医院就诊治疗，无明显改善，遂至其他医院就诊，效果均不佳，此次经朋友介绍前来谢晶日教授处求治。患者现面色暗黄，形体适中，神疲乏力，纳差，厌油腻，目黄，肝掌，手足心热，口干不欲饮，寐差多梦，大便成形，日1次，小便色黄；舌淡，胖大，苔白腻，脉弦数。

既往史：慢性乙型病毒性肝炎30余年，经皮肝癌消融术后1年。

辅助检查：腹部CT示肝脏S6、S7、S8多发占位治疗后，倾向于无活性，肝硬化，脾大，少量腹水。

辨证分析：患者患乙型病毒性肝炎数年，湿热疫毒未清，迁延反复致湿毒之邪长期困阻机体，损伤肝体，病久导致肝脾气血生化贮藏之职受损。患者面色暗黄、乏力、纳差，为脾气虚弱证；口干不欲饮，属痰湿之征；结合舌象，舌淡，胖大，苔白腻，四诊合参，辨证为脾虚湿困证。

中医诊断：癥瘕·脾虚湿困证。

西医诊断：①肝脏恶性肿瘤术后。

②乙型肝炎肝硬化。

③慢性乙型病毒性肝炎。

中医治法：健脾利湿，益气扶正。

处 方：	柴 胡 10g	炒白术 20g	黄 芪 20g	太子参 15g
	金钱草 30g	郁 金 10g	威灵仙 15g	半枝莲 15g
	焦山楂 15g	灵磁石 20g	党 参 10g	石 斛 15g

陈　皮 15g　　　鸡内金 10g　　　炒神曲 15g　　　炒麦芽 15g

7 剂，水煎服，日 1 剂，水煎 300mL，早晚分服。

二诊：患者面色暗黄，形体适中，乏力症状缓解，纳差、厌油腻明显缓解，目黄、手心热、眼干、口干口苦减轻，大便成形，日 1 次，寐差症状缓解；舌淡，体胖大，边有齿痕，苔白腻，脉弦滑。上方去鸡内金、陈皮，加茯苓 20g、猪苓 6g 以利水渗湿。

处　方：柴　胡 10g　　　炒白术 20g　　　黄　芪 20g　　　太子参 15g
　　　　　金钱草 30g　　　郁　金 10g　　　威灵仙 15g　　　半枝莲 15g
　　　　　焦山楂 15g　　　灵磁石 20g　　　党　参 10g　　　石　斛 15g
　　　　　炒神曲 15g　　　炒麦芽 15g　　　茯　苓 20g　　　猪　苓 6g

7 剂，水煎服，日 1 剂，水煎 300mL，早晚分服。

三诊：患者面色萎黄，形体适中，乏力症状缓解，纳可，厌油腻明显缓解，手心热减轻，目黄减轻，眼干、口干口苦症状消失，大便不成形，日 1 次，寐差症状缓解；舌淡，体胖大，边有齿痕，苔白腻，脉弦滑。上方去灵磁石、石斛，加香附 15g、香橼 15g 以理气和中。

处　方：柴　胡 10g　　　炒白术 20g　　　黄　芪 20g　　　太子参 15g
　　　　　金钱草 30g　　　郁　金 10g　　　威灵仙 15g　　　半枝莲 15g
　　　　　焦山楂 15g　　　党　参 10g　　　香　附 15g　　　香　橼 15g
　　　　　炒神曲 15g　　　炒麦芽 15g　　　茯　苓 20g　　　猪　苓 6g

7 剂，水煎服，日 1 剂，水煎 300mL，早晚分服。

四诊：患者面色暗黄，形体适中，乏力症状明显缓解，厌油腻症状明显缓解，手心热症状缓解，目黄症状明显缓解，大便不成形，质黏，日 1 行，纳可，寐可；舌紫暗，体胖大，苔白腻，脉弦滑。自诉其余症状均有好转。上方去焦山楂、炒神曲、炒麦芽，加苍术 10g、薏苡仁 15g 以健脾和胃。

处　方：柴　胡 10g　　　炒白术 20g　　　黄　芪 20g　　　太子参 15g
　　　　　金钱草 30g　　　郁　金 10g　　　威灵仙 15g　　　半枝莲 15g
　　　　　党　参 10g　　　香　附 15g　　　香　橼 15g　　　苍　术 10g
　　　　　薏苡仁 15g　　　茯　苓 20g　　　猪　苓 6g

7 剂，水煎服，日 1 剂，水煎 300mL，早晚分服。

根据患者临床症状辨证施治，遣方用药，继予 4 个月后，患者诸症皆消，效果显著。

【临证心悟】

历代医家对癥瘕的病因病机有多方面的论述。《中藏经》曰"积聚癥瘕杂虫者，皆五脏六腑真气失而邪气并，遂乃生焉"，指出了癥瘕是由于人体内部脏腑正气虚衰，加上体外邪气同时侵袭而成。《素问·评热病论》早就指出"邪之所凑，其气必虚"，表明体虚是人体患病的先决条件。

谢晶日教授认为"虚"为本病的根本病机，感受邪毒、饮食损伤、脾气虚弱、肝气抑郁是癥瘕的主要病因，并认为此病的发生与长期饮食不节、七情内伤等引起机体阴阳失衡有关。而正气亏虚、脏腑失调则是肝癌发病的内在条件。肝为刚脏，主疏泄，喜条达，恶抑郁；肝藏血，体阴而用阳。故用药当疏利肝胆，调养脾胃，清热解毒，软坚散结，攻补兼施。

癥瘕病因病机复杂，多表现为乏力、消瘦等，脾胃为气血生化之源，应独取中州以充后天生化之源，故用太子参、黄芪以养中州而培元气。研究证实清热解毒药可以通过抑制肿瘤血管生长因子的过度表达起到抑瘤作用，故选用半枝莲（也可用白花蛇舌草）清热散结。患者巩膜黄染，故加金钱草、郁金配伍以增利湿退黄之功。《素问》已指出食欲减退是此病最为明显的症状，如："有病心腹满，旦食则不能暮食，此为何病？岐伯对曰：名为鼓胀。"故焦山楂、炒神曲、炒麦芽、陈皮、鸡内金合用，调理脾胃之气，以顾护脾胃。因患者有少许腹水，故重用黄芪以益气扶正，统帅血行，祛湿消肿；伍用党参，补气之力更宏。再佐以白术、茯苓，奏运脾和肝、通行水气之功效，炒白术、茯苓二药合用，一健一利，使水邪有出路，故脾健、湿祛、肿消、饮化。在治疗过程中，谢晶日教授经常嘱咐患者注重保暖，以防感邪导致疾病加重，强调安心静养，避免情志内伤，更要避免饮酒，注重合理饮食。

病案五：癥瘕·气滞血瘀证

马某，男，68岁。

首诊时间：2020年10月13日。

主诉：右胁胀满1年，加重3个月。

现病史：患者1年前无明显诱因出现右胁胀痛不适，遂于当地医院就诊，诊断为原发性肝癌，后进行手术治疗，症状改善。3个月前患者右胁胀满症状加重，偶伴右胁隐痛，遂于当地医院就诊，CT显示无复发倾向，系统治疗后症状无明显改善，后经亲友介绍，慕名前来谢晶日教授处就诊。患者现面色萎黄，神疲乏力，右胁胀满不适，善太息，食欲不振，寐差，大便秘结，2日1行，小便色黄；舌质暗红，苔白腻，脉弦。

既往史：高血压20年，慢性丙型病毒性肝炎10年。

辅助检查：腹部 CT 示肝硬化，脾大，肝右叶多发全血供结节，肝右叶近膈面处动脉轻度强化小结节。

辨证分析：病程日久，兼手术耗气伤血，均可损伤正气，故出现面色萎黄、神疲乏力等脾虚证候；肝失疏泄日久，气机阻滞，故出现右胁胀满不适、善太息等症状；该患者为慢性丙型病毒性肝炎、肝细胞癌术后有癌残留；舌质暗红，属于瘀毒互结；故中医辨证为癥瘕·气滞血瘀证。

中医诊断：癥瘕·气滞血瘀证。

西医诊断：①原发性肝癌术后。

　　　　　②慢性丙型病毒性肝炎。

　　　　　③高血压。

中医治法：理气活血，通络消积。

处　　方：柴　胡 15g　　炙黄芪 30g　　太子参 15g　　炒白术 20g
　　　　　薏苡仁 15g　　泽　泻 15g　　猪　苓 20g　　佛　手 15g
　　　　　紫苏子 15g　　炙鳖甲 15g　　枳　实 15g　　莪　术 15g
　　　　　大　黄 15g　　火麻仁 10g　　郁李仁 10g　　三　棱 15g

7 剂，水煎服，日 1 剂，水煎 300mL，早晚分服。

二诊：患者右胁胀满不适缓解，神疲乏力、善太息、食欲不振、寐差、大便秘结症状缓解，大便 2 日 1 行，小便色黄；舌质暗红，苔白腻，脉弦。上方去泽泻、猪苓，加陈皮 15g、鸡内金 15g 以顾护胃气。

处　　方：柴　胡 15g　　炙黄芪 30g　　太子参 15g　　炒白术 20g
　　　　　薏苡仁 15g　　陈　皮 15g　　鸡内金 15g　　佛　手 15g
　　　　　紫苏子 15g　　炙鳖甲 15g　　枳　实 15g　　莪　术 15g
　　　　　大　黄 15g　　火麻仁 10g　　郁李仁 10g　　三　棱 15g

7 剂，水煎服，日 1 剂，水煎 300mL，早晚分服。

三诊：患者右胁胀满不适明显缓解，神疲乏力症状好转，善太息、食欲不振症状减轻，寐差缓解，大便正常，1 日 1 行，小便色黄；舌质暗红，苔白腻，脉弦。上方去大黄、火麻仁、郁李仁，加郁金 15g、川芎 10g 以行气活血。

处　　方：柴　胡 15g　　炙黄芪 30g　　太子参 15g　　炒白术 20g
　　　　　薏苡仁 15g　　陈　皮 15g　　鸡内金 15g　　佛　手 15g
　　　　　紫苏子 15g　　炙鳖甲 15g　　枳　实 15g　　莪　术 15g
　　　　　三　棱 15g　　郁　金 15g　　川　芎 10g

7 剂，水煎服，日 1 剂，水煎 300mL，早晚分服。

四诊：患者右胁胀满不适明显缓解，神疲乏力症状好转，食欲不振症状减轻，寐差缓解，大便正常，1日1行，小便正常。上方去炙鳖甲，加赤芍10g、丹参15g以行气散瘀。

处　　方：柴　胡 15g　　炙黄芪 30g　　太子参 15g　　炒白术 20g
　　　　　　薏苡仁 15g　　陈　皮 15g　　鸡内金 15g　　佛　手 15g
　　　　　　紫苏子 15g　　枳　实 15g　　莪　术 15g　　三　棱 15g
　　　　　　郁　金 15g　　川　芎 10g　　赤　芍 10g　　丹　参 15g

7剂，水煎服，日1剂，水煎300mL，早晚分服。

五诊：患者右胁胀满不适几近消失，神疲乏力、食欲不振症状明显减轻，寐差缓解，大便正常，1日1行，小便正常。上方去三棱、莪术，加砂仁10g、香附10g以行气散结。

处　　方：柴　胡 15g　　炙黄芪 30g　　太子参 15g　　炒白术 20g
　　　　　　薏苡仁 15g　　陈　皮 15g　　鸡内金 15g　　佛　手 15g
　　　　　　紫苏子 15g　　枳　实 15g　　砂　仁 10g　　香　附 10g
　　　　　　郁　金 15g　　川　芎 10g　　赤　芍 10g　　丹　参 15g

14剂，水煎服，日1剂，水煎300mL，早晚分服。

患者诸症皆明显好转，随证加减，继予2个月。电话随访，未见复发及转移，患者生活质量较好。

【临证心悟】

《灵枢·邪气脏腑病形》载："若有所大怒……积于胁下，则伤肝。"《灵枢·百病始生》载："内伤于忧怒，则气上逆……而积皆成矣。"研究指出，不良的情绪与肿瘤的发生及预后呈正相关，因而在治疗过程中，谢晶日教授注重疏肝健脾以调气机升降，不专于消积散结，而结聚自散。

谢晶日教授认为在疾病不同阶段，应抓住临床四诊资料，先辨虚实，治疗要始终把握本虚标实这一关键，根据疾病不同阶段正邪相争情况采取不同治疗策略，或以扶正为主，兼祛邪，或以祛邪为主，兼扶正，灵活应用，不可盲目攻伐或补益。病毒性肝炎多因湿热疫毒入侵，湿为阴邪，胶着难祛，湿热互结，久伤气血，气血耗损，正气大伤，正虚邪实，寒热错杂，邪实难祛，正损加剧，邪盛正衰，正气溃败，导致脏腑阴阳、气血紊乱，终由肝炎导致肝癌的发生。

《医宗必读》指出："积之成也，正气不足，而后邪气踞之。"正气虚弱，邪气乘袭，蕴结于肝，形成癥块，甚至肝癌。肝主疏泄，为气机出入之所，以疏为用，故治肝癌理气为要。谢晶日教授选用血中之气药郁金、川芎，并用柴胡辛开理气。若肝气郁久，气血运行不畅，而致气滞血瘀，治应疏肝理气，活血化瘀，但也有轻重之分。轻则疏气养血活血合用，配伍丹参。丹参"功同四物"，其味苦能降泄，微寒以清热，入肝养血活血，并以活血为专，以通为补。重则理气活血化瘀同用，用药则以疏肝理气为主，并配以赤芍、莪术。赤芍，味苦微寒，苦入肝经血分，活血之中兼有凉血散瘀之能，肝火旺而兼有血瘀者，每多用之。莪术，甘、微苦，性温，长于止血化瘀，多用于肝癌瘀血积久坚硬者。若瘀阻脉络，则宜和肝通络，故用三棱、莪术消瘀血，泻积聚。《药鉴》云莪术"中病即已，不可过服，以损真元"。总之，以疏畅条达之法复肝之正常生理之态，辅以健运脾胃，以"先安未受邪之地"，截断病势。

病案六：癥瘕·正虚瘀结证

仇某，女，75岁。

首诊时间：2020年11月10日。

主诉：右胁疼痛5个月。

现病史：该患者5个月前出现右胁疼痛，于当地医院诊断为肝癌，行介入治疗后病情控制良好，但伴随症状并未缓解，症状反复，其后寻当地中医治疗，症状无明显改善。患者深受煎熬，此次经亲属介绍遂来谢晶日教授处求治。现症见右胁疼痛不适，神疲乏力，嗜睡，纳呆，寐可，大便溏结不调，日2次；舌质暗红，苔白腻，脉弦滑数。

既往史：慢性乙型病毒性肝炎50年。

辅助检查：腹部增强CT示肝癌介入治疗后改变，肝囊肿，左肾囊肿。

辨证分析：患者慢性乙型病毒性肝炎病史50年，平素肝脾不调，肝气不舒。患病日久，正气虚损，脾气亏虚，肝气郁滞。气血津液运行受阻，转为痰湿、瘀血。气滞、痰湿、瘀血胶结，化为癥瘕。后行介入治疗，机体受创后正气愈虚，肝脏受损，气血凝滞，气机不畅，久而瘀毒内生。肝气不舒，故见胁肋部疼痛。脾气亏损，运化无力，故见纳呆、疲乏、便溏。据症状舌脉，诊为癥瘕，证属正虚瘀结。

中医诊断：癥瘕·正虚瘀结证。

西医诊断：①原发性肝癌术后。

②慢性乙型病毒性肝炎。

中医治法：补益气血，活血化瘀。

处　方：	柴　胡15g	黄　芪15g	太子参15g	炒白术20g
	薏苡仁15g	苍　术15g	炒神曲20g	陈　皮15g
	鸡内金15g	紫苏子15g	佛　手15g	砂　仁15g
	枳　壳15g	半枝莲15g	白花蛇舌草10g	蜂　房15g

7 剂，水煎服，日 1 剂，水煎 300mL，早晚分服。

二诊：患者右胁疼痛不适稍减轻，伴乏力尤甚，纳呆，寐可，大便溏结不调，日 2 次；舌质暗红，苔白腻，脉弦滑数。上方去白花蛇舌草、蜂房，加三棱 10g、莪术 10g 以破血行气。

处　方：柴　胡 15g　　黄　芪 15g　　太子参 15g　　炒白术 20g
　　　　薏苡仁 15g　　苍　术 15g　　炒神曲 20g　　陈　皮 15g
　　　　鸡内金 15g　　紫苏子 15g　　佛　手 15g　　砂　仁 15g
　　　　枳　壳 15g　　半枝莲 15g　　三　棱 10g　　莪　术 10g

10 剂，水煎服，日 1 剂，水煎 300mL，早晚分服。

三诊：患者右胁疼痛不适明显减轻，乏力好转，纳可，寐可，大便不成形，日 1 次；舌质暗，苔白腻，脉弦滑数。上方去砂仁、枳壳，加枳实 15g、槟榔 10g 以行气通腑。

处　方：柴　胡 15g　　黄　芪 15g　　太子参 15g　　炒白术 20g
　　　　薏苡仁 15g　　苍　术 15g　　炒神曲 20g　　陈　皮 15g
　　　　鸡内金 15g　　紫苏子 15g　　佛　手 15g　　枳　实 15g
　　　　槟　榔 10g　　半枝莲 15g　　三　棱 10g　　莪　术 10g

10 剂，水煎服，日 1 剂，水煎 300mL，早晚分服。

四诊：患者右胁疼痛不适几近消失，乏力明显缓解，纳可，寐可，大便成形，日 1 次；舌质暗，苔白腻，脉弦滑数。上方去薏苡仁、苍术，加白豆蔻 10g、草豆蔻 10g 以化湿和中。

处　方：柴　胡 15g　　黄　芪 15g　　太子参 15g　　炒白术 20g
　　　　白豆蔻 10g　　草豆蔻 10g　　炒神曲 20g　　陈　皮 15g
　　　　鸡内金 15g　　紫苏子 15g　　佛　手 15g　　枳　实 15g
　　　　槟　榔 10g　　半枝莲 15g　　三　棱 10g　　莪　术 10g

10 剂，水煎服，日 1 剂，水煎 300mL，早晚分服。

其后该患者定期门诊治疗，间断服用汤药 6 个月，随访患者病情平稳，未见复发。

【临证心悟】

《灵枢·百病始生》云："黄帝曰：其成积奈何？……膜胀则肠外之汁沫迫聚不得散，日以成积……肠胃之络伤，则血溢于肠外，肠外有寒，汁沫与血相抟，则并合凝聚不得散，而积成矣。卒然外中于寒，若内伤于忧怒……而积皆成矣。"《金匮要略》云："见肝之病，知肝传脾，当先实脾……此治肝补脾之要妙也。"肝癌虽病位在肝，但与脾胃密切相关。脾胃为后天之本，气血生化之源，且肝癌患者经介入治疗后损伤人体正气，因此补益脾气尤为重要。而气机不畅是肝癌整个病程中最为基础的病理变化。

谢晶日教授主张肝脾同调，治疗的关键在于健脾疏肝，中州建，正气复，正气足则有力祛邪外出，肝气条达则血脉得畅；在此基础上兼以理气活血，辅以清热利湿解毒之品。谢晶日教授针对该病中医病机的"虚""瘀""毒"三点，强调益脾养肝、行气活血、解毒散结。针对"虚"，采用太子参、白术健运脾胃，顾护后天之本；针对"瘀"，采用三棱、莪术行气化瘀、软坚消积；针对"毒"，采用半枝莲、白花蛇舌草解毒抗癌；患者纳呆厌食，故加炒神曲、陈皮、鸡内金以健脾消食；选用柴胡、佛手、紫苏子以疏肝行气，推动血行。全方共奏益脾养肝、行气活血、解毒散结之功，使祛瘀不伤正，补虚而不留邪，达到促进损伤肝脏正常修复再生、改善炎症纤维化微环境的目的。

四、临证经验总结

癥瘕发病与患者自身的脏腑机能有密切的关系，七情和六淫之邪均可导致本病的发生，但最重要的原因是脏腑功能的损伤。谢晶日教授认为癥瘕的基础是痰瘀互结，日久成毒，也可以说五脏六腑邪气均可成痰、瘀、毒。这与人体正气虚弱，阴阳虚损密切相关，脾阳、肾阳的不足可以导致水湿停留，阳气不运可以导致痰浊瘀血的加重。同样心、肝、肺、肾等主要脏腑的阴液亏损，也会导致邪毒的稽留。因此，谢晶日教授在审因辨证时注重详细询问患者细节，如发病之初的诱因和饮食、情志的变化，以及前期治疗及效果等，从而得出患者癥瘕发生的基本病机。癥瘕是本虚标实之证，初期以脾胃气虚为主，中后期多为虚实夹杂；其中久病者多瘀血阻络，他病转移者多阴阳俱虚。

谢晶日教授结合多年临床经验将治疗癥瘕的临证思维总结为以下三点：

1. 调畅气机

谢晶日教授首次提出"肝脾论"的学术思想，认为肝气郁滞和脾胃虚弱是众多疾病的发病基础，癥瘕多由肝脾脏腑疾病逐渐发展而成，调畅肝脾即调畅气血，气血通调，瘀血不生。此外，调和气血和调畅气血又有不同。调和气血指调和脏腑间的气血平衡关系，气虚、气滞、气乱、血虚、血瘀、血寒、血热等在调和中应用的方法是和其基本病机相关的，或补气、理气、定气、养血、活血、温养、清凉等；而气血调畅主要指调畅气机。

2. 中西结合

谢晶日教授注重中医、中药的应用，也不排斥西医理论，认为西医学的前期治疗对中医中药的治疗是有一定影响的，如介入后患者血瘀表现会更加明显，手术后患者脾胃气血虚弱，放化疗后的患者以正虚为主。如临床遇见适合手术及介入治疗的早期患者，其亦推荐采用相关治疗，相关治疗后应用中医药辨证治疗，但对于中晚期患者则主张以中医药为主。

3. 身心同治

在肝癌的治疗过程中，情志调护尤为重要，尤其是确诊时已属晚期、免疫力差、高龄的患者，更需要树立一种与疾病顽强持久对抗的信念。谢晶日教授在临床诊疗时，与患者耐心地沟通，引导患者接受正规、积极的治疗，以改善症状，减轻痛苦，延长生存期。

谢晶日教授认为，虫类药物在软坚散结、破瘀通络方面效果尤佳，故在癥瘕治疗中，善用虫类药如蜈蚣、全蝎、蜂房、九香虫等。痰浊血瘀而化生邪毒，解毒化瘀是治疗癥瘕的重要环节，常用抗肿瘤药物如白花蛇舌草、半枝莲、半边莲、板蓝根等。肝主动，通经络，通风，风性走窜，气血瘀滞须有风药佐治，常用风药如荆芥、防风、羌活等。癥瘕日久多伴阴亏表现，因此，滋肝阴、养肝阴的思路也贯穿始终，阴液得复，肝络得润，则气血调畅，常用太子参、北沙参、百合、天冬等滋阴药物，以及生地黄、枸杞子、白芍、五味子等养阴之品。癥瘕患者常有脏腑之气不畅，或胸膺憋闷的肝肺气滞，或腑气不通，肠腑气机不利，常选用火麻仁、郁李仁、柏子仁、肉苁蓉通下焦，兼养心补肾，或选用承气汤通调积滞。

第二章　脾胃病

第一节　痞满案

一、痞满概述

痞满是由表邪内陷、饮食不节、痰湿阻滞、情志失调、脾胃虚弱等导致脾胃功能失调，升降失司，胃气壅塞而成的以胸脘痞塞、满闷不舒、按之柔软、压之不痛、视之无胀大之形为主要临床特征的一种脾胃病证。

西医学中的慢性胃炎、胃神经症、胃下垂、消化不良等疾病，当出现以胃脘部痞塞、满闷不舒为主要表现时，可参考本节辨证论治。

二、中医病因病机心悟

本病病位在胃，与肝脾两脏密不可分。病机有虚实之分。实即实邪内阻，包括外邪入里，饮食停滞，痰湿阻滞，肝郁气滞等；虚即中虚不运，责之脾胃虚弱。脾胃同居中焦，脾主升清，胃主降浊，共司水谷的纳运和吸收，清升浊降，纳运如常，则胃气调畅。实邪内阻，亦多与中虚不运，升降无力有关；反之，中焦转运无力，最易招致邪的侵扰，两者常常互为因果。

下列为该病常见的病因病机：

1. 外邪侵袭

外邪侵袭肌表，治疗不得其法，滥施攻里泻下，脾胃受损，外邪乘虚内陷入里，结于胃脘，阻塞中焦气机，升降失司，胃气壅塞，遂成痞满。

2. 饮食所伤

暴饮暴食，或恣食生冷粗硬，或偏嗜肥甘厚味，或嗜浓茶烈酒及辛辣过烫饮食，损伤脾胃，以致食谷不化，阻滞胃脘，升降失司，胃气壅塞，而成痞满。

3. 痰湿阻滞

脾胃失健，水湿不化，酿生痰浊，痰气交阻于胃脘，则升降失司，胃气壅塞，而成痞满。

4. 情志失调

多思则气结，暴怒则气逆，悲忧则气郁，惊恐则气乱等，造成气机逆乱，升降失职，形成痞满。其中尤以肝郁气滞，横犯脾胃，致胃气阻滞而成痞满为多见。

5. 脾胃虚弱

素体脾胃虚弱，中气不足，或饥饱不匀，饮食不节，或久病损及脾胃，纳运失职，升降失调，胃气壅塞，而生痞满。

三、典型病例

病案一：痞满·痰湿中阻证

姜某，女，69 岁。

首诊时间：2019 年 9 月 25 日。

主诉：胃脘部胀满 1 个月余，加重 7 天。

现病史：1 个月前无明显诱因出现胃脘部胀满不适，食后恶心，未予重视。后胃脘部胀满不适逐渐加重，按之则痛，偶有小腹坠胀感，头晕乏力，心悸，寐差易醒，食欲不振，急躁易怒，无反酸、烧心。自行口服木香顺气丸、保和丸等症状稍有缓解，7 天前患者上述症状加重，由其周围朋友介绍前来门诊寻求中医治疗。患者现面色萎黄，形体稍胖。胃脘部胀满不适，拒按，偶有小腹坠胀感，乏力，头晕，心悸，寐差易醒，食欲不振，急躁易怒，大便偶不成形，日 1 次，小便可；舌质暗红，边有齿痕，苔白腻，脉沉弦滑。

既往史：高血压 8 年，现血压 140/90mmHg。

辅助检查：

①胃镜检查：贲门炎，慢性浅表性胃炎伴糜烂，胃黏膜脱垂。

②病理检查：（贲门胃窦）黏膜慢性炎症伴急性炎症及萎缩（轻度）。

辨证分析：本病属于中医"痞满"范畴。根据病史，四诊合参，通过中医辨证诊断为"痰湿中阻证"。患者平素饮食失调，脾失健运，胃失受纳，升降失司，痰湿内生，气机被阻，而生痞满；脾气虚弱，气血生化无源，心神失养，则头晕、乏力、心悸；胃不和则卧不安，故寐差易醒；舌质暗红，边有齿痕，苔白腻，脉沉弦滑，为痰湿中阻之象。

中医诊断：痞满·痰湿中阻证。

西医诊断：慢性浅表性胃炎伴糜烂。

中医治法：燥湿健脾，化痰理气。

处　　方：柴　胡 15g　　炒白术 15g　　枳　壳 10g　　佛　手 15g

陈　皮 15g　　　厚　朴 15g　　　苍　术 10g　　　茯　苓 20g

炒神曲 15g　　　煅龙骨 20g　　　煅牡蛎 20g　　　黄　芪 15g

7 剂，水煎服，日 1 剂，水煎 300mL，早晚分服。

嘱患者避寒热，调情志，节饮食，定期复诊。

二诊：患者服用前方 7 剂汤剂后，胃脘部胀满不适、食后恶心减轻，乏力好转，纳可，食欲改善，烦躁好转，夜间偶心悸，寐差易醒好转，二便调；舌质暗红，边有齿痕，苔白略腻，脉沉弦滑。在原方基础上加炒薏苡仁燥湿健脾，加灵磁石安神定志。

处　　方：柴　胡 15g　　　炒白术 15g　　　枳　壳 10g　　　佛　手 15g

陈　皮 15g　　　厚　朴 15g　　　苍　术 10g　　　茯　苓 20g

炒神曲 15g　　　煅龙骨 20g　　　煅牡蛎 20g　　　黄　芪 15g

灵磁石 10g　　　炒薏苡仁 20g

7 剂，水煎服，日 1 剂，水煎 300mL，早晚分服。

三诊：患者在服用上诊第 5 剂汤剂时胃脘部胀满消失，现食后恶心、乏力消失，饮食调，情志佳，心悸消失，睡眠调；舌质淡，略有齿痕，苔白，脉沉。二诊方去龙骨、牡蛎、灵磁石，予 14 剂，巩固治疗。

处　　方：柴　胡 15g　　　炒白术 15g　　　枳　壳 10g　　　佛　手 15g

陈　皮 15g　　　厚　朴 15g　　　苍　术 10g　　　茯　苓 20g

炒神曲 15g　　　黄　芪 15g　　　炒薏苡仁 20g

14 剂，水煎服，日 1 剂，水煎 300mL，早晚分服。

患者经 1 个月治疗，诸症缓解。电话随访 3 个月，未见复发。

【临证心悟】

《景岳全书·痞满》对痞与满的认识，有"痞者，痞塞不开之谓；满者，胀满不行之谓，盖满则近胀，而痞则不必胀也"。对痞满的病因病机，有"凡有邪有滞而痞者，实痞也；无物无滞而痞者，虚痞也；有胀有痛而满者，实满也；无胀无痛而满者，虚满也"。对痞满的治则，有"实痞、实满者，可散可消；虚痞、虚满者，非大加温补不可"。谢晶日教授认为，痞满病机，虽有虚实之异，但多虚实夹杂。此案患者平素饮食不节，情志失调，乘胃克脾，脾失健运，胃失受纳，升降失司出现以上症状，气不调则胀满不除，湿不祛则诸症难散。正如《景岳全书·痞满》所云："怒气暴伤，肝气未平而痞。"脾胃是人体气机升降出入的中枢，共同维护着气机的升降出入，保证脏腑功能的协调，使气血运行畅通而不失其道。故以燥湿化痰、理气健脾之法治疗。

方中柴胡为君配佛手，疏肝解郁理气；陈皮、枳壳理气行滞；茯苓甘淡，配白术、苍术，益气燥湿健脾，以助陈皮、枳壳理气祛湿；厚朴配佛手疏理气机，助柴胡行气，以宣通郁结之气；并配炒神曲，健运中焦，促进消化，增进食欲，以消食导滞；配黄芪，益气健脾，助茯苓、白术祛湿消浊，气能行血，补气也可达到养血安神之功，又有"治肝实脾"之妙；配煅龙骨、煅牡蛎重镇安神，并有改善便不成形之效。二诊诸症好转，遂加炒薏苡仁燥湿健脾以消腻，加灵磁石加大安神之力。三诊诸症好转明显，重镇之品过用久用恐伤胃气，故去龙骨、牡蛎、灵磁石等，效方续服。《类证治裁·痞满》曰："杂病之痞，从内之外，故宜辛散。"本方辛苦合用，辛以行气散结，苦以燥湿降逆，使郁气得疏，湿浊得化，则湿浊内蕴之痞满自除。

病案二：痞满·肝胃郁热证

范某，女，40 岁。

首诊时间：2019 年 4 月 3 日。

主诉：胃脘部胀满 1 年余，加重 3 天。

现病史：患者 1 年前始出现胃脘部胀满，每于情绪不畅时加重，自行服用多潘立酮后症状稍有缓解。3 天前患者情志不遂后胃脘胀满加重，为求中西医结合系统治疗，遂于我院门诊就诊。患者现胃脘部胀满，反酸，烧心，恶心，嗳气，口中黏腻，口苦，心烦易怒，纳差，神疲乏力，小便黄，大便黏滞，排出不爽；舌红，有齿痕，苔黄腻，脉弦滑。

既往史：既往体健。

辅助检查：胃镜示浅表性胃炎。

辨证分析：痞满可见心下痞塞，胸膈满闷，触之无形，按之无痛。本例患者胃脘部胀满 1 年余，因情绪激动，胃脘胀满症状加重。情志不和，气机阻滞，肝木郁而不伸，则胃脘胀满不舒，情志不舒时加重；肝气郁滞，日久郁而化热，则反酸，烧心，恶心，嗳气，口苦，心烦易怒；湿热中阻则大便黏滞，排出不爽；舌红，有齿痕，苔黄腻，脉弦滑，为肝胃郁热之象。

中医诊断：痞满·肝胃郁热证。

西医诊断：慢性浅表性胃炎。

中医治法：疏肝和胃，清热祛湿。

处　　方：

柴　胡 10g	炒白术 15g	神　曲 15g	鸡内金 15g
陈　皮 10g	香　橼 10g	香　附 10g	旋覆花 10g
代赭石 15g	枳　实 10g	厚　朴 15g	白豆蔻 10g
黄　连 10g	吴茱萸 5g	石　斛 10g	

7 剂，水煎服，日 1 剂，水煎 300mL，早晚分服。

二诊：患者胃胀较前减轻，反酸、烧心改善不明显，恶心、嗳气稍缓解，乏力缓解，大便黏滞稍有缓解，口中黏腻，口苦，排便不畅；舌红，有齿痕，苔白腻，脉弦滑。前方加煅海螵蛸 30g，以增强抑酸效果，炒白术改为 20g。

处　　方：柴　胡 10g　　炒白术 20g　　神　曲 15g　　鸡内金 15g
　　　　　　陈　皮 10g　　香　橼 10g　　香　附 10g　　旋覆花 10g
　　　　　　代赭石 15g　　枳　实 10g　　厚　朴 15g　　白豆蔻 10g
　　　　　　黄　连 10g　　吴茱萸 5g　　 石　斛 10g　　煅海螵蛸 30g

　　　　　　　　　　　7 剂，水煎服，日 1 剂，水煎 300mL，早晚分服。

三诊：患者诸症缓解，效不更方。

四诊：患者胃胀较前缓解，偶有胀感且持续时间较前缩短，反酸、烧心明显改善，口中黏腻、口苦减轻，乏力减轻，小便可，大便黏滞减轻；舌淡，苔薄白。效不更方，继予 7 剂。

五诊：患者诸症缓解。上方去海螵蛸 30g，再予 7 剂，巩固治疗，嘱患者注意饮食调摄。

处　　方：柴　胡 10g　　炒白术 20g　　神　曲 15g　　鸡内金 15g
　　　　　　陈　皮 10g　　香　橼 10g　　香　附 10g　　旋覆花 10g
　　　　　　代赭石 15g　　枳　实 10g　　厚　朴 15g　　白豆蔻 10g
　　　　　　黄　连 10g　　吴茱萸 5g　　 石　斛 10g

　　　　　　　　　　　7 剂，水煎服，日 1 剂，水煎 300mL，早晚分服。

【临证心悟】

痞满病因病机于古代医籍中观点各异，如《黄帝内经》谓之饮食不节、起居不时、寒气侵犯；张仲景所论述的外感表邪失治误治，《类证治裁》中认为的"噎膈痞塞，乃痰与气搏，不得宣通"；以及《景岳全书》所倡之七情失和而致痞等。本案病机为肝郁脾虚，湿热蕴结。胃脘胀满，口中黏腻，口苦，心烦易怒，纳差，神疲乏力，小便黄，大便黏滞为辨证要点。肝木横逆，克伐脾土，气机升降失常，则胃胀、嗳气、烧心反酸；湿性重着黏滞，故神疲乏力，大便黏滞。

本例患者一诊时肝郁、湿热明显，以柴胡、香橼、香附等共奏理气解郁之功；肝木横逆犯脾胃，以黄连、吴茱萸相配，取左金丸泻肝火以缓解反酸之象；神曲、鸡内金健脾开胃消食；白豆蔻、枳实、厚朴、陈皮化湿消痞，行气消积，助腑气通降；代赭石、旋覆花药对降逆下气止嗳气；病程日久，虚实夹杂，则倦怠乏力较为明显，白术炒焦增强健脾益气之功。二诊加煅海螵蛸以增强抑酸降逆效果，同时治病求本，白术加量以期脾胃健运，升清降浊各司其职。四诊去抑酸药，以防收涩太过，诸药合用，切中病机，痞满自消。

病案三：痞满·胃阴不足证

陆某，女，31 岁。

首诊时间：2019 年 10 月 28 日。

主诉：胃脘胀满伴隐痛 1 周。

现病史：患者 1 周前无明显原因出现胃脘部胀满伴隐痛，喜按，嗳气时作，自行口服气滞胃痛颗粒、肝胃气痛片等药物，症状未见明显缓解，为求中医中药治疗，来我院就诊。患者现面色少华，形体适中，胃脘部胀满伴隐痛，喜按，嗳气时作，口干乏力，后背酸痛，畏寒肢冷，食欲尚可，入睡困难，大便干燥，2～3 日 1 行；舌质暗红，边有齿痕，少苔，脉沉细数。

既往史：平素体健。

辅助检查：无。

辨证分析：本案主诉为"胃脘胀满伴隐痛 1 周"，辨病属于中医"痞满"范畴。根据病史，四诊合参，通过中医辨证诊断为"胃阴不足证"。患者脾气虚弱，脾失健运，湿浊内蕴，脾胃不和，升降失司，则胃脘部胀满伴隐痛（以胀满为主）、疼痛喜按、便干；脾气虚弱，气血生化无源，脾气不能为胃行其津液，胃阴不足，则口干、后背酸痛、面色少华；脾主四肢，脾气虚弱，失于濡养，则乏力、畏寒肢冷；胃阴不足，阴阳失和，故入睡困难；舌质暗红，边有齿痕，少苔，脉沉细数，为胃阴不足之象。

中医诊断：痞满·胃阴不足证。

西医诊断：慢性浅表性胃炎。

中医治法：养阴益胃，调中消痞。

处　方：柴　胡 10g	白　术 20g	陈　皮 15g	厚　朴 15g
天花粉 15g	北沙参 15g	石　斛 15g	枳　实 15g
法半夏 10g	玄　参 10g	麦　冬 15g	黄　芪 15g
煅海螵蛸 30g			

7 剂，水煎服，日 1 剂，水煎 300mL，早晚分服。

嘱患者避寒热，调情志，节饮食，定期复诊。

二诊：患者服用前方 7 剂汤剂后，胃脘部胀满不舒、疼痛、嗳气减轻，口干乏力好转，睡眠有所改善，大便略干，1～2 日 1 行；舌质暗红，边有齿痕，苔白，脉沉细数。在原方基础上加炒薏苡仁、茯苓补气健脾。

处　方：柴　胡 10g	白　术 20g	陈　皮 15g	厚　朴 15g
天花粉 15g	北沙参 15g	石　斛 15g	枳　实 15g
法半夏 10g	玄　参 10g	麦　冬 15g	黄　芪 15g

茯　苓 15g　　炒薏苡仁 15g　　煅海螵蛸 30g

7 剂，水煎服，日 1 剂，水煎 300mL，早晚分服。

三诊：患者服上诊汤剂后，胃脘胀满、疼痛、嗳气消失，时有口干乏力，睡眠正常，饮食调，二便正常；舌质淡，边略有齿痕，苔白，脉沉。二诊方去半夏、玄参、枳实，加枸杞子、山药益气养阴。再予 14 剂，巩固治疗。

处　　方：柴　胡 10g　　白　术 20g　　陈　皮 15g　　厚　朴 15g
天花粉 15g　　北沙参 15g　　石　斛 15g　　枸杞子 15g
麦　冬 15g　　黄　芪 15g　　茯　苓 15g　　山　药 15g
炒薏苡仁 15g　　煅海螵蛸 30g

14 剂，水煎服，日 1 剂，水煎 300mL，早晚分服。

患者经 1 个月治疗，诸症缓解。电话随访 6 个月，未见复发。

【临证心悟】

《素问·至真要大论篇》云："太阳之复，厥气上行……心胃生寒，胸膈不利，心痛痞满。"《诸病源候论·痞噎诸病》提出"八痞""诸痞"之名，包含了胃痞在内，并对痞作了初步的解释："痞者，塞也。言腑脏痞塞不宣通也。"《丹溪心法·痞》言："痞者，与否同，不通泰也。"中医学认为痞满是由于表邪内陷、饮食不节、痰湿阻滞、情志失调、脾胃虚弱等导致脾胃功能失调，升降失司，胃气壅塞而成的以胸脘痞塞满闷不舒、按之柔软、压之不痛、视之无胀大之形为主要临床特征的一种脾胃病证。病机总属中焦气机不利，脾胃升降失职，正如《兰室秘藏·中满腹胀门》所曰："脾湿有余，腹满食不化。"病位在胃，与肝、脾的关系密切。治疗应调理脾胃升降，行气除痞消满。

本例患者一派阴液不足的表现，主要以养阴益胃，调中消痞为主。方中须注意养阴药与祛湿药的比例，既要做到养阴而不助湿，又要做到祛湿而不伤阴，故以白术、天花粉等祛湿润燥之品配伍北沙参、石斛等养阴除虚热之品。同时，胃阴不足需注意气味辛温燥烈之品的用量，以免再次损伤胃阴。方中柴胡、陈皮、厚朴、枳实，疏肝理气，使气机通畅，以和中消痞；北沙参、石斛、麦冬、黄芪益气养阴；天花粉、玄参可祛湿润燥，《本草正义》记录玄参"寒而不峻，润而不腻，性情与知母、黄柏、生地黄近似，而较为和缓，流弊差轻"；法半夏、煅海螵蛸降逆除湿。二诊症状减轻，加入炒薏苡仁、茯苓健脾燥湿，利湿消痞。三诊诸症明显好转，减去祛湿行气消痞之品，仍有气虚表现，故去半夏、玄参、枳实，加枸杞子、山药等益气养阴，巩固治疗。诸药共奏养阴益胃、调中消痞之效。

病案四：痞满·脾虚湿盛证

刘某，男，44 岁。

首诊时间：2019 年 10 月 16 日。

主诉：胃脘部胀满伴嗳气 10 年余。

现病史：患者受胃脘胀满困扰 10 年余，经西医、中医等多处治疗，常缓解不久后复发，患者经人推荐来到谢晶日教授处就诊。患者现胃胀，嗳气，晨起口干，偶有反酸、烧心，纳少，易饥，寐可，大便不成形，日 3 ～ 4 次，便前腹痛，体力可；舌体胖，边有齿痕，中有裂纹，苔白腻，脉沉细弦。

既往史：高血压 2 年（125/95mmHg），间断口服缬沙坦、苯磺酸氨氯地平。

辅助检查：

①胃镜检查：反流性食管炎（LA-A 级），食管多发孤立静脉瘤。

②病理检查：胃黏膜慢性炎症伴中度肠化生，局灶腺体轻度不典型增生。

辨证分析：脾胃气机失调，气机阻滞，胃气上逆，则胃胀、嗳气、反酸；脾气虚弱，湿热内蕴，则反酸、烧心；水谷精微失于濡养，无法为胃行其津液，脾胃运纳失司，故食欲好，纳少易饥，晨起口干。《素问·阴阳应象大论》有言："清阳在下，则生飧泄；浊气在上，则生䐜胀。"脾不升清，清浊升降失调，则胃胀，大便不成形。舌体胖，边有齿痕，中有裂纹，苔白腻，脉沉细弦为脾虚湿盛之象。

中医诊断：痞满·脾虚湿盛证。

西医诊断：①慢性萎缩性胃炎伴中度肠化生及轻度不典型增生。

②反流性食管炎（LA-A 级）。

中医治法：健脾益气，除湿止痛。

处　方：柴　胡 10g　　炒白术 15g　　香　橼 15g　　白豆蔻 15g

　　　　　乌　药 15g　　陈　皮 15g　　天花粉 10g　　神　曲 15g

　　　　　诃　子 15g　　代赭石 20g　　旋覆花 10g　　补骨脂 15g

　　　　　鸡内金 10g　　半枝莲 15g　　煅海螵蛸 30g　　白花蛇舌草 20g

　　　　　　　　　　　7 剂，水煎服，日 1 剂，水煎 300mL，早晚分服。

二诊：患者现胃胀、嗳气缓解，晨起口干，反酸、烧心消失，纳可，寐可，大便成形，日 2 ～ 3 次，便前偶有腹痛，体力可；舌体胖，边有齿痕，中有裂纹，苔白腻，脉沉细弦。前方去神曲、鸡内金、代赭石、旋覆花，加知母 15g、栀子 10g。

处　方：柴　胡 10g　　炒白术 15g　　香　橼 15g　　白豆蔻 15g

　　　　　乌　药 15g　　陈　皮 15g　　天花粉 10g　　栀　子 10g

　　　　　补骨脂 15g　　诃　子 15g　　知　母 15g　　半枝莲 15g

　　　　　煅海螵蛸 30g　　白花蛇舌草 20g

　　　　　　　　　　　7 剂，水煎服，日 1 剂，水煎 300mL，早晚分服。

三诊：患者现胃胀、嗳气症状消失，晨起偶口干口苦，纳可，寐可，大便正常，日 1 ～ 2 次；舌红，苔黄腻，脉弦。上方去补骨脂、诃子；加砂仁 10g、苍术 10g。

处　　方：柴　胡 10g　　炒白术 15g　　香　橼 15g　　白豆蔻 15g
　　　　　　乌　药 15g　　陈　皮 15g　　天花粉 10g　　栀　子 10g
　　　　　　半枝莲 15g　　知　母 15g　　砂　仁 10g　　苍　术 10g
　　　　　　煅海螵蛸 30g　　白花蛇舌草 20g

　　　　　　　　　　　　7 剂，水煎服，日 1 剂，水煎 300mL，早晚分服。

四诊：诸症减轻，继予 14 剂。

电话随访，患者症状消失，未复发。

【临证心悟】

《医学启源》载"胃中风，则溏泄不已"，认为外感风、寒、热、湿之邪，均可致痞满，而外邪中犹以寒湿之邪为甚，寒邪客胃，最易损伤脾阳，阳虚失运，气机失调，发为痞满。《兰室秘藏·中满腹胀》云"或多食寒凉，及脾胃久虚之人，胃中寒则胀满，或脏寒生满病"，论述了因虚生满病。《杂病源流犀烛》言："痞满，脾病也，本由脾气虚，及气郁不能运行，心下痞塞填满。"《证治汇补·痞满》云："痞由阴伏阳蓄，气血不运而成，处心下，位中央，填满痞塞，皆湿土之为病也。"脾胃为人体气机升降之枢纽，脾气升健，则向上输布水谷精微所化生之清气；胃气和降，糟粕得以在大肠中下行。

此患者为中年男性，病程长达 10 年，久病必虚，脾气虚弱，运化失司，水反为湿，谷反为滞，湿滞内蕴，易酿生湿热，故见晨起口干；湿热灼伤胃阴故见不知饥。"脾胃者，仓廪之官，五味出焉"，饮食水谷在体内的转输，需依赖脾胃纳运功能的正常履职。若脾胃虚弱，纳运失职，则见胃胀、嗳气。谢晶日教授认为肝脾关系密切，应注重肝脾同调，故加炒白术、白豆蔻以健脾益气，配伍柴胡、香橼、乌药、陈皮等疏肝药以疏肝理气止痛。患者有口干、易饥等胃阴虚之象，加天花粉以滋养胃阴；用煅海螵蛸以抑酸通腑；嗳气以代赭石、旋覆花降逆；该患者病理显示中度肠化生并有不典型增生，故予半枝莲、白花蛇舌草清热解毒、消痈散结以防病变。患者大便不成形，日 3 ～ 4 次，以补骨脂、诃子固涩止泻；砂仁化湿醒脾，苍术健脾燥湿；神曲消食导滞，可以促进胃肠消化蠕动。健脾为治疗之本，谢晶日教授认为肝脾健则同健，损则俱损，故常以疏肝药配伍同治。

病案五：痞满·肝郁气滞证

张某，女，43 岁。

首诊时间：2019 年 3 月 2 日。

主诉：胃脘部胀满不适 3 个月余。

现病史：患者胃脘部胀满不适 3 个月余。自行服用逍遥丸、奥美拉唑等药后稍有缓解，但停药后依然反复发作，经四处寻医到此。患者现面色少华，形体偏瘦，口唇色淡，胃脘部胀满不舒，易疲劳，乏力，嗜睡，急躁易怒，纳可，反酸，烧心，二便尚可，月经周期正常，量少，血色淡；舌质淡暗，苔白腻，脉沉。

既往史：既往体健。

辅助检查：^{13}C-尿素呼气试验示 Hp 阳性。

辨证分析：患者中年女性，脾胃虚弱，清阳不升，浊阴不降，中焦气机阻滞，升降失司出现胃脘胀满的症状；肝失条达，气机郁滞，横犯脾胃，胃失和降，故见反酸、烧心；脾胃为气血生化之源，脾胃虚弱则气血生化乏源，无以上承，故见面色少华、形体偏瘦、口唇色淡、月经量少、色淡等症状；舌淡暗，苔白腻，脉沉为肝郁气滞之象。

中医诊断：痞满·肝郁气滞证。

西医诊断：慢性胃炎。

中医治法：疏肝和胃，健脾益气。

处　方：柴　胡 10g　　黄　芪 20g　　炒白术 20g　　当　归 15g
　　　　　川　芎 15g　　太子参 15g　　佛　手 10g　　煅海螵蛸 20g
　　　　　砂　仁 10g　　香　附 15g　　紫苏子 10g　　白豆蔻 10g
　　　　　草豆蔻 10g　　煅龙骨 20g　　煅牡蛎 20g　　连　翘 15g
　　　　　蒲公英 15g

7 剂，水煎服，日 1 剂，水煎 300mL，早晚分服。

二诊：上方服用 7 剂，患者自诉现胃胀、反酸、烧心缓解，疲劳乏力减轻，大便日 2～3 次；舌红，苔黄腻，脉弦。上方去佛手、香附、紫苏子，加诃子 15g、炒薏苡仁 15g、苍术 20g，以增强健脾燥湿之功。

处　方：柴　胡 10g　　黄　芪 20g　　炒白术 20g　　当　归 15g
　　　　　川　芎 15g　　太子参 15g　　砂　仁 10g　　蒲公英 15g
　　　　　白豆蔻 10g　　草豆蔻 10g　　煅龙骨 20g　　煅牡蛎 20g
　　　　　连　翘 15g　　诃　子 15g　　苍　术 20g　　炒薏苡仁 15g
　　　　　煅海螵蛸 20g

7 剂，水煎服，日 1 剂，水煎 300mL，早晚分服。

三诊：患者胃胀消失，无反酸、烧心，大便正常，日 1～2 次；舌红，苔薄黄，脉弦细。上方去蒲公英、连翘之清热解毒之品。

处　　方：柴　胡 10g　　黄　芪 20g　　炒白术 20g　　当　归 15g

川　芎 15g　　太子参 15g　　砂　仁 10g　　诃　子 15g

白豆蔻 10g　　草豆蔻 10g　　煅龙骨 20g　　煅牡蛎 20g

苍　术 20g　　煅海螵蛸 20g　　炒薏苡仁 15g

7 剂，水煎服，日 1 剂，水煎 300mL，早晚分服。

随访近 1 年，未见复发。

【临证心悟】

痞满属中焦脾胃之病，其发病病机多为升降的失衡，故以胃脘痞满为主要症状，临证应注意"治中焦如衡，非平不安"的特点。痞满病位在中焦脾胃，与肝密切相关。在五脏的关系中肝与脾的关系最为密切。如《临证指南医案》云"肝为起病之源，胃为传病之所"，《素问·阴阳应象大论》言"思虑过度，脾气郁结，久则伤正，运化失常"，阐释了情志不舒，致脾运失常、气机失调而发病。肝之清阳不升，则不能疏泄水谷，渗泄中满之证。肝失疏泄，致脾土运化失职，即为肝木乘土。若脾失健运，影响肝之疏泄，则为土壅木郁之证。肝与脾胃同居中焦，任何一方太过或不及都会影响另一方，形成肝脾胃不调之证。

肝为起病之源，胃为传病之所。故予柴胡、佛手、砂仁、香附、白豆蔻等具有疏肝理气之效的辛散轻清之品，使脾胃运化功能恢复，枢机得利。用太子参、白术等调和脾胃，使补而不腻；常用炒薏苡仁、苍术、白豆蔻、草豆蔻等燥湿之品，运行水液，祛除湿邪。海螵蛸、煅龙骨、煅牡蛎抑酸降逆。患者 Hp 阳性，谢晶日教授认为清热解毒是祛除 Hp 的重要手段，现代药理研究表明蒲公英和连翘都有消灭幽门螺杆菌的作用。肝藏血，体阴而用阳，肝郁常伴脾虚与血瘀或血虚之象，该患者面色少华、易疲劳乏力、月经血色淡是气血不足之象，故予黄芪、当归、川芎等以活血益气，此处以活血为主，同时加一味黄芪补气，体现当归补血汤的思想，气为血之帅，气顺则血行。

患者的发病与情志因素有关，且病程较长，患者往往有一定的思想负担，因此，治疗时注意患者的情绪状态，保持良好的交流，在正确治疗的基础上，可获事半功倍之效。

病案六：痞满·脾胃湿热证

周某，女，47 岁。

首诊时间：2019 年 3 月 5 日。

主诉：胃脘部胀满不适 2 年。

现病史：患者 2 年前因饮食不节后出现胃脘部胀满不适，自行口服多潘立酮、奥美拉唑，症状稍有缓解，但仍反复发作，遂来此就诊。现症见胃脘部胀满不适，食后尤甚，偶有疼痛，反酸嗳气，纳差，情志不遂后恶心呕吐，多梦易醒，醒后难以入睡，大便稍干，1～2日1行，小便黄；舌质暗红，苔黄腻，脉弦滑。

既往史：否认相关疾病史。

辅助检查：胃镜检查示浅表性胃炎。

辨证分析：中年女性，面色尚可，形体肥胖，平素喜食肥甘厚味之品，该患者素体脾胃虚弱，四诊合参，中医辨证为痞满·脾胃湿热证。饮食不节，好食肥甘厚味，易伤脾胃，失于健运，日久酿成湿热，水液输布失司，气机升降不利而成痞满。

中医诊断：痞满·脾胃湿热证。

西医诊断：浅表性胃炎。

中医治法：清热化湿，理气和中。

处　　方：柴　胡 10g　　山　药 15g　　苍　术 10g　　佛　手 10g
　　　　　紫苏子 10g　　神　曲 10g　　藿　香 10g　　厚　朴 10g
　　　　　黄　连 15g　　吴茱萸 5g　　半　夏 10g　　首乌藤 15g
　　　　　合欢花 15g　　莲子心 15g

7剂，水煎服，日1剂，水煎 300mL，早晚分服。

二诊：患者症状有所好转，胃胀满缓解，仍有反酸，饮食可，睡眠好转，大便仍干，1～2日1行；舌质暗红，苔黄腻，脉弦滑。上方加火麻仁 15g、郁李仁 10g 以增强通便之力。

处　　方：柴　胡 10g　　山　药 15g　　苍　术 10g　　佛　手 10g
　　　　　紫苏子 10g　　神　曲 10g　　藿　香 10g　　厚　朴 10g
　　　　　黄　连 15g　　吴茱萸 5g　　半　夏 10g　　首乌藤 15g
　　　　　合欢花 15g　　莲子心 15g　　火麻仁 15g　　郁李仁 10g

7剂，水煎服，日1剂，水煎 300mL，早晚分服。

三诊：患者症状有所好转，饮食继续控制，胃脘胀满、反酸缓解，大便可，1日1行；舌质暗红，少许苔黄腻，脉弦滑。半夏有小毒，不可久服，故上方去半夏，余药不变。

处　　方：柴　胡 10g　　山　药 15g　　苍　术 10g　　佛　手 10g
　　　　　紫苏子 10g　　神　曲 10g　　藿　香 10g　　厚　朴 10g
　　　　　黄　连 15g　　吴茱萸 5g　　首乌藤 15g　　合欢花 15g
　　　　　莲子心 15g　　火麻仁 15g　　郁李仁 10g

7剂，水煎服，日1剂，水煎 300mL，早晚分服。

随访至今，症状未复。

【临证心悟】

本病属中医痞满范畴，痞满是以患者自觉心下（胃脘部）痞塞不通、胸膈满闷不舒，外无胀急之形，触之濡软、按之不痛为主要临床表现的疾病。《证治汇补·内因门·伤食》指出："食伤之后，物滞虽消，元气受损，或已经攻下而脾阴受伤，至高之气乘虚下陷，而为蓄满痞塞者。"饮食不节、烟酒过度、情志不畅等，致使胃热炽盛，脾虚失健，日久湿热阻滞，湿热壅滞胃腑，阻滞气机，胃气郁遏，致胃脘痞满、胀闷不舒而形成本病。脾胃运化失职，饮食停滞，日久生热；或脾胃虚弱，气机失降失常，气机郁滞，郁久化热。《血证论》言："木之性主于疏泄，食气入胃，全赖肝木之气以疏泄之，而水谷乃化。设肝之清阳不升，则不能疏泄水谷，渗泄中满之证，在所不免。"肝失疏泄，致脾土运化失职，即为肝木乘土。若脾失健运，影响肝之疏泄，则为土壅木郁之证。

肝与脾胃同居中焦，任何一方太过或不及都会影响另一方，形成肝脾胃不调之证。故予柴胡疏肝行气化郁；山药、神曲健脾养胃；厚朴、苍术味苦性燥，善除湿运脾，行气化湿，消除胀满；左金丸中黄连苦寒，善清胃中湿热，吴茱萸反佐，防其苦寒太过伤及胃腑，疏肝降逆；藿香味芳香，化脾胃湿浊而止呕，共成清热化湿之功；首乌藤、莲子心安神养心；火麻仁、郁李仁润肠通下，使气机通调，邪得以出；佛手、紫苏子通调气机而不伤阴；神曲健脾行气，消积和胃。全方共奏疏肝行气消胀，健脾化湿通腑之功。胃不和则卧不安，湿热除之，脾胃自安。

病案七：痞满·脾胃虚弱证

方某，男，63岁。

首诊时间：2019年12月29日。

主诉：胃脘胀满不舒1年余，加重1个月。

现病史：患者1年前无明显诱因胃脘胀满不舒，未予重视，未予系统治疗。1个月前上述症状加重，遂来医院就诊。患者现胃脘胀满，纳差，嗳气，腹胀，面色㿠白，眼睑色淡，形体消瘦，大便溏薄，日3～4行，寐差易醒，伴乏力头晕，口唇紫暗；舌质暗，苔白腻，边有齿痕，脉细弱兼滑。

既往史：既往体健。

辅助检查：

①胃镜检查：慢性萎缩性胃炎。

②病理检查：（胃窦）黏膜组织慢性炎症伴中度肠化生，少量腺体轻度异型增生。

辨证分析：患者素体虚弱，脾失健运，胃失濡养，运化无力，日久生湿，湿阻气机而出现胃脘胀满，纳差，嗳气，腹胀，面色㿠白，眼睑色淡，形体消瘦，大便溏薄，寐差易醒，乏力头晕，苔白腻，边有齿痕，脉细弱兼滑；久病入络，入络为血，而出现口唇紫暗、舌质暗等瘀血表现。故中医辨证为痞满·脾胃虚弱证。

中医诊断：痞满·脾胃虚弱证。

西医诊断：慢性萎缩性胃炎。

中医治法：补气健脾，升清降浊。

处　　方：黄　芪20g　　炒白术20g　　党　参15g　　半枝莲20g

白豆蔻15g　　乌　药15g　　砂　仁6g　　焦山楂15g

炒神曲15g　　炒麦芽15g　　佛　手15g　　紫苏子15g

煅龙骨20g　　煅牡蛎20g　　当　归15g　　蜂　房15g

白花蛇舌草15g

7剂，水煎服，日1剂，水煎300mL，早晚分服。

二诊：患者胃脘部胀满稍缓解，腹胀减轻，食欲好转，乏力、头晕减轻，大便1～2日1行，舌脉同前。上方去煅龙骨20g、煅牡蛎20g、乌药15g，加茯苓10g、苍术10g、炒薏苡仁10g，以补气健脾。

处　　方：黄　芪20g　　炒白术20g　　党　参15g　　半枝莲20g

白豆蔻15g　　炒薏苡仁10g　砂　仁6g　　焦山楂15g

炒神曲15g　　炒麦芽15g　　佛　手15g　　紫苏子15g

当　归15g　　蜂　房15g　　茯　苓10g　　苍　术10g

白花蛇舌草15g

14剂，水煎服，日1剂，水煎300mL，早晚分服。

三诊：患者胃脘部胀满、腹胀明显缓解，饮食正常，乏力、头晕消失，大便正常，舌脉同前。上方去焦三仙（焦山楂、炒神曲、炒麦芽），加香橼10g以疏肝行气，加太子参10g以健脾益气。

处　　方：黄　芪20g　　太子参10g　　炒白术20g　　党　参15g

白豆蔻15g　　砂　仁6g　　当　归15g　　佛　手15g

紫苏子15g　　半枝莲20g　　白花蛇舌草15g　蜂　房15g

茯　苓10g　　苍　术10g　　炒薏苡仁10g　香　橼10g

14剂，水煎服，日1剂，水煎300mL，早晚分服。

后以上方加减继续巩固治疗3个月，患者诸症状明显好转，停药2周复查胃镜示慢性萎缩性胃炎；病理检查示（胃窦）黏膜组织慢性炎症伴轻度肠化生。随访半年，未再复发。

【临证心悟】

脾胃同居于中焦，脾升清、胃降浊，为气机升降之枢纽，胃受纳、脾运化，为气血生化之源。中焦升降平和则游溢精气、水精四布；反之中焦气化失司，津液输布失常，津液停聚为痰，久而致瘀，气血痰湿内生，攻伐脾胃，邪滞胃腑，日久胃黏膜失去濡养，变证作焉，导致胃腺体萎缩、伴肠化生，甚至胃癌前病变的产生。清代医家吴鞠通首创三焦辨证，并提出"治中焦如衡"之大法，叶天士云："脾胃之病，虚实寒热，宜燥宜润，故当详辨，其于升降二字，尤为紧要。"

谢晶日教授在治疗胃癌前病变时强调要兼顾脾胃表里阴阳、一升一降、寒热虚实之喜恶、宜燥宜润之特性。以黄芪、炒白术、太子参甘温平补，补脾益气；砂仁、香橼、白豆蔻、乌药行气导滞，使补而不滞；配伍焦三仙消食健胃以还脾胃运化转输之职、复升清降浊之功，达气机调畅之效；佛手、紫苏子疏肝理气解郁，以助脾胃健运，其中紫苏子尤善理中焦之气；煅龙骨、煅牡蛎收敛固涩、镇静安神；当归补血活血而不伤正；半枝莲、白花蛇舌草、蜂房消痈散结、抗癌止痛。谢晶日教授治疗胃癌前病变以"治中焦如衡"为大法，兼顾脾胃功能属性，辨证施治，虚实兼顾，升降并调，寒温并用，燥湿相宜，临床效果显著。

病案八：痞满·肝郁脾虚证

吕某，男，55 岁。

首诊时间：2019 年 6 月 5 日。

主诉：胃脘胀满重坠 1 年，加重 1 个月。

现病史：患者 1 年前因家中事故，出现胃脘胀满重坠，症状时轻时重，自服西药（具体药物不详）症状无明显改善，1 个月前症状加重，遂来医院就诊。患者现胃脘胀满重坠，食后尤甚，两胁胀满不舒，口干口苦，面色少华，形体偏瘦，寐差多梦，大便溏薄，进食油腻后尤甚；舌质红，体胖，苔黄，脉弦细。

既往史：1 年前行胆囊切除术。

辅助检查：胃镜示慢性萎缩性胃炎。

辨证分析：患者平素情志不遂，肝胆疏泄不畅，脾胃中焦运化失职，胆腑失于通降，胆道不利，而导致胆囊多发结石，术后胆囊缺失，肝气不能溢于胆，横逆犯于脾胃，中焦运化失司，湿邪内生，下注于小肠，小肠清浊不分，故而泄泻；肝郁气滞可见两胁胀满不舒，口干口苦；脾胃虚弱可见胃脘时有不适，食后尤甚，面色少华，形体偏瘦；结合舌脉，属肝郁脾虚证。

中医诊断：痞满·肝郁脾虚证。

西医诊断：慢性萎缩性胃炎。

中医治法：疏肝健脾，利湿泄浊。

处　　方：柴　胡 10g　　木　香 10g　　香　橼 15g　　白　芍 10g

　　　　　黄　芪 15g　　炙甘草 10g　　山　药 20g　　石　斛 10g

　　　　　焦山楂 15g　　炒神曲 15g　　炒麦芽 15g　　酸枣仁 15g

　　　　　炒薏苡仁 20g　炒白术 15g　　葛　根 10g

　　　　　　　　　　7 剂，水煎服，日 1 剂，水煎 300mL，早晚分服。

二诊：患者胃脘胀满重坠缓解，两胁胀满、口干口苦缓解，寐可，大便溏薄，日 2～3 次，舌脉同前。上方去木香、香橼、石斛。

处　　方：柴　胡 10g　　白　芍 10g　　葛　根 10g　　炒薏苡仁 20g

　　　　　黄　芪 15g　　炙甘草 10g　　山　药 20g　　炒白术 15g

　　　　　焦山楂 15g　　炒神曲 15g　　炒麦芽 15g　　酸枣仁 15g

　　　　　　　　　　14 剂，水煎服，日 1 剂，水煎 300mL，早晚分服。

三诊：患者胃脘胀满重坠明显缓解，两胁胀满、口干口苦明显缓解，寐可，大便不成形，日 2～3 行。上方加肉豆蔻 15g、补骨脂 15g、茯苓 20g 以健脾补肾止泻。

处　　方：柴　胡 10g　　白　芍 10g　　黄　芪 15g　　炙甘草 10g

　　　　　山　药 20g　　焦山楂 15g　　炒神曲 15g　　炒麦芽 15g

　　　　　肉豆蔻 15g　　补骨脂 15g　　茯　苓 20g　　炒薏苡仁 20g

　　　　　炒白术 15g　　葛　根 10g　　酸枣仁 15g

　　　　　　　　　　14 剂，水煎服，日 1 剂，水煎 300mL，早晚分服。

以上方加减继续巩固治疗 2 个月，患者诸不适症状明显好转；后又随访半年，未再复发。

【临证心悟】

痞满病位在胃，但与肝脾关系密切，脾主运化，其性以升为常，胃主受纳，其性以降为顺，肝主疏泄，以利为调。脾升胃降功能失常，清气不升、浊气不降，中焦气机不利，而发痞满；肝气横逆乘脾胃，中焦受损，气机不畅，脾胃升降失司，而致痞满。《景岳全书·痞满》云："怒气暴伤，肝气未平而痞。"《杂病源流犀烛·肿胀源流》云："痞满，脾病也。本由脾气虚及气郁不能运行，心下痞塞填满。"故治疗上抑肝扶脾，肝脾同治。

此患者胆囊切除后胃脘不舒症状明显，胆囊缺失是其直接诱因。一方面，肝中余气不能溢于胆，胆汁分泌与排泄失常。另一方面，胆囊缺失，导致肝胆失和、气机不畅，木郁则土壅，加重脾胃功能受损，如《杂病源流犀烛·胆病源流》所云"十一经皆藉胆气以为和"，胆道不利，导致其他脏腑功能异常。故治疗时兼顾利胆以期恢复肝胆疏泄之责，脾胃受纳运化之功。以痛泻要方中的白术、白芍抑肝扶脾，白芍养血柔肝，疏肝而不伤阴，行气不伤正；木香、香橼疏肝理气；加黄芪、炙甘草、山药补益脾气；石斛护胃之阴津；山楂、神曲、炒麦芽健脾消食；柴胡行肝之郁结，化胆之瘀滞；葛根鼓舞脾胃阳气，兼具止泻之功；酸枣仁解郁宁心安神。

病案九：痞满·痰湿中阻证

李某，男，35岁。

首诊时间：2019年6月5日。

主诉：胸脘痞塞、满闷不舒3个月余。

现病史：患者3个月前出现胸脘痞塞、满闷不舒等症，未予重视，未见缓解。现仍感胸脘痞塞、满闷不舒，恶心，呕吐，头晕，倦怠乏力，精神欠佳，晨起睡不醒，自觉双下肢沉重，喉中有痰，不易咳出，大便黏滞，日1次，小便正常；舌淡，苔腻，脉弦滑。

辅助检查：胃镜检查示无明显异常。

既往史：无。

辨证分析：饮食不节，嗜食肥甘、醇酒厚味，则脾不运化，胃失顺降，痰浊内生，聚集为患，表现为胸脘痞塞，满闷不适；痰湿蕴结中焦，升降失常，清阳不升，浊气上逆，则恶心，呕吐，喉中有痰不易咳出；痰湿上蒙清窍，故头晕；湿性重浊，则困乏、双下肢沉重；舌淡，苔腻，脉弦滑为痰湿之象。

中医诊断：痞满·痰湿中阻证。

西医诊断：胃肠功能紊乱。

中医治法：燥湿健脾，化痰理气。

处　　方：厚　朴10g　　法半夏10g　　苍　术15g　　陈　皮10g
　　　　　茯　苓10g　　炒白术15g　　炙甘草10g　　前　胡10g
　　　　　桔　梗10g　　枳　壳10g

　　　　　　　　　　7剂，水煎服，日1剂，水煎300mL，早晚分服。

二诊：患者胸脘痞塞，满闷不舒稍有缓解，恶心、呕吐、头晕、倦怠乏力较前减轻，仍有下肢沉重，喉中有痰不易咳出，嗳气时作。前方加代赭石15g、旋覆花10g以增强降逆之功。

处　　方：厚　朴10g　　法半夏10g　　苍　术15g　　陈　皮10g
　　　　　茯　苓10g　　炒白术15g　　炙甘草10g　　前　胡10g
　　　　　桔　梗10g　　枳　壳10g　　代赭石15g　　旋覆花10g

　　　　　　　　　　7剂，水煎服，日1剂，水煎300mL，早晚分服。

三诊：患者诸症缓解，效不更方，再服 7 剂。

处　　方：厚　朴 10g　　法半夏 10g　　苍　术 15g　　陈　皮 10g

　　　　　　茯　苓 10g　　炒白术 15g　　炙甘草 10g　　前　胡 10g

　　　　　　桔　梗 10g　　枳　壳 10g　　代赭石 15g　　旋覆花 10g

　　　　　　　　　　7 剂，水煎服，日 1 剂，水煎 300mL，早晚分服。

四诊：患者诸症缓解，继续服药 14 剂，后经随访未再复发。

【临证心悟】

饮食不节为脾胃病的致病原因之一，《兰室秘藏·中满腹胀门》谓："脾湿有余，腹满食不化……亦有膏粱之人，湿热郁于内，而成胀满者……或多食寒凉，及脾胃久虚之人，胃中寒则胀满，或脏寒生满病。"本案患者喜肥甘厚味，素体痰湿内盛。饮食不节，则损伤脾胃，脾胃不健，又易为饮食所伤；喜食肥甘厚味、饮酒，则酿湿生热，湿热内聚，为痰浊之源，阻滞气机流通；脾胃运化失司则水湿停聚，使痰浊内生。湿阻中焦，清阳不升，浊气不降，痰湿蒙蔽清窍，故见头晕、恶心、呕吐；湿性重浊黏腻，故双下肢沉重。

以顺气宽中、祛湿化痰为治疗原则。方用平陈汤化裁，顺气宽中，祛湿化痰。厚朴、法半夏、陈皮宽中除满；炒白术、苍术、茯苓燥湿健脾；前胡、枳壳调理气机。本案在祛痰除湿的同时，兼顾健脾，脾胃健旺，中焦运化有序，则痞满自除。顺气宽中，祛湿化痰，治病求本，兼顾脾胃。

四、临证经验总结

痞满之名首见于《黄帝内经》，如《素问·异法方宜论》有"脏寒生满病"的说法。张仲景则在《伤寒杂病论》中云"满而不痛者，此为痞"，而且作了"若心下满而鞕痛者，此为结胸也……但满而不痛者，此为痞"的类证鉴别。《景岳全书》中以"痞满"之名立专篇，自此痞满的病名趋于一致。《类证治裁·痞满》将痞满分为伤寒之痞和杂病之痞，把杂病之痞又分作胃口寒滞停痰、饮食寒凉伤胃、脾胃阳微、中气久虚、脾虚失运、胃虚气滞等若干证型，分寒热虚实之不同而辨证论治，对临床很有指导意义。

通过数十载的临床阅历，谢晶日教授将痞满的病因病机，归纳为两条纲领。

1. 因于肝脾，根本在胃

《素问·血气形志》云："阳明常多气多血。"胃者，仓廪之官，气血之海，正气存内，邪不可干。痞满之起，一般而言并不是胃的受纳功能直接受到了影响，多是由他脏受损，影响了其与胃的平衡，间接影响到了胃的运作。而平衡的打破主要责之肝脾两脏。脾者与胃最为密切。《杂病广要》云："脾者脏也，胃者腑也，脾胃二气相为表里，胃受谷而脾磨之。二气平调，则谷化而能食。若虚实不等，水谷不消，故令腹内虚胀或泄，不能饮食。"与胃腑多气多血，不易受邪不同，脾脏易被饮食所伤，过饥过饱，过寒过热皆会影响脾精的布散。清阳不升，浊阴不降。正如《素问·阴阳应象大论》所云："清气在下，则生飧泄；浊气在上，则生䐜胀。"肝主疏泄，脾胃的升降与肝密不可分。《金匮钩玄·六郁》云："气血中和，万病不生，一有怫郁，诸病生焉。"谢晶日教授认为肝脏疏泄失司是现今痞满发生的重要因素。张元素云："运气不齐，古今异轨，古方新病，不相能也。"今时之人与古人不同，多肥甘厚味，营养充足，较少有过饥之时，而社会压力和紧张情绪增多，肝失疏泄，郁而气结，横犯脾胃，造成气机逆乱，升降失职，形成痞满。

2. 气机升降为枢，寒热错杂为要，本虚标实为根

《素问·六微旨大论》曰："出入废，则神机化灭；升降息，则气立孤危。故非出入，则无以生、长、壮、老、已；非升降，则无以生、长、化、收、藏。"人体脏腑经络，精气血津液，均赖气机升降出入而相互联系，维持正常的生理功能，并与周围环境不断地进行新陈代谢。《丹溪心法·痞》云："痞者，与否同，不通泰也。"溯源该病，痞满与否卦相同，阴伏阳蓄，属于气机不得正常运作，气与血不运而成。《素问·阴阳应象大论》曰："天地者，万物之上下也；阴阳者，血气之男女也；左右者，阴阳之道路也；水火者，阴阳之征兆也；阴阳者，万物之能始也。"气机的升降，同样影响到寒热，寒热也同样影响着气机的升降。正常的寒热排布是气机正常运行的保障，正如《素问·阴阳应象大论》所云："此阴阳反作，病之逆从也。故清阳为天，浊阴为地；地气上为云，天气下为雨；雨出地气，云出天气。"谢晶日教授认为针对痞满，不仅要重视气机的升降，还要同时注意寒热的分布，这样才能达到阴平阳秘，精神乃治的效果。《素问·通评虚实论》云："邪气盛则实，精气夺则虚。"痞满并非纯虚或纯实之证，虚实两者往往互为因果。实邪之所以内阻，多与中虚不运，升降失常有关；反之，中焦转运无力，最易招致实邪的侵扰。临证时尤其要注意这点。

针对以上的两条纲领，谢晶日教授提出三大治疗法则。

1. 疏肝健脾，合理配伍

《素问·痹论》曰："饮食自倍，肠胃乃伤。"脾病运化失健，胃必受损，脾不升则胃不降；反之胃失和降，波及脾运，升降失常，水反为湿，谷反为滞。谢晶日教授临床上常以白术与苍术为伍，苍术苦温辛烈，燥湿力胜，散多于补，偏于平胃燥湿；白术甘温性缓，健脾力强，补多于散，善于补脾益气。两药伍用，脾胃纳运如常，水湿得以运化，则不能聚而为患。肝气条达则气机和畅，利于脾胃之升降运化。针对疏肝，谢晶日教授取法于仲景的四逆散和时方的丹栀逍遥散，以柴胡、白芍、牡丹皮、栀子四药为组。重用柴胡取其能祛肠胃中结气，轻扬之体，能疏肠胃之滞气。伍以白芍，避免柴胡劫肝阴之过，同时白芍柔肝，正如《素问·脏气法时论》所云："肝欲散，急食辛以散之，用辛补之，酸泻之。"牡丹皮苦寒，色赤入血，可凉血活血，凉而不瘀，活血而不妄行；栀子泻三焦之火，兼可除烦；肝气郁结，极易化火，两者伍用，清泄肝胆之火。

2. 通降胃气，施法有度

《素问·五脏别论》曰："六腑者，传化物而不藏，故实而不能满也。"痞满病位在胃，治疗仍应遵循胃的生理特性。谢晶日教授认为六腑气化宜动不宜滞，功在走而不守，以通为用，以降为顺，恢复胃的通降功能应合理地运用行气之品。谢晶日教授根据气滞的程度，将痞满分为三个层次，并配以相对应的药物。偶有痞闷之感的人，只需佛手、香橼疏肝行气；偶有痞满，但饭后尤甚者，则加鸡矢藤、陈皮之属，稍甚可再加木香，此时不可过早用破气之品，香燥之品最易伤胃阴；针对不论何时痞满皆重者，则细查其脉，若脉非为弱小或弦大如鼓，则可投青皮、枳实等破气之属。

3. 辛开苦降，燮理阴阳

谢晶日教授认为在痞满的发生发展过程中，基于脾胃的生理特性，其功能失调极易出现亦寒亦热的病理变化。胃喜湿恶燥，脾喜燥恶湿。湿邪过重则伤及脾阳，燥邪过甚则伤及胃阴。喜食生冷，脾阳不运，则易出现中下焦虚寒。恣嗜辛燥，胃阴受损，易出现中上焦虚热。而且两者可相互影响，相互并见，形成寒热错杂之痞满。临床上如胸脘痞塞满闷与肠鸣辘辘并见，口苦、烦躁、苔黄腻与腹中冷痛、下利清稀互见，脘膈灼热、欲冷饮与腹中畏寒、遇冷即泻互见，属胃热肠寒。治宜辛开苦降，选半夏泻心汤。若兼呕吐加吴茱萸；腹中雷鸣、呕吐，加生姜；湿热未清，加白豆蔻、炒薏苡仁、厚朴。

第二节　胃痛案

一、胃痛概述

胃痛指以上腹部近心窝处经常发生疼痛为主症的病证。多因外邪侵袭、恼怒过劳、饮食不节、起居失宜致气机阻滞、胃失和降而成。

西医学中急性单纯性胃炎、急性糜烂性胃炎、慢性浅表性胃炎、胃痉挛、胃黏膜脱垂症、十二指肠炎相当于中医胃脘痛。胃、十二指肠的其他疾病，临床上以胃脘部疼痛为主症者，均可参照本节治疗。

二、中医病因病机心悟

胃脘痛虽有诸多病因，但情志失调和饮食不节为主要发病原因。饮食不节、情志失调、六淫外袭为急性胃脘痛的常见病因；寒湿、瘀血、正虚为慢性胃脘痛的常见病因，而急性胃脘痛的病因，又是引起慢性胃脘痛急性发作的重要病因。

下列为该病常见的病因病机：

1. 六淫外袭

寒、湿、暑等外邪，既可单一致病为患，也可兼夹入侵机体，可通过口鼻内客胃脘，或经皮毛、经络内传胃脘，与胃中有形之物相搏结，致胃脘气机阻滞，血行不畅而疼痛。

2. 情志失调

思为脾之志，过度深思远虑，犹疑不决，使脾气郁结，胃气不通。抑郁寡欢，情志不畅，使肝脏疏泄不及，肝气郁结，木失条达，气机不畅，进而影响脾胃升降功能；或因遇事烦恼，甚至暴怒不已、急躁等精神刺激因素，使肝脏气机不和，肝气过盛，疏泄太过，致肝气横逆犯脾，影响脾胃生理活动，脾胃升降失常。总之，各种原因所致情志失调均可影响脾胃正常生理功能，致胃腑气机郁结，引起胃脘痛发作。

3. 饮食不节

暴饮暴食，胃纳过盛，积滞胃脘，腐化无能，宿食停滞，损伤脾胃，胃气壅滞，脾运艰难迟缓，致使胃失和降，气机郁阻；或因体弱、年老自衰而胃虚，食入难化，积于胃中；或过食肥甘滋腻厚味，壅积于胃脘，阻滞气机，湿聚而生痰化热；或长期嗜饮烈酒，湿热积于胃脘，耗伤阴液，甚或腐蚀胃脘，造成胃腑气机郁滞，血行不畅，胃失和降而胃脘疼痛。

4. 生活起居失宜

因坐卧湿冷之地，或冒雨涉水，或暑季贪凉而卧于屋檐下或门窗空气对流之处等，导致寒湿之邪内侵困脾，脾失健运，气机逆乱，气血运行不畅而引发胃脘痛。或素有胃疾和体弱脾胃虚弱之人，复因上述诸因而致起居失宜，引发胃脘痛。

5. 瘀血停滞

胃脘疼痛反复发作，气机阻滞日久，影响血液正常运行，血流迟缓而成血瘀，阻滞胃脘脉络而成瘀血；或久病、体虚之人，脾虚气弱，推动血行乏力，血行迟缓，致血瘀停聚，瘀阻络脉而发为胃脘痛。

6. 脾胃素虚

素体阳气虚弱，尤其是脾胃虚寒，胃脘络脉失于温养，而致胃脘痛。

三、典型病例

病案一：胃痛·脾虚湿盛证

丁某，男，57岁。

首诊时间：2019年8月14日。

主诉：胃脘部胀满疼痛5年，加重1个月。

现病史：5年前因饮食不节出现胃脘部胀满疼痛，嗳气，餐后有饱胀感，病情反复发作，口服奥美拉唑、气滞胃痛颗粒等缓解，未经系统治疗。1个月前患者上述症状加重，口服奥美拉唑未见明显缓解，伴排气多，口干口苦，无反酸烧心，无恶心呕吐。为求中医系统治疗，特来门诊就医。患者现面色萎黄，形体稍胖，胃脘部胀满疼痛，嗳气，餐后有饱胀感，排气多，口干口苦，纳差，偶有气短，近2个月瘦逾5kg，大便成形，日2次；舌质紫暗，边有齿痕，中有裂纹，苔黄白腻，脉弦滑数。

既往史：平素体健。

辅助检查：

①腹部CT检查：胆囊炎。

②胃镜检查：食管静脉瘤，疣状胃炎，慢性萎缩性胃炎。

③病理检查：胃体黏膜慢性炎症伴萎缩及中度肠化生，间质水肿，局灶腺体轻度不典型增生。

辨证分析：根据主诉"胃脘部胀满疼痛5年，加重1个月"，辨病属于中医"胃痛"范畴。根据病史，四诊合参，通过中医辨证诊断为"脾虚湿盛证"。脾虚运化失司，则湿气内蕴，湿性黏滞，郁而化热，则胃脘部胀满疼痛，口苦；中焦气机阻滞，胃气上逆，则嗳气；脾胃运纳失司，则餐后有饱胀感，纳差；脾失健运，水谷精微失于濡养，不能为胃行其津液，则口干；舌质紫暗，边有齿痕，中有裂纹，苔黄白腻，脉弦滑数为脾虚湿盛之象。

中医诊断：胃痛·脾虚湿盛证。

西医诊断：①慢性萎缩性胃炎伴中度肠化生。

②食管静脉瘤。

③疣状胃炎。

中医治法：健脾祛湿，化瘀止痛。

处　　方：柴　胡 10g　　　炒白术 15g　　　香　橼 15g　　　香　附 15g

紫苏子 15g	北沙参 15g	石　斛 15g	陈　皮 15g
半枝莲 15g	焦山楂 15g	炒麦芽 15g	炒神曲 15g
枳　实 10g	炒莱菔子 15g	白花蛇舌草 25g	

7剂，水煎服，日1剂，水煎300mL，早晚分服。

嘱患者避寒热，调情志，节饮食，定期复诊。

二诊：患者诸症未见明显改善，有右胁肋痛，后背酸痛，其余诸症同前。予上方去枳实，加金钱草15g、威灵仙15g以疏肝行气利胆。

处　方：柴　胡 10g	炒白术 15g	香　橼 15g	香　附 15g
紫苏子 15g	北沙参 15g	石　斛 15g	陈　皮 15g
半枝莲 15g	焦山楂 15g	炒麦芽 15g	炒神曲 15g
金钱草 15g	威灵仙 15g	炒莱菔子 15g	白花蛇舌草 25g

14剂，水煎服，日1剂，水煎300mL，早晚分服。

三诊：患者右胁肋痛消失，后背酸痛消失，排气减少，无明显气短，体力可，食欲可，寐可；舌质紫暗，少津，中有裂纹，寐可，其余诸症同前。予上方去陈皮、香附，加枳实。

处　方：柴　胡 10g	炒白术 15g	香　橼 15g	枳　实 10g
紫苏子 15g	北沙参 15g	石　斛 15g	金钱草 15g
半枝莲 15g	焦山楂 15g	炒麦芽 15g	炒神曲 15g
威灵仙 15g	炒莱菔子 15g	白花蛇舌草 25g	

14剂，水煎服，日1剂，水煎300mL，早晚分服。

四诊：患者晨起口苦缓解；舌质紫暗，水润，边有齿痕，中有裂纹，苔白腻，脉弦滑数。其余诸症同前。2019年10月8日于哈尔滨医科大学附属第二医院行胃镜检查提示食管多发静脉瘤，糜烂性胃炎，十二指肠球炎。上方去白花蛇舌草、半枝莲，加鸡内金10g、煅海螵蛸20g。

处　方：柴　胡 10g	炒白术 15g	香　橼 15g	枳　实 10g
紫苏子 15g	北沙参 15g	石　斛 15g	金钱草 15g
焦山楂 15g	炒麦芽 15g	炒神曲 15g	鸡内金 10g
威灵仙 15g	炒莱菔子 15g	煅海螵蛸 20g	

14剂，水煎服，日1剂，水煎300mL，早晚分服。

患者经3个月治疗，诸症缓解。进行电话随访1年，未见复发。

【临证心悟】

古典医籍中对胃痛的论述始见于《黄帝内经》。如《素问·六元正纪大论》谓：

"木郁之发……民病胃脘当心而痛，上支两胁，膈咽不通，食饮不下。"《素问·至真要大论》也说："厥阴司天，风淫所胜……民病胃脘当心而痛。"这说明胃痛与肝气偏胜，肝胃失和有关。《伤寒论·辨厥阴病脉证并治》曰："厥阴之为病，消渴，气上撞心，心中疼热，饥而不欲食"，其中的"心中疼"，即是胃痛，此为后世辨治寒热错杂胃痛提供了有益的借鉴。胃痛与心痛的混淆引起了明代医家的注意，如明代王肯堂在《证治准绳·心痛胃脘痛》中写道："或问：丹溪言心痛即胃脘痛，然乎？曰：心与胃各一脏，其病形不同，因胃脘痛处在心下，故有当心而痛之名，岂胃脘痛即心痛者哉。"

　　本案患者因饮食不节，胃脘部胀满疼痛，餐后有饱胀感，辨病属于中医"胃痛"范畴，正如《素问·痹论》所云："饮食自倍，肠胃乃伤。"根据其阐述的病史，四诊合参，辨为脾虚湿盛证。从辅助检查结果来看，患者有慢性萎缩性胃炎伴中度肠化生、食管静脉瘤、疣状胃炎，从中医讲为有瘀、有毒，故治以健脾祛湿，化瘀解毒，佐以疏肝之法，予柴胡、炒白术、香橼、香附等疏肝健脾；紫苏子、莱菔子等降气除满；北沙参、石斛顾护胃阴，且无助热之弊；枳实行气消导；陈皮、焦三仙导滞；半枝莲、白花蛇舌草清热解毒，化瘀消痈。而后患者体质改善，无明显气短，体力可，舌质紫暗，少津，有裂纹舌，故去陈皮、香附等，以防止伤津，余以为可加玄参类润下之品，以观其效。观胃镜前后变化，患者由开始的糜烂性胃炎，经治疗后，转为浅表性胃炎伴糜烂。患者胃黏膜光滑情况良好，无炎症、萎缩、肠化，可见中医中药对此类患者有良好的治疗效果。

病案二：胃痛·肝胃郁热证

董某，女，35岁。

首诊时间：2020年10月7日。

主诉：胃脘部胀痛伴反酸时作3个月余，加重1个月。

现病史：患者3个月前与人争吵后出现胃脘胀痛时作，于黑龙江省医院就诊，行胃镜检查，提示慢性胃炎伴糜烂，未进行系统治疗，症状反复发作。1个月前无明显诱因上述症状加重，出现胃脘胀满疼痛，偶有反酸口苦，无恶心呕吐，为求系统治疗，特来门诊就医。患者就诊时，面色萎黄，形体消瘦，胃脘胀痛时作，偶有反酸口苦，口干不欲饮，情志不畅，饮食尚可，大便2日1行；舌质紫暗，有裂纹，少苔，脉弦数。

既往史：平素体健。

辅助检查：胃镜检查示慢性胃炎伴糜烂。

辨证分析：本案主诉为"胃脘部胀痛伴反酸时作3个月余，加重1个月"，辨病属于中医"胃痛"范畴。根据其阐述的病史，四诊合参，中医辨证诊断为"肝胃郁热证"。暴饮暴食，饥饱无常，最容易损伤脾胃之气；或过食辛辣肥甘之品，以致湿热中阻；或忧思恼怒，情志不畅，肝气郁滞，疏泄失职，横逆犯胃，气机阻滞，出现胃脘胀痛时作。湿热上蒸，故偶有反酸口苦，口干不欲饮。饮食尚可，大便 2 日 1 行；舌质紫暗，有裂纹，少苔，脉弦数。四诊合参，辨证属肝胃郁热证。病位在胃，但与肝、脾的关系密切。

中医诊断：胃痛·肝胃郁热证。

西医诊断：慢性浅表糜烂性胃炎。

中医治法：疏肝健脾，泄热和胃。

处　　方：柴　胡 15g　　炒白术 15g　　佛　手 15g　　陈　皮 15g
枳　实 15g　　炒白芍 20g　　炙甘草 10g　　茯　苓 20g
金钱草 30g　　郁　金 15g　　黄　芩 15g　　栀　子 15g
大　黄 6g（后下）

7 剂，水煎服，日 1 剂，水煎 300mL，早晚分服。

嘱患者避寒热，调情志，节饮食，定期复诊。

二诊：患者服药后诸症好转，胃脘胀痛好转，无反酸口苦，口干欲饮，胃脘隐痛，大便尚可；舌质紫暗，苔白腻，脉弦。原方去大黄、黄芩、栀子，加太子参 15g、北沙参 15g、石斛 15g 以益气养阴。

处　　方：柴　胡 15g　　炒白术 15g　　佛　手 15g　　陈　皮 15g
枳　实 15g　　炒白芍 20g　　炙甘草 10g　　茯　苓 20g
金钱草 30g　　郁　金 15g　　太子参 15g　　北沙参 15g
石　斛 15g

7 剂，水煎服，日 1 剂，水煎 300mL，早晚分服。

患者经半个月治疗，诸症缓解。进行电话随访 3 个月，未见复发。

【临证心悟】

《灵枢·邪气脏腑病形》言："胃病者，腹䐜胀，胃脘当心而痛，上支两胁，膈咽不通，食饮不下，取之三里也。"胃腑为六腑之一，主受纳和腐熟水谷，以通为顺，以降为用，性喜燥而恶湿。胃腑与脾脏以膜相连，互为表里，在五行之中皆属土。胃为阳明燥土，属阳；脾脏为太阴湿土，属阴；两者在生理病理上常常互相影响。《素问·六元正纪大论》谓："木郁之发……民病胃脘当心而痛，上支两胁，膈咽不通，食饮不下。"《杂病源流犀烛·胃病源流》谓："胃痛，邪干胃脘病也……惟肝气相乘为尤甚，以木性暴，且正克也。"肝郁日久，又可化火生热，邪热犯胃，导致肝胃郁热而痛。本病经辨证属于肝胃郁热证。肝火邪热犯胃，胃失和降，故反酸；肝胆互为表里，肝热夹胆火循经上乘，发为口干口苦，正如《灵枢·四时气》所曰："邪在胆，逆在胃。"

治以疏肝健脾，泄热止痛，佐以抑酸通腑。正如《景岳全书·心腹痛》所言："所以治痛之要，但察其果属实邪，皆当以理气为主。"方用柴胡、白术、陈皮、佛手疏肝健脾；黄芩、栀子清肝泄热；白芍、甘草养血滋阴，缓急止痛；大黄、枳实理气消导；茯苓、甘草和中祛湿；佐以金钱草、郁金利胆通腑，活血止痛。二诊诸症好转，去大黄、黄芩、栀子等苦寒之品，加入北沙参、石斛等养阴和胃，诸药共奏清泄肝胃郁热之效。

病案三：胃痛·肝胃郁热证

张某，男，49 岁。

首诊时间：2020 年 12 月 2 日。

主诉：胃脘部疼痛 2 个月余。

现病史：患者平素喜食辛辣油腻之品，2 个月前出现胃脘疼痛，胀满，呃逆，反酸，烧心，左侧胁肋部疼痛，后背痛，口苦口干，口气重，纳可，寐差，大便干，日 2 次，小便尚可；舌质红，边有齿痕，苔黄腻，中有裂纹，脉沉滑。

既往史：既往体健。

辅助检查：

①胃镜检查：浅表性胃炎伴糜烂，十二指肠炎伴糜烂。

②腹部彩超：肝囊肿。

辨证分析：该患者素喜辛辣油腻之品，蕴湿生热，致使湿热蕴结肝胆，肝火横逆犯胃，呃逆、反酸、烧心、胁痛、大便干、口苦、口干，皆为肝火的表现，肝胃郁热，胃燥津枯，不荣则痛。四诊合参，辨证为肝胃郁热证。

中医诊断：胃痛·肝胃郁热证。

西医诊断：①浅表性胃炎伴糜烂。

②肝囊肿。

中医治法：疏肝健脾，泄热和胃。

处　方：	柴　胡 15g	生白术 20g	白　芍 30g	甘　草 10g
	郁　金 15g	佛　手 15g	紫苏子 15g	陈　皮 15g
	煅海螵蛸 20g	厚　朴 10g	半　夏 15g	炒神曲 15g
	黄　连 15g	吴茱萸 5g	枳　实 10g	玄　参 15g

7 剂，水煎服，日 1 剂，水煎 300mL，早晚分服。

二诊：患者自诉胃脘部疼痛好转，反酸、烧心减轻，寐可，大便较干。上方去黄连、吴茱萸，加三棱、莪术 10g 以化瘀止痛。

处　方：	柴　胡 15g	生白术 20g	白　芍 30g	甘　草 10g
	郁　金 15g	佛　手 15g	紫苏子 15g	陈　皮 15g

厚　朴 10g	半　夏 15g	炒神曲 15g	枳　实 10g
煅海螵蛸 20g	玄　参 15g	三　棱 10g	莪　术 10g

7 剂，水煎服，日 1 剂，水煎 300mL，早晚分服。

三诊：患者胃脘部疼痛明显好转，反酸、烧心消失，二便可。上方去煅海螵蛸。

处　　方：柴　胡 15g	生白术 20g	白　芍 30g	甘　草 10g
郁　金 15g	佛　手 15g	紫苏子 15g	陈　皮 15g
厚　朴 10g	半　夏 15g	炒神曲 15g	枳　实 10g
玄　参 15g	三　棱 10g	莪　术 10g	

7 剂，水煎服，日 1 剂，水煎 300mL，早晚分服。

电话随访，患者自诉胃痛逐渐消失，状态良好。

【临证心悟】

胃痛，又称胃脘痛，是以上腹胃脘部近心窝处疼痛为主症的病证。基本病机是胃气阻滞，胃失和降，不通则痛。胃痛的病变部位在胃，但与肝、脾的关系极为密切。病理因素主要有气滞、寒凝、热郁、湿阻、血瘀。病理变化比较复杂，胃痛日久不愈，脾胃受损，可由实证转为虚证。若因寒而痛者，寒邪伤阳，脾阳不足，可成脾胃虚寒证；若因热而痛，邪热伤阴，胃阴不足，则致阴虚胃痛。虚证胃痛又易受邪，如脾胃虚寒者易受寒邪，脾胃气虚又可饮食停滞，出现虚实夹杂证。应辨虚实寒热，在气在血。实者多痛剧，固定不移，拒按，脉盛；虚者多痛势徐缓，痛处不定，喜按，脉虚。胃痛遇寒则痛甚，得温则痛减，为寒证；胃脘灼痛，喜冷恶热，为热证。一般初病在气，久病在血。气滞者，多见胀痛，痛无定处，或攻窜两胁，或兼见嗳气频作，疼痛与情志因素明显相关；血瘀者，疼痛部位固定不移，痛如针刺，持续疼痛，入夜尤甚，舌质紫暗或有瘀斑。

该患者素喜辛辣油腻之品，蕴湿生热，致使湿热蕴结肝胆，肝火横逆犯胃，故本方用柴胡、白术、陈皮、佛手、紫苏子疏肝行气健脾；黄连、吴茱萸清肝泄热；白芍、甘草、玄参养血滋阴，缓急止痛；枳实理气消导；煅海螵蛸抑酸止痛；佐以郁金利胆通腑，活血止痛。二诊患者胃脘部疼痛好转，反酸、烧心减轻，寐可，大便较干，去黄连、吴茱萸，加三棱、莪术 10g 以化瘀止痛。三诊患者胃脘部疼痛明显好转，反酸、烧心消失，故去煅海螵蛸。本方以疏肝健脾，泄热和胃为主，审证求因，总以开其郁滞、调其升降为目的。这样才能把握住"胃以通为补"的灵魂，灵活应用"通"法。

病案四：胃痛·脾胃虚寒证

刘某，女，42 岁。

首诊时间：2019 年 10 月 28 日。

主诉：胃脘部隐痛反复发作 2 个月。

现病史：患者 2 个月前受凉后自觉胃脘部反复隐痛，未予重视，现患者胃脘部隐痛加重，喜温喜按。为求系统治疗，经周边朋友介绍，特来门诊就医。患者就诊时，面色少华，形体适中，胃脘部隐痛，喜温喜按，伴有乳房胀痛，畏寒，痛经，经血色黑，尿频，大便溏结不调，食欲可；舌质红，苔白腻，脉沉迟。

既往史：慢性胃炎 5 年。

辅助检查：胃镜检查示浅表性胃炎，十二指肠炎。

辨证分析：本案主诉为"胃脘部隐痛反复发作 2 个月"，辨病属于中医"胃痛"范畴。根据其阐述的病史，四诊合参，通过中医辨证诊断为"脾胃虚寒证"。饮食不节后自觉胃脘部及腹部反复隐痛，胃痛日久不愈，脾胃阳虚，纳运不健，胃失温煦，中寒内生，故胃脘隐痛，喜温喜按，畏寒；脾阳虚弱，脾失健运，肝气郁结，不通则痛，故痛经，经血色黑，尿频，大便溏结不调，食欲可，面色少华，形体适中；舌质红，苔白腻，脉沉迟。证属脾胃虚寒。

中医诊断：胃痛·脾胃虚寒证。

西医诊断：①慢性浅表性胃炎。

②十二指肠炎。

中医治法：疏肝健脾，温中止痛。

处　　方：柴　胡 15g　　炒白术 10g　　香　橼 15g　　佛　手 15g

　　　　　紫苏子 10g　　白豆蔻 15g　　乌　药 10g　　小茴香 10g

　　　　　炮　姜 10g　　黄　芪 10g　　桂　枝 15g　　炒白芍 20g

　　　　　炙甘草 10g

7 剂，水煎服，日 1 剂，水煎 300mL，早晚分服。

嘱患者避寒热，调情志，节饮食，定期复诊。

二诊：患者服药后诸症好转，胃脘部疼痛好转，畏寒减轻，尿频，食欲可；舌质红，苔白腻，脉沉迟。效不更方。

处　　方：柴　胡 15g　　炒白术 10g　　香　橼 15g　　佛　手 15g

　　　　　紫苏子 10g　　白豆蔻 15g　　乌　药 10g　　小茴香 10g

　　　　　炮　姜 10g　　黄　芪 10g　　桂　枝 15g　　炒白芍 20g

　　　　　炙甘草 10g

14 剂，水煎服，日 1 剂，水煎 300mL，早晚分服。

三诊：患者服药后胃脘部及腹部隐痛消失，畏寒减轻，自诉本次月经期无明显痛经，经色正常，无血块，二便调，食欲可；舌质红，苔白，脉沉。上方加炒山药 15g、当归 15g 以补气和血。

处　　方：柴　胡 15g　　炒白术 10g　　香　橼 15g　　佛　手 15g

紫苏子 10g　　白豆蔻 15g　　乌　药 10g　　小茴香 10g

炮　姜 10g　　黄　芪 10g　　桂　枝 15g　　炒白芍 20g

炙甘草 10g　　炒山药 15g　　当　归 15g

14 剂，水煎服，日 1 剂，水煎 300mL，早晚分服。

患者经 1 个月治疗，诸症缓解。电话随访 3 个月，未见复发。

【临证心悟】

《临证指南医案·胃脘痛》云："胃痛久而屡发，必有凝痰聚瘀。"若脾阳不足，失于健运，湿邪内生，聚湿成痰成饮，蓄留胃脘，又可致痰饮胃痛。胃脘上部以口与外界相通，气候寒冷，寒邪由口吸入，或脘腹受凉，寒邪直中，内客于胃，或服药苦寒太过，或寒食伤中，致使寒凝气滞，不通则痛，正如《素问·举痛论》所说："寒气客于肠胃之间，膜原之下，血不得散，小络急引，故痛。"关于虚寒型胃痛的治疗，《景岳全书·心腹痛》言："胃脘痛证，多有因食、因寒、因气不顺者，然因食因寒，亦无不皆关于气。盖食停则气滞，寒留则气凝。所以治痛之要，但察其果属实邪，皆当以理气为主。"谢晶日教授认为，脾胃为后天之本，肾为先天之本，正如《血证论·阴阳水火气血论》所说："人之初胎，以先天生后天；人之既育，以后天生先天。"脾的运化必须借助肾阳的温煦蒸化，始能健运；肾中精气，又赖脾胃运化的水谷精微补充，才能不断充足，两者相互资助，相互促进，缺一不可，无论是脾病及肾，还是肾病及脾，在治疗胃痛中焦虚寒证或脾肾阳虚证时，均不可忘温肾。

根据该患者的症状，中医诊断为脾胃虚寒型胃痛，西医诊断为浅表性胃炎、十二指肠炎。治以疏肝健脾，温中止痛。以柴胡、炒白术、香橼、佛手、紫苏子疏肝健脾，理气止痛；小茴香、炮姜温中健脾止痛；白豆蔻、乌药温中行气，祛湿止痛；黄芪补中益气，健运中州；甘草配伍桂枝辛甘化阳，温经止痛；白芍配伍甘草可缓急止痛。二诊效不更方。三诊诸症减轻，畏寒仍在，经期过后，气血亏虚，加入炒山药、当归补气和血。因"血得热则行，得寒则凝"，方中小茴香、炮姜、白豆蔻、乌药等温药，也使得因脾胃虚寒导致的痛经、月经色黑症状好转，从一定程度上，改变了虚寒体质，正合"治病求本"之意。

病案五：胃痛·脾胃虚寒证

张某，女，32 岁。

首诊时间：2019 年 9 月 21 日。

主诉：胃脘部隐痛反复发作 2 年，加重半个月。

现病史：患者2年前因饮食刺激出现胃脘部隐痛，春秋换季时尤为明显，曾因胃痛反复就医，多次予中西医治疗，病情虽有好转但时有反复，故经人介绍，为求中医治疗而来门诊就医。现症见胃脘隐痛，喜温喜按，空腹疼痛缓解，进食加重，偶有烧心、反酸，纳差，神疲乏力，畏寒，大便不成形，日2～3次；舌质淡红，边有齿痕，苔薄白，脉沉细。

既往史：浅表性胃炎2年。

辅助检查：胃镜检查示胃溃疡。

辨证分析：患者饮食不节损伤脾胃，脾胃气虚，久则伤及中阳，脾阳不足，则寒自内生，胃失温养；情志不遂，伤及肝气，肝失疏泄，则更横逆犯脾，肝脾二脏合病，络脉不通，而致此病。胃脘隐痛，喜温喜按是脾胃虚寒的征象，中焦脾胃功能减弱，不足以运化，故进食加重；脾胃为后天之本，气血生化之源，神疲乏力为气血不足之象；脾胃受损，湿困脾土，肠道功能失常，故见腹泻；胃受纳腐熟功能减弱，饮食水谷积聚于内，故见反酸、烧心。结合患者主症及舌脉，可辨为脾胃虚寒证。

中医诊断：胃痛·脾胃虚寒证。

西医诊断：胃溃疡。

中医治法：温中健脾，和胃止痛。

处　　方：柴　胡10g　　党　参10g　　炒白术10g　　黄　芪15g
　　　　　桂　枝10g　　白　芍15g　　干　姜5g　　　炒神曲10g
　　　　　乌　药15g　　炙甘草10g　　白豆蔻15g　　陈　皮15g
　　　　　煅海螵蛸20g

7剂，水煎服，日1剂，水煎300mL，早晚分服。

二诊：患者服上药后，胃痛症状减轻，纳可，神疲乏力缓解，偶反酸、烧心，畏寒减轻，大便不成形，日1～2次；舌淡红，苔薄白，脉沉缓。上方加补骨脂以补肾止泻。

处　　方：柴　胡10g　　党　参10g　　炒白术10g　　黄　芪15g
　　　　　桂　枝10g　　白　芍15g　　干　姜5g　　　炒神曲10g
　　　　　乌　药15g　　炙甘草10g　　白豆蔻15g　　陈　皮15g
　　　　　补骨脂10g　　煅海螵蛸20g

7剂，水煎服，日1剂，水煎300mL，早晚分服。

三诊：患者服上方后，胃痛已止，饮食如常，畏寒症状消失，无神疲乏力，大便正常；舌红，苔薄白，脉沉。效不更方。

处　　方：柴　胡10g　　党　参10g　　炒白术10g　　黄　芪15g
　　　　　桂　枝10g　　白　芍15g　　干　姜5g　　　炒神曲10g

乌　药 15g	炙甘草 10g	白豆蔻 15g	陈　皮 15g
补骨脂 10g	煅海螵蛸 20g		

7 剂，水煎服，日 1 剂，水煎 300mL，早晚分服。

后随访半年，未复发。

【临证心悟】

《素问·举痛论》说："寒气客于肠胃之间，膜原之下，血不得散，小络急引，故痛。"当外感寒邪直中脘腹，或寒食伤中，致使寒气凝滞胃脘，胃气不和，收引作痛。脾胃虚弱，中焦虚寒，则可使脾胃气机失调，胃失温养，发生胃痛。脾胃气虚日久，进而气损及阳，则形成脾胃虚寒之证。李中梓在《医宗必读》中曾说："一有此身，必资谷气，谷入于胃，洒陈于六腑而气至，和调于五脏而血生，而人资之以为生者也，故曰后天之本在脾。"后天脾胃受损，脾胃之气不足，失于温养，日久亦可致脾胃虚寒。脾胃虚寒则运化不及，气血生化乏源，脏腑失于濡养，胃络失荣；脾胃升降失常，气滞不行，壅滞中焦，胃络不通，不通失荣皆可致痛，中焦虚寒，纳运不健，胃气上逆可致反酸、烧心。脾为后天之本，气血生化之源，脾气不足，气血无以化生，可见神疲乏力。脾阳受损，固摄失调，大便溏薄。患者自诉在情志不畅时加重，情志不遂可致肝失疏泄，气机郁滞，土虚木旺，肝气横逆，中焦受损，胃失受纳，脾失运化，饮食难消，渐成郁滞，阳气亏虚，血行缓慢，郁阻脉络，更会加重病情。

脾胃气虚日久伤及中阳，寒自内生，胃失温养，故以桂枝、白芍二药温中散寒补虚，缓急止痛。桂枝、炙甘草辛甘相合，温通胃络；白芍、甘草酸甘化阴，和里缓急止痛，并加党参，配伍黄芪，甘温相得，补中益气以托疡溃之虚，益疡溃后之敛；加入柴胡、陈皮疏理肝气，肝疏则脾健；干姜温中散寒，健运脾阳；炒白术益气健脾；煅海螵蛸敛疡制酸；乌药、白豆蔻温中散寒行气；炒神曲健脾消食。二诊加补骨脂涩肠止泻。

病案六：胃痛·肝气犯胃证

王某，女，53 岁。

首诊时间：2019 年 7 月 7 日。

主诉：胃脘部疼痛、反酸 3 年。

现病史：患者 3 年前因情志刺激出现胃脘部疼痛，经多处治疗效果不佳，几经辗转来到谢晶日教授门诊。患者现胃脘疼痛，反酸，烧心，口苦，纳差，入睡难，易醒，大便可，近 1 个月消瘦 5kg；舌淡，苔白黄腻，脉弦滑。

既往史：既往体健。

辅助检查：

①胃镜检查：十二指肠球部溃疡。

②病理检查：胃窦慢性炎症（中度）活动期，伴局部低级别上皮内瘤变，局部上皮糜烂、坏死、黏膜溃疡形成。

辨证分析：脾胃运化气血为后天之本，升降气机为人体之枢纽。肝气郁滞则克脾犯胃，导致脾胃升降失司，肝火最暴，燔灼无忌，肝气郁结日久化火，横逆上灼犯胃，而胃本为阳土，多气多血之腑，且喜润恶燥，易受燥热之邪所累，肝胃阳盛，气机失调，胃失和降，故胃痛、反酸、烧心。脾胃运化水谷功能减弱，故出现纳差、消瘦等症状；又见寐差、入睡难，为气血不足，心神无所依所致。结合患者舌苔黄腻，脉弦滑，诊断为胃痛·肝气犯胃证。

中医诊断：胃痛·肝气犯胃证。

西医诊断：①慢性胃炎。

②十二指肠球部溃疡。

中医治法：疏肝解郁，理气止痛。

处　　方：柴　胡 10g　　炒白术 15g　　佛　手 15g　　紫苏子 15g

香　附 15g　　香　橼 15g　　炒白芍 30g　　甘　草 10g

延胡索 15g　　陈　皮 10g　　枳　壳 15g　　神　曲 10g

黄　连 15g　　吴茱萸 5g

7剂，水煎服，日1剂，水煎300mL，早晚分服。

二诊：患者服用7剂药后自诉胃脘部疼痛缓解，反酸、烧心症状缓解，口稍苦，纳可，入睡难，易醒，大便可，日1～2次；舌淡红，苔黄腻，脉弦。上方去延胡索、陈皮，加黄芩10g、栀子10g以清肝胆火，加首乌藤15g、莲子心10g以养心安神。

处　　方：柴　胡 10g　　炒白术 15g　　佛　手 15g　　紫苏子 15g

香　附 15g　　香　橼 15g　　炒白芍 30g　　甘　草 10g

枳　壳 15g　　神　曲 10g　　黄　连 15g　　吴茱萸 5g

黄　芩 10g　　栀　子 10g　　首乌藤 15g　　莲子心 10g

7剂，水煎服，日1剂，水煎300mL，早晚分服。

三诊：患者胃痛消失，无反酸、烧心，无口苦，纳可，寐可；舌红，苔白，脉弦滑。上方去炒白芍、甘草，加陈皮10g、厚朴10g、郁金15g以疏肝行气，解郁除满。

处　　方：柴　胡 10g　　炒白术 15g　　佛　手 15g　　紫苏子 15g

香　附 15g　　香　橼 15g　　枳　壳 15g　　神　曲 10g

黄　连 15g　　吴茱萸 5g　　黄　芩 10g　　栀　子 10g

首乌藤 15g　　莲子心 10g　　陈　皮 10g　　厚　朴 10g

郁　金 15g

7剂，水煎服，日1剂，水煎300mL，早晚分服。

电话随访，患者症状消失，未复发。

【临证心悟】

肝主疏泄，主一身之气，协调五脏气机之升降，故脾胃气机的通降，必赖肝气的条达。肝与脾胃同居中焦，脾升胃降，是一身气机升降的枢纽，肝主协调一身气机的升降，因此，"土需木疏，土得木而达"。脾升胃降作用与肝之疏泄功能密切相关，肝主疏泄而喜条达，若情志不舒，则肝气郁结而不得疏泄，横逆犯胃，致气机郁滞、逆乱，而发胃痛。患者老年女性，平素性情急躁，肝气郁结，肝之气机，条达不畅，脾胃升降开阖无度，故见反酸、烧心。中焦气机受阻，气滞则脉络瘀滞，故见胃脘疼痛。《素问·逆调论》云："阳明者胃脉也，胃者六腑之海，其气亦下行，阳明逆不得从其道，故不得卧也。"脾胃虚弱，饮食积滞，上扰心神，故见夜卧不安。"脾胃者，仓廪之官，五味出焉"，饮食水谷在体内的转输，需依赖脾胃纳运功能的正常履职。若脾胃虚弱，纳运失职，水谷不得转化为营血，故见消瘦。

柴胡归肝胆经，疏肝解郁；香橼、香附"二香"为谢晶日教授用以疏肝郁之常用药对；陈皮、枳壳二者均为行气之要药，陈皮性温、枳壳微寒，配伍以防温燥伤阴之弊；佛手疏肝以行气止痛。谢晶日教授以疏肝健脾、清热和胃为治疗大法。谢晶日教授认为无郁不成酸，患者反酸严重，解郁以抑酸是其重要治疗方法，故予柴胡、香附疏肝解郁；佛手、陈皮、炒白术合用以疏肝气、健脾气；炒白芍、甘草、延胡索缓胃脘之痛；予左金丸中黄连、吴茱萸以3：1配伍，使之清肝降火而又不伤阴，黄连主清泻胃火，吴茱萸反佐，开肝郁，降逆气。张景岳认为："酸者肝木之味也，由火盛制金，不能平木，则肝木自甚，故为酸也。"湿祛热散，肝气疏泄，脾气健运，气机调畅，胃痛得减，反酸、烧心减弱；脾健则得以运化水谷，饮食正常。

病案七：胃痛·肝气犯胃证

韩某，女，65岁。

首诊时间：2019年8月10日。

主诉：胃脘疼痛反复发作1年余。

现病史：患者近1年反复出现胃脘部疼痛，未予重视。现面色晦暗，形体适中，胃脘疼痛，每当情志不遂后加重，嗳气，乏力，反酸，烧心，纳差，寐差，盗汗，便溏；舌红，苔薄，脉沉弦。

既往史：胆囊炎3年。

辅助检查：胃镜检查示慢性胃炎。

辨证分析：患者胃痛每因情志不畅后加重，肝主情志，情志不畅，肝失疏泄，克犯脾土，脾失健运，浊气不下而胀满嗳气；脾气虚弱无以消磨食物，胃下气传导之力不足，水谷随气上逆，发为反酸；胃气虚弱，饮食不消，宿住于内而烧心。胃土以燥纳物，脾土以湿化气，脾气不得布，则胃燥不能使，食少而不能化。脾为气血生化之源，脾虚而无以化生气血，故见乏力、舌红、苔薄、脉沉弦等肝郁脾虚之象。四诊合参，诊断为肝气犯胃证。

中医诊断：胃痛·肝气犯胃证。

西医诊断：①慢性胃炎。

②慢性胆囊炎。

中医治法：疏肝解郁，理气止痛。

处　　方：柴　胡 10g　　黄　芪 15g　　炒白术 15g　　炒薏苡仁 10g

茯　苓 15g　　代赭石 15g　　旋覆花 5g　　佛　手 10g

砂　仁 10g　　黄　连 10g　　吴茱萸 5g　　白豆蔻 10g

乌　药 10g　　鸡内金 10g

7 剂，水煎服，日 1 剂，水煎 300mL，早晚分服。

二诊：患者服药后胃胀改善，入睡困难、排便无力、反酸、烧心改善，纳可，咽部痰多；舌质暗，体胖，边有齿痕，少许白腻苔，脉沉弦。上方去茯苓，加柿蒂 15g、木蝴蝶 10g 以降逆利咽，加枳实 15g、槟榔片 10g 以行气通便。

处　　方：柴　胡 10g　　黄　芪 15g　　炒白术 15g　　炒薏苡仁 10g

代赭石 15g　　旋覆花 5g　　佛　手 10g　　柿　蒂 15g

砂　仁 10g　　黄　连 10g　　吴茱萸 5g　　白豆蔻 10g

乌　药 10g　　鸡内金 10g　　木蝴蝶 10g　　枳　实 15g

槟榔片 10g

7 剂，水煎服，日 1 剂，水煎 300mL，早晚分服。

三诊：诸症减轻，继予 14 剂。

电话随访，患者症状消失，未复发。

【临证心悟】

《素问·六元正纪大论》谓："木郁之发……民病胃脘当心而痛，上支两胁，膈咽不通，食饮不下。"《素问·至真要大论》也说："厥阴司天，风淫所胜……民病胃脘当心而痛。"这说明胃痛与肝气偏胜、肝胃失和有关。肝属木，主疏泄，调理气机，助脾胃行升清降浊之能，正如《血证论·脏腑病机论》所云："木之性主于疏泄，食气入胃，全赖肝木之气以疏泄之，而水谷乃化。"《杂病源流犀烛·胃病源流》曰："胃痛，邪干胃脘病也……惟肝气相乘为尤甚，以木性暴，且正克也。"每当患者情志不遂，就会导致肝失疏泄，肝郁气滞，从而横逆犯胃，胃气被肝气所伤，就会失去和降，出现胃气阻滞，发为胃痛。肝气调畅则胃气通降，肝气冲逆则阻胃之降，愤怒焦虑可致肝气横逆，上犯脾土，故"醒胃必先制肝""制木必先安土"。唐宗海《血证论·脏腑病机论》曰："木之性主于疏泄，食气入胃，全赖肝木之气以疏泄之，而水谷乃化。"谢晶日教授常以疏肝健脾、调畅气机为治疗大法。

柴胡归肝胆经，辛行苦泄有疏肝解郁之功效，药理研究表明柴胡皂苷通过调节胆碱能系统影响激素水平，达到抗抑郁的功效；佛手辛苦酸温，理气止痛而不燥，为疏肝之润剂；辅以白术健脾燥湿，燥脾土以养肝木。若兼有胁痛者，可加川楝子、延胡索以行气止痛；肝郁化火，烦躁易怒者，可加牡丹皮、炒栀子清热泻火；若失眠寐差者可酌情加煅龙骨、煅牡蛎以镇心安神；若腹胀纳差甚者，加厚朴、砂仁、白豆蔻行气导滞；胃气上逆而呃逆嗳气者可加旋覆花、代赭石、柿蒂等以助下气。诸药合用，相得益彰。

病案八：胃痛·肝郁脾虚证

孙某，男，48 岁。

首诊时间：2019 年 5 月 15 日。

主诉：胃脘胀痛 1 年，加重 2 周。

现病史：患者 1 年前无明显诱因胃脘胀痛，于当地医院行胃镜检查，服抑酸、促胃肠动力药物治疗，症状稍缓解，停药后症状复发。2 周前症状加重，慕名前来就诊，患者就诊时胃脘胀痛，嗳气，口臭，纳差，每于饮食不当、情绪不畅时加重，时有疲劳乏力感，大便不成形，黏滞不爽，日 2 ～ 3 次；舌质淡红，边有齿痕，苔白腻，脉滑。

既往史：既往体健。

辅助检查：胃镜检查示浅表性胃炎。

辨证分析：本例患者平素情志不畅，肝气郁结，脾胃损伤，气机郁滞，胃脘胀痛，嗳气；胃不降浊，浊气逆于上，故口臭；气血生化乏源，不能濡养脏腑，故疲劳乏力，纳呆；饮食不节，损伤脾胃，脾胃运化水液功能失调，致湿邪内生，下注于肠，故大便不成形；湿性黏腻，故大便黏滞不爽；舌质淡红，边有齿痕，苔白腻，脉滑，皆为肝郁脾虚之征象。

中医诊断：胃痛·肝郁脾虚证。

西医诊断：浅表性胃炎。

中医治法：疏肝健脾，化湿和胃。

处　方：柴　胡 15g　　炒白术 20g　　苍　术 15g　　炒薏苡仁 30g

茯　苓 15g	香　附 15g	香　橼 10g	砂　仁 10g
白豆蔻 10g	藿　香 10g	佩　兰 10g	炒麦芽 10g
炒神曲 10g	焦山楂 10g	莱菔子 10g	

7 剂，水煎服，日 1 剂，水煎 300mL，早晚分服。

二诊：患者现胃脘胀痛稍缓解，嗳气、口臭减轻，饮食有所改善，大便不成形好转，但仍黏滞；舌质淡红，边有齿痕，苔白腻，脉滑。上方加厚朴 10g、枳实 10g，以增强行气通便之力。

处　　方：

柴　胡 15g	炒白术 20g	苍　术 15g	炒薏苡仁 30g
茯　苓 15g	香　附 15g	香　橼 10g	砂　仁 10g
白豆蔻 10g	藿　香 10g	佩　兰 10g	炒麦芽 10g
炒神曲 10g	焦山楂 10g	莱菔子 10g	厚　朴 10g
枳　实 10g			

7 剂，水煎服，日 1 剂，水煎 300mL，早晚分服。

三诊：患者现胃脘胀痛明显缓解，嗳气、口臭消失，饮食明显改善，大便成形；舌质淡红，边有齿痕，苔白腻，脉滑。上方去藿香、佩兰、枳实。

处　　方：

柴　胡 15g	炒白术 20g	苍　术 15g	炒薏苡仁 30g
茯　苓 15g	香　附 15g	香　橼 10g	砂　仁 10g
白豆蔻 10g	炒麦芽 10g	厚　朴 10g	炒神曲 10g
焦山楂 10g	莱菔子 10g		

7 剂，水煎服，日 1 剂，水煎 300mL，早晚分服。

电话随访，患者自诉无明显不适，情志状态良好。

【临证心悟】

《临证指南医案》云："有胃气则生，无胃气则死。"对于胃痛的治疗也要时刻以顾护胃气为要，重视补益脾胃之气，现代胃痛患者多因过食肥甘厚味、情志不畅等损伤脾胃，产生气滞、痰浊、瘀血等病理产物。脾胃乃后天之本，中焦运化之枢纽，不可一味补益，使之滋腻壅滞，失于运化，故健脾当以调和为主。脾主升清，胃主降浊，腑以通为补，可采用通腑法调和中焦之胃气，胃气得降，则脾气得升。脾主运化，胃主受纳，可消食导滞与芳香醒脾合用，补脾当先开胃，胃降则脾气升。脾胃功能受损不能运化水液，壅滞中焦，则酿生湿邪。可祛湿恢复脾胃健运的功能，邪祛则正安。肝脾功能相辅相成，肝主疏泄，调畅气机，调节脾胃的升降功能，肝乃起病之源，脾乃传病之路，可采用疏肝解郁之法治疗脾胃疾病，肝气得疏，则脾胃得健。

本案中柴胡、炒白术疏肝健脾；苍术、炒薏苡仁、茯苓健脾除湿；香附、香橼助柴胡疏肝理气；砂仁、白豆蔻行气除湿，藿香、佩兰芳香化湿，四药气味芳香，为醒脾理脾之佳品；炒麦芽、炒神曲、焦山楂、莱菔子可消食开胃。诸药合用，共奏疏肝健脾、行气除湿之效。

病案九：胃痛·湿热中阻证

王某，女，59岁。

首诊时间：2019年6月5日。

主诉：胃脘胀痛反复发作2年余，加重3天。

现病史：该患者2年前无明显诱因出现胃脘刺痛，于当地西医院行胃镜检查，提示萎缩性胃炎，病理检查提示胃角萎缩性胃炎，伴轻度不典型增生。经奥美拉唑等西药治疗后有所缓解，但时有复发。3天前因情志不遂胃痛再发，遂前来就诊。现胃脘胀痛，餐后加重，偶有烧心，口干口苦，嗳气，时有咽喉梗阻感，纳可，寐差，大便不成形；舌暗，苔黄，脉弦。

既往史：既往体健。

辅助检查：

①胃镜检查：萎缩性胃炎。

②病理检查：胃角萎缩性胃炎，伴轻度不典型增生。

辨证分析：患者平素喜肥甘厚腻，阻碍脾胃气机，湿邪内生，再因情志不遂，肝郁气滞，影响脾胃运化受纳水谷精微，湿邪停滞中焦，不通则痛，故而胃痛，餐后加重，嗳气，咽喉有梗阻之感；湿热之邪易化热伤阴，阴津不足则胃失于濡养，故烧心，口干口苦；湿热蕴结，扰乱心神，故寐差；脾虚失运，湿邪下注于大肠，故大便不成形；结合舌脉，中医辨证为湿热中阻证。

中医诊断：胃痛·湿热中阻证。

西医诊断：萎缩性胃炎。

中医治法：清化湿热，理气和胃。

处　　方：	炒白术25g	茯　苓15g	炒薏苡仁15g	煅龙骨20g
	煅牡蛎20g	煅海螵蛸20g	大腹皮15g	枳　壳15g
	佛　手15g	砂　仁15g	紫苏子10g	牡丹皮20g
	半边莲15g	半枝莲15g	郁　金15g	金钱草15g
	合欢花15g			

7剂，水煎服，日1剂，水煎300mL，早晚分服。

二诊：患者现胃脘胀痛缓解，烧心、嗳气症状减轻，大便可。上方去半边莲。

处　　方：炒白术 25g　　茯　苓 15g　　炒薏苡仁 15g　　煅龙骨 20g

煅牡蛎 20g　　煅海螵蛸 20g　　大腹皮 15g　　枳　壳 15g

佛　手 15g　　砂　仁 15g　　紫苏子 10g　　牡丹皮 20g

合欢花 15g　　半枝莲 15g　　郁　金 15g　　金钱草 15g

14 剂，水煎服，日 1 剂，水煎 300mL，早晚分服。

三诊：患者现诸症明显缓解。上方去煅龙骨、煅牡蛎、煅海螵蛸、佛手、郁金、金钱草，加石斛 10g、北沙参 20g 以养胃阴，继予 14 剂。

处　　方：炒白术 25g　　茯　苓 15g　　石　斛 10g　　合欢花 15g

大腹皮 15g　　枳　壳 15g　　北沙参 20g　　半枝莲 15g

砂　仁 15g　　紫苏子 10g　　牡丹皮 20g　　炒薏苡仁 15g

14 剂，水煎服，日 1 剂，水煎 300mL，早晚分服。

电话随访半年，患者自诉胃脘无不适。

【临证心悟】

脾胃为后天之本，气血生化之源，是气机升降之枢纽。脾为阳，主运化，主升，胃为阴，主降。脾胃虚弱则饮食糟粕停聚胃脘，多从热化，日久易伤胃阴，故胃病多为实中夹虚、本虚标实，以脾虚阴亏为本，胃实为标，故以扶正祛邪治之，补脾益气，以恢复脾之升发。如李东垣所言："惟当以辛甘温之剂，补其中而升其阳。"补脾益气，恢复脾之升发之性，养阴和胃，以复胃之通降，治疗当遵叶天士养胃阴之法，以甘凉滋润之品养胃阴，复胃之通降。见肝郁之症，疏肝理气，和胃止痛，防木盛乘土。病程日久，湿热之邪聚于胃而伤胃阴，需以清热解毒之药清泻胃中实火，祛有形之邪。但用药上不可用大苦大寒之药，需用药平和，既泻实火，又不损伤中气。

本案方中炒白术、茯苓、炒薏苡仁补脾益气、燥湿利水；配以大腹皮、枳壳、佛手、砂仁、紫苏子理气宽中、行滞消胀，使其"补而不滞"，升举脾胃之气；石斛、北沙参、牡丹皮益胃生津、滋阴清热。煅龙骨、煅牡蛎、煅海螵蛸重镇降逆，降胃气；半边莲、半枝莲清热泻火、消痈散结；郁金、金钱草疏肝理气、和胃止痛。本方诸药合用，共奏健脾燥湿、养阴和胃、清热泻火、疏肝理气之功。

病案十：胃痛·湿热中阻证

杨某，女，53 岁。

首诊时间：2019 年 10 月 1 日。

主诉：胃脘部疼痛 7 天。

现病史：患者 7 天前无明显诱因出现胃脘部灼热疼痛，腹痛，嗳气，腹胀，反酸烧心，心悸，胸闷，乏力，气短懒言，纳可，餐后胀气，善太息，盗汗，烘热汗出，小便正常，大便不成形，3～4日1行；舌红，苔黄腻，中有裂纹，脉沉弦无力。

既往史：胃息肉切除3年。

辅助检查：胃镜检查示慢性非萎缩性胃炎伴糜烂。

辨证分析：胃脘部灼热疼痛，辨病属于中医"胃痛"的范畴。胃痛，又称胃脘痛，是以胃脘部疼痛为主要表现的疾病。患者素有湿热，邪热犯胃，不通则痛。湿热蕴结中焦，则见腹痛，嗳气，盗汗，烘热汗出，舌红，苔黄腻。四诊合参，辨证为湿热中阻证。

中医诊断：胃痛·湿热中阻证。

西医诊断：慢性非萎缩性胃炎伴糜烂。

中医治法：清化湿热，理气和胃。

处　　方：柴　胡10g　　炒白术25g　　炒白芍30g　　甘　草10g
　　　　　佛　手15g　　紫苏子10g　　旋覆花15g　　代赭石25g
　　　　　姜　黄10g　　黄　芪15g　　厚　朴10g　　煅海螵蛸30g
　　　　　白豆蔻10g　　延胡索10g　　枳　实10g　　煅瓦楞子30g

　　　　　　　　　　　7剂，水煎服，日1剂，水煎300mL，早晚分服。

二诊：患者胃部、腹部疼痛及嗳气、腹胀减轻，反酸、烧心、心悸缓解，胸闷乏力减轻，伴有胸前区憋闷，易怒，有排便不尽感。故上方去姜黄，加槟榔片10g、黄芩10g、栀子10g以清泻湿热，行气通便。

处　　方：柴　胡10g　　炒白术25g　　炒白芍30g　　甘　草10g
　　　　　佛　手15g　　紫苏子10g　　旋覆花15g　　代赭石25g
　　　　　黄　芪15g　　厚　朴10g　　黄　芩10g　　栀　子10g
　　　　　白豆蔻10g　　枳　实10g　　槟榔片10g　　延胡索10g
　　　　　煅海螵蛸30g　　煅瓦楞子30g

　　　　　　　　　　　14剂，水煎服，日1剂，水煎300mL，早晚分服。

三诊：患者胃脘部疼痛明显减轻，反酸、烧心消失，偶有心悸，乏力，情志烦躁，胸闷；舌红，苔薄黄。上方去煅海螵蛸、煅瓦楞子，加合欢花以解郁安神。

处　　方：柴　胡10g　　炒白术25g　　炒白芍30g　　甘　草10g
　　　　　佛　手15g　　紫苏子10g　　旋覆花15g　　代赭石25g
　　　　　黄　芪15g　　厚　朴10g　　延胡索10g　　合欢花10g
　　　　　白豆蔻10g　　枳　实10g　　槟榔片10g　　栀　子10g
　　　　　黄　芩10g

　　　　　　　　　　　14剂，水煎服，日1剂，水煎300mL，早晚分服。

【临证心悟】

胃痛辨证，应辨寒热虚实，清代江涵暾《笔花医镜》把胃痛分虚实寒热辨治，用药则补泻温凉，各有"主将""次将"，如其补胃猛将为白术、黄芪、大枣，次将为白扁豆、山药、炙甘草、龙眼肉；温胃猛将为干姜、高良姜、益智仁、肉豆蔻、草果、丁香、木香、胡椒，次将为藿香、砂仁、白豆蔻、半夏、煨姜、厚朴、川椒。本例患者，属湿热中阻证，治疗除清热利湿外，还应固护胃气，防止苦寒伤胃，佐以理气药以健脾助运。

方中柴胡、佛手、紫苏子、枳实理气健脾；白芍敛阴止痛；旋覆花、代赭石重镇降逆；煅海螵蛸、煅瓦楞子抑酸。随后加黄芩、栀子，增强其清热利湿之效；合欢花清肝泻火，解郁安神。全方共奏清热利湿之功。

此外，叶天士《临证指南医案·胃脘痛》对于本病的辨证、治疗有许多独到之处，如"夫痛则不通，通字须究气血阴阳，便是看诊要旨矣"，以及"胃痛久而屡发，必有凝痰聚瘀"。顾靖远《顾氏医镜·胃脘痛》指出："阳明中土，万物所归，故世人之患胃痛、腹痛者甚多。"在治疗上，他主张对肝脾不和者以芍药甘草汤为基本方，随证加减；气滞者用四磨汤；血瘀者用失笑散；食滞者用保和丸；热证用黄芩汤、竹叶石膏汤等，亦颇能扼其要。王清任《医林改错》、唐容川《血证论》治疗瘀血滞于中焦，胀满刺痛者，用血府逐瘀汤活血化瘀；《医宗己任编》治疗胃脘痛属阴虚，伴燥热口渴者，用逍遥散加生地黄、牡丹皮、栀子或疏肝益肾汤（即六味地黄汤加柴胡、白芍）加当归，颇有意义。

病案十一：胃痛·胃阴不足证

闫某，男，42 岁。

首诊时间：2019 年 7 月 17 日。

主诉：患者胃脘灼痛 3 年余，加重 3 个月。

现病史：患者 3 年前因饮食不节出现胃脘灼痛，曾于当地医院就诊，胃镜检查示慢性浅表性胃炎，服用多种西药与中药汤剂效果不佳。患者胃中嘈杂不适，有灼热感，时而干呕，口干欲饮，3 个月前患者胃痛加重，饮食尚可，睡眠欠佳，大便干结，1～2 日 1 行，小便偏黄；舌红，少苔，乏津，脉细数。患者病情长期得不到有效治疗，生活与工作皆受其影响，多方治疗未见好转，后经亲友介绍前来就诊。

既往史：慢性浅表性胃炎 3 年。

辅助检查：胃镜检查提示慢性浅表性胃炎。

辨证分析：患者平素胃中嘈杂不适，有灼热感，此为胃热素盛，耗伤胃阴，下汲肾水，而郁火内生，胃阴枯槁，则见胃脘灼痛；热伤津液，则口干、口渴；肠燥阴伤，则大便干；胃不和则夜卧不安，故睡眠欠佳，难以安枕；舌红，少苔，乏津，脉细数，为胃阴不足之象。

中医诊断：胃痛·胃阴不足证。

西医诊断：慢性浅表性胃炎。

中医治法：养阴益胃，和中止痛。

处　　方：生地黄 15g　　麦　冬 10g　　北沙参 10g　　枸杞子 10g

天花粉 10g　　当　归 15g　　川楝子 10g　　白　芍 10g

决明子 15g　　甘　草 10g

7剂，水煎服，日1剂，水煎300mL，早晚分服。

二诊：患者胃痛、胃中嘈杂及灼热感稍有缓解，仍有干呕，小便黄较前减轻，大便干，仍有口干、口渴；舌红，少苔，乏津，脉细数。前方加石斛10g，生地黄改为20g。

处　　方：生地黄 20g　　麦　冬 10g　　北沙参 10g　　枸杞子 10g

天花粉 10g　　当　归 15g　　川楝子 10g　　白　芍 10g

甘　草 10g　　决明子 15g　　石　斛 10g

7剂，水煎服，日1剂，水煎300mL，早晚分服。

三诊：患者胃痛、胃中嘈杂及灼热感缓解，干呕、小便黄、大便干较前均有所减轻，口干、口渴缓解；舌淡红，苔薄白，脉细。上方生地黄改为15g，再予7剂。

处　　方：生地黄 15g　　麦　冬 10g　　北沙参 10g　　枸杞子 10g

天花粉 10g　　当　归 15g　　川楝子 10g　　白　芍 10g

甘　草 10g　　决明子 15g　　石　斛 10g

7剂，水煎服，日1剂，水煎300mL，早晚分服。

四诊：患者诸症较前缓解；舌淡红，苔薄白，脉细。前方再予14剂巩固治疗。

【临证心悟】

本案患者胃脘灼痛，时而干呕，胃中嘈杂，偶有灼热感，口干、口渴，小便偏黄，大便干，此为胃阴亏虚，虚火内扰之象。如《脉因证治》云："郁而生热，或素有热，虚热相搏，结郁于胃脘而痛。"胃阴不足，胃热素盛，气机不畅，郁火内生，故见胃痛日久，胃脘灼热，口燥咽干；阴伤肠燥则大便干，舌红少津，脉细数。治当滋养胃阴，缓急止痛。

方用芍药甘草汤合一贯煎。芍药、甘草酸甘化阴，缓急止痛；生地黄、麦冬、北沙参、枸杞子滋阴益胃；当归、川楝子活血理气止痛。胃阴亏虚日久，津枯便秘，胃阴恢复较缓慢，故二诊加大生地黄用量，甘凉润肠以通便，且口渴明显，故加石斛以生津止渴。全方加减需注意选用理气而不伤阴之品，以免行气太过反伤阴液。

病案十二：胃痛·寒邪客胃证

于某，男，38岁。

首诊时间：2019年5月8日。

主诉：胃痛1年余，加重1个月。

现病史：该患者1年前出现胃痛，疼痛较为剧烈，食冷或感寒加重，平素畏寒，喜热食、饮热水，得暖则痛减，偶有两胁疼痛，于当地医院就诊行胃镜检查示慢性浅表性胃炎。1个月前因食冷饮病情再次发作，疼痛较前剧烈，痛时伴有冷汗。多方治疗未见好转，故来就诊以求良方。患病期间，曾间断服用奥美拉唑、维U颠茄铝等西药效果不佳，停药即复发。时有夜寐不安，口不渴，小便正常，大便不成形，日1次。舌淡，苔白，脉弦紧。

既往史：既往体健。

辨证分析：患者脾胃素虚，贪凉饮冷，饮食不节，形成脾胃虚寒之证，故食冷或感寒后胃脘疼痛较为剧烈，得暖则痛减，且情志不调，肝气郁结，则偶有两胁疼痛。脾胃虚弱，运化不及，则大便不成形。结合舌淡，苔白，脉弦紧，可辨为寒邪客胃，气滞于中之证。

中医诊断：胃痛·寒邪客胃证。

西医诊断：慢性浅表性胃炎。

中医治法：温胃散寒，行气止痛。

处　　方：吴茱萸10g　　高良姜5g　　香　附10g　　党　参15g
　　　　　大　枣10g　　肉　桂10g　　延胡索10g　　炒白术20g
　　　　　白　芍25g　　甘　草10g　　神　曲10g　　乌　药15g

7剂，水煎服，日1剂，水煎300mL，早晚分服。

二诊：患者胃痛稍有缓解，仍有两胁疼痛。因曾经多次治疗效果不佳，患者心情烦躁，情志不畅时夜寐不安加重，大便不成形，小便正常；舌淡，苔白，脉弦紧。前方加佛手10g，以增强疏肝行气之力；加茯神10g、酸枣仁15g，以养心安神。

处　　方：吴茱萸10g　　高良姜5g　　香　附10g　　党　参15g
　　　　　大　枣10g　　肉　桂10g　　延胡索10g　　炒白术20g
　　　　　白　芍25g　　甘　草10g　　炒神曲10g　　乌　药15g
　　　　　佛　手10g　　茯　神10g　　酸枣仁15g

7剂，水煎服，日1剂，水煎300mL，早晚分服。

三诊：患者胃痛较前缓解，两胁疼痛偶有发作，较前减轻，口不渴，小便正常，大便仍不成形；舌淡，苔白，脉弦紧。前方炒白术改为25g，加炒薏苡仁25g。

处　　方：吴茱萸 10g　　高良姜 5g　　　香　附 10g　　党　参 15g

　　　　　大　枣 10g　　肉　桂 10g　　延胡索 10g　　炒白术 25g

　　　　　白　芍 25g　　甘　草 10g　　炒神曲 10g　　乌　药 15g

　　　　　佛　手 10g　　茯　神 10g　　酸枣仁 15g　　炒薏苡仁 25g

　　　　　　　　　　　7 剂，水煎服，日 1 剂，水煎 300mL，早晚分服。

四诊：患者胃痛明显，两胁疼痛消失，大便稍成形，食欲稍差；舌淡，苔白，脉弦。前方加陈皮 10g，以理气健脾。

处　　方：吴茱萸 10g　　高良姜 5g　　　香　附 10g　　党　参 15g

　　　　　大　枣 10g　　肉　桂 10g　　延胡索 10g　　炒白术 25g

　　　　　白　芍 25g　　甘　草 10g　　炒神曲 10g　　乌　药 15g

　　　　　佛　手 10g　　茯　神 10g　　酸枣仁 15g　　炒薏苡仁 25g

　　　　　陈　皮 10g

　　　　　　　　　　14 剂，水煎服，日 1 剂，水煎 300mL，早晚分服。

五诊：患者胃痛消失，其余症状明显缓解，再服 7 剂，巩固治疗。

【临证心悟】

张景岳在《景岳全书》中论述了胃痛的病因，其言："惟食滞、寒滞、气滞者最多，其有因虫、因火、因痰、因血者，皆能作痛，大都暴痛者多有前三证，渐痛者多由后四证……因寒者常居八九，因热者十惟一二……盖寒则凝滞，凝滞则气逆，气逆则痛胀由生。"本案患者疼痛较剧烈，食冷或感寒加重，平素畏寒。此为感寒受凉而寒积于中，寒为阴邪，其性凝滞，气血滞涩，而发胃痛；喜热食、饮热水、得暖则痛减、脉弦紧皆为寒象。

本方用高良姜、吴茱萸、肉桂温阳散寒以止痛；香附行气止痛；党参、大枣补气，以助散寒行气止痛。二诊可见气滞所致之胁痛，故加佛手以疏肝理气止痛；夜寐不安，酌加茯神、酸枣仁以宁心安神。三诊大便仍不成形，故加大炒白术用量，并加炒薏苡仁，补益脾气以实大便。胃痛日久，脾胃多虚，故兼顾健脾补虚，此为不止痛而痛自止。

四、临证经验总结

胃痛是指以上腹胃脘部近心窝处疼痛为主症的疾病。基本病机是胃气阻滞，胃失和降，不通则痛。病位在胃，与肝、脾密切相关。病理因素主要有气滞、寒凝、热郁、湿阻、血瘀。病理变化复杂，日久不愈，脾胃受损，可由实证转为虚证；反之，脾胃虚弱，运化不及，易形成多种病理产物，胶着不祛，形成虚实夹杂之证。

胃痛的治疗应四诊合参，明辨其病机关键。脾主升清，运化的水谷精微通过脾气向上升发的气机，传输至心肺，化生气血而布散全身。胃主降浊，饮食物通过胃气向下通降的气机得以初步消化，升降相因，脾胃正常生理功能的发挥是以脾胃气机升降有序为前提。胃痛的发生多为脾胃之气升降失调，多因寒邪、湿热、饮食积滞，或日久瘀血停滞于胃腑，或因肝气横逆克犯中土，导致胃腑之气失于和降而郁滞，不通则痛；或因素体胃阴亏虚，中焦虚寒而致脾胃升降运化无力，胃腑失于濡养，不荣则痛。谢晶日教授认为肝气的郁滞不畅易影响脾胃气机升降，为其发病的重要病机之一。肝主疏泄，肝气的升发可调节脾胃之气的升降以助运化。反之，若肝失疏泄，肝气郁结横逆克于中土，则影响脾胃之气的升降，胃气不降，肝胃气滞于中焦而发病，故以顺调肝气、和降胃气为治疗原则。

谢晶日教授结合多年临床经验将治疗胃痛的中医辨证论治思维总结为以下三点：

1. 注重升降有序

胃痛发病或因实邪阻滞中焦，气机不利；或因虚而中焦无力斡旋，气机痞塞。故对于胃痛的治疗，应以恢复脾胃气机升降有序为要旨，辨其虚实寒热，选择对应的药物并顺应脾胃之性，补虚泄邪以复其司。在发病的各个时期，都应时刻注重顾护脾胃之气。邪实不可攻伐太过，以致邪虽祛而正气损，迁延他证。应注重未病先防，见肝之病，当先实脾，预先调补未病之脏以防邪传变。

2. 虚实夹杂，需权衡祛邪与扶正

扶助正气以助祛邪，脾胃自强而抗邪有力。虚证不可补之太过，需配合理气与清利之品，脾之补在于运，太过滋腻有碍脾之运化，适得其反，调补兼施，补其气而助其运，更好地发挥药力，使脾气升而胃气降，病自愈。

3. 用药经验分享

多以柴胡、香附、郁金等辛香之品疏肝理气，以复疏泄之司。肝体阴而用阳，补肝血以助肝用，白芍味酸，入肝经而补肝体，味苦而清肝胆郁火；配合甘草，酸甘化阴，柔肝止痛。胃气以通降为顺，以陈皮、厚朴、枳壳通顺肠腑气机；配合和胃降逆之品旋覆花、灵磁石等和降胃气。湿性重浊黏腻，困阻脾气的升发，胶着于中焦而影响脾胃气机的升降，发为本病。脾胃能够发挥正常的生理功能，都是以气机的调畅为前提，升降相因，共同配合，相互影响。在治疗上，祛除湿邪以恢复脾胃气机升降，配合健脾益气，脾气健运则助湿化。叶天士在《临证指南医案》中言"初为气结在经，久则血伤入络"，论述了发病的初起多因气机郁滞于经络，随着病程的发展，病位由浅入深，而影响到血液的运行。日久血行滞涩不畅，有形实邪阻滞于胃腑，疼痛性质多为刺痛，入夜尤甚，并伴有肌肤甲错，面色晦暗，舌暗紫等血瘀象。谢晶日教授认为，胃痛病程日久，易反复发作者，治疗应在辨证论治的基础上，注重活血化瘀以使气机升降的通路得以畅达，使血行以助调气。

第三节　呕吐案

一、呕吐概述

呕吐是由于胃失和降、气逆于上，迫使胃内容物从口而出的病证。呕吐可以单独出现，亦可伴见于多种急慢性疾病中。古代文献将呕与吐进行了区别，其言："有物有声谓之呕，有物无声谓之吐，无物有声谓之干呕。"临床呕与吐常同时发生，很难截然分开，故统称为"呕吐"。

西医学中的急慢性胃炎、幽门梗阻、食源性呕吐、神经性呕吐、十二指肠壅积症等可参考本病证辨证论治。另外，如肠梗阻、急性胰腺炎、急性胆囊炎、尿毒症、颅脑疾病、酸碱平衡失调、电解质紊乱，以及一些急性传染病早期，以呕吐为主要临床表现时，亦可参考本病辨证论治，同时结合辨病处理。对于喷射性呕吐应重视查找病因，采取综合诊疗措施。

二、中医病因病机心悟

呕吐病位在胃，与肝脾关系密切，其基本病机为胃失和降，胃气上逆。脾主运化，以升为健，与胃互为表里，若脾阳素虚，或饮食所伤，则脾失健运，饮食难化，或水谷不归正化，聚湿为痰为饮，停蓄于胃，胃失和降而为吐。肝主疏泄，有调节脾胃升降的功能，若情志内伤，肝气郁结，或气郁化火，横逆犯胃，胃气上逆，亦可致吐。

胃居中焦，为仓廪之官，主受纳和腐熟水谷，其气下行，以和降为顺。外邪犯胃、饮食不节、情志失调、素体脾胃虚弱等病因，扰动胃腑或胃虚失和，气逆于上则出现呕吐。

下列为该病常见的病因病机：

1. 外邪犯胃

多由风、寒、暑、湿、秽浊之邪侵犯胃腑，胃失和降，水谷随逆气上出，均可发生呕吐。但由于季节不同，感受的病邪亦不同。如冬春易感风寒，夏秋易感暑湿秽浊。因寒邪最易损耗中阳中气，凝敛气机，扰动胃腑，故寒邪致病者居多。

2. 饮食不节

饱餐过量，暴饮暴食，偏嗜酒辣，过食生冷油腻，可导致食滞不化，物盛满而上溢；或进食馊腐不洁，或误食异物、毒物等，致使清浊混杂，胃失通降，上逆为呕吐；或饮食不节，脾胃受伤，水谷不归正化，变生痰饮，停积胃中，饮邪上逆，则发生呕吐。

3. 情志失调

恼怒伤肝，肝失条达，横逆犯胃，或气郁化火，气机上逆而致呕吐。《景岳全书·呕吐》云："气逆作呕者，多因郁怒，致动肝气，胃受肝邪，所以作呕。"情志抑郁，忧思伤脾，脾失健运，食停难化，胃失和降，亦可发生呕吐。

4. 脾胃虚弱

由于先天禀赋薄弱，脾胃素虚，或病后损伤脾胃，中阳不振，纳运失常，胃气不降则吐；或胃阴不足，胃失润降，不能承受水谷，亦可发生呕吐。《医学正传·呕吐》谓："久病吐者，胃气虚不纳谷也。"

三、典型病例

病案一：呕吐·脾胃虚寒证

蒋某，男，38岁。

首诊时间：2019年9月4日。

主诉：恶心、呕吐1周。

现病史：患者1周前受寒后出现恶心、呕吐，呕吐未消化食物，遇冷加重，胃脘部胀满不适，嗳气，于哈尔滨医科大学附属第一医院就诊，行胃镜检查，提示慢性浅表性胃炎，住院治疗未见明显好转。为求中医系统治疗，经哈尔滨医科大学附属第一医院病友介绍，特来门诊就医。患者就诊时，面色淡白，形体适中，恶心、呕吐，呕吐未消化食物，遇冷加重，胃脘部胀满不适，嗳气，伴手足冷，畏寒喜暖，口淡不渴，饮食尚可，大便稀薄，日1次；舌质淡，苔薄白，脉弱。

既往史：平素体健。

辅助检查：胃镜检查示慢性浅表性胃炎。

辨证分析：本案主诉为"恶心、呕吐1周"，辨病属于中医"呕吐"范畴。根据其阐述的病史，四诊合参，通过中医辨证诊断为脾胃虚寒证。脾胃阳虚不能温补则面色少华；脾胃虚弱，中阳不振，水谷腐熟运化不及，故恶心，呕吐，完谷不化，甚至出现头晕，每遇凉或者饮食不慎则易呕吐；中焦虚寒，不能运化，故饮食欠佳，脘腹痞闷；脾虚则运化失常，故大便稀薄，日1次；舌质淡，苔白腻，脉沉弱，证属脾胃虚寒证。

中医诊断：呕吐·脾胃虚寒证。

西医诊断：慢性浅表性胃炎。

中医治法：温中健脾，和胃降逆。

处　　方：黄　芪20g　　生白术15g　　炒薏苡仁15g　　炮　姜15g

　　　　　　藿　香15g　　佩　兰15g　　炒神曲15g　　　陈　皮15g

　　　　　　乌　药15g　　旋覆花15g　　代赭石20g　　　姜半夏15g

　　　　　　　　　　　　7剂，水煎服，日1剂，水煎300mL，早晚分服。

嘱患者避寒热，调情志，节饮食，定期复诊。

二诊：患者服药后恶心、呕吐减轻，胃脘部胀满不适缓解，嗳气消失，手足冷、畏寒减轻，大便成形，日1次；舌质淡，苔薄白，脉沉弱。治疗予上方去藿香、佩兰、代赭石，加丁香15g、桂枝10g，以增强降逆之力。

处　　方：黄　芪20g　　生白术15g　　炒薏苡仁15g　　炮　姜15g

　　　　　　炒神曲15g　　陈　皮15g　　乌　药15g　　　旋覆花15g

　　　　　　姜半夏15g　　丁　香15g　　桂　枝10g

　　　　　　　　　　　　14剂，水煎服，日1剂，水煎300mL，早晚分服。

三诊：患者服药后恶心、呕吐症状消失，胃脘部无明显不适，无嗳气，手足冷、畏寒好转，大便成形，日1次；舌质淡，苔薄白，脉沉弱。上方去旋覆花、姜半夏，加黄芪、炒山药，以增益气健脾之功。

处　　方：黄　芪20g　　生白术15g　　炒薏苡仁15g　　炮　姜15g

　　　　　　炒神曲15g　　陈　皮15g　　乌　药15g　　　丁　香15g

　　　　　　桂　枝10g　　黄　芪15g　　炒山药15g

　　　　　　　　　　　　7剂，水煎服，日1剂，水煎300mL，早晚分服。

患者经1个月治疗，诸症缓解。电话随访3个月，未见复发。

【临证心悟】

呕吐是由于胃失和降、胃气上逆所致的以饮食、痰涎等胃内之物从胃中上涌，自口而出为临床特征的一种病证。对呕吐的释名，前人有两说：一说认为有物有声谓之呕，有物无声谓之吐，无物有声谓之干呕；另一说认为呕以声响名，吐以吐物言，有声无物曰呕，有物无声曰吐，有声有物曰呕吐。《黄帝内经》对呕吐的病因论述颇详。如《素问·举痛论》曰："寒气客于肠胃，厥逆上出，故痛而呕也。"《素问·六元正纪大论》曰："火郁之发……疡痱呕逆。"《素问·至真要大论》曰："燥淫所胜……民病喜呕，呕有苦……厥阴司天，风淫所胜……食则呕。"若脾阳不振，不能腐熟水谷，以致寒浊内生，气逆而呕；或热病伤阴，或久呕不愈，以致胃阴不足，胃失濡养，不得润降，而成呕吐。如《证治汇补·呕吐》所谓："阴虚成呕，不独胃家为病，所谓无阴则呕也。"另外，饮食所伤，脾胃运化失常，水谷不能化生精微，反成痰饮，停积胃中，当饮邪随胃气上逆之时，也常发生呕吐。正如《症因脉治·呕吐》所说："痰饮呕吐之因，脾气不足，不能运化水谷，停痰留饮，积于中脘，得热则上炎而呕吐，遇寒则凝塞而呕吐矣。"

本病西医属于慢性胃炎，指不同病因引起的各种慢性胃黏膜炎性病变，包括浅表性胃炎、萎缩性胃炎、特殊类型胃炎。慢性胃炎是由于饮食不节、情志不和，以及外邪如幽门螺杆菌等致病因素侵袭，导致肝脾不和，脾胃受损，久病多虚，呈现出以脾胃虚弱为主要病机的正虚特点。脾虚之后，水谷不化，反招致痰湿气热瘀等病理因素产生，影响运化，日久变生"肠化生""异型增生""癌变"等坏证。所以治疗本病的关键在于扶助正气，同时兼顾祛湿、消食和胃。

本病案中，该患者中医诊断为脾胃虚寒证，西医诊断为慢性浅表性胃炎。治以益气健脾，和胃降逆止呕。治疗以黄芪、生白术、炒薏苡仁、炮姜等健脾益气；炒神曲、旋覆花、姜半夏等消食和胃降逆；藿香、佩兰芳香化湿。二诊症状减轻，去藿香、佩兰、代赭石，加入丁香、桂枝温中散寒降逆。三诊呕吐消失，诸症好转，去降逆之品，加入黄芪、炒山药健脾益气，改善手足冷、畏寒等症状。诸药合用，配伍严谨，效果甚佳。

病案二：呕吐·脾胃虚弱证

宋某，男，72 岁。

首诊时间：2018 年 11 月 14 日。

主诉：呕吐 6 个月，加重 2 周。

现病史：该患者 6 个月前因胃痛行胃镜检查发现胃癌，遂行胃癌根治术，术后第 2 次化疗期间反复恶心、呕吐，经抗呕吐西药治疗，效果欠佳，遂来门诊寻求治疗。患者就诊时，面色少华，形体消瘦，少气懒言，呕吐，恶心，食少不知饥，脘腹痞闷，口淡不渴，大便干结；舌质淡，苔薄白，脉弱。

既往史：胃癌术后 6 个月。

辅助检查：胃镜检查示胃癌术后。

辨证分析：该患者面色少华，形体消瘦，为恶性肿瘤手术化疗后，正气受损，脾胃虚弱，运化水谷无力，胃气虚而失于和降，故见呕吐，恶心，食少不知饥；中焦气机郁滞，故脘腹痞闷；气虚则肠道推动无力，并失于津液濡润，故见大便干结；结合舌脉，中医辨证为呕吐·脾胃虚弱证。

中医诊断：呕吐·脾胃虚弱证。

西医诊断：胃癌术后。

中医治法：益气健脾，和胃降逆。

处　　方：党　参 15g　　茯　苓 15g　　炒白术 15g　　甘　草 15g
　　　　　　砂　仁 10g　　木　香 10g　　陈　皮 10g　　丁　香 15g
　　　　　　吴茱萸 5g　　火麻仁 10g　　郁李仁 10g　　煅龙骨 15g
　　　　　　煅牡蛎 15g　　鸡内金 15g　　焦山楂 15g　　炒神曲 15g

7 剂，水煎服，日 1 剂，水煎 200mL，早晚分服。

二诊：患者现心情低落，呕吐、恶心、纳差缓解，体力好转，大便正常；舌质淡，苔薄白，脉弱。上方去炒白术、甘草，加柴胡、合欢花以疏肝解郁。

处　　方：党　参 15g　　茯　苓 15g　　柴　胡 10g　　合欢花 15g
　　　　　　砂　仁 10g　　木　香 10g　　陈　皮 10g　　丁　香 15g
　　　　　　吴茱萸 5g　　火麻仁 10g　　郁李仁 10g　　煅龙骨 15g
　　　　　　煅牡蛎 15g　　鸡内金 15g　　焦山楂 15g　　炒神曲 15g

7 剂，水煎服，日 1 剂，水煎 200mL，早晚分服。

三诊：患者自诉不适症状缓解，继续行下一周期化疗。上方去火麻仁、郁李仁。

处　　方：党　参 15g　　茯　苓 15g　　焦山楂 15g　　炒神曲 15g
　　　　　　砂　仁 10g　　木　香 10g　　陈　皮 10g　　丁　香 15g
　　　　　　吴茱萸 5g　　煅龙骨 15g　　柴　胡 10g　　合欢花 15g
　　　　　　煅牡蛎 15g　　鸡内金 15g

7 剂，水煎服，日 1 剂，水煎 200mL，早晚分服。

【临证心悟】

呕吐有虚实之分，如《景岳全书·呕吐》云："呕吐一证，最当详辨虚实。实者有邪，去其邪则愈；虚者无邪，则全由胃气之虚也。所谓邪者，或暴伤寒凉，或暴伤饮食，或因胃火上冲，或因肝气内逆，或以痰饮水气聚于胸中，或以表邪传里，聚于少阳、阳明之间，皆有呕证，此皆呕之实邪也。所谓虚者，或其本无内伤，又无外感，而常为呕吐者，此即无邪，必胃虚也。或遇微寒，或遇微劳，或遇饮食少有不调，或肝气微逆，即为呕吐者，总胃虚也。凡呕家虚实，皆以胃气为言。"但化疗相关性呕吐有其特殊之处，其呕吐以患者素体脾胃虚弱为基础。脾与胃共居中焦，脾主升、胃主降，脾主运化、胃主受纳，化疗药物为峻烈攻邪之品，直中中焦。脾胃受损，脾不升胃不降，中气逆乱，脾土虚则失其运化功能，水谷精微不得布散，胃气上逆致呕，故中焦脾胃虚弱为本，胃气上逆为标。

方中党参、茯苓健脾益气，砂仁、木香理气和中，陈皮、丁香、吴茱萸和胃降逆，火麻仁、郁李仁润肠通便，煅龙骨、煅牡蛎重镇降逆，鸡内金、焦山楂、炒神曲消食导滞。

病案三：呕吐·脾胃虚弱证

李某，女，33岁。

首诊时间：2018年10月3日。

主诉：恶心呕吐1年余，加重7天。

现病史：患者1年前餐后出现恶心，呕吐，吐食物残渣，未予重视，未经系统治疗。近7日病情加重前来就诊。患者现恶心，心悸，呃逆，纳差，厌食尤甚，寐可，大便干，3～4日1行，小便可，偶有痛经；舌质淡，苔白腻，脉沉滑。

辨证分析：患者以恶心、呕吐为主症，辨病属于中医"呕吐"的范畴。呕吐又名吐逆，是指食物或痰涎等由胃中上逆而出的病证。本病乃胃失和降，气逆于上所致，凡外感、内伤，或饮食不节及他病有损于胃者，皆可发为呕吐。患者素体脾胃虚弱，中阳不振，不能腐熟水谷，化生气血，造成运化与和降失常，可引起呕吐。若患者兼有消渴，胃阴不足，失其润降，亦可引起呕吐。四诊合参，辨证为脾胃虚弱证。

中医诊断：呕吐·脾胃虚弱证。

西医诊断：①胃潴留。

②胃炎。

中医治法：健脾益气，和胃降逆。

处　　方：柴　胡 10g	生白术 20g	香　附 15g	香　橼 15g
枳　实 10g	厚　朴 10g	火麻仁 10g	郁李仁 10g
玄　参 15g	煅龙骨 20g	煅牡蛎 20g	竹　茹 10g
砂　仁 10g	制半夏 10g	炒莱菔子 10g	紫苏子 15g

7剂，水煎服，日1剂，水煎300mL，早晚分服。

二诊：患者恶心减轻，呕吐次数减少，偶有心悸，食欲好转，寐可，大便正常，1日1行。故上方去火麻仁、郁李仁，加白豆蔻以化湿行气。

处　　方：柴　胡 10g	生白术 20g	香　附 15g	香　橼 15g
枳　实 10g	厚　朴 10g	白豆蔻 15g	紫苏子 15g
玄　参 15g	煅龙骨 20g	煅牡蛎 20g	竹　茹 10g
砂　仁 10g	制半夏 10g	炒莱菔子 10g	

14剂，水煎服，日1剂，水煎300mL，早晚分服。

三诊：患者呕吐几乎消失，偶有恶心，心悸，呃逆缓解，食欲尚可。上方去枳实、厚朴。

处　　方：柴　胡 10g	生白术 20g	香　附 15g	香　橼 15g
制半夏 10g	白豆蔻 15g	紫苏子 15g	砂　仁 10g

玄　参 15g　　　煅龙骨 20g　　　煅牡蛎 20g　　　竹　茹 10g

炒莱菔子 10g

14 剂，水煎服，日 1 剂，水煎 300mL，早晚分服。

【临证心悟】

呕吐的证治，源于《黄帝内经》。《素问·至真要大论》云："诸逆冲上，皆属于火……诸呕吐酸，暴注下迫，皆属于热。"该论述说明了火邪有炎上的特性，若上逆为患，可致呕吐。但呕吐的病因并不仅此一端，如《素问·举痛论》云："寒气客于肠胃，厥逆上出，故痛而呕也。"寒邪内扰，阳气不宣，于是痛呕交作。要知，呕吐一证，虽系胃气不降，实与其他脏腑息息相关。肝逆犯胃者，可见呕吐，《灵枢·经脉》认为足厥阴肝经所生病者，可见"胸满呕逆"；肝火胆邪犯胃者，《灵枢·四时气》云"邪在胆，逆在胃，胆液泄则口苦，胃气逆则呕苦"，证称"呕胆"；而脾胃相表里，胃受水谷，若脾不能运，亦可见呕吐，诚如《素问·脉解》云太阴"所谓食则呕者，物盛满而溢，故呕也"，《素问·厥论》又云"太阴之厥……食则呕，不得卧"。诸如此类，辩证地看待呕吐的成因及其病理机转，给后人以很大的启迪。汉代张仲景上承《黄帝内经》要旨，不仅对呕吐的病因有新的认识，而且对呕吐的辨证论治，更是治法众多，自成体系。如在《伤寒论》中，治疗太阳中风之"干呕"，用桂枝汤调和营卫以散风邪；治疗少阳病之"心烦喜呕"，用小柴胡汤和解枢机；治疗厥阴病之"吐蛔"，用乌梅丸之苦辛酸并用以安蛔；而治"伤寒本自寒下，医复吐下之，寒格，更逆吐下，若食入口即吐"，用干姜黄芩黄连人参汤，更开苦辛通降、益胃止呕之法门。

患者证属脾胃虚弱，治疗当以健脾益气，养阴和胃降逆为主。方中香橼疏肝解郁；枳实、厚朴理气消积；白术健脾益气；砂仁芳香醒脾；火麻仁、郁李仁润肠通便；半夏降逆止呕；兼有玄参、竹茹以滋阴降逆。二诊加白豆蔻以增强其健脾的功效。至于杂病的呕吐，在《金匮要略·呕吐哕下利病脉证治》篇，论述尤为精详，如治"干呕吐逆，吐涎沫"，用半夏干姜散温中止呕；治"食已即吐者"，用大黄甘草汤泻火降逆；治"呕而肠鸣，心下痞者"，用半夏泻心汤苦降辛开以调中和胃；治"诸呕吐，谷不得下者"，用小半夏汤降逆安胃；治"胃反，吐而渴欲饮水者"，用茯苓泽泻汤化饮止呕等。从中可见其分清证候之属寒属热，或寒热兼夹，或饮邪内停种种的不同，因证立法，方药得当，至今仍有很大的临床指导价值。同时，仲景指出："呕家有痈脓，不可治呕，脓尽自愈。"告诫后世不必见呕即止呕，而应当见病知源，实寓有治病求本的深意。

病案四：呕吐·胃阴亏虚证

冯某，男，56 岁。

首诊时间：2019年6月27日。

主诉：恶心、呕吐2年。

现病史：患者于2年前无明显诱因出现恶心、呕吐、胃脘不适症状，于当地医院门诊治疗，予以奥美拉唑、谷氨酰胺薁磺酸钠等药物治疗，服用2周后症状未见明显改善。于当地医院行胃镜及 $^{13}C-$ 尿素呼气试验检查，结果示浅表性胃炎。现症见恶心、呕吐，呕吐量少或干呕，反复发作，口干咽燥，欲饮水，自觉胸中及胃脘部烦闷，有灼热感，饥不欲食，大便干燥，4～5日1次，多梦易醒；舌质暗红，边有齿痕，少津，脉弦细。

既往史：高血压5年，否认其他疾病史。

辅助检查：胃镜示慢性浅表性胃炎。

辨证分析：中年男患者，面色晦暗，形体消瘦，平素时有心烦急躁。根据患者主诉症状及胃镜结果，西医诊断为浅表性胃炎。该患者恶心、呕吐，病程日久，中医辨病为呕吐。脾胃素虚，耗伤脾胃之阴阳，以致脾虚失运，胃虚失于和降，发生呕吐；胃阴不足，胃失润降，呕吐反复，时作干呕，似饥不欲食；津液不能上承，口燥咽干；大便为人体糟粕，津液不足，故见便秘；四诊合参，诊断为呕吐·胃阴亏虚证。

中医诊断：呕吐·胃阴亏虚证。

西医诊断：慢性浅表性胃炎。

中医治法：滋养胃阴，和胃降逆。

处　　方：柴　胡10g　　炒白术15g　　麦　冬10g　　石　斛10g
　　　　　北沙参10g　　青　蒿10g　　鳖　甲5g　　紫苏子10g
　　　　　制半夏5g　　砂　仁10g　　大　黄5g　　陈　皮10g
　　　　　鸡内金10g

7剂，水煎服，日1剂，水煎300mL，早晚分服。

二诊：患者不适症状缓解，自诉呕吐基本消失，时有干呕，胸中及胃脘部烦闷、灼热感缓解，睡眠好转，口燥咽干好转，纳可，大便3日1行；舌质暗红，边有齿痕，少津，脉细数。上方去青蒿、鳖甲，加枳实10g，以行气导滞通腑。

处　　方：柴　胡10g　　炒白术15g　　麦　冬10g　　石　斛10g
　　　　　北沙参10g　　紫苏子10g　　枳　实10g　　鸡内金10g
　　　　　制半夏5g　　砂　仁10g　　大　黄5g　　陈　皮10g

7剂，水煎服，日1剂，水煎300mL，早晚分服。

三诊：患者现无明显不适症状，纳可，寐安，大便通畅，1～2日1行。上方去柴胡。

处　　方：鸡内金10g　　炒白术15g　　麦　冬10g　　石　斛10g

　　　　　北沙参10g　　枳　实10g　　紫苏子10g　　陈　皮10g

　　　　　制半夏5g　　　砂　仁10g　　大　黄5g

7剂，水煎服，日1剂，水煎300mL，早晚分服。

电话随访，至今症状未复。

【临证心悟】

呕吐的病名最早见于《黄帝内经》。《景岳全书·呕吐》中云："呕吐无常而时作时止者，胃虚也。"隋代巢元方《诸病源候论》指出："呕哕之病者，由脾胃有邪，谷气不治所为也，胃受邪气，则呕。"呕吐的病变脏腑主要在胃，与肝胆脾关系密切。

胃喜润恶燥，不仅需阳气的温煦，更赖阴液的濡润。胃中阴液充足有助于腐熟水谷和胃气降逆，胃阴不足，胃失濡养，不能和降，气逆作呕。该患者恶心、呕吐，反复发作，口干咽燥，欲饮水，饥不欲食，大便干燥，4～5日1次，多梦易醒；舌质暗红，边有齿痕，少津，脉弦细。四诊合参，辨证为呕吐·胃阴亏虚证。

方中予以柴胡疏理肝气，脾胃属土，肝属木，肝气不舒，肝失条达，横逆犯胃，肝木克犯脾土，柴胡轻清，升达胆气，胆气调达，则十一脏从之宣化，凡有结气，皆能散之，疏散肝气效佳。炒白术健脾气，运脾湿，白术甘而除湿是脾家要药，脾者为胃行其津液者也，脾湿，则失其健运之性而食不消，上逆呕吐者也，故予之。石斛、北沙参养胃阴，生津润燥，益气养阴，润燥增液，荣枯起朽，甘平益胃，清补气阴，亦有增水行舟，使大便通调之用。佐以少许大黄，联合通便。半夏降逆止呕，"诸呕吐谷不得下者，小半夏汤主之"，半夏是天南星科植物，其炮制品降逆和胃止呕，被历代医家视为止呕之圣药。砂仁味辛，性温，入脾胃经，性温而不伤于热，行气而不伤于克，降胃阴而下食，化中焦脾湿止呕。

病案五：呕吐·胃阴不足证

贺某，女，50岁。

首诊时间：2020年10月10日。

主诉：恶心、呕吐2个月余。

现病史：患者2个月前出现恶心呕吐，于当地诊所就诊，口服中药汤剂治疗，效果不佳，经亲属推荐，遂来门诊就诊。患者现恶心呕吐，食入即吐，偶有胃脘痛，头晕，乏力，口干，口渴欲饮，饮入即吐，食欲减退，小便色偏黄，大便秘结，2日1行；舌质红，苔黄，脉数。

辅助检查：2019年12月于当地医院胃镜检查示慢性萎缩性胃炎。

既往史：慢性萎缩性胃炎1年。

辨证分析：本例患者有慢性萎缩性胃炎病史，恶心、呕吐2个月，因反复呕吐，耗伤胃阴，胃失濡养，通降失常，而呕吐频发；津液不得上承，故口干，口渴欲饮；舌质红，苔黄，脉数，为阴液耗伤之象。

中医诊断：呕吐·胃阴不足证。

西医诊断：慢性萎缩性胃炎。

中医治法：滋养胃阴，和胃降逆。

处　　方：玄　参20g　　　石　斛10g　　　麦　冬20g　　　生地黄20g

佛　手10g　　　杏　仁10g　　　郁李仁10g　　　柏子仁10g

桃　仁15g　　　焦槟榔10g　　　太子参15g　　　炒山药15g

7剂，水煎服，日1剂，水煎300mL，早晚分服。

二诊：患者恶心、呕吐、口干较前减轻，胃脘痛仍存在，小便可，大便偏干；舌淡，苔薄黄，脉细数。前方剂量调整为杏仁15g、郁李仁15g、柏子仁15g。

处　　方：玄　参20g　　　石　斛10g　　　麦　冬20g　　　生地黄20g

佛　手10g　　　杏　仁15g　　　郁李仁15g　　　柏子仁15g

桃　仁15g　　　焦槟榔10g　　　太子参15g　　　炒山药15g

7剂，水煎服，日1剂，水煎300mL，早晚分服。

三诊：患者恶心呕吐缓解，偶有胃脘痛，食欲增加，口干明显减轻，小便可，大便正常，每日1次；舌淡，苔薄微黄，脉细。前方去生地黄、麦冬、郁李仁，加茯苓20g、生白术20g以健脾。

处　　方：玄　参20g　　　石　斛10g　　　茯　苓20g　　　生白术20g

佛　手10g　　　杏　仁15g　　　柏子仁15g　　　桃　仁15g

焦槟榔10g　　　太子参15g　　　炒山药15g

7剂，水煎服，日1剂，水煎300mL，早晚分服。

四诊：患者恶心、呕吐未见，食欲佳，余诸症缓解，二便正常；舌淡，苔薄白，脉细。续予上方7剂。

【临证心悟】

本案患者以恶心、呕吐、不能饮食、食入即吐为主症，病程较长，久病气阴两虚，胃络失养，饮食水谷难以腐熟运化，即"釜中乏水，则难以为饮"。而胃液枯涸，津枯肠燥，谷道涩滞，水谷不润，难以下行，此为《温病条辨》"津液不足，无水舟停"，腑气不通，胃气上逆则呕吐。针对该患者胃阴亏虚，通降失常的病因病机，谢晶日教授认为久病伤及胃阴脾气，脾失运化，胃失和降，中焦升降失常而出现呕吐，宜采用益气养阴，润肠通降之法，佐以健脾和胃。用增液承气汤合五仁丸加减，使腑气通则胃气降，治疗胃气上逆之顽固性呕吐，颇见奇功。

健脾气可用柴胡、茯苓、白术，柴胡升清阳之气，茯苓、白术健脾气、利脾湿，如此升降相因，守行相依，则脾自然恢复其生理功能；养胃阴可用北沙参、石斛，北沙参、石斛益胃生津而性灵动，补中有清，静中有动，利湿而不伤阴，养阴而不腻膈。

四、临证经验总结

呕吐是由于胃失和降、气逆于上，迫使胃内容物从口而出的病证。临床上常与噎膈、反胃、关格、霍乱等相鉴别。呕吐病名最早见于《黄帝内经》。《黄帝内经》对呕吐发生的原因论述甚详，认为外邪、火热、食滞及肝胆气逆犯胃等均可导致呕吐。如《素问·举痛论》曰："寒气客于肠胃，厥逆上出，故痛而呕也。"《素问·至真要大论》曰："诸逆冲上，皆属于火……诸呕吐酸，暴注下迫，皆属于热。"《素问·脉解》云："食则呕者，物盛满而上溢，故呕也。"《灵枢·四时气》云："邪在胆，逆在胃，胆液泄，则口苦，胃气逆，则呕苦。"

明代张介宾将呕吐分为虚实两大类，《景岳全书·呕吐》云："呕吐一证，最当详辨虚实。实者有邪，去其邪则愈；虚者无邪，则全由胃气之虚也，补其虚则呕吐可止。"这一分类方法提纲挈领，对后世影响很大。如病程短，来势急，呕出物较多，多偏于邪实，治疗较易，治疗及时则预后良好；属实者应进一步辨别外感、食滞、痰饮及气与火的不同。若病程较长，来势徐缓，吐出物较少，伴有倦怠乏力等症者，多属虚证；属于虚证者当辨别脾胃气虚、脾胃虚寒和胃阴不足之区别。谢晶日教授认为，呕吐以和胃降逆止呕为基本治法，再结合标本虚实进行辨治。

谢晶日教授将呕吐的临床用药经验总结为以下六点：

1. 若呕吐酸腐量多，气味难闻者，为宿食留胃，常用焦山楂、炒神曲、炒麦芽、半夏、陈皮、莱菔子等，予以消食化滞，和胃降逆。

2. 呕吐清水痰涎，胃脘如囊裹水者，属痰饮内停，治疗时多用半夏、生姜、茯苓、白术、桂枝、白豆蔻、砂仁等，予以温化痰饮，和胃降逆。

3. 呕吐泛酸，抑郁善怒者，则多属肝气郁结，多用柴胡、香橼、香附、半夏、厚朴、生姜、大枣。

4. 若病程较长，来势徐缓，吐出物较少，伴有倦怠乏力等症者，多属虚证。若反复发作，纳多即吐者，属脾胃虚弱，失于受纳，多用黄芪、党参、山药等，予以补气健脾，和胃降逆。

5. 饮食稍多即欲呕吐，时发时止，食入难化，四肢不温者，为脾胃虚寒，多用白豆蔻、乌药、炮姜、小茴香等温中健脾，和胃降逆。

6. 干呕嘈杂，或伴有口干、似饥不欲饮食者，为胃阴不足，多用石斛、北沙参、太子参、天冬、麦冬等滋养胃阴，和胃降逆。

同时，呕吐病性之虚实可相互转化与兼夹。如实证呕吐剧烈，津气耗伤，或呕吐不止，饮食水谷不能化生精微，易转为虚证；虚证呕吐复因饮食、外感时邪犯胃，可呈急性发作，表现为标实之证，临床上须详加辨别。在预防调护中，应少食多餐，以清淡流质或半流质饮食为主，并注意营养均衡，养成良好的饮食习惯，不暴饮暴食，不食用变质腐秽食物。脾胃素虚者勿过食生冷、肥甘厚腻等食品；胃中有热者忌食辛辣、香燥之品。保持心情舒畅，避免精神刺激，适当体育锻炼以增强体质。

第四节　吞酸案

一、吞酸概述

胃中酸水上泛，若随即咽下为吞酸，随即吐出为吐酸。该病可单独出现，但常与胃痛兼见，又称"噫酸""咽酸"。

本病常见于西医学的胃食管反流病、慢性胃炎、功能性消化不良和消化性溃疡等，以酸水上泛为主要症状的均可参照本病医治。

二、中医病因病机心悟

吞酸的病因病机与胃痛相似，主要由外邪侵袭、饮食内伤、情志不畅和脾胃素虚等导致胃失和降，气机上逆，从而形成吞酸。

1. 感受外邪

外感寒、热、湿诸邪，内客于胃，皆可致胃失和降，胃气夹酸水上泛而成本病。

2. 内伤饮食

饮食不节或过饥过饱，损伤脾胃，胃气壅滞，致胃失和降，酸水随胃气上逆而成吞酸吐酸。《寿世保元·吞酸》曰："饮食入胃，被湿热郁遏，食不得化，故作吞酸。"《续名医类案·吞酸嘈杂》有医案："每日申未时饭，至二鼓食消方寝，夜半睡醒，嗳气吞酸，糟粕乘气浮上。"

3. 情志失调

肝主情志，忧思恼怒，情志不畅而为郁，气郁日久，化火生酸，肝胆邪热犯及脾胃，胃气当降不降，以致胃气夹火热上逆而成酸。《寿世保元·吞酸》曰"夫酸者，肝木之味也，由火盛制金，不能平木，则肝木自甚，故为酸也"，说明本病与肝气有关。

4. 体虚久病

禀赋不足、脾胃虚弱、土虚木乘或木郁土壅，致木气恣横无制，肝木乘克脾土，胆木逆克胃土，导致肝胃、肝脾或胆胃不和，以致胃气上逆而成吞酸、吐酸。

本病总以肝气横逆、邪犯肺胃、气机失和为基本病机。因于热者，多由肝郁化热，热犯肺胃，肺胃气逆所致；因于寒者，多因脾胃虚弱，肝气以强凌弱犯胃而成。《素问·至真要大论》曰"诸呕吐酸，暴注下迫，皆属于热"，认为本病多属于热。朱丹溪《丹溪心法·吞酸》曰"吞酸者，湿热郁积于肝而出，伏于肺胃之间"，说明吞酸与肺气相关。《证治汇补·吞酸》曰"大凡积滞中焦，久郁成热，则本从火化，因而作酸者，酸之热也，若客寒犯胃，顷刻成酸，本无郁热，因寒所化者，酸之寒也"，说明吐酸不仅有热，而且有寒，并与胃有关。

三、典型病例

病案一：吞酸·脾胃湿热证

候某，女，33 岁。

首诊时间：2021 年 9 月 28 日。

主诉：反酸反复发作 3 个月，加重 1 周。

现病史：患者 3 个月前因情志不畅，加之饮食不节反复出现餐后反酸，偶有呕吐食物，于大庆油田总医院行胃镜检查，提示慢性非萎缩性胃炎，未进行系统治疗。1 周前无明显诱因餐后反酸症状加重，偶有呕吐，尤其在进食寒凉、辛辣食物后加重，吐黄水，口苦，嗳气，口服奥美拉唑片后缓解，症状尚存。经周边病友介绍，特来门诊就医。患者就诊时，餐后反酸，偶有呕吐食物，尤其在进食寒凉、辛辣食物后加重，吐黄水，口苦，嗳气，纳可，大便溏结不调，1 日 1 行，面色少华，形体适中；舌质暗红，体胖，苔黄腻，脉滑。

既往史：平素体健。

辅助检查：胃镜检查示慢性非萎缩性胃炎。

辨证分析：根据主诉"反酸反复发作 3 个月，加重 1 周"，辨病属于中医"吞酸"范畴。根据病史，四诊合参，辨证诊断为"脾胃湿热证"。3 个月前因情志不畅，加之饮食不节后脾胃受损，湿热内蕴，上逆于口，故反复出现反酸，偶有呕吐食物，尤其在进食寒凉、辛辣食物后加重，吐黄水，口苦，嗳气，纳可，大便溏结不调，1 日 1 行，面色少华，形体适中；舌质暗红，体胖，苔黄腻，脉滑。辨证属脾胃湿热。

中医诊断：吞酸·脾胃湿热证。

西医诊断：①胃食管反流病。

②慢性非萎缩性胃炎。

中医治法：清热健脾，抑酸和胃降逆。

处　　方：柴　胡 15g　　炒白术 10g　　藿　香 15g　　佩　兰 15g

　　　　　陈　皮 15g　　厚　朴 15g　　黄　连 15g　　吴茱萸 5g

　　　　　黄　芩 15g　　栀　子 15g　　炒神曲 15g　　煅龙骨 20g

　　　　　煅牡蛎 20g

7 剂，水煎服，日 1 剂，水煎 300mL，早晚分服。

嘱患者避寒热，调情志，节饮食，定期复诊。

二诊：患者服药后诸症好转，反酸好转，偶有呕吐食物，口苦、嗳气缓解，大便溏结不调；舌质暗红，体胖，苔黄腻，脉滑。原方加煅海螵蛸以抑酸，加鸡内金以健脾消食。

处　　方：柴　胡 15g　　炒白术 10g　　藿　香 15g　　佩　兰 15g

　　　　　陈　皮 15g　　厚　朴 15g　　黄　连 15g　　吴茱萸 5g

　　　　　黄　芩 15g　　栀　子 15g　　炒神曲 15g　　煅龙骨 20g

　　　　　煅牡蛎 20g　　鸡内金 15g　　煅海螵蛸 30g

7 剂，水煎服，日 1 剂，水煎 300mL，早晚分服。

三诊：患者服药后诸症好转，反酸消失，无呕吐，偶有口苦，嗳气消失，大便正常，饮食可；舌质红，体胖，苔黄白腻，脉滑。上方去煅龙骨、煅牡蛎、煅海螵蛸、黄连、吴茱萸等，加炒山药、炒薏苡仁健脾和胃。

处　　方：柴　胡 15g　　炒白术 10g　　藿　香 15g　　佩　兰 15g

　　　　　陈　皮 15g　　厚　朴 15g　　黄　芩 15g　　栀　子 15g

　　　　　炒山药 15g　　鸡内金 15g　　炒神曲 15g　　炒薏苡仁 20g

14 剂，水煎服，日 1 剂，水煎 300mL，早晚分服。

患者经 1 个月治疗，诸症缓解。电话随访 3 个月，未见复发。

【临证心悟】

胃食管反流病是指胃内容物反流入食管而引起的食管与食管外的疾病，临床上以烧灼、泛酸、胸骨后灼痛为主要表现。严重影响饮食、睡眠及工作，并可以出现多种并发症。属中医学中"吞酸""呕吐""郁证""反胃"等证范畴。《素问·逆调论》曰："胃者，六腑之海，其气亦下行。"胃气通降，则水谷随胃气传导入肠；胃失和降，胃气上逆，则水谷随之上泛于食管，发为胃食管反流病。所以和胃降逆、通腑降气为本病基本治疗方法。

该患者的中医诊断为脾胃湿热型吐酸，西医诊断为胃食管反流病、慢性非萎缩性胃炎。治以疏肝健脾，抑酸和胃降逆，清热利湿。以柴胡、炒白术、厚朴、陈皮等理气和胃；以黄连、吴茱萸、煅海螵蛸抑酸降逆；以黄芩、栀子、藿香、佩兰清热化湿；以鸡内金、陈皮、神曲消食导滞。

病案二：吞酸·湿热中阻证

纪某，男，48 岁。

首诊时间：2020 年 6 月 19 日。

主诉：反酸、烧心 2 年余。

现病史：患者 2 年前出现反酸、烧心，于当地医院做胃镜检查示反流性食管炎、慢性非萎缩性胃炎、十二指肠憩室。未予重视，未予系统治疗。患者现反酸，烧心，呃逆，偶胃脘胀满，口干，偶口苦，耳鸣，寐可，纳差，便稀，日 2 次，头昏沉，腿酸；舌胖大，苔黄腻，脉弦滑。

既往史：既往体健。

辅助检查：

①胃镜检查：反流性食管炎，慢性非萎缩性胃炎，十二指肠憩室。

②超声检查：脂肪肝。

辨证分析：反酸属中医吞酸范畴。脾主饮食精微的运化转输，以升为健，胃主受纳腐熟水谷，以降为和，一升一降，维持气机的平衡。患者脾气虚弱，运化失司，故见胃脘胀满；情志不畅，肝气郁结，怫郁之极，湿热蒸变，发而为酸；湿热灼伤津液，故口干、口苦；肝火上犯于耳，故耳鸣；脾虚无以制湿，胃肠不固，则为便稀；脾不燥湿，湿邪上蒙清窍，则头昏沉；湿邪下行，困滞四肢，则腿酸；舌胖大，苔黄腻，脉弦滑；故辨证为湿热中阻之证。

中医诊断：吞酸·湿热中阻证。

西医诊断：①反流性食管炎。

　　　　　②脂肪肝。

　　　　　③慢性非萎缩性胃炎。

中医治法：清热化湿，和胃降逆。

处　　方：柴　胡 10g　　生白术 15g　　黄　连 15g　　郁　金 15g

　　　　　吴茱萸 5g　　佛　手 15g　　紫苏子 15g　　陈　皮 10g

　　　　　炒神曲 10g　　草豆蔻 15g　　姜　黄 15g　　决明子 20g

　　　　　厚　朴 15g　　枳　实 15g　　煅海螵蛸 20g

　　　　　7 剂，水煎服，日 1 剂，水煎 300mL，早晚分服。

二诊：患者仍反酸、烧心，餐后明显，呃逆，偶胃脘胀满，口干，偶口苦，寐可，纳差，便稀，日1～2次，头昏沉、腿酸减轻；舌红，苔黄腻，脉沉细。上方去生白术、佛手、草豆蔻、枳实；加代赭石20g、旋覆花10g、煅石决明20g以降逆抑酸。

处　　方：柴　胡10g　　黄　连15g　　郁　　金15g　　吴茱萸5g

　　　　　紫苏子15g　　陈　皮10g　　炒神曲10g　　旋覆花10g

　　　　　姜　黄15g　　决明子20g　　厚　朴15g　　代赭石20g

　　　　　煅石决明20g　　煅海螵蛸20g

　　　　　　　　　　　　　7剂，水煎服，日1剂，水煎300mL，早晚分服。

三诊：患者反酸、烧心缓解，偶呃逆，胃脘胀满消失，无口干、口苦，耳鸣好转，纳可，寐可，大便正常；舌红，苔薄黄，脉沉。上方去煅石决明。

处　　方：柴　胡10g　　黄　连15g　　郁　　金15g　　吴茱萸5g

　　　　　紫苏子15g　　陈　皮10g　　炒神曲10g　　旋覆花10g

　　　　　姜　黄15g　　决明子20g　　厚　朴15g　　代赭石20g

　　　　　煅海螵蛸20g

　　　　　　　　　　　　　7剂，水煎服，日1剂，水煎300mL，早晚分服。

电话随访，至今症状未复。

【临证心悟】

本证主要病机为湿热中阻，治疗上应以清热化湿、和胃降逆为法。左金丸出自《丹溪心法》，为朱丹溪名方之一。黄连和吴茱萸按6∶1比例组成，谢晶日教授将比例改为3∶1，以防苦寒太过，脾胃虚弱不耐受，功效清肝泻火，降逆止呕。现代药理研究表明左金丸具有降低胃液分泌、降低胃蛋白酶活性、抑菌、抗炎、抗溃疡等作用。再配合柴胡、紫苏子、陈皮、佛手、厚朴、枳实理气导滞，疏肝解郁；煅海螵蛸为含碳酸钙的"制酸中药"，可抑制胃酸对胃、食管黏膜的损害；白术、神曲健脾益气和胃；姜黄、郁金、决明子利胆疏肝。若湿热重者，可予黄芩、栀子等清热利湿；若兼胃痛者，可予白芍、甘草行气活血止痛；若兼失眠者，可予首乌藤、柏子仁、酸枣仁等疏肝养阴安神。

病案三：吞酸·肝胃郁热证

张某，女，39岁。

首诊时间：2020年9月16日。

主诉：反酸、烧心半年，加重1周。

现病史：患者半年前无明显诱因出现反酸、烧心，于当地医院诊断为反流性食管炎，服药后症状虽缓解，但停药后症状复发，时轻时重。1周前患者上述症状加重，遂前来医院就诊。患者就诊时症见反酸、烧心，胸骨后灼热，咽痛，咳嗽，食酸辣明显，时胁下窜痛，手足热，烦躁易怒，月经延后、痛经，白带量多、稍黄，纳可，寐可，大便可；舌苔黄腻，脉弦。

既往史：既往体健。

辅助检查：胃镜检查示反流性食管炎。

辨证分析：该患者平素情志不遂，烦躁易怒，月经延后，痛经，白带量多、稍黄，情绪波动较大，属肝胃郁热。肝主疏泄，调畅气机，气机不畅，责之于肝，肝失疏泄，气机上逆，木郁易生热，日久化火，火性炎上，热邪随胃气上逆，故而吞酸，出现反酸，烧心，胸骨后灼热，食酸辣明显，时胁下窜痛，手足热；结合舌脉，中医辨证为吞酸·肝胃郁热证。

中医诊断：吞酸·肝胃郁热证。

西医诊断：胃食管反流病。

中医治法：疏肝泄热，和胃降逆。

处　　方：香　橼 15g　　　桔　梗 10g　　　黄　芩 15g　　　柴　胡 10g
　　　　　　香　附 15g　　　赤　芍 15g　　　郁　金 15g　　　黄　连 15g
　　　　　　枇杷叶 5g　　　 白豆蔻 15g　　　鸡内金 10g　　　炒神曲 15g
　　　　　　吴茱萸 5g　　　 杏　仁 5g　　　 煅海螵蛸 20g　　煅瓦楞子 20g

7 剂，水煎服，日 1 剂，水煎 300mL，早晚分服。

二诊：患者现反酸、烧心，胸骨后灼热感有所缓解，胁下窜痛明显减轻，大便稍干；舌脉同前。上方减黄芩、煅海螵蛸，加生白术 20g 以助通便。

处　　方：枇杷叶 5g　　　 桔　梗 10g　　　白豆蔻 15g　　　香　橼 15g
　　　　　　生白术 20g　　　黄　连 15g　　　赤　芍 15g　　　郁　金 15g
　　　　　　柴　胡 10g　　　香　附 15g　　　鸡内金 10g　　　吴茱萸 5g
　　　　　　炒神曲 15g　　　煅瓦楞子 10g　　杏　仁 5g

7 剂，水煎服，日 1 剂，水煎 300mL，早晚分服。

三诊：患者现反酸、烧心，胸骨后灼热感明显缓解，胁下窜痛基本减轻，大便正常；舌苔薄黄，脉同前。上方去香附、香橼、郁金等疏肝之品，加炒白芍 10g，以柔肝护阴。

处　　方：枇杷叶 5g　　　 桔　梗 10g　　　白豆蔻 15g　　　黄　连 15g
　　　　　　生白术 20g　　　赤　芍 15g　　　吴茱萸 5g　　　 炒神曲 15g
　　　　　　柴　胡 10g　　　鸡内金 10g　　　炒白芍 10g　　　杏　仁 5g
　　　　　　煅瓦楞子 10g

7剂，水煎服，日1剂，水煎300mL，早晚分服。

电话随访半年，患者自诉无明显不适，未再复发，于当地医院行胃镜检查示浅表性胃炎。

【临证心悟】

谢晶日教授对于吞酸的治疗谨守病机，从郁出发。郁证是指各种因素导致人体气血阴阳失衡、运行不畅。《丹溪心法·六郁》云："郁者，结聚而不得发越也。当升者不得升，当降者不得降，当变化者不得变化也。"气郁日久，可产生气、血、痰、湿、热、食等六郁证候。吞酸表现的症状由胃失和降，气逆于上导致。谢晶日教授认为无郁不成酸。《医部全录·呃门》云："阳明所受谷气，欲从肺而达表，肺气逆还于胃，气并相逆，复出于胃，故为哕。"肺郁则宣降失畅，胃气上逆，胃液上泛于食道，故而吐酸。《证治汇补·吞酸》曰："大凡积滞中焦，久郁成热，则本从火化，因而作酸者，酸之热也。"脾胃受损，运化失职，气机升降失常，脾不升清，胃不降浊，与热相合上逆于食道。《寿世保元·吞酸》曰："夫酸者，肝木之味也，由火盛制金，不能平木，则肝木自甚，故为酸也。"肝气郁结，日久生热化火，火性炎上，上出于咽喉；此外肝胆相表里，肝郁则胆气上逆而呕苦。吴篁池云："郁证主于开郁，开郁不过行气。"谢晶日教授认为无郁不成酸，吞酸本于郁，故从郁论治，调气也。

本案中枇杷叶、桔梗轻清灵动之药，不寒不燥，宣达肺气，清肃肺金；白豆蔻发散中焦湿邪；黄芩降泻脾胃之热，辛开苦降，分消湿热；神曲、鸡内金消食导滞，健胃下气；煅海螵蛸、煅瓦楞子制酸止痛，降泄胃气；柴胡、香附、香橼、郁金疏肝理气；少佐白芍柔肝护阴；左金丸宣泻肝之郁热，配伍赤芍清热凉血，散瘀止痛。

病案四：吞酸·肝胃郁热证

吕某，女，61岁。

首诊时间：2020年10月3日。

主诉：烧心、反酸3年，加重1个月。

现病史：患者3年前食用辛辣食物后出现烧心、反酸，未予重视。近1个月症状加重，经友人介绍前来就诊。就诊时烧心，反酸，夜间明显，饭后胃中有嘈杂感，恶心，口干，口苦，眼干目涩，视物模糊，纳可，大便成形，日1次，寐差，入睡困难；舌紫暗，苔黄白厚腻，脉弦涩。

既往史：脂肪肝5年。

辅助检查：胃镜检查示反流性食管炎（LA-B级），慢性萎缩性胃炎，胃息肉。

辨证分析：患者以烧心、反酸为主症，辨病属于中医吞酸的范畴。酸水由胃中上泛，若随即咽下者，称为吞酸；不咽下而吐出者，则称吐酸。吞酸作为脾胃病之一，常与嘈杂、嗳气、胃痛、痞满等病证同时出现，多因饮食不节、肝气犯胃、肝火内郁、脾胃虚弱。患者素食辛辣，致使肝火内郁。反酸时作，胃部嘈杂，口苦眼干，是郁热互结，胃浊不降之故；舌紫暗，苔黄白厚腻，脉弦涩，是肝胃郁热之象。

中医诊断：吞酸·肝胃郁热证。

西医诊断：①反流性食管炎（LA-B 级）。

②慢性萎缩性胃炎。

中医治法：疏肝泄热，和胃降逆。

处　　方：柴　胡 10g　　黄　芩 10g　　藿　香 10g　　灵磁石 20g
　　　　　　炒神曲 10g　　陈　皮 15g　　石　斛 15g　　北沙参 15g
　　　　　　厚　朴 15g　　煅龙骨 20g　　煅牡蛎 20g　　炒白术 15g
　　　　　　合欢花 10g　　枳　实 10g　　煅海螵蛸 30g　煅瓦楞子 30g

7 剂，水煎服，日 1 剂，水煎 300mL，早晚分服。

二诊：患者烧心、反酸缓解，胃部隐隐作痛，视物模糊，目涩缓解，眼角时有分泌物。上方去养阴之品石斛、北沙参；加黄连、吴茱萸，以清肝胆火，兼以抑酸。

处　　方：柴　胡 10g　　合欢花 10g　　黄　芩 10g　　藿　香 10g
　　　　　　炒神曲 10g　　陈　皮 15g　　黄　连 15g　　吴茱萸 5g
　　　　　　厚　朴 15g　　煅龙骨 20g　　煅牡蛎 20g　　灵磁石 20g
　　　　　　炒白术 15g　　枳　实 10g　　煅瓦楞子 30g　煅海螵蛸 30g

14 剂，水煎服，日 1 剂，水煎 300mL，早晚分服。

三诊：患者烧心、反酸明显缓解，胃脘部隐痛缓解，眼角分泌物减少，故上方去灵磁石。

处　　方：柴　胡 10g　　合欢花 10g　　黄　芩 10g　　藿　香 10g
　　　　　　炒神曲 10g　　陈　皮 15g　　黄　连 15g　　吴茱萸 5g
　　　　　　厚　朴 15g　　煅龙骨 20g　　煅牡蛎 20g　　炒白术 15g
　　　　　　枳　实 10g　　煅瓦楞子 30g　煅海螵蛸 30g

7 剂，煎服，日 1 剂，水煎 300mL，早晚分服。

【临证心悟】

吐酸病名首见于《素问·至真要大论》，其谓"诸呕吐酸，暴注下迫，皆属于热"，又谓"少阳之胜，热客于胃，烦心心痛，目赤欲呕，呕酸善饥"，指出胃经有热，或肝火内郁犯胃，便会酝酿成酸，此乃关于吐酸病因病机的最早理论。隋代巢元方《诸病源候论·噫醋候》云"噫醋者，由上焦有停痰，脾胃有宿冷，故不能消谷，谷不消则胀满而气逆，所以好噫而吞酸，气息醋臭"，提出停痰、寒气客于脾胃，食谷不化，令人腹胀气逆，导致噫气醋臭，对《素问》的理论有进一步的补充。

本病治疗以疏肝和胃制酸为主，方中海螵蛸、煅瓦楞子、煅龙骨、煅牡蛎均为制酸要药；石斛、北沙参滋阴；神曲、陈皮、厚朴、炒白术和胃理气；合欢花、灵磁石解郁安神。二诊时加黄连、吴茱萸为左金丸配方，对肝郁化火、胃失和降所致吞酸、口干、口苦、两胁胀痛等症，确有疗效。综上所述，本病多由肝气郁结，胃气不和而发，这是病机的重点。其中有偏寒、偏热之不同。属于热者，多由肝郁化热而致；属于寒者，可因寒邪犯胃，或素体脾胃虚寒而成。饮食停滞而泛酸嗳腐者，是由食伤脾胃之故。根据五行学说，肝属木，在味为酸，因此，古人强调吞酸为肝病。如高鼓峰《四明心法·吞酸》云："凡为吞酸，尽属肝木，曲直作酸也……总是木气所致。"但临床上尚需审证求因，不可一概而论。

四、临证经验总结

吞酸一证在古籍里早有论述。谢晶日教授认为本病与脾胃、肝胆密切相关，病机为脾胃失和，气机升降失调。脾主运化，得阳始运，以升为治；胃主受纳，得润则安，以降为顺。脾胃处于矛盾对立统一中，脾胃功能不能协调统一，平衡被破坏，病态即生。

谢晶日教授在临床实践中总结出本病的治疗经验，介绍如下：

1. 吞酸病机总由气机升降失常

六腑以降为顺，"脾宜升则健，胃宜降则和"。脾胃气虚，清气不升，浊气不降，胃失和降均可引起本病。肝胆属木，主疏泄；脾胃属土，主升降。人的消化功能离不开脾胃肝胆。木能疏土，胆汁之降泄，有助于脾胃的消化、运输。在病理情况下，肝气旺则木横逆克土，肝气虚则木不疏土而壅滞，肝血虚则脾胃失养，肝火盛则灼烁胃阴，邪侵胆则逆在胃，令胃气上逆，夹酸水上溢。

2. 调畅气机是治疗吞酸的基本方法

《素问·逆调论》曰："胃者，六腑之海，其气亦下行。"胃气通降，则水谷随胃气传导入肠；胃失和降，胃气上逆，则胃中内容物随之上泛，发为吞酸。同时在治疗过程中，谢晶日教授常配合疏肝理气、调和肝脾之法。肝气不舒，横逆犯胃，则胃酸过多，并随胃气上逆而成吞酸。故刘完素在《素问玄机原病式》中说："酸者，肝木之味也，由火盛制金，不能平木，则肝木自甚，故为酸也。"朱丹溪云："吞酸者，湿热郁积于肝而出，伏于肺胃之间。"中医学认为，肝性如木，喜条达舒畅，恶抑郁。若肝疏泄正常则气机调畅，气血和调，心情开朗；若肝疏太过，则克伐脾土；若肝疏不及，则脾土不运。故采用疏肝理气、调和肝脾之法，使肝气得疏，脾胃健旺。

3. 法随证立，因证施药

临床治疗该病遣方用药，在辨病与辨证精准的情况下，经方、时方、验方合而为用，对应复杂病机，常达到很好的治疗效果。联合多年临床实践经验总结的经验方，三因制宜，师古而不泥古。左金丸是朱丹溪为治疗肝火犯胃吐酸吞酸所制，原方黄连与吴茱萸用量为 6∶1，丹溪意在清肝火，临床使用该方治疗吞酸患者时，黄连与吴茱萸用量为 3∶1，以防胃气重伤，疗效仍佳。

4. 注重调护

本病易于反复发作，预防复发应重在调理保养。现代社会生活节奏加快，竞争激烈，压力大，易造成精神紧张，从而诱发本病。改变生活方式，包括限制饮酒和戒烟；减少或避免进食可能加重症状的食物，如高脂食物、巧克力、咖啡和浓茶等；避免过饱、餐后仰卧和睡前进食；不穿紧身衣服等，有助于改善症状。患者生活规律，睡眠充足，情绪乐观，也将有助于预防复发。

第五节　呃逆案

一、呃逆概述

呃逆是指以喉间频发短促呃呃声响、不能自制为主要表现的病证。西医学的单纯性膈肌痉挛和胃炎、胃肠神经症、胃扩张，以及胸腹手术等引起的膈肌痉挛出现呃逆，均可参考本病辨证论治。

二、中医病因病机心悟

呃逆的发生多由外邪犯胃、饮食不当、情志不遂、正气亏虚等，导致胃失和降、胃气上逆、动膈冲喉而发病。

下列为该病常见的病因病机：

1. 外邪犯胃

外感寒凉之邪，内客脾胃，寒遏中阳，胃气失和，寒气上逆动膈冲喉可导致呃逆。

2. 饮食不当

过食生冷，或过用寒凉药物，寒气客于胃，循手太阴肺经犯膈，膈间不利，胃气不降，肺失宣肃，气逆上冲咽喉而呃；过食辛热厚味，滥用温补之剂，燥热内盛，气不顺行；或进食太快太饱，致气不顺行，气逆动膈，发生呃逆。

3.情志不遂

恼怒伤肝，肝失疏泄，横逆犯胃；忧思伤脾或肝郁克脾，脾失健运，聚生痰湿，或素有痰湿，或肝火炼津化痰等，均可形成痰湿夹肝逆之气或肝郁之火致胃失和降，动膈而呃逆。

4.正气亏虚

因大病久病、失治误治，或素体衰弱、产后体虚，而有胃阴耗伤，脾胃俱虚，若复加各种内伤外感因素触动，可使胃失和降；抑或病深及肾，肾元耗损，胃气衰败，肾不固摄，浊气上乘动膈而呃。

呃逆病位以胃、膈为主，与肝、脾、肺、肾密切相关。其病性有虚有实，且虚实寒热之间可相互兼夹或转化。一般偶然发作或属单纯性的呃逆，预后良好；若伴发于久病、重病之时，常属胃气衰败之候。

三、典型病例

病案一：呃逆·肝胃郁热证

刘某，女，28岁。

首诊时间：2020年10月28日。

主诉：嗳气反复发作半年余，加重1周。

现病史：患者半年前无明显诱因出现嗳气，症状反复发作，伴胃脘部胀满，未予重视。近1周症状进行性加重，为求系统治疗，特来门诊就医。患者就诊时，面色萎黄，形体适中，嗳气，胃脘部胀满，纳差，急躁易怒，乏力，畏寒，胸闷气短，头晕，寐差多梦，月经量多，半年来消瘦5kg，偶大便偏稀，1～2日1行；舌质紫暗，边有齿痕，苔白腻，脉弦滑数。

既往史：无。

辅助检查：胃镜检查示慢性浅表性胃炎伴胆汁反流，胃息肉（0.4cm×0.4cm）。

辨证分析：根据主诉"嗳气反复发作半年余，加重1周"，辨病属于中医"呃逆"范畴。根据其阐述的病史，四诊合参，通过中医辨证诊断为"肝胃郁热证"。肝气郁结，横逆犯胃，则嗳气、急躁易怒；肝失疏泄，脾失健运，胃失受纳，湿浊内生，则胃脘部胀满、纳差；脾胃为后天之本，气血生化之源，脾胃虚弱，气血失于濡养，则头晕、乏力、气短、畏寒、胸闷、日渐消瘦；胃不和则卧不安，故寐差；肝胃不和，郁热内生，故多梦、月经量多；舌质紫暗，边有齿痕，苔白腻，脉弦滑数。综合分析，证属肝胃郁热。

中医诊断：呃逆·肝胃郁热证。

西医诊断：①慢性浅表性胃炎。

②胆汁反流性胃炎。

中医治法：疏肝和胃，降逆止呃。

处　　方：	柴　胡 10g	生白术 20g	香　橼 15g	枳　壳 15g
	厚　朴 15g	陈　皮 15g	丁　香 10g	煅龙骨 20g
	煅牡蛎 20g	炒莱菔子 15g	白豆蔻 15g	乌　药 10g
	炒薏苡仁 15g			

7 剂，水煎服，日 1 剂，水煎 300mL，早晚分服。

嘱患者避寒热，调情志，节饮食，定期复诊。

二诊：患者服药后诸症减轻，嗳气好转，胃脘部胀满减轻，急躁易怒、乏力缓解，寐差多梦、畏寒减轻，大便成形，1 ～ 2 日 1 行；舌质紫暗，边有齿痕，苔白腻，脉弦滑数。原方去白豆蔻、乌药，加栀子 15g、牡丹皮 10g，以清肝胆火。

处　　方：	柴　胡 10g	生白术 20g	香　橼 15g	枳　壳 15g
	厚　朴 15g	陈　皮 15g	丁　香 10g	煅龙骨 20g
	煅牡蛎 20g	炒莱菔子 15g	栀　子 15g	牡丹皮 10g
	炒薏苡仁 15g			

14 剂，水煎服，日 1 剂，水煎 300mL，早晚分服。

三诊：患者服药后诸症明显改善，嗳气时作，胃脘部胀满消失，情绪较好，偶有乏力气短，时有心慌，睡眠尚可，月经正常，大便成形，1 日 1 行；舌质红，苔白，脉弦滑。上方去煅龙骨、煅牡蛎、炒莱菔子等，加入丹参 15g 以活血通脉，加入黄芪 15g、炒山药 15g 以补气健脾。

处　　方：	柴　胡 10g	生白术 20g	香　橼 15g	枳　壳 15g
	厚　朴 15g	陈　皮 15g	丁　香 10g	炒山药 15g
	栀　子 15g	牡丹皮 10g	丹　参 15g	黄　芪 15g
	炒薏苡仁 15g			

14 剂，水煎服，日 1 剂，水煎 300mL，早晚分服。

患者经 1 个月治疗，诸症缓解。电话随访 3 个月，未见复发。

【临证心悟】

呃逆是指胃气上逆动膈，以气逆上冲，喉间呃呃连声，声短而频，令人不能自止为主要临床表现的病证。呃逆古称"哕"，又称"哕逆"。《黄帝内经》首先提出本病病位在胃，与肺有关，病机为气逆，与寒气有关。肝为刚脏，主疏泄，喜条达舒畅而恶抑郁。焦虑、忧伤、紧张等情志变化，均可影响肝的疏泄功能。肝失条达，肝木乘土，则脾胃运化不健。如《古今医统大全·咳逆》所说:"凡有忍气郁结积怒之人,并不得行其志者,多有咳逆之证。"

此病患者中医诊断为呃逆,西医诊断为慢性浅表性胃炎、胆汁反流性胃炎。病属虚实夹杂,寒热错杂,郁热为主;证属肝胃郁热;治以疏肝和胃,降逆止呃。方中柴胡、白术、香橼疏肝健脾,行气和胃;陈皮、枳壳、厚朴、炒莱菔子等理气和胃,降逆除满;白豆蔻、乌药、丁香温中行气,降逆止呃;煅龙骨、煅牡蛎重镇降逆、安神。二诊患者病情好转,畏寒减轻,去白豆蔻、乌药等温燥之品,加入栀子、牡丹皮等加强清肝降逆之力。三诊诸症明显改善,偶有乏力气短,时有心慌,月经正常,去诸重镇降逆之品,加入丹参、黄芪、炒山药等健脾益气,养血安神。诸药合用,共奏疏肝和胃、降逆止呃之效。

病案二:呃逆·肝郁脾虚兼血瘀证

李某,女,49 岁。

首诊时间:2019 年 9 月 25 日。

主诉:呃逆半年余。

现病史:患者半年前无明显诱因出现呃逆,于当地西医医院诊治效果不佳,遂前来求治。患者就诊时面色少华,形体适中,食后嗳气,口干口苦,口黏,咽中如有物阻,胸闷,善太息,乏力,纳差,大便偶不成形,日 1 ~ 2 次,寐差,左手麻木感;停经 1 年,9 月 19 日经至,量可,色深,围绝经期;舌质紫暗,边有齿痕,苔白厚腻,脉沉弦细滑。

既往史:哮喘 1 年。

辅助检查:肺部 CT 检查示支气管扩张、哮喘。

辨证分析:该患者素体脾胃虚弱,脾胃为气血生化之源,气血不足则面色少华;运化失常,则纳差、大便不成形;中年女性,情志不畅,责之于肝,肝失疏泄,气机不畅上逆,故出现呃逆;肝胆互为表里,肝气不舒,则胆道枢机不畅,见口干、口苦、胸闷、善太息等症;月经色深,舌紫暗,属血瘀之象。四诊合参诊断为肝郁脾虚兼血瘀证。

中医诊断:呃逆·肝郁脾虚兼血瘀证。

西医诊断:①慢性胃炎。

②支气管扩张。

③哮喘。

中医治法:疏肝理气活血。

处　方:柴　胡 10g　　紫苏子 15g　　代赭石 20g　　砂　仁 10g

旋覆花 10g　　制半夏 10g　　炒白术 20g　　香　橼 15g

焦山楂 15g	炒神曲 15g	炒麦芽 15g	厚　朴 10g
苍　术 10g	白豆蔻 10g		

7 剂，水煎服，日 1 剂，水煎 300mL，早晚分服。

二诊：患者自诉呃逆症状好转，偶发作，口干、口苦、口黏症状稍缓解，咽中如有物阻基本消失，胸闷、善太息、乏力减轻，纳可，大便成形，日 1 ~ 2 次；舌暗红，苔白腻，脉弦滑。肝郁症状犹在，故在前方基础上加香附 15g、陈皮 15g 以疏肝理气。

处　　方：柴　胡 10g	紫苏子 15g	代赭石 20g	砂　仁 10g
旋覆花 10g	制半夏 10g	炒白术 20g	香　橼 15g
焦山楂 15g	炒神曲 15g	炒麦芽 15g	厚　朴 10g
苍　术 10g	白豆蔻 10g	陈　皮 15g	香　附 15g

7 剂，水煎服，日 1 剂，水煎 300mL，早晚分服。

三诊：患者自诉诸症状缓解、减轻。继予上方，巩固疗效。

处　　方：柴　胡 10g	紫苏子 15g	代赭石 20g	砂　仁 10g
旋覆花 10g	制半夏 10g	炒白术 20g	香　橼 15g
焦山楂 15g	炒神曲 15g	炒麦芽 15g	厚　朴 10g
苍　术 10g	白豆蔻 10g	陈　皮 15g	香　附 15g

7 剂，水煎服，日 1 剂，水煎 300mL，早晚分服。

电话随访，3 个月未复发。

【临证心悟】

本病在胃，胃居膈中，主受纳，主降浊，胃气以通降下行为顺。脾失健运，运化失常，则食后嗳气、口黏；肝气不舒，克伐脾土，肝气夹胃气上逆，则有咽中如有物阻、胸闷；肝为将军之官，调情志，肝气郁结，故善太息；肝气上逆，克犯胃气，则口干、口苦；脾不升清则腹泻，胃不和降则呃逆；舌质紫暗，边有齿痕，苔白厚腻，脉沉弦细滑是肝脾不和之象。

肝气郁滞，肝主疏泄，能调畅脾胃气机，是脾胃气机得以疏通畅达、升降协调的重要因素。《素问·举痛论》曰："怒则气上。"朱丹溪曰："上升之气，自肝而出。"《素问·宝命全形论》曰："土得木而达。"肝喜条达而恶抑郁，情志不遂，恼怒伤肝，上逆犯胃，胃气上逆动膈；或肝郁克脾，脾失健运，胃气上逆，发为呃逆。故谢晶日教授注重肝气的条达。用旋覆代赭汤加减以降气化饮，消痞散满。方中以柴胡、香橼、砂仁、厚朴、陈皮、香附疏肝理气，以健脾运；白豆蔻（也可用草豆蔻）降肺胃之冲逆，开胸膈之郁满，祛膈上郁浊。诸药配伍，疏肝健脾，和胃降逆。

病案三：呃逆·脾胃虚寒证

姜某，男，61岁。

首诊时间：2019年3月13日。

主诉：呃逆7天。

现病史：患者7天前因受风寒，出现呃逆，呃逆声低无力，伴胃脘不舒，喜温喜按，面色㿠白，形体消瘦，食少乏力，大便溏；舌淡，苔薄白，脉细。

既往史：胃癌术后5年。

辅助检查：胃镜检查示毕Ⅱ式胃大部切除术后残胃。

辨证分析：该患者素体脾胃阳虚，故面色㿠白，形体消瘦；脾胃运化无力，故食少乏力，大便溏；素体阳虚，而又外感风寒，导致脾胃升降失常，胃气上冲膈间，故而呃逆；结合舌脉，中医辨证为呃逆·脾胃虚寒证。

中医诊断：呃逆·脾胃虚寒证。

西医诊断：胃癌术后。

中医治法：温补脾胃，降逆止呃。

处　　方：黄　芪20g　　太子参15g　　炒白术20g　　砂　仁10g
　　　　　枳　壳10g　　干　姜15g　　葛　根15g　　肉　桂15g
　　　　　补骨脂15g　　代赭石30g　　旋覆花10g

7剂，水煎服，日1剂，水煎300mL，早晚分服。

二诊：患者现呃逆已止，胃脘不舒症状减轻，食少、乏力缓解，大便正常；舌淡，苔薄白，脉细。上方去降逆之品代赭石、旋覆花。

处　　方：黄　芪20g　　太子参15g　　炒白术20g　　砂　仁10g
　　　　　枳　壳10g　　干　姜15g　　葛　根15g　　肉　桂15g
　　　　　补骨脂15g

7剂，水煎服，日1剂，水煎300mL，早晚分服。

三诊：患者胃脘不舒症状明显减轻，饮食正常，乏力明显缓解，大便正常。效方不变。

处　　方：黄　芪20g　　太子参15g　　炒白术20g　　砂　仁10g
　　　　　枳　壳10g　　干　姜15g　　葛　根15g　　肉　桂15g
　　　　　补骨脂15g

7剂，水煎服，日1剂，水煎300mL，早晚分服。

电话随访半年,患者自诉无不明显不适。

【临证心悟】

呃逆病位在胃,病机为气逆,与寒气有关。如《素问·宣明五气》谓:"胃为气逆为哕。"《灵枢·口问》曰:"谷入于胃,胃气上注于肺。今有故寒气与新谷气,俱还入于胃,新故相乱,真邪相攻,气并相逆,复出于胃,故为哕。"脾胃居中焦,具有升清降浊的功能,营卫气血靠脾胃的化生得到滋养,脾胃经络相连,功能上互相促进,气机升降才能平衡。胃居膈下,脾胃气机正常,胃气得以顺降,则不会逆气扰膈。故临床上应注重调理患者气机。

此患者素有脾胃阳虚,外感寒邪,胃失和降,胃气上逆,并循手太阴之脉上动于膈,膈间气机不利,上冲于喉,发生呃逆。如《丹溪心法·咳逆》曰:"咳逆为病,古谓之哕,近谓之呃,乃胃寒所生,寒气自逆而呃上。"本案中黄芪、太子参、炒白术乃甘温平补之药,复脾之升发;配伍砂仁、枳壳行气导滞,以达到补而不滞之效;干姜、葛根温阳健脾以升气;佐温补肾阳之肉桂、补骨脂;重用代赭石、旋覆花降逆止呃。

病案四:呃逆·肝郁气滞证

刘某,男,62岁。

首诊时间:2019年8月14日。

主诉:呃逆伴恶心1年余。

现病史:患者1年前因情志不遂出现呃逆症状,自行服用香砂养胃丸等中成药,症状未见缓解,经友人介绍前来就诊。就诊时患者呃逆,恶心,食欲可,偶腹胀、气短,胁痛,寐差,入睡困难,大便成形,有便不净感,日2次,两侧肩胛骨刺痛;舌胖大,边尖红,苔白腻,脉弦滑。

既往史:既往体健。

辅助检查:肠镜检查示结肠息肉。

辨证分析:该患者呃逆、恶心,辨病属中医"呃逆"的范畴。患者因情志刺激发病,属肝气郁结,气机郁滞;肝主疏泄,调畅气机,气机不畅,责之于肝,肝失疏泄,气机上逆,故而可出现呃逆、腹胀、气短等症状;舌边尖红,苔白腻,脉弦滑,俱为肝郁气滞之证。

中医诊断:呃逆·肝郁气滞证。

西医诊断:慢性非萎缩性胃炎。

中医治法:理气解郁,降逆止呃。

处　　方:柴　胡 10g　　代赭石 20g　　旋覆花 10g　　炒白术 20g

紫苏子 15g	香 附 15g	煅龙骨 20g	煅牡蛎 20g
太子参 10g	厚 朴 10g	丹 参 15g	川 芎 15g
藿 香 10g	佩 兰 10g		

7 剂，水煎服，日 1 剂，水煎 300mL，早晚分服。

二诊：患者自诉呃逆减轻，大便尚可，仍有呃逆等症状。上方加柿蒂 10g 以降逆止呃。

处　方：

柴 胡 10g	代赭石 20g	旋覆花 10g	炒白术 20g
紫苏子 15g	香 附 15g	煅龙骨 20g	煅牡蛎 20g
太子参 10g	厚 朴 10g	丹 参 15g	川 芎 15g
藿 香 10g	佩 兰 10g	柿 蒂 10g	

14 剂，水煎服，日 1 剂，水煎 300mL，早晚分服。

三诊：患者自诉呃逆症状明显减轻，腹胀、气短消失。故上方去煅龙骨、煅牡蛎减轻降气功效。

处　方：

柴 胡 10g	代赭石 20g	旋覆花 10g	炒白术 20g
紫苏子 15g	香 附 15g	川 芎 15g	藿 香 10g
厚 朴 10g	丹 参 15g	佩 兰 10g	柿 蒂 10g

14 剂，水煎服，日 1 剂，水煎 300mL，早晚分服。

电话随访，患者自诉呃逆症状明显缓解，状态良好。

【临证心悟】

呃逆一证，总由胃气上逆动膈而成，故治疗原则为理气和胃、降逆止呃，并在分清寒热虚实的基础上，分别施以祛寒、清热、补虚、泻实之法。结合本案患者临床表现及舌脉，诊断为呃逆肝郁气滞证，治以理气解郁，降逆止呃。方中代赭石、龙骨、牡蛎重镇降逆；旋覆花降气止呕；柴胡、香附、紫苏子疏肝解郁，降逆行气；太子参益气养阴；白术健脾益气，助脾运纳；藿香、佩兰健脾祛湿。

病案五：呃逆·气滞痰阻证

罗某，男，48 岁。

首诊时间：2019 年 4 月 10 日。

主诉：呃逆 5 天。

现病史：患者 5 天前无明显诱因下出现呃逆，伴胁肋部胀满，胃脘作痛，情志不遂时尤甚。初期症状较轻，未引起重视，后症状加重。经亲友介绍，遂来门诊就医。就诊当天呃逆频发，口苦，胸闷不舒，心烦，乏力，咳痰量少微黄；舌暗红，苔白腻，脉弦滑。

　　既往史：既往体健。

　　辨证分析：本例患者呃逆频作，经过询问病史得知，情志不遂时病情加重，此为脏腑失调所致。肝气郁结，失于条达，肝气横逆犯于脾胃，胃气上冲而产生呃逆；肝郁气滞而胁肋部胀满；肝气横逆犯胃故胃脘作痛。脾胃受损，聚湿生痰；气郁化火，灼津成痰，故咳痰量少微黄；舌暗红，苔白腻，脉弦滑，是气滞痰阻之象。

　　中医诊断：呃逆·气滞痰阻证。

　　西医诊断：胃肠神经症。

　　中医治法：疏利肝胆，化痰清热。

　　处　　方：柴　胡 15g　　黄　芩 10g　　制半夏 10g　　丁　香 15g
　　　　　　　太子参 10g　　生　姜 3 片　　甘　草 6g　　　竹　茹 10g
　　　　　　　陈　皮 10g

　　　　　　　　　　　　　　7 剂，水煎服，日 1 剂，水煎 300mL，早晚分服。

　　二诊：患者自诉服 3 剂后呃逆逐渐停止，食欲恢复。胃脘作痛减轻，乏力、胁肋部胀满仍有；舌暗红，苔白腻，脉弦滑。前方加黄芪 15g 补气健脾。

　　处　　方：柴　胡 15g　　黄　芩 10g　　制半夏 10g　　丁　香 15g
　　　　　　　太子参 10g　　甘　草 6g　　　竹　茹 10g　　陈　皮 10g
　　　　　　　黄　芪 15g　　生　姜 3 片

　　　　　　　　　　　　　　7 剂，水煎服，日 1 剂，水煎 300mL，早晚分服。

　　三诊：患者自诉呃逆已消，其余诸症缓解。

【临证心悟】

　　患者气逆上冲，出于喉间，呃呃连声，不能自止，此为呃逆。《黄帝内经》中呃逆名为"哕"，病机属于胃失和降。谢晶日教授治疗呃逆常从脏腑辨证入手，详辨虚实寒热，除此之外，也非常重视经方的运用。本案谢晶日教授运用经方加减，收效良好。《伤寒论》相关条文为"伤寒一日，太阳受之，脉若静者为不传；颇欲吐，若躁烦，脉数急者，为传也""伤寒二三日，阳明、少阳证不见者，为不传也"。这两条阐明了伤寒传与不传的判断标准，以及发生传变的临床表现。"颇欲吐"阐明了病传少阳的指征。谢晶日教授判定此为邪传少阳之呃逆，方用小柴胡汤加减。

　　此证为肝胆气郁，疏泄不利而生痰饮，导致胃失和降，故呃逆频频、胸闷、痰阻。柴胡、黄芩引邪出少阳，太子参、黄芪补气健脾，升发脾土清阳，制半夏、丁香理气温胃，降胃土浊阴，共促中焦健运。药味药量虽不多，但效如桴鼓。

四、临证经验总结

呃逆，是由于外感、内伤各种因素导致胃失和降、胃气动膈上逆而成，以喉间频发短促呃呃声响、不能自制为主要表现。

春秋战国时期就有关于本病记载。《黄帝内经》称本病为"哕"，认为是胃气上逆而发病。《灵枢·杂病》载有简易疗法，其曰："哕，以草刺鼻，嚏，嚏而已；无息，而疾迎引之，立已；大惊之，亦可已。"东汉时期，张仲景《金匮要略·呕吐哕下利病脉证并治》将其分为实证、寒证、虚热证，并有橘皮汤、橘皮竹茹汤等方。宋元时期，对本病有了更明确认识，陈言在《三因极一病证方论·哕逆论证》中说"大率胃实即噎，胃虚则哕，此由胃中虚，膈上热，故哕"，指出发病与膈相关。朱丹溪则首先将本病称为"呃逆"。明清时期在辨治方面进一步发展。张介宾在《景岳全书·呃逆》述："呃之大要，亦惟三者而已，则一曰寒呃，二曰热呃，三曰虚脱之呃。寒呃可温可散，寒去则气自舒也；热呃可降可清，火静而气自平也；惟虚脱之呃，则诚危殆之证。"此为后世寒热虚实辨证分类及治法奠定了基础。李用粹在《证治汇补·呃逆》系统地提出治疗法则："治当降气化痰和胃为主，随其所感而用药。气逆者，疏导之；食停者，消化之；痰滞者，涌吐之；热郁者，清下之；血瘀者，破导之；若汗吐下后，服凉药过多者，当温补；阴火上冲者，当平补；虚而夹热者，当凉补。"至今仍有参考价值。

谢晶日教授在临床实践中总结出以下心得体会，介绍如下：

1. 呃逆的发病以气逆动膈为要点

胃居膈下，以降为顺，"动膈"既是指膈间气机不利，又指为胃气之逆所触动。故而本病重要病变部位在胃和膈。两者又与肺、脾、肝、肾相关而致病。在临证之时必须辨清共病脏腑，协同治疗方能取得佳效。

2. 治病需详询病史

诊断呃逆，先要详细询问发作史，了解诱因，以辨别是因一过性气逆而作，还是因外感、内伤及脏腑功能失调而致。对于久病、重病、大病或年老正虚患者发生呃逆，表现出断续不继，呃声低微，饮食难进且脉沉细伏者，俗称"败呃"，是胃气衰败之危笃证候，提示病情严重，预后不良。正如严用和在《济生方·咳逆论治》云："大抵老人、虚人、久病人及妇人产后，有此证者，皆是病深之候。"

3. 临证以虚、实为纲，统括诸证

该病的治疗应遵照实证宜祛邪、虚证宜扶正、寒者温之、热者清之、气逆宜调气、痰郁宜除痰、阳虚温阳、阴虚滋阴等原则，并适当配合运用降气平呃的药物，如生姜、丁香、柿蒂、橘皮、竹茹、枇杷叶、旋覆花、代赭石等，视其属寒、属热而适当选用。

4. 日常调护十分重要

谢晶日教授强调该病的日常护理格外重要。患者要注意寒温适宜，避免外邪犯胃；注意饮食调节，不过食生冷及辛热之物；保持心情愉悦，避免精神刺激。

第三章　肠腹病

第一节　便秘案

一、便秘概述

便秘，是指以大便排出困难，排便周期延长，或周期不长，但粪质干结，排出艰难，或粪质不硬，虽频有便意，但排便不畅为主要临床表现的病证。便秘可以作为一种独立的症状或疾病而困扰日常生活和健康，也可以作为其他疾病的并发症状而出现，同时又可以作为一种诱发因素而促进其他疾病的发生，尤其是老年患者，便秘的发生甚至能够诱发或加重心血管疾病、脑血管疾病，因此，积极进行便秘的预防与治疗，是非常重要的。

西医学的功能性便秘、肠易激综合征、肠炎恢复期之便秘、药物性便秘、内分泌及代谢性疾病所致的便秘均属本病范畴。

二、中医病因病机心悟

谢晶日教授认为便秘的病因无外乎饮食失宜、情志失调、本虚体弱和感受外邪，其病位在大肠，与脾胃关系最为密切。随着经济水平的不断提高，人们多喜食肥甘厚腻或嗜食辛辣炙煿，日久滋腻碍脾，脾失运化，精微不得输布，湿浊内生，湿滞肠道，阻滞气机则见腹胀、腹痛、大便排出不畅。同样，现代社会的高压状态导致人们焦虑、抑郁情绪逐渐激化，谢晶日教授指出大多数的便秘患者都伴有不同程度的情绪问题，正如《症因脉治》所载："诸气怫郁，则气壅大肠，而大便乃结。"肝气失于条达，三焦气机不畅，大肠传导失常，而肝郁进一步克乘脾胃，使脾益虚，湿益盛，糟粕难以正常下行。五志过极皆可化火，火盛伤津致津亏肠燥，或脾虚气血化生不足，致肠失濡润，糟粕难下。谢晶日教授认为便秘的病理关键在于气滞、湿郁、燥火，病理性质有虚实之分，临证应详辨之。

依据中医理论及临床诊治经验，谢晶日教授将便秘的病因病机大致归纳如下：

1. 素体阳盛，肠胃积热

凡阳盛之体，或恣饮酒浆，过食辛辣厚味，以致胃肠积热，或于伤寒热病之后，余热留恋，津液耗伤，导致肠道失润，于是大便干结，难于排出。如仲景所说的"脾约"便坚，就是属于这种热秘。

2. 情志失和，气机郁滞

忧愁思虑过度，情志不舒，或久坐少动，每致气机郁滞，不能宣达，于是通降失常，传导失职，糟粕内停，不得下行，因而大便秘结。

3. 气血不足，下元亏损

劳倦饮食内伤，或病后、产后，以及年老体虚之人，气血两亏。气虚则大肠传送无力；血虚则津枯不能滋润大肠，甚至损及下焦精血，以致本元受亏。真阴亏，则肠道失润而便行干枯；真阳亏，则不能蒸化津液，温润肠道。两者都使大便排出困难，以致秘结不通。此乃病及于肾，即《素问·金匮真言论》所谓之肾开窍于二阴，故便秘与肾有关。

4. 阳虚体弱，阴寒内生

凡阳虚体弱，或高年体衰，则阴寒内生，留于肠胃，于是凝阴固结，致阳气虚衰，传化无力。

三、典型病例

病案一：便秘·气机郁滞证

王某，女，18 岁。

首诊时间：2018 年 1 月 3 日。

主诉：便秘 4 年余。

现病史：患者 4 年前无明显诱因出现大便干结，排便困难，5 天 1 行。后自服通便药物（具体不详）后缓解。未予系统治疗，其间症状反复发作，靠药物维持排便。6 天前无明显诱因再次出现大便干结，排便困难，3 ～ 5 天 1 行，故慕名前来求医，望通过中医辨证施治，使其症状得到改善。患者现便秘，伴纳可，胃脘胀满，反酸，烧心，口干苦，寐差易醒；舌质暗红，苔薄白，脉弦滑有力。

既往史：既往体健。

辨证分析：气机郁滞，故腹中胀满；气机不畅，失于宣达，于是通降失常，大便不畅；气不行则津液不行，津液失于输布，见大便干结；胃气郁滞，气失和降，日久化热，故反酸、烧心；胃不和则卧不安，故见寐差易醒；舌质暗红，苔薄白，脉弦滑有力，为气机郁滞之象。四诊合参，辨证为便秘·气机郁滞证。

中医诊断：便秘·气机郁滞证。

西医诊断：功能性便秘。

中医治法：理气导滞，降逆通便。

处　　方：黄　芪 15g　　太子参 10g　　生白术 25g　　陈　皮 15g

厚　朴 15g　　乌　药 15g　　玄　参 15g　　火麻仁 15g

郁李仁 15g　　枳　实 15g　　大　黄 3g（单包代茶饮）

7 剂，水煎服，日 1 剂，水煎 300mL，早晚分服。

二诊：患者服药后，诸症好转，但仍口气重，身凉，纳差，寐差易醒；舌质暗红，苔薄白，脉弦滑有力。因患者纳差明显，上方加炒莱菔子 15g，以增强健胃消食之功；患者身凉，属阳虚，上方加砂仁 15g，以温中兼行脾胃气滞。

处　　方：黄　芪 15g　　太子参 10g　　生白术 25g　　陈　皮 15g

厚　朴 15g　　乌　药 15g　　玄　参 15g　　火麻仁 15g

郁李仁 15g　　枳　实 15g　　砂　仁 15g　　炒莱菔子 15g

大　黄 3g（单包代茶饮）

7 剂，水煎服，日 1 剂，水煎 300mL，早晚分服。

三诊：患者大便溏结不调，口气重稍缓解，纳差缓解，偶见反酸、烧心，寐差；舌质暗红，苔薄白，脉弦滑有力。纳差好转，故上方去大黄；加茯苓 10g，以健脾兼祛湿；加煅龙骨 15g，以重镇安神；胃失和降，见反酸、烧心，加煅海螵蛸 20g，以降逆抑酸。

处　　方：黄　芪 15g　　太子参 10g　　生白术 25g　　陈　皮 15g

厚　朴 15g　　乌　药 15g　　玄　参 15g　　火麻仁 15g

郁李仁 15g　　枳　实 15g　　砂　仁 15g　　炒莱菔子 15g

茯　苓 10g　　煅龙骨 15g　　煅海螵蛸 20g

7 剂，水煎服，日 1 剂，水煎 300mL，早晚分服。

四诊：患者服药后大便溏结不调改善，1～2 日 1 行，纳果，口气重好转；舌质暗红，苔薄白，脉弦滑有力。便秘症状已经好转，需要顾护脾胃，恢复脾升胃降之功，故在上方基础上加焦山楂 10g，以消食健脾开胃，配合茯苓、陈皮、白术等健脾利湿。

处　　方：黄　芪 15g　　太子参 10g　　生白术 25g　　陈　皮 15g

厚　朴 15g　　乌　药 15g　　玄　参 15g　　火麻仁 15g

郁李仁 15g　　枳　实 15g　　砂　仁 15g　　炒莱菔子 15g

茯　苓 10g　　煅龙骨 15g　　煅海螵蛸 20g　　焦山楂 10g

7 剂，水煎服，日 1 剂，水煎 300mL，早晚分服。

五诊：大便干结症状完全消失，日 1 次，纳果好转，反酸、烧心明显好转；舌质暗红，苔薄白，脉弦滑有力。患者现主要症状基本好转，纳果好转，故上方去炒莱菔子、焦山楂；反酸好转，去煅海螵蛸；见大便不成形，故加白扁豆 15g、山药 25g、炒白术 15g，以补益脾肾，健脾祛湿。调理脾胃升降，升降复常，大便自调。

处　　方：黄　芪 15g　　太子参 10g　　生白术 25g　　陈　皮 15g

　　　　　　厚　朴 15g　　乌　药 15g　　玄　参 15g　　火麻仁 15g

　　　　　　郁李仁 15g　　枳　实 15g　　砂　仁 15g　　白扁豆 15g

　　　　　　茯　苓 10g　　煅龙骨 15g　　山　药 25g　　炒白术 15g

　　　　　　7 剂，水煎服，日 1 剂，水煎 300mL，早晚分服。

【临证心悟】

便秘是指大便排便周期延长，或周期不长，但粪质干结，排便困难，或粪质不硬，虽有便意，但排出不畅的病证。其病机主要为大肠传导失司，治疗以通下为基本原则，但应根据不同的病因选取不同的治疗。实邪以祛邪为主，根据寒热虚实不同，分别选用温通、泄热、补虚、泄实之法。正如《景岳全书·秘结》所云："阳结者，邪有余，宜攻宜泻者也，阴结者，正不足，宜补宜滋者也。"便秘虽病在肠胃，以条达脏腑气机为主，但不可忽视脾胃的调畅功能。

通过询问病史、舌脉诊，进行四诊合参可知该患者病证属实，为气滞，且便秘日久，需通下顺气导滞。用大黄泡茶饮，攻下通便；又恐攻下伤阴，故兼加火麻仁、郁李仁，以增强通便润下之功；单纯通便只是治标，为防伤及脾胃，兼用白术、陈皮等健脾利湿，以助通便；消食可助行胃气，用焦山楂、陈皮、厚朴、砂仁等消食行气，以助通便，使脏腑气机畅通，不治便秘而便秘自愈；胃不和则卧不安，用煅龙骨以重镇安神。

应注意的是，六腑以通为用，大便干结，排便困难，可用下法，但应在辨证论治的基础上酌加润下药，如火麻仁、郁李仁等质润之品。以缓下为宜，以大便软为度，不得一见便秘，就用大黄、番泻叶等。久服此类药物会伤及脾胃之气，造成继发性便秘，所以临床治疗应中病即止，不可过用。

便秘的治疗应结合饮食、情志、运动等调护，多在短期内治愈。排便时应避免过度努挣，因其可引起肛裂、痔疮。

《医经精义》言："大肠传导，全赖肝疏泄之力，以理论则为金木交合，以形论则为血能润肠，肠能导滞之故，所以肝病宜疏通大肠，以行其郁结也。"因此，治疗上要以疏肝解郁、调畅气机为大法，临证多用柴胡、乌药、木香、槟榔、枳实、鸡内金等。柴胡苦辛凉，主入肝胆，功擅条达肝气而疏郁结；乌药辛温香窜，善理气机，李时珍《本草纲目》称其"能散诸气"；木香气味辛通，能行气止痛、调中导滞；槟榔、枳实破积下气，行气之中寓有降气之功，一则疏肝畅中而消痞满，二则下气降逆而通下导滞；炒鸡内金消食和胃，除积导滞。腹胀脘痞明显加厚朴，以增强行气之力；肝郁气滞所致腹痛加白芍、延胡索等。同时，谢晶日教授指出，情志不畅，思虑过多，肝气郁结，气滞日久则血瘀，所以治疗时应注意养血润肠，活血化瘀，临证可加入当归、赤芍等活血化瘀药，以促瘀血消散、气机顺畅，则大便自通。

病案二：便秘·气滞血瘀证

宋某，女，22岁。

首诊时间：2018年11月7日。

主诉：排便困难2年余，加重1年。

现病史：患者自诉于2年前无明显诱因间断出现排便困难，未予重视；1年前症状加重，自行口服益生菌、蛋白粉后好转，靠药物维持排便（具体药物及剂量不详）；7个月前就诊于某医院，行电子结肠镜示痔疮，未予治疗；4个月前就诊于另一医院，行电子胃镜示浅表性胃炎，未予治疗。后经人介绍，就诊于门诊。患者现排便困难，2～3日1行，便前腹痛明显，便后缓解，反酸，偶呃逆，恶心，乏力，纳可，寐差易醒，小便可，痛经，经期为4～5天，偶伴血块；舌质淡，苔白腻，脉弦滑。

既往史：既往体健。

辅助检查：

①电子结肠镜检查：痔疮。

②电子胃镜检查：浅表性胃炎。

辨证分析：该患者为青年女性，平素不注意保暖，嗜食生冷，阴寒凝滞，气机郁结，大肠传导失司，故排便困难；腑气不通，不通则痛，故腹痛；气不下行而上逆，故反酸、呃逆、恶心；气机郁滞，血行不畅，瘀血阻络，故痛经；舌质淡，苔白腻，脉弦滑。四诊合参，辨证为气滞血瘀证。

中医诊断：便秘·气滞血瘀证。

西医诊断：①功能性便秘。

②痔疮。

③浅表性胃炎。

中医治法：活血理气，导滞通腑。

处　　方：柴　胡15g　　生白术20g　　炒白芍30g　　煅海螵蛸30g
　　　　　甘　草15g　　火麻仁20g　　郁李仁20g　　厚　朴15g
　　　　　紫苏子15g　　白豆蔻15g　　当　归15g　　川　芎15g
　　　　　煅龙骨25g　　大　黄10g（单包代茶饮）

14剂，水煎服，日1剂，水煎300mL，早晚分服。

二诊：患者服药后大便通畅，日1次，便前无腹痛，不成形，胃脘疼痛，恶心消失，矢气较多；舌质淡，苔白腻，脉弦数。治疗予上方去掉火麻仁、郁李仁，加砂仁10g、鸡内金15g。

处　　方：柴　胡 15g　　生白术 20g　　炒白芍 30g　　煅海螵蛸 30g

甘　草 15g　　砂　仁 10g　　厚　朴 15g　　紫苏子 15g

白豆蔻 15g　　当　归 15g　　川　芎 15g　　煅龙骨 30g

鸡内金 15g　　大　黄 10g（单包代茶饮）

7剂，水煎服，日1剂，水煎300mL，早晚分服。

患者服药后大便通畅，日1次，成形，无腹痛。电话随访3个月，未见复发。

【临证心悟】

谢晶日教授认为本病的基本病机为大肠传导功能失常，但其病位不仅限于大肠，而且与肺、脾、胃、肝、肾等多个脏腑关系密切。如胃热过盛，津伤液耗，肠失濡润；脾肺气虚，则大肠传送无力；肝气郁结，气机壅滞，或气郁化火，腑失通利；肾阴不足，则肠道失润；肾阳不足，则阴寒凝滞，津液不通，大肠传导失司，发为便秘。

本病病性可分为寒、热、虚、实四个方面。大便坚硬，排便困难，腹胀腹痛，嗳气时作，面赤口臭，舌苔厚，脉实者为实；粪质不干，欲便不出，便下无力，心悸气短，腰膝酸软，潮热盗汗，舌质淡，苔白者为虚；大便干燥坚硬，便下困难，面赤身热，心烦不安，肛门灼热，小便短赤，舌质红，苔黄燥，脉滑数者属热；大便艰涩，难以排出，喜温恶寒，四肢不温，舌质淡，苔白腻，脉沉紧者属寒。然临床上寒、热、虚、实之间，常又相互兼夹、相互转化，如气机郁滞，久而化火，则气滞与热结并存。

该患者为青年女性，平素不注意保暖，嗜食生冷，阴寒凝滞，气机郁结，大肠传导失司，故排便困难；腑气不通，不通则痛，故腹痛；气不下行而上逆，故反酸、呃逆、恶心；气机郁滞，血行不畅，故痛经；舌质淡，苔白腻，脉弦滑均为气机郁滞之象。治疗时以顺气降逆通便为主。方中大黄破气行滞；柴胡、厚朴、紫苏子疏肝理气；炒白芍、甘草缓急止痛；当归、川芎养血行血；生白术、火麻仁、郁李仁润肠通便；煅海螵蛸制酸止痛；煅龙骨重镇降逆，平肝潜阳；鸡内金健脾消食导滞。

谢晶日教授认为本病的治疗切不可一味使用通下药物，应注意辨证求因，审因论治，并调整生活饮食，才更有利于本病的恢复。

病案三：便秘·肝郁脾虚证

曲某，男，50岁。

首诊时间：2018年4月22日。

主诉：排便不畅6年，加重2周。

现病史：该患者 6 年前出现大便黏滞，排便不畅，间断自服麻仁滋脾丸症状稍缓解，其间多次去西医院检查治疗，反复治疗后症状未得到好转。2 周前患者症状加重，故慕名前来求医。患者现大便黏滞不畅，量少，有便不尽感，2～3 日 1 次，纳可，口干多饮，食后偶有胃胀，腰酸，夜尿 2 次，小便淋沥不尽，后背丘疹；舌质淡红，苔薄黄，脉弦细。

既往史：糖尿病 8 年，高血压 4 年，脂肪肝 20 年。

辨证分析：便秘以大肠传导阻滞为主要病机，与肺、肝、脾、肾等脏相关。该患者因"排便不畅 6 年，加重 2 周"就诊，诊断为便秘。肝气郁滞，大肠传导受阻，故排便不畅，小便淋沥不尽；肝郁乘脾犯胃，脾胃虚弱，故食后胃胀；该患者又兼有阴虚之证，故口干多饮；舌质淡红，苔薄黄，脉弦细；证属肝郁脾虚。

中医诊断：便秘·肝郁脾虚证。

西医诊断：①功能性便秘。

②糖尿病。

③高血压。

中医治法：疏肝健脾，行滞通便。

处　　方：柴　胡 10g　　生白术 20g　　槟榔片 10g　　佛　手 15g

火麻仁 15g　　陈　皮 15g　　白豆蔻 15g　　紫苏子 15g

姜　黄 15g　　决明子 20g　　大黄 10g（单包）

7 剂，水煎服，日 1 剂，水煎 300mL，早晚分服。

二诊：患者大便黏滞、排便不畅、量少、便不尽感缓解，日 1 次，纳可，口干多饮，食后偶胃胀，腰酸，夜尿 2 次，小便淋沥不尽，后背丘疹；舌质淡红，苔薄黄，脉弦细。治疗予上方加玄参 10g，以滋阴润肠。

处　　方：柴　胡 10g　　生白术 20g　　槟榔片 10g　　佛　手 15g

火麻仁 15g　　陈　皮 15g　　白豆蔻 15g　　紫苏子 15g

姜　黄 15g　　决明子 20g　　玄　参 10g　　大　黄 10g（单包）

7 剂，水煎服，日 1 剂，水煎 300mL，早晚分服。

三诊：患者大便黏滞、排便不畅、量少、便不尽感缓解，日 2～3 次，靠麻仁滋脾丸维持，纳可，口干多饮，食后偶胃胀缓解，腰酸，夜尿 2 次，小便淋沥不尽，后背丘疹；舌质淡红，苔薄黄，脉弦细。治疗予上方加夏枯草 10g 清肝。

处　　方：柴　胡 10g　　生白术 20g　　槟榔片 10g　　佛　手 15g

火麻仁 15g　　陈　皮 15g　　白豆蔻 15g　　紫苏子 15g

姜　黄 15g　　决明子 20g　　玄　参 10g　　大　黄 10g（单包）

夏枯草 10g

7 剂，水煎服，日 1 剂，水煎 300mL，早晚分服。

四诊：患者大便黏滞、排便不畅、量少、便不尽感缓解，日 1 次，纳可，口干多饮，食凉后胀，腰酸，夜尿 2 次，小便淋沥不尽，后背丘疹；舌质淡红，苔薄黄，脉弦细。治疗予上方去玄参，加炒莱菔子 10g，以消食健脾。

处　　方：柴　胡 10g　　生白术 20g　　槟榔片 10g　　佛　手 15g

火麻仁 15g　　陈　皮 15g　　白豆蔻 15g　　紫苏子 15g

姜　黄 15g　　决明子 20g　　大黄 10g（单包）　夏枯草 10g

炒莱菔子 10g

7 剂，水煎服，日 1 剂，水煎 300mL，早晚分服。

五诊：患者大便成形，1 ~ 2 日 1 次，纳可，口干多饮，腰酸，夜尿 2 次，小便淋沥不尽；舌质淡红，苔薄黄，脉弦细。治疗予上方去槟榔片、大黄防攻泄太过，加车前草 10g 以通淋。

处　　方：柴　胡 10g　　生白术 20g　　佛　手 15g　　车前草 10g

火麻仁 15g　　陈　皮 15g　　白豆蔻 15g　　紫苏子 15g

姜　黄 15g　　决明子 20g　　夏枯草 10g　　炒莱菔子 10g

7 剂，水煎服，日 1 剂，水煎 300mL，早晚分服。

六诊：患者大便成形，1 ~ 2 日 1 次，纳差，口干多饮，腰酸，反酸，夜尿 2 次，小便淋沥不尽；舌质淡红，苔薄黄，脉弦细。治疗予上方加煅海螵蛸 20g 抑酸。

处　　方：柴　胡 10g　　生白术 20g　　佛　手 15g　　车前草 10g

火麻仁 15g　　陈　皮 15g　　白豆蔻 15g　　紫苏子 15g

姜　黄 15g　　决明子 20g　　夏枯草 10g　　炒莱菔子 10g

煅海螵蛸 20g

7 剂，水煎服，日 1 剂，水煎 300mL，早晚分服。

【临证心悟】

便秘的治疗以通下为主，但决不可单纯用泻下药，久服攻下药会伤及脾胃之气，应针对不同病因采取相应的治法。谢晶日教授擅长以扶正益气、理气导滞为主，佐以清热养阴、润燥、活血化瘀等法治疗便秘。

该患者便秘以肝气不舒为主，加之肝郁乘脾，脾虚湿滞，便秘日久，已成痼疾。药用柴胡、白豆蔻、佛手、紫苏子。柴胡能振举清阳，疏肝理滞，则积滞自化。白豆蔻温能通行，针对患者脾虚湿滞之大便黏滞不畅发挥功效；佛手既能理气又长于燥湿，善行中焦气滞；紫苏子入肺、大肠经，功能降气润肠。诸药联合应用，共同发挥疏肝、温通、燥湿通滞之效。

前述理气法辅以下法，选火麻仁等擅长润燥滑肠之品，再酌用攻下之品，故谢晶日教授临证用大黄、槟榔片。火麻仁润肠通便，又长于滋养；大黄单用以代茶饮，取其荡涤之功以缓解患者大便不畅，配合火麻仁缓下润肠，"攻""润"结合，泻下有度；槟榔片味苦辛温，归脾胃大肠经，杀虫破积，下气行水，对于虫积食滞、脘腹胀痛等疾病均有辅治作用；该患者脾胃气虚，应用生白术健脾益气，大剂量应用亦具有润肠通便作用。行气、健脾、泻下同用，使气滞得疏，湿滞得行，便秘得除。

肝郁脾虚患者肝郁日久，郁而化热，热郁日久而伤阴，津伤则无以润肠，而致便秘。对此谢晶日教授在疏肝健脾的基础上根据"六腑以通为用"的生理特点通导大便，以恢复阳明气机，使大便得通、气机得畅。肝脾和，则便秘自愈。谢晶日教授指出，临证时不可误以为不通而用峻下之药，过度峻下可致脾虚更甚，应滋阴润肠、泄热通便。谢晶日教授治疗此病多用逍遥散合麻子仁丸加减。《金匮要略》曰："趺阳脉浮而涩，浮则胃气强，涩则小便数，浮涩相搏，大便则坚，其脾为约，麻子仁丸主之。"《儒门事亲》载《周礼》云："滑以养窍，大便燥结……皆宜滑剂，燥结者，其麻仁、郁李之类乎。"谢晶日教授常以火麻仁、郁李仁润肠通便；年老体弱之虚证甚者，可加入生晒参、黄芪、肉苁蓉等补益之品。

病案四：便秘·气阴两虚证

杨某，女，64岁。

首诊时间：2018年8月15日。

主诉：大便偏干1年余，加重1周。

现病史：该患者1年前出现大便偏干，2～3日1次，自服乳果糖未有明显缓解，偶尔使用开塞露以缓解症状，1周前症状加重，遂就诊于我院门诊。患者现大便偏干，3～4日1次，口干多饮，口苦，易饥，乏力，自汗出，下肢浮肿，潮热盗汗，心烦易怒，手足心热，关节变形；舌淡暗，苔少，脉沉细。其间多次求医，病情反复，故慕名前来求医，望通过中医辨证施治，使其临床症状得到改善。

既往史：高血压10年，类风湿关节炎30年。

辨证分析：该患者主因"大便偏干1年余"就诊，经辨病，诊断为便秘。该患者年岁已高，气阴两虚，故其乏力，便干，口干多饮，潮热盗汗，心烦易怒，手足心热。结合其舌脉，辨证为气阴两虚证。

中医诊断：便秘·气阴两虚证。

西医诊断：①慢性便秘。

②高血压。

中医治法：补气养阴，润肠通便。

处　　方：柴　胡 10g　　　生白术 20g　　　厚　朴 15g　　　玄　参 15g

泽　兰 15g　　　防　己 10g　　　火麻仁 15g　　　独　活 10g

郁李仁 15g　　　黄　芪 20g　　　茯　苓 15g　　　五加皮 15g

羌　活 10g　　　大　黄 10g（单包代茶饮）

7 剂，水煎服，日 1 剂，水煎 300mL，早晚分服。

二诊：患者大便成形，2 日 1 次，口干多饮好转，仍有口苦、易饥、乏力、自汗出，下肢浮肿好转，仍感潮热盗汗、心烦易怒、手足心热，关节变形；舌淡暗，苔少，脉沉细。原方去柴胡、玄参、羌活，加天麻 10g、钩藤 10g、煨葛根 20g 通络止痛。

处　　方：生白术 20g　　　厚　朴 15g　　　天　麻 10g　　　钩　藤 10g

泽　兰 15g　　　防　己 10g　　　火麻仁 15g　　　独　活 10g

郁李仁 15g　　　黄　芪 20g　　　茯　苓 15g　　　五加皮 15g

煨葛根 20g　　　大　黄 10g（单包代茶饮）

7 剂，水煎服，日 1 剂，水煎 300mL，早晚分服。

三诊：患者大便成形，日 1 次，口干多饮缓解，口苦、口干口渴、乏力、自汗出缓解，下肢浮肿好转，仍感潮热盗汗、心烦易怒、手足心热，关节变形；舌淡暗，苔少，脉沉细。上方加栀子 10g 清热。

处　　方：生白术 20g　　　厚　朴 15g　　　天　麻 10g　　　钩　藤 10g

泽　兰 15g　　　防　己 10g　　　火麻仁 15g　　　独　活 10g

郁李仁 15g　　　黄　芪 20g　　　茯　苓 15g　　　五加皮 15g

煨葛根 20g　　　栀　子 10g　　　大　黄 10g（单包代茶饮）

7 剂，水煎服，日 1 剂，水煎 300mL，早晚分服。

四诊：患者大便成形，稍干，2 日 1 次，口干多饮缓解，口苦，口干口渴，乏力，心烦易怒、自汗出缓解，下肢浮肿缓解，仍感潮热盗汗、手足心热，关节变形；舌淡暗，苔白，左脉沉，右脉滑。上方去厚朴，加石斛 15g 养阴。

处　　方：生白术 20g　　　石　斛 15g　　　天　麻 10g　　　钩　藤 10g

泽　兰 15g　　　防　己 10g　　　火麻仁 15g　　　独　活 10g

郁李仁 15g　　　黄　芪 20g　　　茯　苓 15g　　　五加皮 15g

煨葛根 20g　　　栀　子 10g　　　大　黄 10g（单包代茶饮）

7 剂，水煎服，日 1 剂，水煎 300mL，早晚分服。

五诊：患者大便成形，2 日 1 次，口干多饮缓解，口苦，口干口渴，乏力，自汗出、下肢浮肿、潮热盗汗、心烦易怒缓解，手足心热好转；舌淡暗，苔黄，左脉沉，右脉滑。上方去五加皮，加煅龙骨 15g 安神，加威灵仙 15g 舒筋活络。

处　　方：生白术 20g　　石　斛 15g　　天　麻 10g　　钩　藤 10g

泽　兰 15g　　防　己 10g　　火麻仁 15g　　独　活 10g

郁李仁 15g　　黄　芪 20g　　茯　苓 15g　　煨葛根 20g

威灵仙 15g　　煅龙骨 15g　　栀　子 10g

大　黄 10g（单包代茶饮）

7 剂，水煎服，日 1 剂，水煎 300mL，早晚分服。

【临证心悟】

便秘的病因是多方面的，主要有外感寒热之邪、内伤饮食情志、病后体虚、阴阳气血不足等。气阴两虚型便秘的病因病机为：①气虚阳衰。饮食劳倦，脾胃受损；或年老体弱，气虚阳衰；或过食生冷，损伤阳气；或苦寒攻伐，伤阳耗气，均可导致气虚阳衰，气虚则大肠传导无力，阳虚则肠道失于温煦，阴寒内结，便下无力，使排便时间延长，形成便秘。②素体阴虚，阴亏血少或津亏血少。或病后产后，阴血虚少；或失血夺汗，伤津亡血；或年高体弱，阴血亏虚；或过食辛香燥热，损耗阴血，均可导致阴亏血少，血虚则大肠不荣，阴亏则大肠干涩，肠道失润，大便干结，便下困难，而成便秘。临床上各种病因病机之间常常相兼为病，或互相转化，病情复杂。本病起病缓慢，多属慢性病变过程，多发于中老年和女性。

本病治疗以益气养阴、开秘通下为主，调补气阴为治疗的关键。针对该患者，用黄芪大补脾肺之气，更加入大批理气之品，一补一行，以针对其气虚乏力，使补而不滞；火麻仁润肠通便，配合少量大黄增强泻下之力，共同达到通便的目的。该患者患痹证日久，为综合治疗，特在方药中加入五加皮以祛风湿、补肝肾，独活祛风寒湿痹，茯苓利水消肿。综合来看，该患者多重病证混杂，治疗以行气通便为主，祛风除痹为辅。

气阴两虚型便秘是慢性功能性便秘中最为多见的证型，多见于中老年人，临床多以气虚为主，同时伴有肾精亏虚、阴液不足的阴虚表现，病位在肾、脾，多兼夹血瘀、气滞等，属本虚而标实。年老之人脾气亏虚，气滞肠道，肠中糟粕停滞；气虚血亏津少，肠道失于濡润，燥屎内结，又因血为气之母，津血亏虚而导致气血两虚，下焦气机郁滞，鼓动无力，大便积存于肠内不得排出，肠道糟粕不能下行，内邪乱生，导致症状反复并加重。临床多有大便干燥、排便费力、肛门坠胀、排便不尽等特点，其病程缠绵，反复发作，对患者身心健康影响严重。因此，谢晶日教授认为，气阴两虚为老年性便秘的主要病机，临证以滋阴润肠、益气养血为大法，兼以健脾理气，常需顾护脾胃之气。由于老年患者身体虚弱，因此，治疗时不能采用攻下重剂，以免损伤正气，应以滋阴润肠为主，攻补兼施，脾肾功能恢复则病邪可除，疾病可愈。反之则气血津液更加亏虚，肠腑运化失常。

古人言："凡久病之后，或大便一月不通，不必性急，只补其真阴，使精足以生血，血足以润肠，大便自出。"临床常用黄芪、太子参、玄参、沙参、麦冬、石斛、生地黄、麻子仁、郁李仁等。黄芪健脾补气，补后天以养先天，脾胃功能强盛则排便顺畅；太子参补气生津而不内生燥热；阴虚易生内热，滋阴的同时应注意清热，故滋阴药与清热药并用，玄参可滋阴降火、解毒清虚热；麦冬可清养肺胃之阴而润燥生津、清心除烦热、滋阴润肠通便；生地黄则为滋阴清热凉血之要药。玄参、麦冬、生地黄合用，寓泻于补，作增水行舟之计，正所谓以补药之体作泻药之用，攻实防虚，实为双补。滋阴药多性柔而腻，久服易伤脾阳，在养阴的同时应兼顾健脾理气，常加入陈皮、木香等行气健脾，消积止痛，脾气旺盛则中气充足，腹胀症状得以缓解；麻子仁润肠通便泻热，郁李仁下气行水通便，两者共奏泻热行水、润肠通便的作用。临证可依据病史长短及个人体质，灵活加减。

病案五：便秘·肠胃积热证

张某，女，46岁。

首诊时间：2020年1月11日。

主诉：大便干结3年余。

现病史：患者大便干结难解3年余，长期使用开塞露通便，今来寻求中医药治疗。患者现面色略红，形体适中，大便干结，5～8日1行，平素口服益生菌以助排便，近期入睡困难，早醒，有痤疮；舌质暗红，苔黄腻，脉沉滑。

既往史：既往体健。

辨证分析：素体阳虚，或过食辛辣厚味，或误服药石而导致热毒内盛。由于热积于胃肠，或热病余邪未清，耗伤津液，肠道干涩，故大便干结；邪热上扰心神，故入睡困难，早醒；舌质暗红，苔黄腻，脉沉滑，均为肠胃积热证。

中医诊断：便秘·肠胃积热证。

西医诊断：功能性便秘。

中医治法：泻热导滞，润肠通便。

处　　方：柴　胡10g　　生白术20g　　厚　朴15g　　焦槟榔10g

　　　　　玄　参15g　　北沙参15g　　石　斛15g　　夏枯草15g

　　　　　香　橼15g　　紫苏子12g　　火麻仁15g　　郁李仁15g

　　　　　大　黄6g（单包代茶饮）

　　　　　　　　　　14剂，水煎服，日1剂，水煎300mL，早晚分服。

二诊：患者服用上方后，大便干结缓解，3～4日1行，入睡困难有所缓解；舌质暗红，苔黄腻，脉沉滑。原方加入白豆蔻10g、金钱草15g，以行气止痛通腑。

处　　方：柴　胡10g　　生白术20g　　厚　朴15g　　白豆蔻10g

焦槟榔10g　　玄　参15g　　北沙参15g　　石　斛15g

夏枯草15g　　香　橼15g　　紫苏子12g　　火麻仁15g

郁李仁15g　　金钱草15g　　大　黄6g（单包代茶饮）

7剂，水煎服，日1剂，水煎300mL，早晚分服。

【临证心悟】

便秘是指以大便秘结不通为主症的病证。临床上以排便间隔时间延长，或虽不延长而排便困难为特征。其病机主要为大肠传导失司，其治疗以通下为基本原则，但应根据不同的病因选取不同的治疗。实邪以祛邪为主，根据寒热虚实不同，分别选用温通、泄热、补虚、泄实之法。正如《景岳全书·杂症谟·秘结》所云："阳结者邪有余，宜攻宜泻者也，阴结者正不足，宜补宜滋者也。"便秘虽病在肠胃，以条达脏腑气机为主，但不可忽视脾胃功能的调畅。

该患者病证属实，为肠胃积热证，且便秘日久，需通下顺气导滞，用大黄代茶饮，攻下通便，又恐攻下伤阴，故加火麻仁、郁李仁，增强通便润下之功；夏枯草、金钱草清除邪热；厚朴下气破气以行气消满；玄参、北沙参、石斛养阴生津；兼用白术等健脾利湿助通便；行气可助通便，药用厚朴、白豆蔻、香橼、紫苏子等，气机得畅，脏腑得以畅通，不治便秘而便秘自愈。

应注意的是，六腑以通为用，大便干结，排便困难，可用下法，但应在辨证论治的基础上酌加润下药，如火麻仁、郁李仁等质润之品，以缓下为宜，以大便软为度，不得一见便秘，即用大黄、芒硝、番泻叶等，久服此类药物会伤及脾胃之气，造成继发性便秘，所以临床治疗应中病即止，不可过用。

便秘辨证分阴结阳结，肠胃积热型便秘属阳结之热秘。其成因或伤寒日久，邪热入阳明之腑；或温病入里，热结肠胃；或嗜喜辛辣，饮食积滞，肠胃热积，耗伤津液，大便因而干燥艰涩难下。谢晶日教授借用前人的理念，独创大黄代茶饮通腑泄热，涤荡腹中之浊气，疗效颇佳。方药中大黄单包，让患者根据大便通畅与否调整用量，使大便通而不溏，以大便每天4～5次为限，超过则减量，不足1次则加量，使用时必从小量开始，如效果不显，再加大剂量。谢晶日教授临证运用大黄，常配伍枳实、槟榔、厚朴等行气之品，增强通腑之力，小承气汤泄热通腑，行气导滞。若津液已伤，可加生地黄、玄参、麦冬等滋阴润肠；若肺热气逆，咳喘便秘者，可加瓜蒌、黄芩；若兼见郁怒伤肝，可加夏枯草、菊花、栀子等疏肝泄热；若燥热不甚，或药后大便不爽者，可用青麟丸；若兼痔疮、便血，可加槐花、地榆。中药方剂合理配伍，相比西药单纯增加胃肠蠕动以促进排便，有更好的治疗效果。

病案六：便秘·脾肾阳虚兼寒湿证

杨某，男，36岁。

首诊时间：2021年4月11日。

主诉：排便困难反复发作6年余。

现病史：患者6年前无明显诱因出现排便困难，平素使用开塞露，效果一般。患者现排便困难，量少，不服药时有便意，便不出，腹胀满，阴囊潮湿，瘙痒，心前区刺痛，畏寒，手足凉，尿有余沥，面色少华，形体适中；舌紫暗，边有齿痕，苔白腻，脉沉弦。其间多次去西医院治疗，病情反复，故慕名前来求医，望通过中医辨证施治，使其临床症状得到改善。

既往史：既往体健。

辅助检查：胃镜检查示浅表性胃炎伴糜烂。

辨证分析：该患者排便困难、量少、便不出，腹胀满，为脾胃虚弱，失于健运；肾阳虚弱，气化无力，津液不布，温煦无权，故阴囊潮湿、畏寒、手足凉、尿有余沥；舌紫暗，边有齿痕，苔白腻，脉沉弦。以上均为脾气不足、肾阳亏虚之象。

中医诊断：便秘·脾肾阳虚兼寒湿证。

西医诊断：①胃肠功能紊乱。

②浅表性胃炎伴糜烂。

中医治法：温补脾肾，散寒除湿，润肠通便。

处　　方：柴　胡10g　　草豆蔻15g　　焦神曲15g　　炒莱菔子15g

厚　朴15g　　小茴香10g　　火麻仁10g　　郁李仁10g

薏苡仁15g　　炒白术15g　　狗　脊15g　　炒杜仲15g

肉苁蓉15g

7剂，水煎服，日1剂，水煎300mL，早晚分服。

二诊：患者服药后排便困难好转，量少，不服药时有便意，便不出、腹胀满消失，阴囊潮湿，瘙痒，心前区刺痛，畏寒，手足凉，尿有余沥；舌紫暗，边有齿痕，苔黄腻，脉沉弦。原方去小茴香、火麻仁、郁李仁，加茯苓20g健脾祛湿。

处　　方：柴　胡10g　　草豆蔻15g　　焦神曲15g　　炒莱菔子15g

厚　朴15g　　薏苡仁15g　　炒白术15g　　狗　脊15g

炒杜仲15g　　肉苁蓉15g　　茯　苓20g

7剂，水煎服，日1剂，水煎300mL，早晚分服。

三诊：患者服药后诸症明显好转，大便成形，2 日 1 次，阴囊潮湿瘙痒、畏寒、手足凉好转，尿有余沥；舌紫暗，边有齿痕，苔黄腻，脉沉弦。效不更方，继予 1 个月。

【临证心悟】

便秘虽属大肠传导功能失常，但与脾、胃及肾的关系亦甚为密切。《景岳全书·杂症谟·秘结》曰："凡下焦阳虚，则阳气不行，阳气不行，则不能传送，而阴凝于下，此阳虚而阴结也。"肾主五液，司二便，肾精亏耗则肠道干涩，肾阳不足，命门火衰则阴寒凝结，传导失常，故大便干结不通；肾阳虚弱，气化无力，津液不布，故小便清长；脾肾阳虚，温煦无权，则畏冷、四肢不温；舌紫暗，边有齿痕，苔黄腻，脉沉弦；均为阳虚内寒之象。病理因素多夹湿、夹痰、夹瘀。

本病的病机为在脾肾阳虚的基础上继发寒湿等病理产物，导致大肠传导失司，糟粕排出不畅。证属本虚标实，脾肾阳虚为本，寒湿为标。肉苁蓉补肾助阳、润肠通便；白术、薏苡仁均可益气健脾，补脾以助运化；杜仲、狗脊补肾助阳；火麻仁、郁李仁润肠通便；柴胡疏肝行气，使补而不滞。诸药合用，有温润通便之功。

此外，本证属本虚标实，因虚便秘，断不可以硝黄攻下，只宜温肾通阳，润肠通便。肉苁蓉甘、咸、温，归肾、大肠经，可补肾助阳、润肠通便。甘能补，温以补阳，为补肾阳、益精血之良药，且通腑不伤津。

病案七：便秘·脾肾阳虚证

戴某，女，40 岁。

首诊时间：2019 年 4 月 10 日。

主诉：排便无力 8 年余，加重 2 年。

现病史：排便无力，3 日 1 行，偶反酸，胃胀满，纳可，寐可，多梦，乏力，头晕，易困，腰酸，手足凉；舌淡，胖大有齿痕，脉沉弦、尺弱。其间多次求医而疗效欠佳，病情反复，故慕名前来求医，望通过中医辨证施治，使其临床症状得到改善。

既往史：既往体健。

辨证分析：患者中年女性，根据主诉"排便无力 8 年余，加重 2 年"，辨病属于中医"便秘"范畴。本病的基本病机为大肠传导失常，但同时与肺、脾、胃、肝、肾等脏腑相关。肾阳不足，则阴寒凝滞，津液不通，故而可影响大肠的传导功能。患者乏力、易困、手足凉皆是脾肾阳虚之症状表现；舌淡，胖大有齿痕，脉沉弦、尺弱；四诊合参，辨证当属脾肾阳虚之证。

中医诊断：便秘·脾肾阳虚证。

西医诊断：功能性便秘。

中医治法：补肾温阳，润肠通便。

处　　方：柴　胡 15g　　生白术 35g　　香　橼 15g　　白豆蔻 15g

　　　　　　乌　药 10g　　陈　皮 15g　　神　曲 10g　　煅海螵蛸 30g

　　　　　　枳　实 15g　　黄　芪 20g　　太子参 15g　　续　断 15g

　　　　　　肉苁蓉 15g

14 剂，水煎服，日 1 剂，水煎 300mL，早晚分服。

二诊：患者排便无力好转，1～3 日 1 行，纳可，寐可，多梦，乏力，头痛，头晕，易困，腰酸，手足凉；舌淡，胖大稍有齿痕，脉沉弦、尺弱。原方去煅海螵蛸，加玄参 15g 以养阴通腑，加川芎 15g 以活血止痛。

处　　方：柴　胡 15g　　生白术 35g　　香　橼 15g　　白豆蔻 15g

　　　　　　乌　药 10g　　陈　皮 15g　　神　曲 10g　　枳　实 15g

　　　　　　黄　芪 20g　　太子参 15g　　续　断 15g　　肉苁蓉 15g

　　　　　　玄　参 15g　　川　芎 15g

10 剂，水煎服，日 1 剂，水煎 300mL，早晚分服。

电话随访半年，患者自诉排便大致正常。

【临证心悟】

患者中年女性，病程较长。根据临床症状辨证施治，排便无力，3 日 1 行，提示脾阳亏虚，失于温运；排便费力，胃胀满为气机不畅，运行受阻；肝失疏泄，影响睡眠；腰酸，手足凉，提示肾阳不足，不能温煦肌肤；舌淡，胖大有齿痕，脉沉弦、尺弱乃阳虚阴盛的表现。四诊合参，属便秘脾肾阳虚型，治疗上以温补脾肾为主，辅以疏肝。《医宗必读·虚痨》云："脾肾者……两脏安和，一身皆治，百疾不生。"柴胡疏肝理气、升举阳气，亦可增强黄芪、太子参补气升阳之效；煅海螵蛸制酸；神曲健胃和中，消积导滞。

此外，本证临床多见于老年体弱者，而现在中青年，特别是女性逐渐增多，常因节食减肥，滥服减肥药所致，或因工作压力、情绪情感所迫，饮食、生活无规律，故本型便秘多为虚证或虚实夹杂证。《景岳全书·杂症谟·秘结》言："凡下焦阳虚，则阳气不行，阳气不行，则不能传送，而阴凝于下，此阳虚而阴结也。"在治疗用药时以温阳健脾为要，兼活血、利湿和行气，另外，可适当加入养阴药以"阴中求阳"，使阳生阴长。

《扁鹊心书》云："年四十，阳气衰……六十阳气大衰。"年龄的增长与人体阳气盛衰密切相关。谢晶日教授认为中老年便秘患者以阳虚证居多，基本病机为脾肾阳虚。脾肾为先后天之本，相互资生，互相促进。肾阳为人体一身阳气之根本，肾阳的充沛依赖于脾气的充养。肾为生气之根，脾胃为生气之源。脾阳不足，则运化失职；肾阳亏虚，则温煦无权。老年者，脾肾之阳气虚衰不能制阴，阳气的温煦功能下降，大肠阴寒内生，推动无力，致糟粕不能排出。或久病阳损及阴，气阴不足，肠内津液亏虚，失于濡养，致大便燥结不通。气血阴阳相互依存，病程长者，虚证之间可相互转化，不攻则不能祛其实，不补则不能救其虚，而单攻则更虚其虚，单补则更壅其实。唯有标本兼顾，方能两全。阳虚则肠道失于温煦，阴寒内结；气虚则大肠传导无力，导致大便无力，便下艰涩。症见大便艰涩难下或不便，数日1行，畏寒怕冷，腰膝酸冷，腹中冷痛，小便清长，夜尿较多，舌淡苔白，脉沉迟。故治以"温肾健脾，润肠通便"之法。

病案八：便秘·气血两虚证

董某，男，65岁。

首诊时间：2018年10月19日。

主诉：排便困难3年，加重7天。

现病史：患者3年前无明显诱因出现排便困难，平素使用乳果糖、便通胶囊、开塞露等，虽有效果，但病情反复。患者现大便干结，日1次，头晕目眩，失眠健忘，口干口苦，心烦；舌质暗，苔薄腻，脉沉细；面色少华，形体适中。其间多次去西医院治疗，病情反复，故慕名前来求医，望通过中医辨证施治，使其临床症状得到改善。

既往史：既往体健。

辨证分析：年老体弱，气血不足，故面色少华；血虚津少，不能下润大肠，肠道干涩，故大便干燥，努挣难下；血虚不能上荣，则头晕目眩；心血不足则失眠健忘；血少致阴虚内热，虚热内扰，故口干、口苦、心烦；舌质暗，苔薄腻，脉沉细；证属气血两虚证。

中医诊断：便秘·气血两虚证。

西医诊断：功能性便秘。

中医治法：益气养血，润肠通便。

处　　方：生白术20g　　生地黄15g　　天　冬15g　　麦　冬15g
　　　　　当　归20g　　玄　参25g　　黄　芪20g　　太子参15g
　　　　　陈　皮15g　　鸡内金15g　　决明子25g　　姜　黄15g

　　　　　　　　　　　7剂，水煎服，日1剂，水煎300mL，早晚分服。

二诊：患者服药后诸症好转，面色少华，大便干结，日1次，头晕目眩，失眠健忘，口干，心烦；舌质暗，苔薄腻，脉沉细。上方加北沙参15g、肉苁蓉15g温阳通便。

处　　方：生白术20g　　生地黄15g　　天　冬15g　　麦　冬15g

当　归 20g	玄　参 25g	黄　芪 20g	太子参 15g
陈　皮 15g	鸡内金 15g	决明子 25g	姜　黄 15g
北沙参 15g	肉苁蓉 15g		

7剂，水煎服，日1剂，水煎300mL，早晚分服。

三诊：患者服药后诸症明显好转，大便成形，日1次，头晕目眩，失眠健忘，口干口苦，心烦；舌质暗，苔薄腻，脉沉细。效不更方，继予1个月。

【临证心悟】

该患者中医诊断为气血两亏型便秘，西医诊断为功能性便秘。治以养血润燥、滋阴通便兼健脾。用苦寒攻伐之品，恐伤正气，故多用平和润肠之药。方中生白术补气健脾润肠，当归养血润肠通便，生地黄、天冬、麦冬等滋阴养血；黄芪、太子参、陈皮、鸡内金健脾消食助通腑。诸药合用，病证痊愈。

气血两亏便秘，多见于老年患者。由于年龄关系，血虚津少，或由于其他疾病导致津液暗耗，不能下润大肠，肠道干燥，大便干结难下，腹部虽有疼痛之感，但无压痛。郑钦安《医理真传》言："夫年老之人，每多气、血两虚，气旺则血自旺，气衰则血自衰。然年老之人，禀赋原有厚薄，不得概谓气血两虚……亦有禀赋太薄，饮食不健，素多疾病，乃生机不旺，运化太微，阴血减衰，不能润泽肠胃，肠胃枯槁，此真血虚之候……若老人大便艰涩，无外症者，即是血枯居多，法宜苦甘化阴为主。"

如老年体弱、久病之后、烦劳过度、产后失血都会使气血亏虚，阴津匮乏，大肠失养，肠道干涩，传导无力。总之便秘的发生多责之脾胃虚弱，气血生化乏源。气虚则大肠传送无力，大便排出困难；血虚则津枯不能下润大肠，致大便干燥，排出不畅；若久病及肾，脾肾阳虚，肾司二便，则大便艰涩，排出困难，腹中冷痛，喜热怕冷，腰膝酸软。《医学心悟·大便不通》云："若老弱人精血不足，新产妇人气血干枯，以致肠胃不润。"血虚日久必致气虚，故治便秘补血养血之中必须益气，而益气之中要注重肃肺。因肺主治节，又主一身之气，与大肠相表里，"开天气以通地道"。肺气清肃下降，气机得畅，胃气能和，肠腑得通，有利于气血互化及大肠传导糟粕功能的正常发挥。血为机体脏腑功能活动的营养物质，如果精血不足，精液枯竭，大肠失于润养，肠道功能紊乱，发为便秘。在治疗方面，虚证便秘，谢晶日教授多以补气养血为法，运用八珍汤扶正。扶正之法中，谢晶日教授多酌情使用黄芪、党参等补中益气中药，以纠正病理状态的胃肠运动。

四、临证经验总结

谢晶日教授认为腑气不通，运化无力是本病的病机。气是构成人体的基本物质，人体的整个功能活动有赖于气的运行推动，只有整个气机运行正常，人体的一切功能才会正常。便秘是胃肠消化道的疾病，与胃肠气机（消化功能）运行正常与否有关。食物的消化吸收有赖于肝、胆、脾及胃肠的功能。脾主运化升清，胃主受纳降浊，肝主疏泄畅气机，协助脾胃之气的升降，协调胆汁的分泌，它们同在人体中州主运化水谷，为人体气血阴阳升降的枢纽，关系到整个人体气机的升降出入。因此，只有上述功能运行正常，肠道运化排泄才正常。整个系统以通为用，当某一环节出了问题，影响气机的通畅，则病随之而来。所以谢晶日教授认为本病病机为胃肠气机受阻，腑气不通，病位在大肠，调畅胃肠气机是治疗的关键。

谢晶日教授总结多年临证经验，总结以下五点临证思维：

1. 首重气机，调畅三焦

《医学衷中参西录》中言明，若脾胃枢机失职，胃气不降，肝气反升则见大便不畅，强调脾胃、肝之气机通调在糟粕下行的过程中有着关键的作用。谢晶日教授结合当代快节奏的大环境独创"肝脾论"，认为本病虽复杂，但总不离肝脾。肝脾相互为用。一方面，肝之疏泄调畅精血津液的输布，气行则津布，使肠道得以濡润；另一方面，肝气协调脾胃之气的升降，促进饮食物消化吸收及糟粕的排泄。中焦肝脾气机的调畅，有助于上焦肺气的正常宣肃和下焦肾气的正常气化。三焦主通行诸气，主运行津液，三焦通达，则周身灌体，荣养左右，上宣下通，腑以通为用，糟粕便得下行。肠腑得通得润，则腹痛自去。

2. 调中兼补，夯实中土

谢晶日教授临证时常告诫后辈，切勿犯"虚虚实实"之戒，应谨察虚实，辨证论治。脾胃居中焦，斡旋气机，化生精微，以养五脏，五脏得养则不受病。《脾胃论》言："脾胃之气既伤，而元气亦不能充，而诸病之所由生也。"脾胃既伤，气机阻滞，见腹痛不适，大便难行。临证治疗应虚以补之，取白术、黄芪之类，健脾益气，复其生化之本，使元气得养，升降得复。

鉴于一些至虚之人不受补，或虚实夹杂者，补之容易助实邪，谢晶日教授提出三步法之"以调代补"理论。

一是消食健运为调。胃主受纳、腐熟饮食水谷，胃气主降，将小肠再次吸收后的糟粕传于大肠，使糟粕有规律地排出。饮食停滞则胃气壅滞，主降功能不能正常运行，反又影响脾胃之生化功能，致脾胃虚弱。谢晶日教授提出，补脾先开胃，胃降脾气升，所以消食健胃必不可少，遵"六腑实而不能满"之特性。

二是祛湿散滞为调。《素问·至真要大论》载："诸湿肿满，皆属于脾。"脾喜燥恶湿，脾虚运化失常，精微失于输布则停聚局部，湿性重浊黏滞，湿留大肠，则见大便黏滞不畅。调脾祛湿一方面助脾恢复正常运化功能；另一方面祛大肠湿滞，助粪便排出。

三是疏理肝气为调。肝主疏泄，与津液输布、脾胃升降、情志调畅密切相关。《血证论》云："木之性主于疏泄，食气入胃，全赖肝木以疏泄。"肝气不畅，脾胃升降失常；肝气郁结，气滞则津停；肝郁气滞，则情志抑郁，进一步影响肝之疏泄。故调肝气以恢复脾胃之升降功能，则五脏安和。

3. 养阴润燥，增水行舟

谢晶日教授提出临证见阴虚肠燥之人，病变部位不可局限于大肠，肺与大肠相表里，肺燥亦可引起大便难。一方面，肺为华盖，居高位，又主水，又称"水上之源"，肺之宣发肃降使津液得以正常输布，肺津肃降下行则肠道濡润。另一方面，肺主治节，治理调节气的升降出入运动，使一身之气调畅，《类经》载有"肺主气，气调则营卫脏腑无所不治"，故治疗上不可忽视恢复肺之功能。谢晶日教授在治疗阴虚肠燥的患者时，配伍补益肺阴之药如沙参、百合、麦冬等，根据五行相生理论，虚则补其母，加石斛补胃阴以养肺阴，结合增水行舟之增液汤，疗效显著。

4. 辛开苦降，轻下热结

辛开苦降法属于"和"法，为张仲景首创，辛苦合拟，寒温并用，辛温能开，苦寒能降，相反相成，可达平调寒热、疏通气机、泄热降浊之效，体现了阴阳之对立统一观。辛开苦降法寓开于泄，清阳得升，浊阴得降，不仅可补中益气，而且能够增强胃肠道功能。谢晶日教授认为，胃肠燥热之便秘不可过用苦寒泻下之品，恐苦寒伤胃，虽大便得行，但脾胃先伤。而寒热相互配伍，一方面可平衡脾胃气机的升降，恢复脾胃健运功能，进而宣畅三焦；另一方面可轻下热结，促使糟粕下行，药性较为缓和，缓缓图之，并且防止苦寒伤正，一举多得。

5. 天人相应，以情胜情

谢晶日教授强调便秘目前已经不仅是单纯的胃肠功能紊乱导致的疾病，与精神情志异常密切相关。研究发现，治疗肠易激综合征患者的胃肠道症状和调节其精神心理症状一样重要，故治疗时必须兼顾患者的情绪状态。谢晶日教授认为现代的高压生活状态和饮食的不规律，在一定程度上使本病的发病率有所升高。中医强调"天、地、人一体观"，无论看待事物还是诊治疾病都应放到天、地、人整体中考量，将人之生理、病理与季节、气象、地理条件、饮食起居、七情喜乐、人格脾性、社会地位等相关联，方可从全方位寻找其本质和规律，以预测疾病的发展，也为治未病提供一定的临床基础。鉴于以上观点，谢晶日教授认为便秘的治疗在用药的基础上还应结合心理疏导，以情胜情；调摄饮食，规律起居；虚邪贼风，避之有时；顺应自然，养性调神；适当锻炼，增强体魄。综合以上，方可形神统一，达到预防疾病、健康长寿的目的。

第二节　腹痛案

一、腹痛概述

腹痛是指胃脘以下、耻骨毛际以上部位发生的疼痛。西医学的肠易激综合征、功能性消化不良、不完全性肠梗阻、肠粘连、肠系膜和腹膜病变、腹型过敏性紫癜、泌尿系结石、急慢性胰腺炎、胆道疾病、肠道寄生虫等以腹痛为主要表现的疾病，均属本病范畴。

先秦时期，"腹痛"一词最早见于《山海经》，但腹痛是作为一个临床症状，而不是一个独立的疾病出现的。在马王堆汉墓出土的《足臂十一脉灸经》中，描述了腹痛、腹胀、不嗜食等脾胃虚寒症状。

此后，腹痛逐渐从一个症状走向一个病名的演变。《黄帝内经》对腹痛的病因病机有较为全面的认识。如《素问·举痛论》云："寒气客于肠胃之间，膜原之下，血不得散，小络急引故痛……寒气客于小肠，小肠不得成聚，故后泄腹痛矣。热气留于小肠，肠中痛，瘅热焦渴，则坚干不得出，故痛而闭不通矣。"《素问·气交变大论》云："岁土太过，雨湿流行，肾水受邪，民病腹痛。"该论述指出了寒邪、湿邪、热邪等是腹痛发生的主要原因。《素问·举痛论》云："经脉流行不止，环周不休，寒气入经而稽迟，泣而不行，客于脉外则血少，客于脉中则气不通，故卒然而痛。"该论述阐明了疼痛发生的部位。

东汉张仲景《金匮要略》中，有绕脐痛、少腹急结、少腹里急、少腹弦急等名称，并对腹痛已有了较为全面的论述，明确指出腹痛虚实辨证的具体方法和实者当下之法。如《金匮要略·腹满寒疝宿食病脉证》云："病者腹满，按之不痛为虚，痛者为实。可下之。舌黄未下者，下之黄自去。"对"腹中寒气，雷鸣切痛，胸胁逆满，呕吐"的脾胃虚寒、水湿内停证及寒邪攻冲证分别提出用附子粳米汤及大建中汤治疗，开创了腹痛论治的先河。

隋唐时期，腹痛已经作为一个独立病名出现。巢元方《诸病源候论》将腹痛作为一个独立的病名，并总结了前人提出的腹痛其他名称，比如腹中痛、绕脐痛、腹满痛、腹疼痛、腹急痛、腹绞痛等名称。在这些名称中，有的名称描述了腹痛的性质和疼痛程度，有的名称表述了腹痛的病位。

金元时期，各个医家对腹痛的相关病名又有了不同的论述。如杨士瀛《仁斋直指方论》中的肚皮痛，朱肱《类证活人书》中的腹满时痛，朱丹溪《丹溪心法》中的腹冷痛，危亦林《世医得效方》中的冷气腹痛，赵佶《圣济总录》、刘完素《素问病机气宜保命集》中的腹内虚痛，李东垣《脾胃论》中的腹中刺痛，王佑、陈昭遇、郑奇《太平圣惠方》中的腹内坚痛等名称。杨士瀛《任斋直指方论》对不同腹痛提出分类鉴别，其云："气血、痰水、食积、风冷诸症之痛，每每停聚而不散，唯虫痛则乍作乍止，来去无定，又有呕吐清沫之可验。"李东垣在《医学发明·泄可去闭葶苈大黄之属》中强调"痛则不通"，并在治疗原则上提出"痛随利减，当通其经络，则疼痛去矣"，对后世产生很大影响。

　　明代以前，胃脘痛和腹痛经常混称，明代以后将两者明确分开，并专立腹痛病名。秦景明《症因脉治·腹痛论》指出："痛在胃之下，脐之四旁，毛际之上，名曰腹痛。若痛在胁肋，名曰胁痛。痛在脐上，则名曰胃痛，而非腹痛。"其明确了腹痛与胃痛及胁痛的区别。龚信《古今医鉴》针对各种病因提出了不同的治疗法则，其云："是寒则温之，是热则清之，是痰则化之，是血则散之，是虫则杀之，临证不可惑也。"唐宗海《血证论》曰"血家腹痛，多是瘀血"，并指出瘀血在中焦，可用血府逐瘀汤，瘀血在下焦，应以膈下逐瘀汤治疗，对腹痛辨证论治提出了新的创见。

二、中医病因病机心悟

　　腹痛的病因多为感受外邪、饮食不节、情志失调及素体虚弱、劳倦内伤等，致气机阻滞、脉络痹阻或经脉失养而发生腹痛。

　　下列为该病常见的病因病机：

1. 感受时邪

　　外感风、寒、暑、热、湿邪，侵入腹中，均可导致气机阻滞，气血经脉受阻。感受寒邪则寒凝气滞，脉络拙急，不通则痛。感受暑热或湿热之邪则肠道传导失职，腑气不通而发生腹痛。

2. 饮食不节

　　暴饮暴食，损伤脾胃，饮食停滞，腹气阻滞不通；或过食肥甘厚腻、辛辣刺激食物，导致湿热阻滞胃肠，中焦气机不畅；或恣食生冷损伤脾胃，脾胃升降失常，腑气通降不利，气机阻滞不通；或饮食不节，肠虫滋生，阻滞肠腑，传导失司，导致不通则痛。

3. 情志失调

　　情志不畅，则肝失疏泄，肝气郁结，气机阻滞，不通则痛；或忧思伤脾，脾失健运，土壅木郁，气机不畅而发生腹痛。日久则血行不畅，导致气滞血瘀，络脉痹阻，疼痛加重，固定不移，且病情进一步加重，可造成腹中癥瘕痞块。

4. 禀赋不足，劳倦内伤

素体虚弱，脏腑亏虚，或劳倦内伤，导致脾失健运，气血化生不足，经脉失养，或者大病久病之后，中阳不足或脾肾阳虚，经脉失于温煦，均可出现不荣则痛。

5. 跌仆损伤，腹部手术

跌仆损伤，腹部手术，导致血络受损，血溢脉外，脏器粘连，可形成腹中瘀血，经络不畅，中焦气机阻滞，不通则痛。

腹痛病机为脏腑气机不利，气血阻滞，"不通则痛"；或气血不足，经脉失养，脏腑失煦，"不荣则痛"。总之，本病的基本病机为"不通则痛"或"不荣则痛"。其病位在脾、胃、肝、胆、肾、膀胱及大肠、小肠等多个脏腑。

腹痛发病过程中病机变化复杂，往往互为因果，互相转化，互相兼夹。脏腑气机阻滞，气血运行不畅，经脉痹阻，"不通则痛"，多为实证；脏腑经脉失养，则"不荣则痛"，多为虚证。气血不足夹杂气滞血瘀，或脾胃虚弱与肝胆湿热互见，多为虚实夹杂证。病初多为实证，病久多为虚证或虚实夹杂证。如湿热困脾，或肝郁克脾，日久气滞血瘀；或虚证复感诸邪，导致气滞、血瘀、痰浊、食积、湿热等阻滞。寒痛缠绵发作，可以郁而化热，热痛日久不愈，可以转化为寒，成为寒热交错之证。

若腹痛失治误治，气血逆乱，可致厥脱之证；若虫邪聚集，术后气滞血瘀，日久可变生积聚。

三、典型病例

病案一：腹痛·肝郁气滞证

郑某，男，59 岁。

首诊时间：2019 年 9 月 21 日。

主诉：右侧下腹部疼痛不适 6 个月余，加重 5 天。

现病史：患者右侧下腹部疼痛不适 6 个月余，加重 5 天，进食后明显，偶有嗳气，反酸，矢气较多，伴口干、口苦，情绪低落，心悸，睡眠一般，纳可，大便不成形，日 1～2 次；舌质稍暗，苔白微腻，脉沉弦。

既往史：既往体健。

辨证分析：患者以"右侧下腹部疼痛不适 6 个月余，加重 5 天"为主诉前来就诊，故辨病为"腹痛"。腹痛以餐后明显，伴嗳气、反酸、口苦、矢气较多且情绪低落等肝气不舒、郁而化火的症状，结合弦脉之象，故辨证为肝郁气滞证。

中医诊断：腹痛·肝郁气滞证。

西医诊断：功能性腹痛。

中医治法：疏肝理脾，行气止痛。

处　　方：柴　胡 10g　　　炒白术 20g　　　香　橼 15g　　　香　附 15g

　　　　　煅龙骨 25g　　　煅牡蛎 25g　　　灵磁石 25g　　　煅海螵蛸 20g

　　　　　石　斛 15g　　　陈　皮 15g　　　神　曲 15g　　　白豆蔻 15g

　　　　　夏枯草 15g　　　黄　芪 15g

7 剂，水煎服，日 1 剂，水煎 300mL，早晚分服。

二诊：患者自诉右侧下腹部疼痛不适减轻，反酸明显好转，故上方去煅龙骨、煅海螵蛸；口干、口苦稍缓解，情绪转佳，加黄连 10g，止吐利吞酸，解口渴；加延胡索 10g，祛脾胃气结滞不散；佐党参 15g、生甘草 10g，扶助正气。遂调方如下。

处　　方：柴　胡 10g　　　炒白术 20g　　　香　橼 15g　　　香　附 15g

　　　　　煅牡蛎 25g　　　灵磁石 25g　　　石　斛 15g　　　陈　皮 15g

　　　　　神　曲 15g　　　白豆蔻 15g　　　夏枯草 15g　　　黄　芪 15g

　　　　　党　参 15g　　　黄　连 10g　　　生甘草 10g　　　延胡索 10g

7 剂，水煎服，日 1 剂，水煎 300mL，早晚分服。

三诊：腹痛消失，其余症状明显缓解，再服 7 剂，巩固治疗。

【临证心悟】

功能性腹痛与肝气郁结、胃失和降有密切的关系。临床上多是由于情志不畅，肝气郁结，气郁化火，影响胃的功能，导致胃失和降。张山雷所著《脏腑药式补正》言："肝气乃病理之一大门，善调其肝，医治百病，胥有事半功倍之效。"肝与脾胃有着密切的联系，补脾需要辅以疏肝，而疏肝亦有助于补脾。谢晶日教授非常重视脾胃，脾胃作为后天之本，气血生化之源，承担着化生全身气血的重任。脾喜燥恶湿，胃喜润恶燥，脾胃作为一对互为表里的脏腑，它们的生理功能往往相互关联。脾胃虚弱时，脾易被湿困，而胃则易被燥热之邪所伤，阴液耗损，加重热邪，故脾胃所感邪气往往相反。临床治疗时要选用一些性平之品，少用一些大温大燥之品。对于热邪，以清热为主。清热药品多苦寒伤中，可能损伤脾胃功能，多使用一些石斛、玉竹、芦根等滋阴清热之品，加用少量清热解毒的白花蛇舌草、蒲公英、金银花等。对于热象很重的患者，可能会使用黄柏、黄连、黄芩等苦寒之品，但是在使用这些苦寒之品时，需兼顾脾胃，用一些益气养阴之品，防止其脾胃功能受损。

该患者腹痛以气郁不通为主，不通则痛，通则不痛。用药以芳香之品，理气止痛。伴反酸、口干、口苦等症，谢晶日教授以常用药煅海螵蛸、黄连治之，同时加入理脾之品。肝脾同调是谢晶日教授治疗消化系统疾病的中心思想。

病案二：腹痛·饮食积滞兼肝胃不和证

梁某，男，73 岁。

首诊时间：2019 年 1 月 11 日。

主诉：脐周疼痛 3 年余，伴食欲减退，进行性加重 3 个月。

现病史：脐周疼痛 3 年余，伴食欲减退，进行性加重 3 个月，喜温喜按，时有恶心呕吐，饮食不适后常有呃逆，嗳气酸腐，面色萎黄，形体消瘦，时有耳鸣，心情烦乱不舒，小便可，大便溏薄不成形，排便不畅，腹部柔软无压痛，肾区叩击痛；脉沉弦细，苔黄厚腻。

既往史：既往体健。

辨证分析：患者以"脐周疼痛 3 年余，伴食欲减退，进行性加重 3 个月"为主诉前来就诊，故辨病为"腹痛"。腹痛以脐周为主，喜温喜按，食欲减退，且有呃逆、嗳腐吞酸等症，故以"饮食积滞"为主证；患者伴面色萎黄，心情烦乱不舒，大便溏薄等症，故伴有"肝胃不和"之证。

中医诊断：腹痛·饮食积滞兼肝胃不和证。

西医诊断：腹痛待查。

中医治法：消食导滞，疏肝健脾，行气止痛。

处　　方：焦山楂 30g　　陈　皮 15g　　鸡内金 15g　　炒白术 15g
　　　　　枳　壳 10g　　炒白芍 30g　　甘　草 10g　　厚　朴 15g
　　　　　郁　金 10g　　石　韦 15g　　黄　芩 10g　　栀　子 10g
　　　　　白豆蔻 15g　　砂　仁 10g（后下）

7 剂，水煎服，日 1 剂，水煎 300mL，早晚分服。

嘱患者自查：①消化系统彩超；②泌尿系统彩超；③大生化检查；④血常规。

二诊：患者自带检查结果前来复诊，泌尿系超声提示左肾囊性病变、前列腺体积增大并钙化；消化系超声提示脂肪肝声像改变，胆囊壁毛糙。基于上述检查，谢晶日教授明确西医诊断为"轻度脂肪肝、胆囊炎、左肾囊肿、前列腺增生"。患者自诉腹痛减轻，食欲渐好，情绪转佳，再结合临床检查，上方去黄芩、栀子、白豆蔻，以防行气清热太过，加酒大黄 10g 活血通腑，荷叶 30g 轻清化热，木香 20g 疏肝行气，鳖甲 10g 软坚，遂调方如下。

处　　方：焦山楂 15g　　陈　皮 15g　　鸡内金 15g　　炒白术 15g
　　　　　枳　壳 10g　　炒白芍 30g　　甘　草 10g　　厚　朴 15g
　　　　　郁　金 10g　　石　韦 15g　　酒大黄 10g　　荷　叶 30g

木　香20g　　　鳖　甲10g　　　砂　仁10g（后下）

7剂，水煎服，日1剂，水煎300mL，早晚分服。

三诊：患者脐周已无疼痛，食欲如常，便可，寐可，情绪舒畅，仍有左肾区不适，局部无叩击痛。此时患者宿滞已祛，脾胃升降复常，肝气得舒，遂再予7剂，巩固疗效。

【临证心悟】

该患者为老年男性，腹痛日久，迁延不愈，初诊时因缺乏相关实验室检查，故西医诊断未明确，但是谢晶日教授仍然根据患者刻下症状作出相关的中医诊断，体现了谢晶日教授"以人定法，以法组方，以方加减"的核心诊疗体系。该患者以治疗性诊断和边治疗边诊断相结合的诊疗模式为主，以消食导滞、疏肝健脾、行气止痛为治疗大法，祛其宿滞，行其气血，和络止痛。宿滞为"实"，脾胃虚弱为"虚"，不通则痛和不荣则痛兼夹错杂，治以祛邪之焦山楂、陈皮、厚朴等祛其宿滞；以白芍、砂仁、甘草等补其虚，诸药合用，邪祛正安。

饮食积滞型腹痛谢晶日教授常用焦山楂配枳壳，焦山楂消食导滞，枳壳增加胃肠蠕动，同时加疏肝理气之品，肝脾同调，祛陈腐之积聚，理壅督之气机。

病案三：腹痛·瘀血内停证

李某，女，76岁。

首诊时间：2020年10月11日。

主诉：中上腹部近胃脘部不适2年，疼痛加重7天。

现病史：该患者2年前无明显诱因出现中上腹近胃脘部疼痛，夜间、空腹尤甚，于当地确诊为"十二指肠球部溃疡"，具体用药不详，症状好转。其间病情反复发作，时轻时重。7天前，患者复出现中上腹近胃脘部疼痛，经患友介绍，前来就诊。刻下患者胃脘部刺痛不舒，夜间、空腹尤甚，胃脘痞闷，情志抑郁及紧张时伴腹胀，纳少，口干漱水不欲咽，便干，面色萎黄，体瘦乏力；舌质紫暗，苔薄，根部微黄，脉弦微细。

既往史：既往体健。

辅助检查：胃镜检查示十二指肠球部溃疡。

辨证分析：患者以"中上腹部近胃脘部不适2年，疼痛加重7天"为主诉前来就诊，故辨病为"腹痛"。疼痛以夜间、空腹为重，以刺痛为主，伴情志抑郁或精神紧张而加重，为瘀血阻滞所致；舌质紫暗、脉弦及口干漱水不欲咽，均为瘀血内停之征，故辨证为瘀血内停证。

中医诊断：腹痛·瘀血内停证。

西医诊断：十二指肠球部溃疡。

中医治法：活血化瘀，疏肝健脾。

处　　方：柴　胡15g　　乳　香15g　　川楝子5g　　炙甘草10g

　　　　　炒白术15g　　丹　参15g　　川　芎15g　　延胡索15g

　　　　　佛　手15g　　枳　壳10g　　厚　朴10g　　九香虫10g

　　　　　陈　皮20g　　石　斛10g　　太子参15g

　　　　　　　　　　　　　　　7剂，水煎服，日1剂，水煎300mL，早晚分服。

二诊：患者自觉中上腹近胃脘部疼痛明显缓解，饮食增加，精神好转，口干缓解，体力增加。原方加藿香10g、佩兰10g补卫气，益胃气。

处　　方：柴　胡15g　　乳　香15g　　川楝子5g　　炙甘草10g

　　　　　炒白术15g　　丹　参15g　　川　芎15g　　延胡索15g

　　　　　佛　手15g　　枳　壳10g　　厚　朴10g　　九香虫10g

　　　　　陈　皮20g　　石　斛10g　　太子参15g　　藿　香10g

　　　　　佩　兰10g

　　　　　　　　　　　　　　　7剂，水煎服，日1剂，水煎300mL，早晚分服。

三诊：患者胃脘部疼痛消失，再服7剂巩固。

【临证心悟】

《素问·五脏别论》提出："六腑者，传化物而不藏。"谢晶日教授多年来不断对经典进行整理、挖掘，创立了独特的配伍和用药法则，即在益气健脾的同时，必通肠腑之气，效果尤佳。内湿既为脾失健运而生之病理产物，湿邪亦因久羁而加重脾病成为致病因素；木不疏土、肝木乘克、土虚木贼，肝木与脾土的病理息息相关，脾虚为其果。现代人不正常的生活习惯，饮食无规律，药食偏嗜而致脾胃受伤者多见，加之大多数人对胃肠道的疾病重视不够，脾胃病得不到及时的治疗和调理，终致脾胃虚弱。

患者病程较长，面色萎黄，形体消瘦，乏力，存在"久病必虚"的症状，食少，当属脾胃虚弱证；情志抑郁及紧张时伴胀痛，是为脾胃升降失宜，中焦气机阻滞；又存在"久病必瘀"的症状，腹痛如刺，入夜尤甚，"不通则痛"，口干漱水不欲咽亦是瘀阻之象。脾胃受损乃是发病的前提和本质，继而出现气滞、血瘀，因此，活血化瘀、益胃阴为基本治则，同时兼顾理气疏肝，健脾胃。

急则治其标，缓则治其本。该患者以"中上腹部近胃脘部不适疼痛"为急，故以化瘀、行气、止痛为要，待气血通畅，疼痛即消，正所谓"通则不痛"；再以健脾和胃之品固护脾胃，扶正气，祛邪气，正如《素问·刺法论》所言"正气存内，邪不可干"

是也。方中丹参、川芎、乳香、延胡索活血行气止痛；石斛滋阴益胃生津；太子参补益脾气，滋养胃阴；炒白术补益脾胃助其健运；玄参既可助石斛滋阴清虚热，配伍赤芍又可凉血散瘀；佐以理气止痛之九香虫，对于肝木克土之胃脘疼痛有良效；厚朴行气消除胀满；枳壳行气宽中消胀；炙甘草调和诸药，又和中缓急止痛。

病案四：腹痛·寒邪内阻证

赵某，女，36岁。

首诊时间：2020年12月11日。

主诉：腹痛1天。

现病史：患者昨日在雪中工作衣物单薄，晚上回家后出现腹痛，持续1小时余。自服姜汤水后缓解，次日仍觉腹中不舒，遂到门诊就诊。患者时有腹痛，得温痛减，遇冷更甚，口淡不渴，小便清利，大便溏薄；舌苔白腻，脉象沉紧。

既往史：既往体健。

辅助检查：无。

辨证分析：患者以"腹痛1天"为主诉前来就诊，故辨病为"腹痛"。疼痛因感寒后突发，得温痛减，遇冷更甚，舌苔白腻，脉象沉紧，故辨证为寒邪内阻证。

中医诊断：腹痛·寒邪内阻证。

西医诊断：腹痛待查。

中医治法：温中散寒，行气止痛。

处　　方：高良姜15g　　干　姜15g　　紫　苏15g　　乌　药15g
　　　　　香　附15g　　陈　皮15g　　炒白芍15g　　炙甘草15g
　　　　　桂　枝15g　　肉　桂15g　　升　麻10g　　党　参10g
　　　　　炒白术10g

7剂，水煎服，日1剂，水煎300mL，早晚分服。

二诊：患者自诉服药到第三天时腹暖如常，腹痛全无，大便成形，遂调方为桂枝汤加减，固本善后。

处　　方：桂　枝15g　　炒白芍15g　　炙甘草15g　　防　风15g
　　　　　陈　皮15g　　熟地黄15g　　党　参15g　　炒白术15g
　　　　　肉　桂15g　　吴茱萸15g　　小茴香15g　　黄　芪15g

7剂，水煎服，日1剂，水煎300mL，早晚分服。

【临证心悟】

该患者因外受寒邪，损伤脾胃阳气，故引起腹痛。寒为阴邪，其性收引，寒邪入侵，阳气不运，气血被阻，故腹痛暴急，得温则寒散而痛减，遇冷则寒凝而痛甚。如中阳未伤，运化正常，则大便自可；若中阳不足，运化不健，则大便溏薄。口淡不渴，是里无热之象。小便清利，舌苔白，脉沉紧，为里寒之征。寒邪直中于胃，阳气被寒邪所遏而不得舒展，胃失温养，出现腹痛、腹胀、呕吐清水、便溏等中焦虚寒证。如《伤寒论》第277条："自利不渴者，属太阴，以其脏有寒故也，当温之，宜服四逆辈。""四逆辈"即四逆、理中一类的方剂。

张仲景用理中汤以温中散寒，益气健脾。方中用人参大补元气；干姜温脾胃之阳，所谓土虚则寒，而此能温之也；配炒白术补益脾气，暖胃消谷，可治胃虚下利；配伍炙甘草以补三焦元气而散表寒。四味药相配，使寒祛阳复，脾胃得健，则诸症可愈。《金匮翼·便秘》曰："气闭者，气内滞，而物不行也。"《伤寒明理论》曰："承，顺也，伤寒邪气入胃者，谓之入腑，腑之为言聚也，胃为水谷之海，荣卫之源，水谷会聚于胃，变化而为荣卫，邪气入于胃也，胃中气郁滞，糟粕秘结，壅而为实，是正气不得舒顺也。"《素问·上古天真论》云："法于阴阳，和于数术，饮食有节，起居有常，不妄作劳，故能形与神俱，而尽终其天年，度百岁乃去。"对于外来的风、雨、寒、热，避之有时，拒邪于外，内和阴阳，则诸病不生。该患者因感寒而起腹痛，故以四逆汤、理中汤类疗之。

病案五：腹痛·中脏虚寒证

刘某，女，79岁。

首诊时间：2019年12月11日。

主诉：间歇性腹痛1年余，进行性加重7天。

现病史：患者间歇性腹痛1年余，进行性加重7天。痛时喜按，喜热恶冷，得温则舒，饥饿劳累后加重，得食或休息后减轻，神疲乏力，气短懒言，形寒肢冷，胃纳不佳，大便溏薄，面色不华；舌质淡，苔薄白，脉沉细。

既往史：既往体健。

辅助检查：无。

辨证分析：患者以"间歇性腹痛1年余，进行性加重7天"为主诉前来就诊，故辨病为"腹痛"。腹痛喜温喜按，得温则舒，遇寒痛剧，常于饥、劳后加重，伴神疲乏力，气短懒言，形寒肢冷，胃纳不佳，大便溏薄，面色不华，舌质淡，苔薄白，脉沉细等症，故辨证为中脏虚寒证。

中医诊断：腹痛·中脏虚寒证。

西医诊断：腹痛待查。

中医治法：温中补虚，缓急止痛。

处　　方：桂　枝 15g　　　炒白芍 15g　　　炙甘草 15g　　　大　枣 15g

干　姜 10g　　　陈　皮 15g　　　炒山药 15g　　　党　参 15g

吴茱萸 15g　　　小茴香 15g　　　黄　芪 15g　　　砂　仁 15g

藿　香 15g

　　　　　　　　　　　　7 剂，水煎服，日 1 剂，水煎 300mL，早晚分服。

二诊：患者腹痛减轻，体力恢复，食欲转佳。效不更方，予上方续服之。

处　　方：桂　枝 15g　　　炒白芍 15g　　　炙甘草 15g　　　大　枣 15g

干　姜 10g　　　陈　皮 15g　　　炒山药 15g　　　党　参 15g

吴茱萸 15g　　　小茴香 15g　　　黄　芪 15g　　　砂　仁 15g

藿　香 15g

　　　　　　　　　　　　7 剂，水煎服，日 1 剂，水煎 300mL，早晚分服。

三诊：患者自诉已无腹痛，精神佳，食欲可，大便日 1 次，遂予六君子汤加味以固本善后。

处　　方：党　参 15g　　　茯　苓 15g　　　炒白术 15g　　　炙甘草 15g

陈　皮 20g　　　姜半夏 10g　　　木　香 10g　　　砂　仁 10g

炒山药 15g　　　炒薏苡仁 15g　　熟地黄 15g　　　小茴香 15g

补骨脂 15g　　　益智仁 15g

　　　　　　　　　　　　7 剂，水煎服，日 1 剂，水煎 300mL，早晚分服。

【临证心悟】

患者为老年女性，腹痛日久，脾胃虚弱，中阳虚衰，寒邪内生，中阳不振，气血不足，失于温养，故见腹痛绵绵；不能温煦，故见形寒肢冷；脾虚运化功能失司，故见神疲乏力，大便溏薄；舌质淡，苔薄白，脉沉细为中脏虚寒之象。谢晶日教授以小建中汤为基础，加上临床经验用药，共奏温中补虚、缓急止痛之功。《素问·至真要大论》曰："劳者温之……损者温之。"《灵枢·终始》曰："阴阳俱不足，补阳则阴竭，泻阴则阳脱，如是者，可将以甘药，不可饮以至剂。"

《金匮要略》载："虚劳里急，悸，衄，腹中痛，梦失精，四肢酸疼，手足烦热，咽干口燥，小建中汤主之。"谢晶日教授强调小建中汤中阴药和阳药达到了平衡。甘味药能补、能和、能缓、能温。该患者中脏虚寒，以小建中汤辛甘化阳，酸甘化阴，甘温补中，药到病除。正所谓"有是证，便用其药"，实为谢晶日教授所推崇。

四、临证经验总结

腹痛是指胃脘以下、耻骨毛际以上部位发生的疼痛。病因为感受外邪、饮食所伤、情志失调及素体虚弱、劳倦内伤、跌仆损伤、腹部手术等。病机为气机阻滞、脉络痹阻、经脉失养。病位在脾、胃、肝、胆、肾、大肠、小肠、膀胱等多个脏腑。病性，疾病初期，多为实证；病久多为虚证或虚实夹杂证。腹痛治疗以"通"字立法，临床分为肝郁气滞证、饮食积滞证、湿热壅滞证、瘀血内停证、寒邪内阻证和中虚脏寒证等，以实者攻之、虚者补之、寒者热之、热者寒之为治疗大法。

1. 治病求"本"

腹痛可见于多种病证。腹痛不是一个独立的疾病，而是很多疾病的一种证候表现，所以应注意查找原发病证。腹痛在内科疾病中，如痢疾之腹痛，伴有里急后重，下痢赤白脓血；霍乱之腹痛，吐泻交作，起病急骤，病情凶险，常发生厥脱等变证；积聚之腹痛，以腹中包块为特征；腹泻之腹痛，伴有大便次数增多，每日 3 次以上，大便稀溏甚至如水样；便秘之腹痛，伴有大便干结，排便次数减少，至少 3 天排便 1 次。内科腹痛一般不剧，痛无定处，压痛不显，无腹肌紧张、反跳痛等，无外伤史。外科腹痛多疼痛剧烈，痛有定处，压痛明显，可见腹痛拒按，腹肌紧张、反跳痛或腹部包块等。若小腹右侧疼痛，为肠痈。应注意体格检查及询问病史。妇科腹痛多在小腹，与经、带、胎、产有关，如痛经、先兆流产、异位妊娠、输卵管破裂等，应及时进行妇科检查，并询问月经，以明确诊断。

2. 虚实寒热错杂，灵活辨治

实证腹痛，起病急，病程短，痛势急剧，暴痛拒按。其中气滞痛多表现为时轻时止，痛无定处，攻冲走窜，伴情志不畅，胸胁不舒，善太息，嗳气腹胀，得嗳气或矢气则胀痛减轻；血瘀痛多表现为刺痛拒按，痛处固定不移，甚至可扪及包块，痛无休止，入夜尤甚，伴面色晦暗发青，舌质紫暗，有瘀点或瘀斑；食积痛，多表现为脘腹胀痛，嗳腐吞酸，嗳气频作，嗳气或矢气后腹痛稍舒，痛甚欲便，便后痛减，或可见便秘。虚证腹痛，起病缓，病程长，痛势绵绵不绝，喜温喜按，时缓时急，为虚痛。疼痛暴作，痛势拘急，遇冷痛剧，得热则减者，为寒痛；痛势急迫，痛处灼热，拒按，口渴，喜冷饮食，得凉痛减，或伴发热，或有便秘者，为热痛。

虚实夹杂者临床见患者腹痛，畏寒怯冷，神疲乏力，纳食不佳，又见情志不畅、善太息、腹胀或两胁胀满等气滞证，或见脘腹胀痛、嗳腐吞酸、嗳气频作等食积痛。寒热错杂者寒痛缠绵发作，日久郁而化热，临床见腹痛、遇寒痛甚、得温痛减、形寒肢冷，又见大便秘结或溏滞不爽、小便短黄、心烦易怒、口干胁痛等热证。热痛日久不愈，也可转化为寒，成为寒热交错之证。临床见腹部痛势急迫、拒按、口渴、舌质红、苔黄燥或黄腻、脉滑数，又见腹痛、畏寒肢冷、大便清稀等寒证。对于虚实夹杂及寒热错杂证，应随病机兼夹变化，或寒热并用，或攻补兼施，灵活运用。

3. 治"痛"以"通"

腹痛治疗以"通"字立法，但"通"并不是仅指通下之法，在临床上应根据辨证的虚实寒热，实则攻之，虚则补之，热者寒之，寒者热之，滞者通之。对于虚实夹杂及寒热错杂证，应随病机兼夹变化，或寒热并用，互攻补兼施，灵活运用。如《医学真传》云："夫通则不痛，理也，但通之之法，克有不同。调气以和血，调血以和气，通也；下逆者使之上行，中结者使之旁达，亦通也。虚者，助之使通；寒者，温之始通，无非通之之法。若必以下泄为通，则妄矣。"

兼气滞，以肝郁气滞为代表，治当疏肝理气，常加柴胡、香附、枳壳、木香、青皮、莪术等。理气药气味多香燥，具有耗气伤阴之弊，所以用药应中病即止；或在运用理气药时加柔肝养阴之品，如白芍、当归、枸杞子、北沙参、麦冬等以反佐行气药的香燥之性。因行气药中多有挥发油，故不宜久煎。

兼血瘀，多用桃仁、红花、川芎、五灵脂、蒲黄、徐长卿、三七、血竭等。严重者可用虫类药加强通络作用，如全蝎、蜈蚣、水蛭、土鳖虫等。此类药有耗气伤血之痹，故应中病即止，或加补血养血药以防攻伐太过。瘀血腹痛多与气滞有关，可酌加行气药，如延胡索、川楝子、乌药、九香虫、枳实等。血瘀腹痛偏寒者用蒲黄、五灵脂、桂枝、川芎；偏温者则用牡丹皮、赤芍、酒大黄等。

兼食积，常加用焦山楂、焦神曲、炒麦芽、鸡内金、炒谷芽、炒稻芽、枳实、厚朴、槟榔、炒莱菔子等。体虚患者应以健脾胃为主，宜服香砂六君子汤、枳术汤、保和丸等。同时注意饮食清淡，少食多餐，平时宜进食容易消化的食物。

腹痛若由腑气不通，肠胃积滞所致者，应清除中焦郁热，荡涤肠腑积滞，可选用承气汤类。常用药有大黄、芒硝、枳实、厚朴等，便秘明显者大黄应后下，芒硝宜冲服，中病则止。对于年老体弱、不宜攻下者，可用缓下之剂，如黑芝麻、肉苁蓉、火麻仁等，并酌加太子参、党参、生黄芪、白术、茯苓等药健脾益胃；热盛伤津，无水舟停则可用增液汤加黑芝麻、肉苁蓉、当归等滋阴润肠。若肠痈腹痛，见小腹右侧疼痛，可用大黄牡丹汤、大柴胡汤、薏苡附子败酱散等。

4. 调护有度

平素注意起居有常，饮食有节（洁），勿食生冷、肥甘厚味及不洁食物，戒烟忌酒。避风寒，畅情志。腹痛剧烈应禁食，缓解后宜饮食清淡，忌食生冷辛辣，肥甘厚腻食品。虚寒证或实寒证可予热敷疗法。若患者出现腹痛甚、腹痛拒按、冷汗淋漓、四肢不温、呕吐不止、暴泻不止或大便数日不通等症状，应警惕出现脱症，立即中西结合急诊治疗处理，以免贻误病情。

第三节　痢疾案

一、痢疾概述

痢疾，是以腹痛、里急后重、下痢赤白脓血为主症的病证，是一类或具有传染性的疾病，多发于夏秋季节。西医学中的细菌性痢疾、阿米巴痢疾、溃疡性结肠炎等属本病范畴，可参照本病辨证论治。

春秋战国时期，《黄帝内经》称本病为"肠澼""赤沃"，对其病因及临床特点进行了简要论述，指出感受外邪和饮食不节是两个致病的重要环节。如《素问·太阴阳明论》云："食饮不节，起居不时者，阴受之……入五脏则䐜满闭塞，下为飧泄，久为肠澼。"《素问·至真要大论》曰："少阴之胜……呕逆躁烦，腹满痛溏泄，传为赤沃。"《难经》称之为"大瘕泄"，指出："大瘕泄者，里急后重，数至圊而不能便。"

东汉末年，张仲景在《伤寒论》《金匮要略》中将痢疾与泄泻统称为"下利"，其治疗痢疾的有效方剂白头翁汤等一直为后世沿用。

唐宋时期，孙思邈《备急千金要方·脾脏下》称本病为"滞下"。严用和《济生方·痢疾论治》正式用"痢疾"作为病名，"今之所谓痢疾者，古所谓滞下是也"，一直沿用至今。朱丹溪《丹溪心法·痢病》进一步阐明痢疾具有流行性、传染性，指出"时疫作痢，一方一家，上下相染相似"，并论述痢疾的病因以"湿热为本"，提出通因通用的治痢原则。

明清时期，李中梓《医宗必读·痢疾》指出："至治法，须求何邪所伤，何脏受病。如因于湿热者，祛其湿热；因于积滞者，祛其积滞。因于气者调之；因于血者和之。新感而实者，可以通因通用；久病而虚者，可以塞因塞用。"喻昌创"逆流挽舟"之法，并在《医门法律·痢疾论》中云"引其邪而出之于外"，创活人败毒散。蒋宝素将痢疾称为内痈，《医略十三篇·痢疾》云："治痢之法，当参入治痈之义。"特别是《名医指掌·痢疾》中指出："善治者，审其冷、热、虚、实、气、血之证，而行汗、吐、下、清、温、补、兜、涩之法可也。"这些治疗原则，一直指导着今天的临床。

明清以后，对痢疾的认识更加深入，《类证治裁·痢证》认为"症由胃腑湿蒸热壅，致气血凝结，夹糟粕积滞，进入大小腑，倾刮脂液，化脓血下注"，切中痢疾的发病机理。清代的一些痢疾专著，如吴道琼的《痢症参汇》、孔毓礼的《痢疾论》等，可谓集痢疾辨证治疗之大成。

二、中医病因病机心悟

痢疾的发生多由外感湿热、疫毒之邪，内伤饮食，损及脾胃与肠，邪气客于大肠，与气血搏结，肠道脂膜血络受伤，传导失司，而致下痢。

下列为该病常见的病因病机：

1. 外感时邪疫毒

夏秋季节，暑湿秽浊、疫毒易于滋生。若起居不慎，劳作不休，湿热或暑湿之邪内侵肠道，湿热郁蒸，气血与之搏结于肠之脂膜，化为脓血而成湿热痢。疫毒之邪侵及阳明气分，进而内窜营血，甚则波及厥阴、少阴，而致急重之疫毒痢。素体阳虚之人，感受寒湿，或感受湿邪后，湿从寒化，寒湿伤中，胃肠不和，气血壅滞，发为寒湿痢。正如《景岳全书·痢疾》所云："痢疾之病，多病于夏秋之交，古法相传，皆谓炎暑大行，相火司令，酷热之毒蓄积为痢。"

2. 内伤饮食

平素嗜食肥甘厚味者，酿生湿热，在夏秋季节内外湿热交蒸之时，饮食不洁或暴饮暴食，湿热毒邪，直趋中道，蕴结肠之脂膜，邪毒繁衍与气血搏结，腐败化为脓血，则成湿热痢或疫毒痢。若湿热内郁不清，易伤阴血，形成阴虚痢。若其平素恣食生冷瓜果，伤及脾胃，中阳不足，湿从寒化，寒湿内蕴，再贪凉饮冷或不洁食物，寒湿食积壅塞肠中，气机不畅，气滞血瘀，气血与肠中腐浊之气搏结于肠之脂膜，化为脓血而成寒湿痢。如《景岳全书·痢疾》云："因热贪凉者，人之常事也，过食生冷，所以致痢。"脾胃素弱之人，屡伤寒湿，或湿热痢过服寒凉之品，克伐中阳，每成虚寒痢。

痢疾的主要病机是邪蕴肠腑，气血壅滞，传导失司，脂膜血络受伤而成痢。湿热、疫毒、寒湿、食积等内蕴肠腑，与肠中气血相搏结，大肠传导功能失司，通降不利，气血瘀滞，肠络受损，腐败化为脓血而痢下赤白；气机阻滞，腑气不通，故见腹痛，里急后重。

痢疾位在肠，与脾、胃相关，可涉及肾。因肠与胃密切相连，肠病及胃，故常曰在肠胃。如《医碥·痢》所说："不论何脏腑之湿热，皆得以入肠胃，以胃为中土，主容受而传之肠也。"痢疾日久，不但损伤脾胃而且影响及肾，导致肾气虚惫或脾肾阳虚，下痢不止。

本病的病理性质分寒热虚实，病机演变多端。初期多为实证，因湿热或寒湿所致。外感湿热，或湿热内生，或疫毒内侵，壅滞腑气，熏灼肠道，下痢鲜紫脓血，壮热口渴，皆属热证。寒湿阴邪所致者为寒证。下痢日久，可由实转虚或虚实夹杂，寒热并见。如痢疾失治，迁延日久，或收涩太早，关门留寇，正虚邪恋，可发展为下痢时发时止，日久难愈的休息痢。

三、典型病例

病案一：痢疾·大肠湿热兼气滞证

刘某，女，35岁。

首诊时间：2018年2月24日。

主诉：脓血便反复发作3个月余，加重1周。

现病史：患者3个月前因饮食油腻不洁，开始脐周疼痛，腹泻7天后出现少量脓血，后逐渐加重，每日便脓血4～6次。患者深受折磨，家属为之担忧，经中西医多处医治，均效果不佳，此次经友人介绍，前来求治。就诊时症见大便溏稀伴脓血，日4～6次，里急后重，纳少，脘腹胀闷，时有腹痛，每遇情绪紧张而加重，伴疲劳乏力，自觉有肛门下坠感；舌质紫暗，舌体略胖，有齿痕，黄腻苔，脉弦滑数。

既往史：慢性胃炎1年。

辅助检查：

①电子肠镜检查：溃疡性结肠炎，结肠憩室。

②肛门检查：混合痔。

辨证分析：该患者病程日久，脓血便反复发作，伴疲劳乏力，每遇情志变化加重，分析为肝郁脾虚，湿邪留滞，郁积化热，损伤肠胃，致湿热浸润大肠，血腐化脓，故便溏伴脓血，日4～6次；病久则中气内损，气运化不足，肾气固摄不纳，故自觉有肛门下坠感，神疲乏力；且日久湿热蕴积化瘀，故舌质紫暗，苔黄腻，脉弦滑数。四诊合参，谢晶日教授诊其为大肠湿热兼气滞证。

中医诊断：痢疾·大肠湿热兼气滞证。

西医诊断：溃疡性结肠炎。

中医治法：清肠燥湿，健脾益气。

处　　方：柴　胡15g　　炒白术20g　　苍　术20g　　黄　芩15g
　　　　　黄　连15g　　黄　柏15g　　苦　参15g　　地榆炭35g
　　　　　仙鹤草15g　　煅龙骨30g　　香　附10g　　升　麻10g
　　　　　当　归15g

　　　　　　　　　　7剂，水煎服，日1剂，水煎300mL，早晚饭后温服。

嘱患者在服药期间慎起居，避风寒，饮食清淡，忌生冷、坚硬、油腻、辛辣食物，保持情绪乐观稳定。

二诊：患者大便次数减少至日2～4次，大便仍溏稀，伴脓血便减少，自觉肛门下坠感仍存在，脘腹胀闷仍明显；舌质紫暗，体略胖，苔黄腻，脉弦滑。原方基础上加香橼10g，增强疏肝行气之力。

处　　方：柴　胡15g　　炒白术20g　　苍　术20g　　黄　芩15g
　　　　　　黄　连15g　　黄　柏15g　　苦　参15g　　地榆炭35g
　　　　　　仙鹤草15g　　煅龙骨30g　　香　附10g　　升　麻10g
　　　　　　当　归15g　　香　橼10g

7剂，水煎服，日1剂，水煎300mL，早晚饭后温服。

三诊：患者自诉大便次数减少至1～2次，脘腹胀闷明显缓解，便中脓血、肛门下坠感基本消失；舌质暗红，黄白腻苔，脉弦滑。上方加炙黄芪20g、太子参15g以助正气，继予14剂。

处　　方：柴　胡15g　　炒白术20g　　苍　术20g　　黄　芩15g
　　　　　　黄　连15g　　黄　柏15g　　苦　参15g　　地榆炭35g
　　　　　　仙鹤草15g　　煅龙骨30g　　香　附10g　　升　麻10g
　　　　　　当　归15g　　香　橼10g　　炙黄芪20g　　太子参15g

14剂，水煎服，日1剂，水煎300mL，早晚饭后温服。

按此方加减继续治疗2个月余，诸症皆除。随访该患者至今，未曾复发。

【临证心悟】

痢疾，相当于西医学中的细菌性痢疾、阿米巴痢疾、溃疡性结肠炎等。古人称痢为滞下，亦有无积不成痢之说，所以痢因积滞而成者，亦为常见。症见下痢、腹胀、腹痛、纳呆、肛门坠胀等，临床常用消导、化滞之法，如山楂、枳实、陈皮、神曲、麦芽之类，偏湿加苍术、茯苓，偏寒加肉桂、干姜。因积滞而腹痛甚者，可佐大黄以通积滞，乃通因通用之法。陈修园《医学三字经》云"湿热伤，赤白痢，热胜湿，赤痢渍，湿胜热，白痢坠"，意思是说痢疾为感受湿热疫毒所致，凡痢下赤多白少者为热胜湿，痢下赤少白多者为湿胜热，当然还要参合舌脉予以确诊。谢晶日教授认为该病病位在肠，与脾胃有密切关系。病机为湿热、疫毒、寒湿结于肠腑，气血壅滞，脂膜血络受损，化为脓血，大肠传导失司，发为痢疾。

方中黄芩、黄连、黄柏、苦参清泄三焦血分、清热燥湿解毒，同时疏调肝经；炒白术、苍术燥湿止泻，兼顾健运脾胃；地榆炭、仙鹤草清热凉血，化瘀止血；升麻、炙黄芪顾护气，同时升举阳气作用可载药上行，益气升阳固脱，且与煅龙骨合用，既肾暖中壮阳，又收敛涩肠止泻；柴胡、香附共奏疏肝气、平胃气、缓急止痛之效。诸药合用，达到清肠燥湿止血、理气健脾温肾之疗效。二诊脓血便缓解，但余症仍在，故加香橼，以助其自身恢复大肠、脾肾运化功能，健运全身。三诊诸症明显缓解，便中无脓，故全方以脾肾为本，主要选用健脾和，开胃消食之品，以补益先后天之本脾胃肾，以防疾病往复发作。

病案二：痢疾·大肠湿热证

程某，女，36岁。

首诊时间：2017年3月17日。

主诉：腹痛、腹泻1年，加重7天。

现病史：该患者1年前曾因腹痛、腹泻伴脓血便于外院就诊，行电子结肠镜检查示溃疡性结肠炎（重度），其后服美沙拉秦效果不明显，随后予地塞米松，症状有所好转，时有反复，但控制尚可。7天前患者因进食辛辣食物导致病情复发，症状加重，经朋友介绍遂来门诊就诊。患者现腹痛、腹泻、便脓血，每日6～8次，伴里急后重、肛门灼热，神疲乏力，纳呆，寐差，平素月经规律，色质偏淡，量少，有血块；舌质暗红，苔黄腻，边有齿痕，脉弦滑。

既往史：既往体健。

辅助检查：肠镜检查示溃疡性结肠炎（重度）。

辨证分析：本案患者素体脾胃虚弱，平素饮食不节，起居不慎，劳作不休，嗜食肥甘厚味，导致湿热蕴肠，气滞血瘀，肠络受损，故症见腹痛、腹泻、下利脓血而成湿热痢，结合舌脉，故中医辨证为痢疾·大肠湿热证。

中医诊断：痢疾·大肠湿热证。

西医诊断：溃疡性结肠炎。

中医治法：清热燥湿，益气健脾，凉血化瘀。

处　方：炒白术15g　　黄　芪20g　　黄　连20g　　黄　芩20g
　　　　黄　柏20g　　白头翁30g　　肉豆蔻15g　　炒山楂15g
　　　　神　曲15g　　三　七10g（冲服）　　仙鹤草15g
　　　　木　香10g　　白　芍1g　　甘　草10g

　　　　7剂，水煎服，日1剂，水煎300mL，早晚饭前30分钟温服。

中药灌肠方：苦　参30g　　地榆炭30g　　赤石脂20g　　白　及10g
　　　　　　黄　连20g

　　　　药物常规水煎150mL，每日1剂，每晚睡前灌肠1次。

二诊：患者腹痛症状明显缓解，里急后重症状明显减轻，腹泻次数减少，每日3～4次，便中仍有少量脓血；舌质暗红，少许黄腻苔，脉弦滑。于上方减白芍、甘草，去其缓急止痛的作用；加太子参15g养阴扶正。继续给予7剂，灌肠方不变。

处　方：炒白术15g　　黄　芪20g　　黄　连20g　　黄　芩20g

黄　柏 20g	白头翁 30g	肉豆蔻 15g	炒山楂 15g
神　曲 15g	三　七 10g（冲服）		仙鹤草 15g
木　香 10g	太子参 15g		

7 剂，水煎服，日 1 剂，水煎 300mL，早晚饭前 30 分钟温服。

中药灌肠方：

| 苦　参 30g | 地榆炭 30g | 赤石脂 20g | 白　及 10g |
| 黄　连 20g | | | |

药物常规水煎 150mL，每日 1 剂，每晚睡前灌肠 1 次。

三诊：患者仍有腹泻，每日 1～2 次，无脓血，偶有腹痛，神疲乏力，余症消失；舌质暗红，苔薄黄，脉沉弦。上方去黄芩、黄柏、白头翁，以减其苦寒之性；去木香、肉豆蔻，以减其温燥行气之用；加薏苡仁 15g、茯苓 15g、山药 15g、砂仁 6g，以健脾祛湿；加陈皮 15g，以健脾消食；加柴胡 15g，以疏肝行气。方药调整如下。

处　方：

柴　胡 15g	黄　芪 20g	太子参 15g	炒白术 20g
炒薏苡仁 15g	陈　皮 15g	炒山楂 15g	苍　术 15g
茯　苓 15g	黄　连 15g	山　药 15g	神　曲 5g
砂　仁 6g	三　七 10g（冲服）		仙鹤草 15g

7 剂，水煎服，日 1 剂，水煎 300mL，早晚饭前 30 分钟温服。

停中药灌肠后按上方加减治疗 2 个月，诸症皆除。随访至今，未曾复发。

【临证心悟】

《秘传证治要诀及类方·痢》指出："痢疾，古名滞下，以气滞成积，积成痢。治法当以顺气为先，须当开胃，故谓无饱死痢病也。"《丹溪心法·痢》云："下痢不治之证，下如鱼脑者半死半生，下如尘腐色者死，下纯血者死，下如屋漏水者死，下如竹筒注者不治。"《寿世保元·痢疾》云："凡痢初患，元气未虚，必须下之，下后未愈，随症调之。痢稍久者，不可下，胃虚故也。痢多属热，亦有虚与寒者，虚者宜补，寒者宜温。年老及虚弱人，不宜下，大便了而不了者，血虚也，数至圊而不便者，气虚也。"《类证治裁·痢症论治》曰："痢多发于秋，即《内经》之肠澼也，症由胃腑湿蒸热壅，致气血凝结，挟糟粕积滞，进入大小腑，倾刮脂液，化脓血下注，或痢白，痢红，痢瘀紫，痢五色，腹痛呕吐，口干，溺涩，里急后重，气陷肛坠，因其闭滞不利，故亦名滞下也。"

本案以白头翁、黄芩、黄连、黄柏清热燥湿，炒白术、黄芪共奏益气健脾燥湿之功，肉豆蔻涩肠止泻，山楂、神曲消食导滞，三七、仙鹤草化瘀行血，同时结合其证候，佐以他药，纲举目张，故能药到病除。二诊时腹痛、腹泻等症状明显减轻，故减去缓急痛与涩肠止泻之药，加上补气药以防止苦寒燥湿之品伤及正气。三诊时症状基本消失，谢晶日教授以益气健脾、清热燥湿之法善后，以防病情复发。总体上，痢疾的临床辨证以辨湿热和气血为主，治疗初期以祛邪为主。

病案三：痢疾·大肠湿热兼肝郁证

李某，女，36 岁。

首诊时间：2016 年 3 月 3 日。

主诉：痛腹泻伴脓血便 1 年余，加重 1 周。

现病史：患者 1 年前饮食不节后出现腹痛，腹泻，便脓血，日 6 ～ 7 次。于 2015 年 2 月在某医院行电子结肠镜检查提示溃疡性结肠炎，（全结肠）广泛黏膜溃疡，诊断为溃疡性结肠炎，口服美沙拉秦治疗，效果不明显，遂加用地塞米松，症状有所好转。1 周前因情志不遂复发，故来我院就诊。患者现腹痛，痛后腹泻，日 7 ～ 8 次，便中带黏液脓血，伴里急后重，肛门灼热，嗳气，餐后腹胀，口干口苦；舌质暗红，苔黄腻，脉弦滑。

既往史：慢性胆囊炎 2 年。

辅助检查：电子结肠镜检查提示溃疡性结肠炎，（全结肠）广泛黏膜溃疡。

辨证分析：患者平素饮食不节，嗜食辛辣肥甘，致湿热内生，壅遏肠腑，气滞血瘀，伤及肠络，故腹痛腹泻，下利脓血。病程日久，湿热伤中，使脾气不足，健运失司，复因情志不遂，肝气郁结，木郁克土，故而复发。综观舌脉，四诊合参，谢晶日教授辨其为大肠湿热兼肝郁证。

中医诊断：痢疾·大肠湿热兼肝郁证。

西医诊断：溃疡性结肠炎。

中医治法：清热化湿，疏肝健脾。

处　　方：柴　胡 15g　　白头翁 30g　　黄　连 20g　　黄　柏 20g
　　　　　　黄　芩 20g　　炒白术 25g　　薏苡仁 15g　　血　竭 15g
　　　　　　儿　茶 15g　　补骨脂 20g　　肉豆蔻 20g　　诃　子 20g
　　　　　　枳　壳 15g　　炒白芍 15g　　当　归 15g

　　　　　　　　　　　7 剂，水煎服，日 1 剂，水煎 300mL，早晚分服。

嘱患者服药期间注意休息，切勿过度劳累，忌辛辣、生冷、油腻食物，进食易消化食物，保持心情舒畅。

二诊：患者仍腹痛，口干口苦，便中脓血减少，日 3 ～ 4 次，里急后重、肛门灼热减轻，偶有嗳气、腹胀；舌质暗红，苔黄腻，脉弦滑。于上方去补骨脂、肉豆蔻、诃子，以减温燥之性，加延胡索 15g 祛气结滞不散。

处　　方：柴　胡 15g　　白头翁 30g　　黄　连 20g　　黄　柏 20g

黄　芩 20g	炒白术 25g	薏苡仁 15g	血　竭 15g
儿　茶 15g	枳　壳 15g	炒白芍 15g	当　归 15g
延胡索 15g			

7 剂，水煎服，日 1 剂，水煎 300mL，早晚分服。

三诊：患者大便成形，无脓血，日 1～2 次，偶有腹痛，口干口苦减轻，余症消失；舌质暗红，苔黄白腻，脉沉弦。上方去白头翁、黄连、黄柏、黄芩，以减苦寒之性；增白芍用量为 30g，以增止痛作用；加茯苓 10g、炙黄芪 10g 健脾以善后。方药调整如下。

处　　方：柴　胡 15g	炒白术 25g	薏苡仁 15g	血　竭 15g
儿　茶 15g	枳　壳 15g	炒白芍 30g	当　归 15g
延胡索 15g	茯　苓 10g	炙黄芪 10g	

7 剂，水煎服，日 1 剂，水煎 300mL，早晚分服。

后按上方加减继续治疗 2 个月，诸症皆除。随访至今，未曾复发。

【临证心悟】

谢晶日教授辨该患者为痢疾大肠湿热兼肝郁证，治疗时应在疏肝健脾的基础上，注重清热化湿、涩肠止泻、止血生肌，以治其标。且应与泄泻相鉴别，两者多发于夏秋季节，病位在胃肠，病因亦有相似之处，症状都有腹痛、大便次数增多。但痢疾大便次数虽多而量少，排赤白脓血便，腹痛伴里急后重感明显。而泄泻大便溏薄，粪便清稀，或如水，或完谷不化，而无赤白脓血便，腹痛多伴肠鸣，少有里急后重感。正如《景岳全书》所说："泻浅而痢深，泻轻而痢重，泻由水谷不分，出于中焦，痢以脂血伤败，病在下焦。"当然，泻、痢两病在一定条件下又可以相互转化，或先泻后痢，或先痢而后转泻。一般认为先泻后痢，为病情加重；先痢后泻，为病情减轻。

方中柴胡、炒白芍疏肝解郁；炒白术、薏苡仁补气健脾；白头翁、黄连、黄芩、黄柏清热燥湿，凉血止痢；补骨脂、肉豆蔻、诃子涩肠止泻；血竭、儿茶止血生肌；枳壳畅通肠中气机；当归养血和血。二诊腹泻减轻，仍有腹痛，因涩肠药应中病即止，故去补骨脂、肉豆蔻、诃子，以免闭门留寇，加延胡索以理气活血止痛。三诊症状明显好转，便中无脓血，故全方主要由益气健脾药组成，兼以疏肝、清热、燥湿之品，重在补益后天，以防疾病复发。

病案四：痢疾·肝郁脾虚证

孙某，女，42 岁。

首诊时间：2017 年 7 月 26 日。

主诉：大便稀溏伴脓血 1 年余。

现病史：患形体适中，面色少华，1年前因家庭变故导致情志不舒，继而出现大便稀溏伴脓血，日4～7次，便前腹痛，里急后重，肠鸣音亢进，胃脘有嘈杂感，饥饿时甚，反酸，烧心，时有头晕，寐差易醒，入睡困难，月经量少，颜色紫暗；舌质暗红，舌苔黄腻，脉象弦滑。辗转多地就诊，效果不佳，遂来我院门诊就诊。

既往史：慢性非萎缩性胃炎3年。

辅助检查：

①电子肠镜检查：溃疡性结肠炎轻度。

②病理检查：（盲肠）黏膜慢性活动性炎伴隐窝炎。

辨证分析：该患者因情志不舒导致肝郁，肝郁日久而横逆乘脾，导致脾虚，脾虚气血生化乏源，故见面色少华等症；脾虚则脾失健运，水湿内停，郁而化热，湿下迫大肠而泄泻，症见大便稀溏，1日多次；湿热郁阻，迫血妄行，或热伤血络，下痢赤白，故见便脓血；久病损伤脾肾，肾阳虚，水气运化失司，肾水不能上济于心而致心肾不交，症见寐差易醒、入睡困难等。结合舌脉，故中医辨证为痢疾·肝郁脾虚证。

中医诊断：痢疾·肝郁脾虚证。

西医诊断：溃疡性结肠炎。

中医治法：疏肝理气，化湿止血。

处　　方：柴　胡10g　　薏苡仁20g　　苍　术5g　　山　药25g
　　　　　苦　参10g　　黄　芩10g　　黄　连10g　　黄　柏10g
　　　　　黄　芪20g　　陈　皮15g　　煅海螵蛸25g　　煅龙骨20g
　　　　　三　七10g（冲服）

　　　　　　　　　　　　　　7剂，水煎服，日1剂，水煎300mL，早晚分服。

叮嘱患者忌食生辣腥冷、油腻黏滑、含粗纤维之品。

二诊：患者面露喜色，精神状态亦有所改善，自诉服药后部分症状有好转，大便稍成形，偶尔伴有少量脓血，日3～4次，便前腹痛缓解；舌质暗红，黄腻苔，弦滑脉。谢晶日教授指出虽然患者症状有所改善，但目前仍以湿热为主，仍需坚持以疏肝健脾、清热利湿为主的基本原则进行治疗。原方效果甚好，遂予以原方7剂巩固治疗，正所谓效不更方。

处　　方：柴　胡10g　　薏苡仁20g　　苍　术5g　　山　药25g
　　　　　苦　参10g　　黄　芩10g　　黄　连10g　　黄　柏10g
　　　　　黄　芪20g　　陈　皮15g　　煅海螵蛸25g　　煅龙骨20g
　　　　　三　七10g（冲服）

　　　　　　　　　　　　　　7剂，水煎服，日1剂，水煎300mL，早晚分服。

三诊：患者自诉大便稍成形，次数由原来日 3 ～ 4 次减少到日 2 ～ 3 次，便脓血症状消失，反酸有所缓解，寐差易醒，入睡困难，纳少；舌质暗，黄白腻苔，脉弦滑。上方基础上去黄芩、三七，重用煅龙骨，加煅牡蛎 30g、灵磁石 20g、鸡内金 15g、焦神曲 20g，安神助眠，增加食欲。

处　　方：柴　胡 10g　　薏苡仁 20g　　苍　术 5g　　　山　药 25g
　　　　　苦　参 10g　　黄　连 10g　　黄　柏 10g　　灵磁石 20g
　　　　　黄　芪 20g　　陈　皮 15g　　煅海螵蛸 25g　煅龙骨 30g
　　　　　鸡内金 15g　　焦神曲 20g　　煅牡蛎 30g

　　　　　　　　　　　　7 剂，水煎服，日 1 剂，水煎 300mL，早晚分服。

四诊：患者状态大好，诸症皆有改善，大便基本成形，脓血、腹痛消失，寐可，纳可，病情稳定，疾病已由活动期过渡到缓解期，谢晶日教授考虑患者久病体虚，上方基础上去黄连、黄柏等苦寒伤胃之品，加补骨脂 20g、肉豆蔻 15g、诃子 15g，用来温补脾肾，固涩止泻。巩固治疗 4 周后，诸症皆除。

处　　方：柴　胡 10g　　薏苡仁 20g　　苍　术 5g　　　山　药 25g
　　　　　苦　参 10g　　灵磁石 20g　　补骨脂 20g　　肉豆蔻 15g
　　　　　黄　芪 20g　　陈　皮 15g　　煅海螵蛸 25g　煅龙骨 30g
　　　　　鸡内金 15g　　焦神曲 20g　　诃　子 15g　　煅牡蛎 30g

　　　　　　　　　　　　7 剂，水煎服，日 1 剂，水煎 300mL，早晚分服。

后随访至今，状态良好，未见复发。

【临证心悟】

唐容川在《痢症三字诀》中指出"痢为病，发秋天，金木渗，湿热煎，肝迫注，故下逼，肺收摄，故滞塞"，意思是说痢疾乃湿热煎迫，导致肝肺两脏气机失调，引起里急后重，这是他对里急后重的解释，虽然此解释不十分确切，但古人对里急后重一症再无更好的解释了。由于肺主气，肝藏血，所以他进一步指出"白气腐，红血溃……治白痢，主肺气，白虎汤，银菊贵，治红痢，主肝血，白头汤，守圭臬"，认为白属湿，红属热，白痢伤气，红痢伤血，故用芍药汤清湿热、调气血。同时他还指出，治痢疾初起必须祛邪，最忌收涩，收涩则会闭门留寇。

谢晶日教授认为溃疡性结肠炎之所以难治，在于其多为虚实夹杂之证，易反复发作，在诊断和治疗过程中要根据病情发展确定疾病分期，准确辨证，以证立法，以法组方，以方加减，及时调整治法，以避免出现方不合法、法不对证之现象。在该患者的诊疗过程中先辨病、辨证、辨虚实，而后治疗用药时，活动期以"疏肝健脾，清热利湿"为基本治则，兼"调畅气机，行气活血"法治疗，故而多用疏肝健脾、清热利湿、行气活血之药，如柴胡、薏苡仁、苍术、三七等；后期患者病情稳定，由活动期过渡到缓解期时，治疗则偏重于"温补脾肾，固涩止泻"之法，因而多用温补收涩之品，如补骨脂、肉豆蔻、诃子等。整个治疗过程思路清晰，条理明确，用药时审时度势，合理配伍，对症用药，效果甚好。

病案五：痢疾·肝气乘脾兼肾阳虚证

岳某，男，46 岁。

首诊时间：2019 年 5 月 18 日。

主诉：大便不成形，伴便次增多半年余。

现病史：半年前患者出现大便不成形，日 3 ～ 4 次，偶便后小腹痛，伴胃脘胀满不舒、恶心、反酸，随情绪波动而加重；自觉形寒肢冷，耳鸣；舌质暗红，舌体略胖，边有齿痕，苔白稍腻，脉滑。于 2018 年 12 月 13 日就诊于某医院，肠镜检查提示直肠炎（直肠黏膜充血、伴有散在点片状糜烂），间断性口服美沙拉秦、糖皮质激素类药物等，症状有所缓解，但停药一段时间后症状反复，患者辗转多地多次就诊，均未达到预期疗效，经朋友介绍于门诊就诊。

既往史：丙肝携带者，胆囊炎 15 年余。

辅助检查：

①肠镜检查：直肠炎（黏膜充血伴点状糜烂）。

②胃镜：浅表性胃炎伴胃窦萎缩及胆汁反流，十二指肠球炎（轻度）。

辨证分析：此患者平素情志不舒，致肝气郁结，失于疏泄，横逆脾胃，肝胃气机阻滞，脾胃升降失司，胃气失于和降，胃津随气上逆，常表现为胃胀、反酸、恶心；脾虚则脾失健运，水湿内停，郁而化热，湿热下迫大肠而泄泻，症见大便不成形，日 3 ～ 4 次；久病损伤脾肾，肾阳虚，水气运化失司，症见形寒肢冷、耳鸣等；结合舌脉，舌质暗红，舌体略胖，边有齿痕，苔白稍腻，脉滑，均为肝气乘脾兼肾阳虚证的表现。

中医诊断：痢疾·肝气乘脾兼肾阳虚证。

西医诊断：直肠炎。

中医治法：抑肝扶脾，固涩止泻。

处　　方：柴　胡 10g　　炒白术 20g　　苍　术 10g　　肉豆蔻 15g
　　　　　诃　子 10g　　紫苏子 15g　　煅海螵蛸 25g　　煅瓦楞子 25g
　　　　　金钱草 30g　　陈　皮 15g　　黄　芪 15g　　砂　仁 6g
　　　　　炒白芍 30g

　　　　　　　　　7 剂，水煎服，日 1 剂，水煎 300mL，早晚分服。

嘱患者，调整心情，节制饮食，忌食辛辣生冷油腻。

二诊：患者大便次数明显减少，日1～2次，仍觉便后小腹痛，伴胃脘胀满不舒、恶心、反酸，身冷。上方去金钱草，以减苦寒之性；加桂枝15g、炮姜15g，以温中止痛。

处　　方：柴　胡10g　　炒白术20g　　苍　术10g　　肉豆蔻15g
　　　　　　诃　子10g　　紫苏子15g　　煅海螵蛸25g　煅瓦楞子25g
　　　　　　陈　皮15g　　黄　芪15g　　砂　仁6g　　炒白芍30g
　　　　　　桂　枝15g　　炮　姜15g

7剂，水煎服，日1剂，水煎300mL，早晚分服。

三诊：患者自觉上肢冷，伴酸痛，每于情绪波动时，仍有大便不成形，时有胃脘胀满、恶心、反酸。上方加熟附子10g、肉桂15g，以补下焦不足，治沉寒痼冷。

处　　方：柴　胡10g　　炒白术20g　　苍　术10g　　肉豆蔻15g
　　　　　　诃　子10g　　紫苏子15g　　煅海螵蛸25g　煅瓦楞子25g
　　　　　　陈　皮15g　　黄　芪15g　　砂　仁6g　　炒白芍30g
　　　　　　桂　枝15g　　炮　姜15g　　熟附子10g（先煎）　肉　桂15g

7剂，水煎服，日1剂，水煎300mL，早晚分服。

四诊：患者大便偶见不成形，日1～2次，反酸减轻，身冷明显缓解。该患者经过四个疗程的加减治疗后，自觉症状明显缓解，肠镜检查提示结肠直肠黏膜未见异常。患者及其家属欣喜不已，十分感谢谢晶日教授减轻其生活上的痛苦。上方再服7剂，巩固疗效。

治疗期间，多次劝慰，注意情志调摄，保持饮食有节，生活规律；守方稍作进退，谨守病机，以巩固疗效，嘱患者进行肠镜检查。

【临证心悟】

肠炎多为虚实夹杂之证，是时邪疫毒、饮食不节及体质因素互相作用的结果。

古籍中不乏相关论述，《伤寒论》论及"下利"的产生多与少阳、太阴相关。如第172条为："太阳与少阳合病，自下利者，与黄芩汤。"其认为"下利"发生的主要病机为少阳热邪下迫大肠，出现协热下利、黏腻臭秽、里急后重之表现。第273条为："太阴之为病，腹满而吐，食不下，自利益甚，时腹自痛。"在太阴病篇中将"自利"纳入提纲证中，认为太阴脾阳不足，水湿运化无力，寒湿下趋是"下利"发生的常见病因。《金匮要略》将"下利"分为湿热证及虚寒证两种类型，其中湿热者"下利，寸脉反浮数，尺中自涩者，必圊脓血"。脉象浮数，可知病邪新起，新感时邪，内迫肠腑而见脓血便。虚寒者则多为脏腑虚衰，清气下陷而利下清谷。《仁斋直指方》指出"病出于滞"，认为该病发病是因各种有形实邪致使气机不畅，出现里急后重、利下赤白脓血之状。《圣济总录·休息痢》指出："肠中宿挟痼滞，每遇饮食不节，停饮不消，即乍差乍发，故取名为休息痢。"《丹溪心法》载："痢赤属血，白属气。"其认为痢疾的发生与气血失调有关，气机不畅则出现里急后重之感，痢下脓血，赤多白少多伤及血分。据此，刘河间确立了"调气则后重自除，行血则脓血自愈"的治疗方法。

谢晶日教授认为，本病病机之本为在内因、外邪作用下，中焦传导失司致气机升降失常。其病理因素主要是湿，病理性质常见虚实夹杂。此外，在治疗方面，本案病例从肝脾论治，随证而施治。暴泻不可骤用补涩，以免关门留寇；久泻不可分利太过，以防劫其阴液。泄泻为病，湿盛为其关键，加入祛风药物屡见奇效。

病案六：痢疾·脾虚湿热证

高某，男，35 岁。

首诊时间：2015 年 9 月 23 日。

主诉：腹痛伴脓血便 1 年余，加重 1 周。

现病史：患者于 2014 年 8 月到当地医院行电子肠镜检查提示溃疡性结肠炎，经口服美沙拉秦治疗后缓解。近 1 年来反复发作，并于 1 周前加重，慕名前来就诊。患者就诊时腹痛、腹泻，伴脓血便，每日 5～6 次，便后痛减，同时有疲乏无力、肛门灼痛、失眠、纳差等症，形体适中，面色少华，每于饮食不节后腹痛、脓血便加重；舌质淡，苔黄，脉滑数。

既往史：既往体健。

辅助检查：电子肠镜检查提示溃疡性结肠炎。

辨证分析：此例患者长期饮食不节，蕴生湿热，加之情志失调，气机受阻，血行不畅，气血凝滞于肠腑而致发病。湿热日久可伤及脾胃，导致脾失健运，胃失受纳，加重本病。结合舌脉，故中医辨证为痢疾·脾虚湿热证。

中医诊断：痢疾·脾虚湿热证。

西医诊断：溃疡性结肠炎。

中医治法：清热化湿，健脾益气。

处　　方：	白头翁 25g	马齿苋 25g	黄　芪 15g	黄　连 20g
	黄　柏 20g	茯　苓 20g	薏苡仁 20g	木　香 10g
	黄　芩 15g	秦　皮 15g	牡丹皮 15g	

7 剂，水煎服，日 1 剂，水煎 300mL，早晚分服。

灌肠方药：	白头翁 35g	马齿苋 30g	黄　芩 25g	败酱草 20g
	黄　连 25g	黄　柏 25g	苦　参 20g	

水煎 150mL，每日 2 次，保留灌肠。

叮嘱患者注意饮食卫生，避免过食生冷、不洁、肥甘厚味之品。

二诊：患者腹痛减轻，疲乏无力感缓解，便血消失，大便次数减少为每日 3 次，质略溏；舌淡胖，少许黄腻苔，脉滑。予上方去牡丹皮、黄芪，加炒白术 20g、山药 20g 健脾。灌肠方去败酱草，加赤石脂 25g 止血。

处　　方：白头翁 25g　马齿苋 25g　山　药 20g　黄　连 20g
　　　　　黄　柏 20g　茯　苓 20g　薏苡仁 20g　木　香 10g
　　　　　黄　芩 15g　秦　皮 15g　炒白术 20g

　　　　　　　　　　　　7 剂，水煎服，日 1 剂，水煎 300mL，早晚分服。

灌肠方药：白头翁 35g　马齿苋 30g　黄　芩 25g　赤石脂 25g
　　　　　黄　连 25g　黄　柏 25g　苦　参 20g

　　　　　　　　　　　　水煎 150mL，每日 2 次，保留灌肠。

三诊：患者偶有腹痛，大便基本成形，每日 1 次，无脓血，无肛门灼痛，疲乏感消失，纳佳；舌淡胖，苔白腻，脉沉缓。处方改为以健脾利湿理气的药物为主，7 剂，水煎服，以巩固治疗，停止中药保留灌肠。

处　　方：炒白术 20g　山　药 20g　茯　苓 15g　薏苡仁 15g
　　　　　党　参 15g　陈　皮 15g　砂　仁 10g

　　　　　　　　　　　　7 剂，水煎服，日 1 剂，水煎 300mL，早晚分服。

后遵原方随证加减，服药 2 个月后诸症皆除。随访至今，未曾复发。

【临证心悟】

谢晶日教授认为活动期溃疡性结肠炎（脾虚湿热证）以邪实为主，治疗应注重清热化湿兼以扶正健脾。本案患者肛门灼痛，舌苔黄腻，脉滑数，此乃湿热内蕴之征，故以白头翁、马齿苋清热凉血止痢；又以黄芩、黄连、黄柏、秦皮清热燥湿消除致病之因；茯苓、薏苡仁健脾利湿，清湿热的同时又有助于脾胃健运，恢复脾胃升清降浊之功，脾胃得健又可兼助化湿；木香行肠腑之气，以减轻里急后重；牡丹皮兼有活血之效，可使瘀血畅行以止其脓血便。服药后症见舌淡胖，苔白腻，脉沉缓，此乃脾虚之象，以炒白术、山药、党参益气健脾，脾气健旺，健运有常，湿热得清，则气血调畅，诸症自平，每获良效。

凡痢疾经治疗后，痢下脓血次数减少，腹痛、里急后重减轻，为气血将和，正能胜邪，向愈；凡下痢脓血，兼有粪质者轻，不兼有粪质者重；凡下痢脓血次数虽减少，但全身症状不见减轻，甚而出现烦躁、腹胀、精神萎靡、手足欠温、脉症不符者，皆预示病情恶化，应引起高度重视；凡下痢次数逐渐减少，而反见腹胀痛，呕吐，烦躁口渴，气急，甚或神昏谵语者，为邪毒内炽上攻之象；凡下痢，噤口不食，精神萎靡，或呕逆者，为胃气将败；凡下痢脓血，烦渴转筋，甚或面色红润，唇如涂朱，脉数疾大者，为阴液将涸或阴阳不交之候；凡下痢不禁，或反不见下痢，神萎蜷卧，畏寒肢冷，自汗，气息微弱，脉沉细迟，或脉微欲绝，为阳气将脱，阴阳欲离之象，病情危重，需急用独参汤或参附汤或参附注射液以益气回阳救逆。

病案七：痢疾·湿热瘀毒兼脾虚证

潘某，女，32 岁。

首诊时间：2020 年 4 月 13 日。

主诉：腹痛腹泻，脓血便反复发作 1 年余，加重 10 天。

现病史：腹痛腹泻，脓血便反复发作 1 年余。半年前于某医院行肠镜检查，诊断为溃疡性结肠炎活动期，保守治疗效果不佳。10 天前因饮食不节后加重，大便日 4～5 次，便带鲜血、黏冻，里急后重，小便色黄；经朋友推荐来门诊寻求中医药治疗。查体全腹压痛（＋），舌质淡暗，略胖大，有齿痕，苔黄腻，脉滑数，面色少华，形体消瘦。

辅助检查：

①电子结肠镜检查：盲肠、升结肠远端、肝曲、乙状结肠远端及直肠黏膜弥漫性充血水肿，糜烂，浅溃疡，颗粒样，质脆，表面脓苔，中间部结肠尚正常，镜检诊断为溃疡性结肠炎活动期。

②血细胞分析：血红蛋白 91g/L，淋巴细胞比率 18.62%。

③粪常规检查：潜血阳性。

辨证分析：患者素体脾虚不健，又因饮酒无度，酿成湿热，火热之极谓之毒，湿热毒邪熏灼肠络，以致气血凝滞，故辨证为湿热瘀毒兼脾虚证。

中医诊断：痢疾·湿热瘀毒兼脾虚证。

西医诊断：溃疡性结肠炎。

中医治法：健脾燥湿，清热解毒，凉血止血。

处 方：白头翁 35g	马齿苋 35g	柴 胡 15g	黄 连 15g
黄 柏 15g	黄 芩 15g	三 七 15g（冲服）	
白 及 25g	儿 茶 15g	茯 苓 15g	炒白术 15g
地榆炭 15g	血 竭 10g（冲服）		

7 剂，水煎服，日 1 剂，水煎 300mL，早晚分服。

嘱患者服药期间饮食忌辛、辣、过热、过冷、发物、黏腻之品，并积极戒酒。宜充分休息，减少精神和体力负担，予流质饮食。

二诊：患者腹痛、腹泻有所缓解，大便日 2～3 次，黏滞不爽，带有少量血丝，里急后重略缓解，乏力，纳差，小便色变淡，左下腹压痛（＋）；舌质淡暗，苔黄腻，脉沉滑。患者病情已得到控制，但脾虚和湿热仍在，证型无改变，继续应用清热解毒、健脾燥湿之法，加大健脾力度。上方出血量减少而去地榆炭 15g，健脾加党参 25g、山药 15g、山茱萸 15g、乌药 15g。

处　　方：白头翁 35g　　马齿苋 35g　　柴　胡 15g　　黄　连 15g

　　　　　黄　柏 15g　　黄　芩 15g　　三　七 15g（冲服）

　　　　　白　及 25g　　儿　茶 15g　　茯　苓 15g　　炒白术 15g

　　　　　党　参 25g　　山　药 15g　　山茱萸 15g　　乌　药 15g

　　　　　血　竭 10g（冲服）

　　　　　　　　　　　　　　　　7 剂，水煎服，日 1 剂，水煎 300mL，早晚分服。

注意事项同前，向患者讲明饮酒对本病的害处。

三诊：患者自诉服药后腹痛、腹泻缓解，大便日 1 ～ 2 次，质略黏，无血丝，偶饮食不当后有里急后重，乏力，食欲及睡眠尚可，左下腹压痛不明显；舌质淡，体略胖，苔薄黄腻，脉沉滑。患者湿热之证有明显缓解，脾虚仍在，仍用清热燥湿健脾之法治疗，侧重健脾。上方去黄芩 15g、白头翁 35g 以减苦寒，出血减少去儿茶 15g；健脾加白扁豆 15g、黄芪 25g，山药加量至 20g。

处　　方：马齿苋 35g　　柴　胡 15g　　黄　连 15g　　白扁豆 15g

　　　　　黄　柏 15g　　三　七 15g（冲服）　　　　　血　竭 10g（冲服）

　　　　　白　及 25g　　茯　苓 15g　　炒白术 15g　　黄　芪 25g

　　　　　党　参 25g　　山　药 20g　　山茱萸 15g　　乌　药 15g

　　　　　　　　　　　　　　　　14 剂，水煎服，日 1 剂，水煎 300mL，早晚分服。

注意事项同前，但随着患者病情好转，饮食宜为富含营养且少渣的食物。

四诊：患者已无腹痛、腹泻，大便日 1 次，质略黏，无里急后重，偶自觉乏力，食欲及睡眠尚可，腹无压痛；舌质淡红，苔薄腻，脉沉滑。患者现湿热已祛，脾虚仍在，治疗时应以健脾为要。方药去马齿苋 35g，白扁豆加量至 20g、山药加量至 25g 以健脾。

处　　方：柴　胡 15g　　黄　连 15g　　白扁豆 20g　　乌　药 15g

　　　　　黄　柏 15g　　三　七 15g（冲服）　　　　　血　竭 10g（冲服）

　　　　　白　及 25g　　茯　苓 15g　　炒白术 15g　　黄　芪 25g

　　　　　党　参 25g　　山　药 25g　　山茱萸 15g

　　　　　　　　　　　　　　　　7 剂，水煎服，日 1 剂，水煎 300mL，早晚分服。

五诊：四诊后 1 个月患者复诊，自诉无不适，大便日 1 次，质软色黄，精神状态良好，偶感乏力，饮食及睡眠良好；舌淡红，苔薄腻，脉沉滑。嘱患者继续服药1个月后复查肠镜。

六诊：患者停药后复查肠镜示无明显异常。

【临证心悟】

《诸病源候论·伤寒脓血利候》云："此由热毒伤于肠胃，故下脓血如鱼脑，或如烂肉汁，壮热而腹痛，此湿毒气盛故。"又如《素问·至真要大论》云："火淫所胜……民病注泄赤白，少腹痛溺赤，甚则血便。"谢晶日教授认为，湿热为溃疡性结肠炎致病之标。湿热壅滞大肠，肠道气机失调，热盛肉腐肠络受损，则发为脓血便。此例患者属素体脾胃虚弱，又嗜酒无度，酿生湿热，湿热壅滞大肠而发本病。酒性湿热，饮酒偏嗜，遏阻气机，则损伤脾胃，内生湿热，困脾碍运，使脾之运化功能受损，清浊不分，则发生腹泻；湿热下迫大肠，大肠气机不利，传导失司，气血凝滞，不通则痛，而发生腹痛；湿热熏灼肠道，脉络受损，故见下痢脓血；火热之性急迫，热蒸肠道，气滞不畅，时欲排便，故有腹中急迫感及肛门灼热；脾气虚，水谷精气化生不足，故神疲乏力，少气懒言；脾为气血生化之源，脾虚失运，水谷精微不能化生、输布，则血常规检查可见血红蛋白降低；湿热之邪盛则见口渴、尿黄、舌苔黄腻、脉沉滑等。

方中应用黄芩、黄连、黄柏，三者均有清热燥湿、泻火解毒之功效，擅长清中下焦之湿热，尤其黄连苦寒，清热毒，燥湿厚肠，黄柏泻下焦湿热，对湿热泻痢、里急后重有良好疗效；白头翁苦寒降泄，清热解毒，凉血止痢，尤善于清肠胃湿热及血分热毒，为治疗热血痢的良药；马齿苋性寒质滑，酸能收敛，入大肠经，亦具有清热解毒、凉血止痢之功，为治疗泻痢的常用药物；柴胡行气，茯苓、炒白术健脾利湿；三七为血证良药，既能止血，又能散瘀，善治各种内外血证，有止血而不留瘀，化瘀而不伤正的特点。纵观全方，针对全身的湿热瘀毒症状用药，且兼顾健脾，可以从根本上解决本病的基本病因，减轻局部症状。随着患者病情逐步好转，调整方药，仍以清热解毒、祛湿健脾为法，取得了较好疗效。

四、临证经验总结

谢晶日教授认为痢疾是以腹痛、里急后重、下痢赤白脓血为临床特征。主要病因是外感时邪疫毒，内伤饮食不洁。病位在肠，与脾胃有密切关系。病机为湿热、疫毒、寒湿结于肠腑，气血壅滞，脂膜血络受损，化为脓血，大肠传导失司，发为痢疾。暴痢多为实证，久痢多属虚证。实证以湿热痢多见，亦见于寒湿痢。疫毒痢因病情凶险，应及早救治。虚证又有阴虚痢和虚寒痢之不同。若下痢不能进食，或入口即吐，又称噤口痢。对于日久迁延不愈的休息痢，因病情缠绵，往往形成虚实夹杂之势，宜采取综合措施，内外同治。痢疾的治疗，初痢宜通，久痢宜涩，热痢宜清，寒痢宜温，寒热虚实夹杂者宜通涩兼施、温清并用。对具传染性的细菌性痢疾和阿米巴痢疾，应重在预防，控制传播。临床上常常结合灌肠疗法，凡下痢赤白脓血，里急后重者，常用清热凉血、解毒祛湿药水煎取液 150mL 保留灌肠，每日 1 次，疗程一般 7 日，以脓血尽、里急后重除为度。

需要注意的一点是，临床实践中，谢晶日教授倡导辨病与辨证相结合，根据患者症状，结合肠镜下黏膜改变情况，来进行方药加减，常常疗效显著。

1. 大肠湿热

症见腹痛腹泻反复发作，便中夹有脓血，里急后重，肛门灼热，口苦口臭，脘痞呕恶，小便短赤，舌红，苔黄腻，脉数或滑。结肠镜检查：肠黏膜充血糜烂及出血明显，肠黏膜溃疡，周边红肿，表面布满脓物。此时临床上多见于溃疡性结肠炎的初期或急性发作期。治疗重在祛邪，在主方的基础上加黄芩、黄连、蒲公英等以助清热消痈。

2. 脾虚湿盛

湿邪困脾，运化失常，清浊相混，下注肠道则生泄泻。症见便下黏液或鲜血，肠鸣腹痛，面色萎黄，乏力，舌胖，边有齿痕，脉沉滑。临床上多见于溃疡性结肠炎的发作间歇期。结肠镜检查：肠腔狭窄呈管状，肠黏膜结构消失，黏膜充血、水肿、渗血、炎性息肉及溃疡形成。治宜健脾化湿、扶正祛邪并重，在主方的基础上加白术、白扁豆、薏苡仁等以健脾化湿，加黄连、黄柏等以清热燥湿。

3. 脾肾阳虚

症见久泻不愈，大便次数增多，质清稀或完谷不化，甚则滑脱不禁，肠鸣腹泻多在五更之时，腹痛喜温喜按，腰膝酸软，畏寒，四肢欠温，食少，舌质淡，苔白滑，脉沉弱，此型多属慢性。结肠镜检查：黏膜苍白，炎性息肉形成肠管狭窄，炎症较轻。治宜扶正为主，温补脾肾兼以涩肠止泻，在主方的基础上加入干姜、补骨脂等温阳之品。

4. 肝郁脾虚

症见腹痛肠鸣，泻后痛缓，大便夹黏液脓血，嗳气纳少，胸胁胀闷，急躁易怒，病情每因情绪波动而变化，舌淡红，苔薄白，脉弦。结肠镜检查：肠黏膜轻度充血、水肿或有少许黏液。因本病病程较长，易复发，患者往往求医心切，疗效不佳时又顾虑重重，因此，整个疾病过程均有气机不畅、气血阻滞存在，而且湿性黏滞，留于肠中，亦妨碍气机。治宜疏肝行滞，理脾化湿。因此，在主方的基础上加白术、白芍、陈皮等以疏肝健脾。

在预防调护上，首先，需要注意饮食卫生，避免过食生冷和进食不洁及变质食物，节制饮食，忌过食辛辣、肥甘厚味。其次，痢疾患者，饮食宜清淡，忌食荤腥油腻难消化之品。治病宜早，疫毒痢要尽早中西医结合治疗。

第四节　泄泻案

一、泄泻概述

腹泻指排便习惯和粪便性状发生变化，排便次数增多（每天 3 次以上），粪质稀薄，水分增加（水分超过 85%），粪便量增加（每天超过 200g），不成形、稀溏或呈液状，有时含有脓血或带有未消化食物及脂肪。急性腹泻起病急骤、病程较短，在 2 ~ 3 周之内，极少超过 6 ~ 8 周。急诊就诊的急性腹泻患者，夏秋季为多，一般起病急骤，伴腹部阵发性绞痛、恶心呕吐、发热、里急后重，常有暴饮暴食或摄入生冷腐馊、秽浊不洁饮食史。慢性腹泻多见于功能性腹泻、腹泻型肠易激综合征、慢性肠炎、溃疡性结肠炎、克罗恩病等炎症性肠病。

本病属中医"泄泻"范畴。症见大便次数增多，粪质溏薄或完谷不化，甚至泻出如水样。古代医家有将大便溏薄者称为泄，大便如水样者称为泻，现临床统称为泄泻。本病一年四季均可发病，尤以夏秋季节为多，发病率较高。

二、中医病因病机心悟

谢晶日教授通过对大量临床患者的病史、起居、工作等资料的详细收集，以及生化、肠镜等的检验检查结果的参照，衷中参西，详探病机，认为脾虚湿盛是病机关键。

下列为该病常见的病因病机：

1. 湿邪侵袭

古代医家有"无湿不成泻"之说。《素问·阴阳应象大论》云："湿胜则濡泻。"《难经》谓湿多成五泄。湿邪侵入，损伤脾胃，运化功能失常所致；《景岳全书·泄泻》云："泄泻之本，无不由于脾胃。"脾虚失运，水谷不能化生精微，湿浊内生，下趋于肠，混杂而下，发生泄泻。

2. 情志不调

或本有脾虚，复加肝旺乘侮，肝主疏泄，调节脾运，为脾所不胜之脏，脾病则肝乘而侮之，则脾更虚，脾气虚损无以固摄；或脾病日久，湿邪阻于中焦。

3. 年老久病

老年人生理特征为体质渐衰，五脏虚损。脾运失健，小肠受盛和大肠传导失常，而致大便泄泻。脾虚生湿，湿为阴邪，易困脾阳，脾受湿困，运化不健则生飧泄。久病则损伤肾阳，肾阳虚衰，不能温煦脾阳，运化失常而致泄泻。

谢晶日教授认为，治疗本病应注意饮食调护。《素问·太阴阳明论》曰："食饮不节，起居不时者，阴受之……阴受之则入五脏……入五脏，则䐜满闭塞，下为飧泄，久为肠澼。"《素问·痹论》云："饮食自倍，肠胃乃伤。"恣食肥甘厚味可致脾胃运化失常，蕴生湿热。在此类患者的诊疗过程中，谢晶日教授会向患者讲述此之利弊，纠正患者的不良饮食习惯。通过饮食的调护，再配合中药治疗，往往会起到事半功倍的作用。

三、典型病例

病案一：泄泻·肝郁脾虚证

张某，女，33 岁。

首诊时间：2017 年 5 月 19 日。

主诉：大便稀溏反复发作 3 年余。

现病史：患者 3 年前因情志不遂后出现大便溏，现面色少华，形体适中，大便稀溏，日 2～3 次，便前腹痛，无脓无血，胃脘胀满，伴隐痛，时有恶心，无反酸、烧心，呃逆，食后尤甚，胃怕凉，月经量少，色暗，服用药物维持月经，胸闷气短，寐可，纳少；舌质淡，苔薄白，脉弦细。其间多次去西医院检查治疗，反复治疗后症状未得到好转，故慕名前来求医，望通过中医辨证施治，使其临床症状得到改善。

既往史：湿疹 4 年，否认高血压、糖尿病等其他病史。

辅助检查：

①肠镜检查：未见异常。

②胃镜检查：慢性浅表性胃炎。

辨证分析：该患者大便稀溏，日 2～3 次，便前腹痛，无脓无血，为肝气郁滞，横克脾土；胃脘胀满，伴隐痛，时有恶心，无反酸、烧心，呃逆，为肝气犯胃；食后尤甚，胃怕凉，月经量少，色暗，更为肝气郁滞的表现；胸闷气短，寐可，纳少，皆为脾气亏虚；舌质淡，苔薄白，脉弦细。证属肝郁脾虚。

中医诊断：泄泻·肝郁脾虚证。

西医诊断：①肠易激综合征。

②慢性浅表性胃炎。

中医治法：疏肝健脾。

处　　方：柴　胡 15g　　炒白术 20g　　山茱萸 15g　　川　芎 15g

丹　参 15g　　白豆蔻 12g　　黄　芪 20g　　太子参 15g

炒白芍 20g　　甘　草 10g　　乌　药 15g　　草豆蔻 10g

7 剂，水煎服，日 1 剂，水煎 300mL，早晚分服。

二诊：患者服药后大便成形，日 1 ～ 2 次，呃逆好转；舌质淡，苔薄白，脉弦细。治疗上予上方去太子参，加当归 15g 养血柔肝，加党参 10g 健脾益气。

处　　方：柴　胡 15g　　炒白术 20g　　山茱萸 15g　　川　芎 15g

丹　参 15g　　白豆蔻 12g　　黄　芪 20g　　党　参 10g

炒白芍 20g　　甘　草 10g　　乌　药 15g　　草豆蔻 10g

当　归 15g

7 剂，水煎服，日 1 剂，水煎 300mL，早晚分服。

三诊：患者服药后诸症好转，大便可，日 1 次，无腹痛，无呃逆；舌质淡，苔薄白，脉弦细。治疗上予上方去草豆蔻 10g，减其温燥之性。

处　　方：柴　胡 15g　　炒白术 20g　　山茱萸 15g　　川　芎 15g

丹　参 15g　　白豆蔻 12g　　黄　芪 20g　　党　参 10g

炒白芍 20g　　甘　草 10g　　乌　药 15g　　当　归 15g

7 剂，水煎服，日 1 剂，水煎 300mL，早晚分服。

【临证心悟】

该患者大便稀溏，日 2 ～ 3 次，便前腹痛，无脓无血，为肝气郁滞，横克脾土；胃脘胀满伴隐痛，时有恶心，呃逆无反酸烧心，为肝气犯胃；食后尤甚，胃怕凉，月经量少，色暗，更为肝气郁滞表现；胸闷气短，寐可，纳少，皆为脾气亏虚。舌质淡，苔薄白，脉弦细。中医诊断为肝郁脾虚型泄泻，西医诊断为肠易激综合征、慢性浅表性胃炎。治以疏肝健脾止泻，活血止痛。治疗以柴胡疏肝，黄芪、太子参、炒白术健脾益气；山茱萸温补脾肾、固涩止泻；川芎、丹参活血祛瘀；白豆蔻、草豆蔻行气化湿；炒白芍、甘草缓急止痛；乌药温中行气，散寒止痛；山茱萸酸涩止泻，正如《本草新编》所言："人有五更泄泻，用山茱萸二两为末，米饭为丸，临睡之时，一次服尽……盖五更泄泻，乃肾气之虚……山茱萸补肾水，而性又兼涩，一物二用而成功也。"纵观整方，配伍严谨，以温化寒湿为主，温补脾肾为次，药证相合，故腹泻即止，腹胀满减。

泄泻最常见的证型为肝郁脾虚型泄泻，时代在变迁，社会和自然环境在改变，疾病谱也在发生变化，曾经因为贫穷和预防医学落后等导致的疾病，取而代之的则是因为营养过剩、精神情志及社会环境变化导致的疾病，诸如脂肪肝、糖尿病、肿瘤的高发，这些新高发疾病的发生，中医认为多与痰、郁有关，当责之于肝脾，其治疗更需从肝脾入手。在当今快节奏生活的时代背景下，人们或多或少都有来自工作、学习等的压力，因此，肝郁的患者屡见不鲜，很多疾病都有情志不畅而诱发或加重，泄泻也与其息息相关。

本病由于肝郁日久，损伤脾阳，脾虚运化失司而致泄泻，辨证时应注意湿邪和脾虚之间的程度比较，治疗时应以渗湿止泻为主，配合疏肝健脾之品，注意补而不滞。《素问·六节藏象论》中"肝者，罢极之本，魂之居也……以生血气，其味酸……此为阳中之少阳"，表明肝体阴而用阳的生理特点。肝属阳，为刚脏，内寄相火。若疏泄气机失调则易导致"气郁而化火"，或因情志内伤而"怒则气上"。故从肝经论治经前后诸证具有深远的理论及临床意义。《素问·举痛论》曰："百病生于气也。"尤其强调情志因素对于发病的影响。张仲景指出："夫治未病者，见肝之病，知肝传脾，当先实脾。"肝失条达，则肝木过盛而乘脾土，脾运化功能失司，出现水湿内停，清阳不升，下走大肠而泄泻。故经行泄泻病位在肠，其与肝、脾功能失调关系密切，其本在肝，其制在脾，其标在肠。肝脾关系极为密切。中医认为，肝属木，主藏血，主疏泄；脾属土，主统血，主运化，为气血生化之源。《素问·五脏生成》指出"脾……其主肝也"，《素问·宝命全形论》又云"土得木而达"，所谓"木能疏土而脾滞以行"，故经云"土位之下，风气承之"（《素问·六微旨大论》）。木虽克土，克以制用，相辅相成，构成了机体生理功能的协调。

《医方考》曾言："泻责之脾，痛责之于肝；肝责之实，脾责之虚，脾虚肝实，故令痛泻。"本病患者腹泻之前往往有腹痛发作，中医学素有"见肝之病，知肝传脾"的训诫，肝郁不舒，气机失于条达，此为"肝实"，肝实则横逆克伐脾土则"脾虚"，脾虚则腹泻、腹痛作矣。谢晶日教授对此多喜以柴胡为主，配以佛手、香橼等疏肝之品，共同畅达肝气；同时参用养肝之药如白芍、当归等疏养结合，木旺土荣则气机通畅，百脉得养，腹痛即愈。此种用药法度恰好体现了调肝之法在病态下的双向调节作用。此外，《寿世保元》曰气有一息不运，则血有一息不行。因此，木郁日久往往夹杂血瘀之证候，谢晶日教授则当机立断投用失笑散，瘀重再加三棱、莪术，使瘀祛新生。脾胃更趋健旺，气血更易运化，此时若辨证准确，则疗效极佳。

病案二：泄泻·脾胃虚弱证

唐某，女，50岁。

首诊时间：2017年4月1日。

主诉：大便不成形2年，加重伴腹胀14天。

现病史：面色少华，形体适中，大便不成形，黏滞，日行 2 ~ 5 次，偶尔伴有脘腹部胀满，纳可，寐可；舌淡胖，少许薄白苔，脉沉弱。其间多次去西医院治疗，疗效欠佳，故慕名前来求医，望通过中医辨证施治，使其临床症状得到改善。

既往史：否认高血压、糖尿病、冠状动脉性心脏病史，否认肝炎、结核病史。

辅助检查：肠镜检查未见异常。

辨证分析：患者大便不成形，由于饮食不节，伤及脾胃，加之素体脾胃虚弱，而致脾失健运，水谷不化，清浊不分，故大便溏泄；脾阳不振，运化失常，则脘腹胀满不舒，大便次数增多；久泻不止，脾胃虚弱，气血来源不足，故面色萎黄，肢倦乏力；舌淡胖，少许薄白苔，脉沉弱亦为脾胃虚弱之象。

中医诊断：泄泻·脾胃虚弱证。

西医诊断：肠易激综合征。

中医治法：补益脾胃。

处　　方：柴　胡 15g　　黄　芪 15g　　茯　苓 15g　　炒白术 20g

薏苡仁 15g　　苍　术 15g　　补骨脂 15g　　肉豆蔻 15g

诃　子 10g　　山　药 25g　　白扁豆 15g　　藿　香 10g

佩　兰 10g　　枳　壳 6g　　炒麦芽 15g

7 剂，水煎服，日 1 剂，水煎 300mL，早晚分服。

二诊：患者服药后口气重好转，大便不成形，每日 3 次，腰凉。治疗上予上方去薏苡仁、藿香、佩兰；加山茱萸 15g 固肠，煅龙骨 15g 止泻，桂枝 10g 温阳。继予 7 剂。

处　　方：柴　胡 15g　　黄　芪 15g　　茯　苓 15g　　炒白术 20g

苍　术 15g　　补骨脂 15g　　肉豆蔻 15g　　山茱萸 15g

诃　子 10g　　山　药 25g　　白扁豆 15g　　枳　壳 6g

炒麦芽 15g　　煅龙骨 15g　　桂　枝 10g

7 剂，水煎服，日 1 剂，水煎 300mL，早晚分服。

三诊：患者药后口气重好转，大便稍成形，每日 2 ~ 3 次，腰凉好转，寐差易醒。治疗上予上方去山茱萸、桂枝；加当归 15g、丹参 10g，以除烦安神、祛瘀止痛。继予 7 剂。

处　　方：柴　胡 15g　　黄　芪 15g　　茯　苓 15g　　炒白术 20g

苍　术 15g　　补骨脂 15g　　肉豆蔻 15g　　当　归 15g

诃　子 10g　　山　药 25g　　白扁豆 15g　　枳　壳 6g

炒麦芽 15g　　煅龙骨 15g　　丹　参 10g

7剂，水煎服，日1剂，水煎300mL，早晚分服。

四诊：患者服药后口气重好转，大便稍成形，每日2～3次，腰凉好转，寐差易醒。治疗上予上方去茯苓、枳壳、当归，加砂仁6g健脾燥湿，山茱萸10g固肠，继予7剂。

处　　方：	柴　胡15g	黄　芪15g	砂　仁6g	炒白术20g
	苍　术15g	补骨脂15g	肉豆蔻15g	山茱萸10g
	诃　子10g	山　药25g	白扁豆15g	炒麦芽15g
	煅龙骨15g	丹　参10g		

7剂，水煎服，日1剂，水煎300mL，早晚分服。

五诊：患者服药后口气重好转，大便稍成形，每日1次，腰凉好转，头晕，乏力，困倦。治疗上予上方去诃子、砂仁、山茱萸，加茯苓15g健脾，继予7剂。

处　　方：	柴　胡15g	黄　芪15g	炒白术20g	苍　术15g
	补骨脂15g	肉豆蔻15g	茯　苓15g	山　药25g
	白扁豆15g	炒麦芽15g	煅龙骨15g	丹　参10g

7剂，水煎服，日1剂，水煎300mL，早晚分服。

【临证心悟】

泄泻病因有感受外邪，饮食所伤，情志失调及脏腑虚弱等，但谢晶日教授审症求因，认为其关键在于湿盛和脾胃的功能失调，久病及肾，致脾肾亏虚。《素问·阴阳应象大论》云"湿胜则濡泻"，湿邪侵入，损伤脾胃，运化功能失常，导致泄泻；《景岳全书·泄泻》篇云"泄泻之本，无不由于脾胃"，脾虚失运，水谷不能化生精微，湿浊内生，下趋于肠，混杂而下，发生泄泻；久病则损伤肾阳，肾阳虚衰，不能温煦脾阳，运化失常，而致泄泻。因此，谢晶日教授在出诊时总是详细询问患者病情病史，察色诊脉，辨其寒热虚实，以定轻重，辨证施治。泄泻的治疗大法为运化脾湿，久泻以脾湿为主，当治以健脾祛湿。

该患者中医诊断为脾胃虚弱型泄泻，西医诊断为肠易激综合征。治以健脾益气，化湿止泻。以黄芪、茯苓、炒白术健脾益气；以薏苡仁、苍术、白扁豆、藿香、佩兰等健脾化湿；以补骨脂、肉豆蔻温脾固涩止泻。

泄泻病因的关键在于湿盛和脾胃功能失调，脾虚失运，水谷不能化生精微，湿浊内生，下趋于肠，混杂而下，发生泄泻。因此，谢晶日教授在治疗脾胃虚弱型泄泻时，主要以健脾温中、燥湿止泻为主。其言祛湿大法有四，燥湿、渗湿、化湿、胜湿。防风、荆芥等风药胜湿；砂仁、藿香、佩兰等芳香之品醒脾化湿；苍术、黄柏、草果、苦参等行气燥湿；泽泻、猪苓、车前草等淡渗利湿。

病案三：泄泻·脾肾阳虚证

王某，女，44岁。

首诊时间：2017年7月26日。

主诉：腹痛腹泻伴脓血便1个月余。

现病史：患者1个月前无明显诱因出现大便不成形，黏液脓血便（6月末，日7～8次，腹痛，美沙拉秦灌肠剂灌肠，现缓解）。患者现便中肉眼偶见脓血，日3～4次，脐周腹痛时作，肠鸣音亢进，纳少，口干，手足冷，畏寒；舌质红，苔白腻，脉沉滑。其间多次去西医院治疗，病情反复，故慕名前来求医，望通过中医辨证施治，使其临床症状得到改善。

既往史：否认高血压、糖尿病等其他病史。

辅助检查：肠镜检查示溃疡性结肠炎（恢复期）。

辨证分析：大便不成形，黏液脓血便（6月末，日7～8次，腹痛，美沙拉秦灌肠剂灌肠，现缓解），为脾虚不能正常运化水液；现肉眼偶见脓血，日3～4次，脐周腹痛时作，乃大肠气机不畅，不通则痛。肠鸣音亢进，纳少，口干，手足冷，畏寒，为脾肾阳虚之征；结合舌质红，苔白腻，脉沉滑，中医诊断为泄泻，证属脾肾阳虚；治以温补脾肾，涩肠止泻。

中医诊断：泄泻·脾肾阳虚证。

西医诊断：溃疡性结肠炎。

中医治法：温补脾肾。

处　　方：柴　胡10g　　炒白术20g　　黄　芩15g　　黄　连15g
　　　　　黄　柏15g　　肉豆蔻15g　　诃　子15g　　苦　参10g
　　　　　儿　茶12g　　石　斛15g　　山茱萸15g　　地榆炭20g

　　　　　　　　　　7剂，水煎服，日1剂，水煎300mL，早晚分服。

二诊：患者服药后好转，大便稍成形，偶有黏液脓血便，日2～3次，脐周腹痛时作好转，腹胀，肠鸣音亢进，纳可，口干，畏寒减轻；舌质红，苔白腻，脉沉滑。上方加白扁豆12g健脾化湿，五味子10g生津止泻。

处　　方：柴　胡10g　　炒白术20g　　黄　芩15g　　黄　连15g
　　　　　黄　柏15g　　肉豆蔻15g　　诃　子15g　　苦　参10g
　　　　　儿　茶12g　　石　斛15g　　山茱萸15g　　地榆炭20g
　　　　　白扁豆12g　　五味子10g

　　　　　　　　　　7剂，水煎服，日1剂，水煎300mL，早晚分服。

三诊：患者服药后见大便稍成形，偶见脓血，日2～3次，腹胀，肠鸣音亢进减轻，纳可，口干，微畏寒；舌质红，苔黄白腻，脉沉滑。上方去苦参，加茯苓 10g 健脾祛湿，侧柏炭 15g 凉血止痢。

处　　方：柴　胡 10g　　炒白术 20g　　黄　芩 15g　　黄　连 15g
　　　　　 黄　柏 15g　　肉豆蔻 15g　　诃　子 15g　　茯　苓 10g
　　　　　 儿　茶 12g　　石　斛 15g　　山茱萸 15g　　地榆炭 20g
　　　　　 侧柏炭 15g　　白扁豆 12g　　五味子 10g

7 剂，水煎服，日 1 剂，水煎 300mL，早晚分服。

四诊：患者服药后好转，大便基本成形，脓血便，日 1～2 次，腹胀减轻，纳可，口干，畏寒缓解，排气稍多，舌质红，苔白腻，脉沉滑。上方继予 7 剂，巩固疗效。

随访半年，患者大便大致正常。

【临证心悟】

因肾为先天之本，脾为后天之本，命门之火温煦脾阳，又依赖后天之精气的滋养。脾虚久泻可导致命门火衰，从而影响脾之运化，病久则脾肾阳虚。所谓"釜内之热在灶薪，脾阳根基在命门"，肾阳衰微，釜底抽薪，不能温养脾胃，脾土失于温煦，致清阳不升，运化失常，水谷下趋肠道而泻。故《明医杂著》曰："元气虚弱，饮食难化，食多则腹内不和，疼痛，泄泻。"因此，肝郁脾虚，久之脾肾阳虚乃为本病的基本病理变化。

该患者中医诊断为脾肾阳虚型泄泻，西医诊断为溃疡性结肠炎。治以温补脾肾，固涩止泻。治疗以四神丸加减，药用肉豆蔻、山茱萸、诃子、白扁豆（还可以用补骨脂、山药）燥湿固涩，补脾益肾；炒白术（还可以用黄芪、薏苡仁）补气健脾燥湿；柴胡疏肝理气；黄芩、黄连、黄柏清热燥湿；地榆炭、侧柏炭收涩止血，用以治疗下利脓血；苦参佐助以清热燥湿；儿茶佐助收涩之功；久泄伤阴，故用石斛滋补阴液。脾健肾温，肠涩泻止，大肠气机通畅则下利自除，脓血自愈。谢晶日教授认为中医治疗可以通过扶助正气以祛邪气，提高机体免疫功能，抗菌消炎，促进肠道蠕动、水液吸收，通过对自主神经和酶的调节等因素而改善病证。

本病反复发作，迁延数月、数年乃至数十年，多为本虚标实，虚实夹杂之证，治疗上应兼顾脾肾，温阳固本，扶正祛邪。《景岳全书》云："凡里急后重者，病在广肠最下之处，而其病本则不在广肠而在脾肾。"汪昂从"久泻皆由肾命火衰，不能专责脾胃"立论，从温益下元、补火暖土着眼。肾阳得充，上煦脾土，运化恒常，则泄泻自已。治宜温肾壮阳，扶正固本。肾阳旺盛，温煦有力，于是脾运有权，大便正常。

病案四：泄泻·食滞肠胃证

潘某，男，20 岁。

首诊时间：2020 年 9 月 21 日。

主诉：大便稀溏2年余。

现病史：面色少华，形体适中，大便不成形，每日4～6次，便前腹痛，便后痛稍减，粪便夹不消化食物，纳可，偶畏寒，寐可，小便可；舌红，边有齿痕，舌中及根部黄白腻苔，脉数。

既往史：无高血压、糖尿病史，无肝炎结核病史，无手术、外伤史。

辅助检查：结肠镜检查未见异常。

辨证分析：该患者面色少华，形体适中，大便不成形，每日4～6次，便前腹痛，便后痛稍减，粪便夹不消化食物。食积胃肠，脾胃运化失职，饮食不节，宿食内停，阻滞肠胃，传化失常，故腹痛肠鸣；宿食下注，则泻下臭如败卵，夹不消化食物；泻后腐浊外泄，故腹痛减轻；舌红，边有齿痕，苔中根黄白腻，脉数，为宿食内停之象。

中医诊断：泄泻·食滞肠胃证。

西医诊断：肠易激综合征。

中医治法：消食和胃。

处　　方：柴　胡10g　　炒白术20g　　薏苡仁15g　　苍　术15g
　　　　　诃　子15g　　肉豆蔻10g　　炒白芍20g　　甘　草10g
　　　　　炒麦芽10g　　焦山楂10g　　陈　皮10g　　鸡内金10g
　　　　　桂　枝15g

7剂，水煎服，日1剂，水煎300mL，早晚分服。

二诊：患者面色少华，形体适中，大便不成形，每日2次，晨起便前腹痛，便后痛稍减，粪便夹不消化食物稍改善，纳可，偶畏寒，寐可，小便可；舌淡红，边有齿痕，舌中及根部黄白腻苔，脉数。治疗上予原方加乌药30g。

处　　方：柴　胡10g　　炒白术20g　　薏苡仁15g　　苍　术15g
　　　　　诃　子15g　　肉豆蔻10g　　炒白芍20g　　甘　草10g
　　　　　炒麦芽10g　　焦山楂10g　　陈　皮10g　　鸡内金10g
　　　　　桂　枝15g　　乌　药30g

7剂，水煎服，日1剂，水煎300mL，早晚分服。

三诊：患者面色少华，形体适中，大便不成形，每日2～3次，晨起便前腹痛，便后痛稍减，晨起觉冷，粪便夹不消化食物缓解，大便前肠鸣，矢气，手脚偶凉，纳可，偶畏寒，寐可，小便可；舌淡红，边有齿痕，苔白，脉数。治疗上予上方加防风10g，温而不燥，祛风止痛；加黄芪10g，补气固表。

处　　方：柴　胡10g　　炒白术20g　　薏苡仁15g　　苍　术15g
　　　　　诃　子15g　　肉豆蔻10g　　炒白芍20g　　甘　草10g

| 炒麦芽 10g | 焦山楂 10g | 陈　皮 10g | 鸡内金 10g |
| 桂　枝 15g | 乌　药 30g | 防　风 10g | 黄　芪 10g |

7剂，水煎服，日1剂，水煎300mL，早晚分服。

四诊：患者面色少华，形体适中，大便不成形，每日2~3次，晨起便前腹痛改善，便后痛稍减，晨起胃中嘈杂，晨起觉冷改善，大便前肠鸣，矢气，手脚偶凉，纳可，偶畏寒，寐可，小便可；舌淡红，边有齿痕，点刺，苔白，脉数。治疗上予上方去陈皮、鸡内金，加黄连15g、吴茱萸5g，以制酸止痛。

处　　方：柴　胡 10g	炒白术 20g	薏苡仁 15g	苍　术 15g
诃　子 15g	肉豆蔻 10g	炒白芍 20g	甘　草 10g
炒麦芽 10g	焦山楂 10g	黄　连 15g	吴茱萸 5g
桂　枝 15g	乌　药 30g	防　风 10g	黄　芪 10g

7剂，水煎服，日1剂，水煎300mL，早晚分服。

【临证心悟】

该患者中医诊断为食滞肠胃兼阳虚型泄泻，西医诊断为肠易激综合征。谢晶日教授认为患者饮食不节，宿食内停，阻滞肠胃，传化失常，故腹痛肠鸣；宿食下注，则泻下臭如败卵；泻后腐浊外泄，故腹痛减轻；舌红，边有齿痕，舌中及根部黄白腻苔，脉数，为宿食内停之象。治疗应以消食导滞、温中行气为主。方中炒白术、薏苡仁、苍术健脾燥湿；焦山楂、鸡内金消食导滞、消补兼施；柴胡疏肝行气；诃子、肉豆蔻、桂枝温阳止涩；炒白芍、甘草建立中州、缓急止痛。二诊患者排便次数减少，但仍有腹痛，故加乌药以增温中行气之功。三诊患者自觉受凉后便意频，乏力明显，加防风胜湿止泻，加黄芪健脾益气。四诊患者仍觉便不成形，且伴胃中嘈杂，加黄连、吴茱萸（左金丸），调和肝胃，抑酸止呕。

食滞胃肠型急性腹泻，病机为宿食内停，阻滞肠胃，传化失司，法当消食导滞，和中止泻。常用方剂为保和丸。其药物组成有山楂、神曲、炒莱菔子、半夏、陈皮、茯苓、连翘。功能消食和胃，清热利湿。主治食滞胃脘证，适用于食滞内停所致的泻下大便臭如败卵、腹胀嗳腐之症。脘腹痞满胀痛，为食积内停，气机不畅；嗳腐吞酸、恶食呕逆，为清气不升，浊邪不降；苔厚腻，脉滑为食积内停。病机为食积内停，气机不畅，脾胃升降失职。方中君药山楂消一切饮食积滞，尤善消肉食油腻之积；臣药神曲消食健脾，长于消酒食陈腐之积，炒莱菔子下气消食，长于消谷面之积；佐药半夏、陈皮行气化滞，和胃止呕，茯苓健脾渗湿，和中止泻，连翘清热散结。可加用谷芽、麦芽增强消食功效。诸药配伍，消食化积、行气、化湿、清热，药性平稳，药力

231

缓和。若食积较重，脘腹胀满，可因势利导，根据"通因通用"的原则，用枳实导滞丸，加大黄、枳实推荡积滞，使邪祛则正自安；食积化热可加黄连清热燥湿止泻；气机壅塞，生湿蕴热，加用木香槟榔丸；兼脾虚可加白术、白扁豆健脾祛湿。

有研究表明，单用保和丸治疗食滞胃肠型急性腹泻，在缓解腹痛方面，起效迟于西药组，但后续腹痛缓解情况同于西药组和联合用药组。西药以间苯三酚止痛，缓解胃肠道平滑肌痉挛；而保和丸则是以消食化滞，因势利导，通因通用，适当配伍健脾，达到止痛效果。在缓解腹泻、恶心呕吐、发热等方面，保和丸与西药组及联合用药组疗效相近。西药治疗实则依靠患者自身的抵抗力有效清除病原，加以缓解患者的不适症状。蒙脱石散保护胃肠黏膜及止泻，口服补液盐散（Ⅱ）纠正腹泻所致的水、电解质与酸碱平衡紊乱，布洛芬缓释胶囊解热镇痛。保和丸则通过中医辨证论治，通过消食导滞，行气泄热利湿，因势利导，通因通用，达到了清热利湿、祛除食滞实邪的目的，标本兼治。

病案五：泄泻·湿热中阻证

刘某，男，48岁。

首诊时间：2018年9月19日。

主诉：大便稀溏3年余。

现病史：大便不成形，偶伴脓血5～6次，便时腹痛，便后缓解，腹部走窜痛，里急后重，矢气多，偶伴口苦，纳可，寐差多梦，小便可，近9个月消瘦10kg；舌质紫暗，苔黄腻，脉弦，尺脉弱。现口服美沙拉秦、益生菌、胶体果胶铋。其间多次求医而疗效欠佳，病情反复，故慕名前来求医，望通过中医辨证施治，使其临床症状得到改善。

既往史：无高血压、糖尿病史，无肝炎、结核病史，无手术、外伤史。

辅助检查：

①肠镜检查：溃疡性结肠炎（活动期）。

②胃镜检查：浅表性胃炎，食管正常。

③病理检查：（乙状结肠）黏膜慢性活动性炎，见隐窝炎及隐窝囊肿，隐窝扭曲，腺体数量及杯状细胞数量减少。

④腹部彩超：胆囊壁不光滑，胆囊多发息肉样病变。

辨证分析：湿热壅滞于大肠血络，肠道脂膜血络受伤，腐败化为脓血而下痢。气机阻滞，腑气不通，故腹痛，便后缓解；胃不和则卧不安，故寐差多梦；舌质紫暗，苔黄腻，脉弦，尺脉弱；证属湿热中阻。

中医诊断：泄泻·湿热中阻证。

西医诊断：①溃疡性结肠炎。

②浅表性胃炎。

③胆囊息肉。

④胆囊炎。

中医治法：清热化湿和中。

处　　方：炒白术 20g　　黄　芩 10g　　黄　连 10g　　黄　柏 10g

肉豆蔻 15g　　山　药 30g　　秦　皮 10g　　三　七 10g（冲服）

儿　茶 10g　　炒白芍 30g　　甘　草 10g　　诃　子 15g

黄　芪 15g　　地榆炭 35g

7 剂，水煎服，日 1 剂，水煎 300mL，早晚分服。

二诊：患者服药后大便成形，偶伴脓血，日 4～5 次，腹部走窜痛缓解；舌质淡，苔黄腻，脉弦，尺脉弱。现口服美沙拉秦和双歧杆菌四联活菌片（同时使用美沙拉秦灌肠）。治疗上予原方加五倍子 15g、仙鹤草 10g、苦参 15g，增强固肠燥湿之用，继予 7 剂。

处　　方：炒白术 20g　　黄　芩 10g　　黄　连 10g　　黄　柏 10g

肉豆蔻 15g　　山　药 30g　　秦　皮 10g　　三　七 10g（冲服）

儿　茶 10g　　炒白芍 30g　　甘　草 10g　　诃　子 15g

黄　芪 15g　　地榆炭 35g　　五倍子 15g　　仙鹤草 10g

苦　参 15g

7 剂，水煎服，日 1 剂，水煎 300mL，早晚分服。

三诊：患者服药后大便成形，偶伴脓血，日 4～5 次，便时腹痛，里急后重，小腹有凉感，四肢不温；舌质淡，苔白腻，脉弦滑。现口服美沙拉秦、双歧杆菌四联活菌片、胶体果胶铋（同时使用美沙拉秦灌肠）。治疗上予上方去儿茶、地榆炭、五倍子、仙鹤草、苦参，加椿皮 15g、白豆蔻 15g、小茴香 15g、香橼 15g、炒杜仲 15g、山药 25g，以疏肝健脾、温中固肠，继予 15 剂。

处　　方：炒白术 20g　　黄　芩 10g　　黄　连 10g　　黄　柏 10g

肉豆蔻 15g　　山　药 30g　　秦　皮 10g　　三　七 10g（冲服）

炒白芍 30g　　甘　草 10g　　诃　子 15g　　黄　芪 15g

椿　皮 15g　　白豆蔻 15g　　小茴香 15g　　香　橼 15g

炒杜仲 15g　　山　药 25g

7 剂，水煎服，日 1 剂，水煎 300mL，早晚分服。

后遵原方随证加减，服药 1 个月后诸症皆除。随访至今，未曾复发。

【临证心悟】

该患者中医诊断为湿热壅滞型泄泻，西医诊断为溃疡性结肠炎、浅表性胃炎、胆囊息肉、胆囊炎。溃疡性结肠炎是临床常见病、多发病。谢晶日教授临证对于本病的治疗往往从调理肝脾出发，或疏肝理气，或健脾燥湿，或疏肝健脾，以调气行血、清热化湿为主要方法。对于兼证佐以补脾固涩、行气导滞等方法，并配合情志疏导，综合调治，使肝脾相荣，肠腑功能恢复正常。刘完素曾谓："行血则便脓自愈，调气则后重自除。"在临床工作当中，我们发现本病总属本虚标实；发作期以标实为主，多见湿热内蕴、气血不调；缓解期以本虚为主，多见脾虚，亦有兼肾亏者。病位在大肠，与肝、脾、肾、肺诸脏密切相关。治疗上，谢晶日教授强调分期治疗。发作期重在祛邪，宜清热化湿、通因通用、化瘀止血，同时健脾之法仍贯穿本病治疗的全过程。谢晶日教授善用白头翁汤加减治疗发作期溃疡性结肠炎（UC）。若热大于湿，大便脓血显现者，可予马齿苋、黄柏、黄芩、黄连等清热解毒药；若湿重于热，可选薏苡仁、苍术、白术等药物健脾燥湿；若便血严重者，可加三七、白及、血竭等收敛止血；腹痛明显者，加用木香、厚朴、陈皮行气止痛。黄芩、黄连、黄柏、苦参清热燥湿以缓里急后重；地榆炭止血之力强；白及生肌敛疮。诸药共奏清热燥湿、止泻止血之功。

谢晶日教授认为"无积不成痢，邪去则正安"，此为通因通用之法。若邪实壅盛，却阻其通路，此闭门留寇，非其治也。治疗时常用枳实、槟榔、厚朴、木香等行气导滞。谢晶日教授善以大黄为"代茶饮"，峻药缓图，每收良效。研究证实生大黄中的蒽醌类衍生物含量最高，除泻下导滞作用外，又可抑制菌体的糖代谢、蛋白质及核酸的合成，从而起到杀菌作用。祛邪后常以补骨脂、石榴皮、诃子、五味子、五倍子行收敛固涩，其中五味子性偏温，酸敛之中尚有养阴之性，五倍子性偏寒，收敛止血又有降火之功，两者合用，敛而不燥，是谢晶日教授治疗泄泻患者便次在 3 次以上时的必用药对。上述诸药收敛固涩，以安其正，防排便及便血过多而引起全身代谢紊乱及有效循环血量不足等，保证机体及肠黏膜的血供。湿热日久易化生湿毒，若患者便中夹有黏液，在治疗时常加连翘、蒲公英、败酱草清热解毒，消痈排脓。"无积不成痢"，尤其在治疗 UC 活动期时，应佐以木香、神曲、枳实、槟榔等和胃导滞。

对于湿热伤中型泄泻，谢晶日教授主张口服汤剂合并中药灌肠联合使用，内外兼顾，整体调治。口服汤剂可脏腑气血同调，气血和则脓血自除；中药灌肠可直达病所，加快炎症吸收，促进溃疡愈合，达到敛疮生肌的目的。中药灌肠常用的药物有黄芩、黄连、黄柏、苦参、白茅根、徐长卿、败酱草、马齿苋等清热解毒之品，乌梅、五味子、五倍子等涩肠止泻之品，荷叶炭、侧柏炭、仙鹤草、血竭等凉血止血之品，儿茶、白及等敛疮生肌之品。临床上可根据患者的证型、体质、病情轻重、兼症等来酌情选用上述药物。药理学研究证实，中药保留灌肠可直接作用于病变部位，减少药物经过肝肠循环的药效损失，提高肠黏膜局部血药浓度，又可避免清热解毒药物苦寒败胃。且研究证实，中药灌肠对调节肠道微生态有一定的作用。

此外，相当一部分患者伴随精神、心理的异常，例如失眠、烦躁、焦虑等，此时谢晶日教授往往在调理肝脾的基础之上注重养心调神，配合心理疏导，治疗本病。

四、临证经验总结

谢晶日教授从医四十余载，在医疗、教学及科研工作中，逐渐形成了自己独特的学术思想。肝脾同为后天之本，气血是人体生命的物质基础，而肝脾为气血生化之源，是人体后天调理的枢纽。在疾病治疗方面，谢晶日教授发现"实证之治必从肝，虚证之治必从脾"。人有五脏，而功能各异。谢晶日教授认为，有的脏腑功能的强弱秉于先天，而受后天因素影响较小，或者在生理或病理状态下对于其他脏腑功能的影响较小；而有的脏腑功能的强弱则受后天因素影响较大，或者说在后天的生理及病理过程中起着关键的作用，或对其他脏腑的功能影响较大，因此，各脏在后天的生理、病理情况下对于生命的影响也不尽相同。据此，谢晶日教授认为五脏可以分为先天之脏和后天之脏。心肺肾的功能多秉承于先天因素，并且在后天这三脏功能的维系更多受制于肝脾，而当处于疾病状态时，三脏的虚实也需要依靠肝脾的疏泄、补益来调节，故属于先天之脏；而肝脾则为后天之脏，人体生命的维系依靠"脾主运化"来产生水谷精微，人体生理功能的维持需要"肝主疏泄"来保持气机的调畅，病邪的入侵需要其产生的卫气来防御，肝脾是人体后天维持生命和机能的关键，也是后天对生命进行调节的切入点和关键之所在。多数内科疾病可以分为虚实两类。虚证者，无论是何脏器的亏虚，都是气血阴阳的亏虚，无论是气血阴阳的何种亏虚都伴有脾虚，或者其治疗必从补脾开始；而实证者，无论是何脏器的实证，都伴有气机的郁滞，或者其治疗必从疏肝开始。由此发现了肝脾在后天的重要性，为肝脾论的提出积累了经验。

1. 健脾燥湿，扶中祛邪

张景岳曾谓："泄泻之本，无不由于脾胃。"在临床工作当中我们发现本病多表现为腹泻日久，其以中气亏虚、湿浊内留为病机者居多。谢晶日教授多以参苓白术散化裁治之，偏脾虚者则酌情重用黄芪、党参、太子参等补气之品，配以草果、枳壳等行气之药，使补而不腻、中气易生；偏湿邪重者则利湿与燥湿二法合用，重用苍术30g。再遵照"气滞则湿阻，气流则湿除"的主旨，常将行气之药如佛手、砂仁、紫苏子、厚朴配伍应用，以增行气除湿之效，诸药相合则脾旺湿除，腹泻之疾可愈。

2. 疏养结合，木旺土荣

《医方考》曾言："泻责之脾，痛责之肝；肝责之实，脾责之虚，脾虚肝实，故令痛泻。"本病患者腹泻之前往往有腹痛发作，中医学素有"见肝之病，知肝传脾"的训诫，肝郁不舒，气机失于条达，此为"肝实"，肝实横逆克伐脾土则"脾虚"，脾虚则腹泻、腹痛作矣。谢晶日教授于此多喜用柴胡，配以佛手、香橼等疏肝之品，共同畅达肝气，同时参用养肝之药如白芍、当归等疏养结合，木旺土荣则气机通畅，百脉得养，腹痛即愈。此种用药法度恰好体现了调肝之法在疾病状态下的双向调节作用。此外，《寿世保元》曰气有一息不运，则血有一息不行。因此，木郁日久往往夹杂血瘀之证候，谢晶日教授当机立断投用失笑散，瘀重再加三棱、莪术，使瘀祛新生。脾胃更趋健旺，气血更易运化，此时若辨证准确则疗效极佳。

3. 行气导滞，润肠通便

有一小部分患者是以便秘为主要临床表现，谢晶日教授每于此时根据"六腑以通为用"的生理特点抓住主要矛盾、以通导大便、恢复阳明气机为先导，使大便得通、气机得畅、浊邪尽祛，恢复胃肠道整体生态环境后再综合调理，这正是仲景临证"抓主症"思维的完美体现。其治疗多遵麻子仁丸意，以麻子仁、郁李仁润肠通便，枳实、厚朴、槟榔片下气通腑则浊邪可祛，阳明受纳、排泄可望恢复，为后续的调理奠定良好的生理基础。上述三法是谢晶日教授临证时最常用的方法，本病患者病机复杂，治疗往往三法合参，方能立竿见影，达到佳效。

4. 心肝脾同调，结合心理疏导

在肠易激综合征患者当中，相当一部分患者伴随精神、心理的异常，例如失眠、烦躁、焦虑等，此时谢晶日教授往往在调理肝脾的基础之上，注重养心调神配合心理疏导治疗本病。临证之时谢晶日教授喜用较大剂量的酸枣仁（30g）为调神主药，配合柏子仁、何首乌等养心之品，可养心调神，缓解心神不宁等不良的情志状态，此时患者不仅自觉腹痛、腹泻缓解，在情志方面也往往趋于乐观，能更好地遵从医嘱，愈后亦不易复发。

谢晶日教授认为，治疗过程中应随时顾护脾胃，脾虚更易受邪侵袭，以致疾病反复发作，甚至难愈，只有脾胃功能正常，才能对泄泻起到免疫防护的作用，即"正气存内，邪不可干"。方宜香砂六君子汤加减。方中人参甘温益气，健补脾胃；白术助人参补益脾胃之气，更能健脾燥湿，助脾运化；茯苓健脾运气，渗利湿浊，使参、术补而不滞；木香、砂仁益气健脾；陈皮、半夏行气化痰；甘草调和诸药。

现代社会生活节奏快、精神负担重，情志、饮食、居住环境等因素对疾病转归的影响不容忽视。谢晶日教授认为中医自古重视调护，古语就有"治病之功，三分在治，七分在养"，常常教诲弟子"细节决定成败""医护不分家"。医者必须懂得调护，非只限于饮食、起居及药物的服用方法，还应重视情志的调节。在患者寻医就诊的过程中，注意察言观色，善于与患者沟通交流，凡所诊治之患者，必嘱弟子详细告知药物用法、调护注意事项等。待到患者复诊时，必问患者是否告知清楚。诸如此等，每于细枝末节之处查悉患者心理，增其信任感，令其以乐观积极之心态面对疾患，从而加强患者的依从性，临床诊治可收事半功倍之效。

第四章 杂病

第一节 痹证案

一、痹证概述

痹证是由于感受风、寒、湿、热之邪，经络痹阻，气血运行不畅，导致以肌肉、筋骨、关节酸痛、麻木、重着，或关节肿胀、变形、活动障碍，甚者内舍于五脏为主要表现的疾病。

本病见于西医学中结缔组织疾病、自身免疫性疾病、骨与骨关节病、软组织疾病等，如风湿热、类风湿性关节炎、系统性红斑狼疮、皮肌炎、多发性肌炎、硬皮病、混合性结缔组织病、强直性脊柱炎、增生性关节病、骨软骨炎、慢性纤维组织炎、腰肌劳损、肌腱炎等，以及某些血管性疾病、代谢性疾病、内分泌疾病及肿瘤等，出现类似痹证表现时，均可参考本节辨证论治。

二、中医病因病机心悟

本病病位主要在肌肉、经络、关节。因肝主筋，脾主肌肉，肾主骨，故与肝、脾、肾关系较为密切，病久则可累及心脏，甚则病舍五脏。本病病性，初期、中期以风、寒、湿、热或痰浊、瘀血痹阻为主，多为实证，后期则往往气阴不足或肝肾亏虚，同时伴有痰瘀凝结，甚则形成顽痰死血，发为虚实交错，以虚证为主。由于虚邪、痰瘀相互搏结，"不通""不荣"同时并见，故其发生、发展机理甚为复杂，一般初起病在经络肌肉关节，久病入络，痰瘀内结，或由表入里，内舍于心，病涉五脏。

下列为该病常见的病因病机：

1. 感受风寒湿邪

由于久居高寒潮湿之地，或常处水中、野外潮湿寒冷等环境，或气候突变，冷热交错，或起居不慎等原因，人体正气不足，以致风寒湿邪侵袭，留注经络关节而发病。

2. 感受风湿热邪

感受风湿热之邪，或风寒湿邪外侵，郁久化热，以致风湿热邪痹阻经络关节而发病。

3. 痰浊瘀血

痰浊瘀血是在疾病过程中形成的病理产物，能直接或间接作用于人体，引起新的病证，在痹证的发病中亦起重要作用。或由暴饮暴食，恣食生冷，过食肥甘，或饮酒过度，脾失运化，痰浊内生，阻滞经脉；或七情郁结，气机运行失和，郁滞不通，气滞血瘀，阻滞脉络；或跌打外伤，局部气血凝聚，失于荣养，营卫不调，而易触外邪，发为痹证。

4. 正气不足

先天禀赋薄弱，元气不充，或后天营养失调，缺乏体育锻炼，或劳逸不当，或病后失调，以致气血虚弱，腠理疏松，营卫之气不固，外邪乘虚入侵。

三、典型病例

病案一：痹证·寒湿痹阻证

尤某，女，46 岁。

首诊时间：2010 年 4 月 26 日。

主诉：双侧掌指关节冷痛 2 年，加重 1 年。

现病史：该患者于 2 年前无明显诱因出现双侧掌指关节冷痛，未予重视。患者于 1 年前因感受风寒，上述症状加重，遂就诊于当地诊所，诊断为痹证·风湿痹证，予以中药汤剂和大活络丸口服，双侧掌指关节疼痛症状有所缓解，但不久后又复发，症状反复，其后辗转于多家医院治疗，上述症状均无明显改善。此次经友人介绍前来求治。患者就诊时，视其面色淡白，形体稍胖；双侧掌指关节疼痛，压痛阳性，遇冷水则加重明显，双肩疼痛不适，双手无力，下肢乏力酸沉，晨僵，活动半个小时后缓解，时有恶寒，不欲饮，饭后脘腹满闷，情志不畅，纳差，寐差，小便正常，大便不成形，日 2 次；舌质淡红，边有齿痕，苔白厚腻，左关弦滑，右尺尤沉。

既往史：既往体健。

辅助检查：

①风湿系列检查：C– 反应蛋白 90.6mg/L，类风湿因子（RF）（+）。

②抗核抗体系列检查：未见异常。

辨证分析：该患者面色淡白，形体稍胖，素体存有寒湿内阻。双侧掌指关节冷痛，压痛阳性，遇冷水则加重明显，病为阴邪；寒湿下注，下肢乏力酸沉；寒湿之邪，存于体内，故时而恶寒；湿邪阻滞气机，气机不畅，再加情志不畅，肝失疏泄，饭后则出现脘腹满闷的表现；"胃不和则卧不安"，脾胃功能的异常极易影响睡眠的质量，故寐差；舌质淡红，边有齿痕，苔白厚腻，皆是脾虚寒湿壅盛之象；左关弦滑，右尺尤沉，说明邪实正虚。结合舌脉，辨证为痹证·寒湿痹阻证。

中医诊断：痹证·寒湿痹阻证。

西医诊断：类风湿性关节炎。

中医治法：温经散寒，祛湿通络。

处　方：羌　活 20g　　独　活 20g　　炒白术 20g　　苍　术 15g
黄　芪 20g　　茯　苓 20g　　泽　泻 15g　　当　归 15g
川　芎 15g　　鸡血藤 20g　　丹　参 20g　　伸筋草 20g
透骨草 20g　　桑　枝 25g

7 剂，水煎服，日 1 剂，水煎 300mL，早晚分服。

二诊：患者自诉双手冷痛稍好转，双肩疼痛不适、双手无力稍缓解，下肢仍乏力酸沉，饭后脘腹满闷缓解，大便不成形，日 2 次；舌质淡红，边有齿痕，苔白腻，左关弦滑，右尺尤沉。病程较久，寒湿仍在，仍当加大温阳祛湿力度，上方去泽泻，加桂枝 15g。

处　方：羌　活 20g　　独　活 20g　　炒白术 20g　　苍　术 15g
黄　芪 20g　　茯　苓 20g　　桂　枝 15g　　当　归 15g
川　芎 15g　　鸡血藤 20g　　丹　参 20g　　伸筋草 20g
透骨草 20g　　桑　枝 25g

14 剂，水煎服，日 1 剂，水煎 300mL，早晚分服。

三诊：患者自诉双手冷痛明显好转，双肩疼痛不适、双手无力、下肢乏力缓解，纳可，寐可，二便正常；舌质淡红，边有齿痕，苔白厚，左关弦，右尺沉。寒湿大部分已祛，病情大为缓解，素体邪实正虚，上方加杜仲 20g、淫羊藿 20g，同时调整药物用量以巩固疗效，并嘱咐患者保持情志通畅，饮食有节，起居有常，避免风寒。

处　方：羌　活 15g　　独　活 20g　　炒白术 20g　　苍　术 20g
黄　芪 20g　　茯　苓 20g　　桂　枝 10g　　当　归 15g
川　芎 15g　　鸡血藤 20g　　丹　参 20g　　伸筋草 20g
透骨草 20g　　桑　枝 15g　　杜　仲 20g　　淫羊藿 20g

14 剂，水煎服，日 1 剂，水煎 300mL，早晚分服。

电话随访，患者自诉无明显不适，言语清晰，情志状态良好。

【临证心悟】

《类经·痹证》云："所谓痹者，各以其时，重感于风寒湿之气也。"该患者主症为双侧掌指关节红肿疼痛，首先辨其病为痹证。寒为阴邪，其性凝滞，主收引，主疼痛，气血为寒邪痹阻，经脉不通则痛，故关节冷痛；遇寒冷之物或天气转冷，则凝滞加重，故遇寒痛甚、屈伸不利，遇热则寒凝渐散，气血得以运行，故得热则减；日属阳、夜为阴，阴助寒湿阴邪，故日轻夜重；湿性重浊黏滞，阻碍气机，故肢体重着，痛处不移；寒湿内盛，留于关节，故关节肿胀。观其舌，舌质淡红，边有齿痕，为湿邪久困，脾气不足相互影响所致；苔白厚腻，亦是寒湿壅盛的表现。切其脉，左关弦滑，乃肝气郁滞，湿邪困阻之象；右尺尤沉，为久病肾气不足的表现。

本案为痹证·寒湿痹阻证，系寒湿之邪浸淫肌肤经络，痹阻经脉关节所致，当以温经散寒、祛湿通络之法治之。方药以羌活、独活为君。羌活性味辛、苦，温，归膀胱、肾经，有解表散寒、祛风除湿、止痛之功。本品辛苦性温，除解表外，还可用于由风寒湿邪侵入体内，客于肌肤、筋脉、关节引起的膝关节疼痛，肩背酸痛。独活性味辛、苦，微温，归肾、膀胱经，有祛风除湿、通痹止痛之功。本品辛散苦燥，气香温通，为治风湿痹痛之要药。两药伍用，一上一下，直通足太阳膀胱经，共奏疏风散寒、除湿通痹、活络止痛之功。现代药理学表明，羌活与独活均有抗炎、镇痛的效果。臣药则以活血药为主，鸡血藤、当归、丹参、川芎同为活血之品，而各有所擅，各司其职。鸡血藤以舒筋活络为主，当归以补养生血为主，丹参则凉血，川芎则兼顾行气止痛之功。佐药则配以黄芪、炒白术、苍术、茯苓、泽泻，共奏健脾祛湿之功。使药则以透骨草、伸筋草加强通络之力，桑枝引药力于上肢。

谢晶日教授认为痹证·寒湿痹阻证，虽是寒湿之邪痹阻经络之实证，但治法上应当通补兼施。运用辛温燥湿之品，祛其寒湿，通其滞涩之阳气；配以温补阳气之品，生其少火，鼓舞阳气，逆流挽舟，祛邪外出。如《临证指南医案》云："有寒湿入络而成痹者，以微通其阳，兼以通补为主。"临证过程中，谢晶日教授若遇到以肩肘等上肢关节为主者，为风胜于上，可选加羌活、白芷、桑枝、威灵仙、姜黄、川芎等祛风通络止痛；若以下肢关节为主者，为湿胜于下，选加独活、牛膝、防己、萆薢、松节等祛湿止痛；以腰背关节为主者，多与肾气不足有关，酌加杜仲、桑寄生、淫羊藿、巴戟天、续断等温补肾气。

病案二：痹证·风湿热痹证

赵某，女，45岁。

首诊时间：2010年4月23日。

主诉：双侧膝关节红肿疼痛1年。

现病史：该患者1年前出现双侧膝关节红肿疼痛，遂于当地西医院，行相关检查示类风湿因子91IU/mL、红细胞沉降率（ESR）24.3mm/h。诊断为类风湿性关节炎，予以非甾体抗炎药治疗，服药后效果不佳，疼痛依旧。其后多次于网上购买偏方（具体药物不详），上述症状亦无明显改善，病情迁延反复，患者深受折磨，遂前来求治。患者就诊时，视其面色暗黄，形体稍胖。自诉双侧膝关节红肿疼痛，压痛阳性，遇热加重，双肩疼痛不适，双手无力，下肢乏力酸沉，晨僵，活动半个小时后缓解，偶有午后发热，身热不扬，口渴不欲饮，饭后脘腹满闷，情志不畅，纳差，寐差，小便黄，大便黏滞不爽，日1次；舌质暗红，边有齿痕，苔黄厚腻，左关弦滑，右尺尤沉。

既往史：既往体健。

辅助检查：类风湿因子91IU/mL，ESR 24.3mm/h。

辨证分析：该患者面色暗黄，形体稍胖，素有湿热内阻。双侧膝关节红肿疼痛，压痛阳性，遇热加重，病为阳邪；湿热下注，下肢乏力酸沉；湿邪黏腻，湿遏热伏，故身热不扬；午后阳气甚，故午后发热明显；湿邪阻滞气机，气机不畅，再加情志不畅，肝失疏泄，饭后则出现脘腹满闷的表现；"胃不和则卧不安"，脾胃功能的异常极易影响睡眠的质量，故寐差；舌质暗红，边有齿痕，苔黄厚腻，皆是脾虚湿热壅盛之象；左关弦滑，右尺尤沉，说明邪实正虚。结合舌脉，辨证为痹证·风湿热痹证。

中医诊断：痹证·风湿热痹证。

西医诊断：类风湿性关节炎。

中医治法：清热祛湿，宣痹通络。

处　　方：苍　术20g　　黄　柏15g　　怀牛膝30g　　薏苡仁30g
　　　　　　当　归15g　　川　芎20g　　丹　参15g　　泽　兰15g
　　　　　　威灵仙30g　　海风藤20g　　络石藤15g　　透骨草30g
　　　　　　伸筋草30g　　地　龙15g

　　　　　　　　　　　　　　7剂，水煎服，日1剂，水煎300mL，早晚分服。

二诊：患者自诉双侧膝关节红肿疼痛减轻，饭后脘腹满闷减轻，纳差，寐可，小便黄，大便正常，日1次；舌质暗红，边有齿痕，苔黄厚，左关弦滑，右尺尤沉。虽症状大为好转，但舌脉未变，说明湿热仍在，依原法治之，同时加强健脾祛湿之力，上方加茯苓30g、白术20g，改威灵仙为20g。

处　　方：苍　术20g　　黄　柏15g　　怀牛膝30g　　薏苡仁30g
　　　　　　当　归15g　　川　芎20g　　丹　参15g　　泽　兰15g
　　　　　　威灵仙20g　　海风藤20g　　络石藤15g　　透骨草30g
　　　　　　伸筋草30g　　地　龙15g　　茯　苓30g　　白　术20g

　　　　　　　　　　　　　　14剂，水煎服，日1剂，水煎300mL，早晚分服。

三诊：患者自诉双侧膝关节红肿疼痛明显好转，饭后脘腹满闷减轻，纳可，寐可，二便正常；舌质暗红，边有齿痕，苔黄，左关弦，右尺沉。辅助检查显示类风湿因子90IU/mL，ESR 22mm/h。湿热已祛，病情大为缓解，素体邪实正虚，故上方去泽兰，加黄芪20g扶正固本，调整药物用量以巩固疗效，同时嘱咐患者保持情志通畅，饮食有节，起居有常。

处　　方：苍　术 20g　　黄　柏 10g　　怀牛膝 30g　　薏苡仁 30g
　　　　　当　归 15g　　川　芎 15g　　丹　参 15g　　威灵仙 20g
　　　　　海风藤 20g　　络石藤 15g　　透骨草 20g　　伸筋草 20g
　　　　　地　龙 15g　　黄　芪 20g　　茯　苓 30g　　白　术 20g

14剂，水煎服，日1剂，水煎300mL，早晚分服。

电话随访，患者自诉无明显不适，言语清晰，情志状态良好。

【临证心悟】

《素问·生气通天论》云："湿热不攘，大筋软短，小筋弛长，软短为拘，弛长为痿。"该患者主诉为"双侧膝关节红肿疼痛1年"，首先辨其病为痹证。热为阳邪，与湿相合，交阻于经络关节，故使局部红肿灼热；湿性重浊，湿性趋下，故下肢关节有沉重不利之感。患者素有湿热内阻，湿热与体质因素密不可分。正如《张氏医通》所言："素有热而湿临之，则为湿热，湿久菀亦然也。"湿热弥漫周身，气血极易为湿热所阻滞，气血不畅，郁久化热，湿热邪气与外界阳热相搏结，故午后发热，身热不扬。湿邪阻滞，津液不得上承，故口渴不欲饮。湿邪困脾，脾喜燥恶湿，脾失健运，故纳差。湿热久酿，上扰于心，心神不宁，故睡眠不佳。观其舌，舌质暗红，为久病入络，病邪有趋里之势；边有齿痕，为湿邪久困，脾气不足相互影响所致；苔黄厚腻，皆是湿热蕴蒸而上的表现。

本案为痹证·风湿热痹证，系湿热之邪浸淫肌肤经络，痹阻经脉关节所致，当以清热祛湿、宣痹通络之法治之，选用四妙散加减化裁。君药为苍术、黄柏。苍术性味辛、苦，温，归脾、胃、肝经，为健脾燥湿之要药。黄柏则性味苦，寒，归肾、膀胱、大肠经，有清热燥湿、泻火解毒、退热除蒸之效。且黄柏偏走下焦，治骨节走痛、足膝酸痛无力尤妙，其散阴分之火，清下部之热，除足膝之湿，为治下焦湿热要药。其次，黄柏、苍术皆为治痿要药，凡下焦湿热，肿胀作痛，当清热燥湿，不宜使用强筋壮骨之品。用苦寒之黄柏清热燥湿，避免过燥损及阴液，使清热而无寒凝之弊；以苦温之苍术燥湿运脾，健运而无克伐肠胃之害，苦温而无动火之虞。两药配伍，阴阳相济，寒温协调，标本兼顾，清热燥湿，使热祛湿除，诸症自愈。臣药则以威灵仙、海风藤、络石藤、透骨草、伸筋草，共奏祛风湿、通经络、止痹痛之功。佐药则伍以当归、川芎、丹参、泽兰，共奏活血之效。同时配以地龙加强通络之力；怀牛膝活血通经，引药下行；薏苡仁渗湿健脾。

病案三：痹证·痰瘀痹阻证

魏某，女，55岁。

首诊时间：2018年4月14日。

主诉：四肢关节疼痛5年，加重2年。

现病史：该患者于5年前无明显诱因出现四肢关节疼痛，活动后缓解，起初未予重视。2年前，患者于劳累后，次日晨起时上述症状明显加重，活动后不能明显缓解，遂就诊于当地中医诊所，予以中药汤剂口服，服药后效果明显，四肢关节疼痛症状缓解。而后因务农，疼痛症状进一步加重，再次就诊于当地诊所，予以中药汤剂口服，效果不佳。此次特从外地前来求治，患者就诊时，视其面色晦暗，形体消瘦。自诉四肢关节疼痛，活动后略缓解，入夜后加重，局部肌肉刺痛，痛处不移，肌肤干燥无光泽，口干但欲漱水不欲咽，纳呆，寐差，小便正常，大便干结；舌质紫暗，有瘀斑，舌苔黄厚，右脉沉弦，左脉细涩。

既往史：既往体健。

辅助检查：无。

辨证分析：该患者面色晦暗，形体消瘦，素有瘀血停滞，新血不生。自诉四肢关节疼痛，局部肌肉刺痛，痛处不移，是由瘀血阻滞，血行不畅所致，活动后气血运行畅通，疼痛略缓解；夜晚阳入于阴，血为阴分，故加重；肌肤干燥无光泽，口干但欲漱水不欲咽，皆是瘀血内阻，气化不利，津液输布障碍之象；血的运行阻滞必然影响气的运行，故纳差；疼痛入夜尤甚，是影响睡眠的重要因素；舌质紫暗，有瘀斑，舌苔黄厚，有血瘀伴有日久化热之象，热熏湿成痰，痰瘀痹阻则病久难愈；右脉沉弦，为病邪在里之势；左脉细涩，说明气血运行不畅，并有气虚之象。四诊合参，辨证为痹证·痰瘀痹阻证。

中医诊断：痹证·痰瘀痹阻证。

西医诊断：类风湿性关节炎。

中医治法：活血祛痰，舒筋通络。

处　　方：桃　仁15g　　红　花15g　　川　芎20g　　当　归15g
　　　　　熟地黄20g　　怀牛膝15g　　丹　参15g　　鸡血藤30g
　　　　　海风藤20g　　络石藤25g　　茯　苓25g　　炒白术25g
　　　　　薏苡仁30g　　黄　芪30g　　穿山龙15g　　地　龙15g

　　　　　7剂，水煎服，日1剂，水煎300mL，早晚分服。

二诊：患者自诉四肢关节疼痛减轻，活动后大为减轻，入夜后仍加重，局部肌肉仍有刺痛，纳呆略缓解，寐差，大便干结；舌质紫暗，有瘀斑，舌苔薄黄，右脉沉弦，左脉细涩。瘀血已化部分，故上方去丹参，加入首乌藤20g安神，同时调整药量，加强养血之力。

处　　方：桃　仁15g　　红　花15g　　川　芎20g　　当　归20g
　　　　　熟地黄30g　　怀牛膝20g　　鸡血藤30g　　海风藤20g
　　　　　络石藤25g　　茯　苓25g　　炒白术25g　　薏苡仁30g
　　　　　黄　芪30g　　穿山龙15g　　地　龙15g　　首乌藤20g

14剂，水煎服，日1剂，水煎300mL，早晚分服。

三诊：患者自诉四肢关节疼痛明显减轻，活动后大为减轻，入夜后加重缓解，局部肌肉仍有刺痛，纳呆缓解，寐可，二便正常；舌质紫暗，有瘀斑，舌苔薄黄，右脉沉弦，左脉细。瘀血已化，左脉细，说明日久正虚，应减少攻伐之品，上方去地龙、穿山龙，同时调整养血及活血药的用量以巩固疗效，并嘱咐患者保持情志通畅，饮食有节，起居有常。

处　　方：桃　仁10g　　红　花10g　　川　芎15g　　当　归20g
　　　　　熟地黄30g　　怀牛膝20g　　首乌藤20g　　鸡血藤30g
　　　　　海风藤20g　　络石藤25g　　茯　苓25g　　炒白术25g
　　　　　薏苡仁30g　　黄　芪30g

14剂，水煎服，日1剂，水煎300mL，早晚分服。

电话随访，患者自诉症状明显减轻，情志状态良好。

【临证心悟】

《素问·脉要精微论》云："夫脉者，血之府也。"该患者自诉四肢关节疼痛，局部肌肉有刺痛，痛处不移，故辨病为痹证。痹证日久，肌肉、关节、经脉痹阻，气血运行不畅，而致血瘀停聚，血凝不通则痛，故肌肉、关节剧烈刺痛而不移；痰瘀不散，实邪聚集，故局部拒按；血行不畅，气血不能外达，故见皮肤干燥无光泽；瘀血阻络，津液不能上承，故口干不欲饮；血瘀阻络日久，溢于脉道之外，故见面色晦暗；观其舌，舌质紫暗，有瘀斑，"诸病于内，行诸于外"，舌象的变化为瘀血阻络，血不循经的表现。

本案为痹证·痰瘀痹阻证，当以活血化痰、舒筋通络之法治之，选用身痛逐瘀汤加减化裁。君药为桃仁、红花。桃仁味苦，善入心肝血分，能活血通经，祛瘀止痛，常用于瘀血阻滞；红花善通利血脉，能活血祛瘀，消肿止痛，对于伤科跌损瘀痛，常用为要药。臣以川芎、当归、熟地黄、丹参，活血、凉血与养血并施，祛瘀生新，配以鸡血藤、海风藤、络石藤，加强通络止痛之力。佐以茯苓、炒白术、薏苡仁、黄芪，健脾益气，祛痰，加强气血生化之源；穿山龙、地龙增强通络之力。

谢晶日教授认为，痹证·痰瘀痹阻证，虽为痰瘀导致的疾患，但活血的同时不应忘记养血，血虚也是重要的病因。患者久病新血不生，单纯的活血之药不配以养血之品，难奏祛瘀生新之功。活血药大多耗血，患者素虚，单用活血药，反而徒增病情。活血与养血之药还应与患者的病情相配，以瘀滞为主的，则多配以活血之品，以血虚为主，则多配以养血之品。临证过程中，谢晶日教授认为若遇到寒凝气滞者，可加附子、桂枝温经散寒通络；气虚者，可用炙黄芪、人参益气；阴虚者，可加生地黄、玄参、知母养阴；兼有湿热征象者，可加苍术、黄柏清热利湿；疼痛剧者，可加虫类搜剔之品，如蜈蚣、全蝎、露蜂房、水蛭等。

病案四：痹证·肝肾亏虚证

杨某，女，50岁。

首诊时间：2011年7月8日。

主诉：双侧膝关节肿大疼痛10年。

现病史：该患者于10年前无明显诱因出现四肢关节肿大疼痛，伴腰膝酸软，自行购买桂附地黄丸、人参养荣丸等中成药口服，服药后腰膝酸软症状略有缓解，四肢关节肿大疼痛症状无明显变化。患者多次于当地中医诊所就诊，予以中药汤剂治疗，服药后上述症状均有所改善，停药不久后又反复。此次经友人介绍前来求治，患者就诊时，视其面色晦暗，形体消瘦。自诉双侧膝关节肿大疼痛，遇冷水则加重明显，伴有腰膝酸软，畏寒喜睡，手足不温，下肢乏力沉重，肌肉萎缩，偶有恶寒，不欲饮，食欲差，稍食即饱，饭后脘腹满闷不舒寐差，小便清长，大便不成形，日2次；舌体萎软，舌质淡红，边有齿痕，苔薄白，左脉沉细，右脉细弱。

既往史：既往体健。

辅助检查：无。

辨证分析：该患者面色晦暗，形体消瘦，素体肝肾不足。双侧膝关节肿大疼痛，遇冷水则明显加重，病为阴邪；腰为肾之府，肾气不足，故腰膝酸软；肾主骨，下肢乏力沉重，乃是肾精不充的表现；阳气不伸，则畏寒喜睡，手足不温；肝肾不足，故肌肉萎缩；素体阳虚，故时而恶寒；脾胃素虚，故食欲差，稍食即饱；小便清长，大便不成形，皆是肾阳不足，二便失司的表现；舌体萎软，舌质淡红，边有齿痕，苔薄白，乃脾虚后天不充；左脉沉细，右脉细弱，说明肝肾不足，气血亏虚。结合舌脉，故中医辨证为痹证·肝肾亏虚证。

中医诊断：痹证·肝肾亏虚证。

西医诊断：类风湿性关节炎。

中医治法：培补肝肾。

处　　方：桑寄生 20g　　菟丝子 20g　　续　断 20g　　羌　活 15g

　　　　　独　活 20g　　威灵仙 30g　　狗　脊 20g　　杜　仲 20g

　　　　　怀牛膝 20g　　黄　芪 30g　　川　芎 15g　　土鳖虫 15g

　　　　　熟地黄 20g　　桂　枝 15g　　茯　苓 20g　　透骨草 20g

7 剂，水煎服，日 1 剂，水煎 300mL，早晚分服。

二诊：患者自诉双侧膝关节肿大疼痛稍好转，腰膝酸软稍缓解，下肢仍乏力沉重，饭后脘腹满闷缓解，大便不成形，日 2 次；舌质淡红，边有齿痕，苔薄白，左脉沉细，右脉细弱。病程较久，病邪顽固，效不更方。

处　　方：桑寄生 20g　　菟丝子 20g　　续　断 20g　　羌　活 15g

　　　　　独　活 20g　　威灵仙 30g　　狗　脊 20g　　杜　仲 20g

　　　　　怀牛膝 20g　　黄　芪 30g　　川　芎 15g　　土鳖虫 15g

　　　　　熟地黄 20g　　桂　枝 15g　　茯　苓 20g　　透骨草 20g

14 剂，水煎服，日 1 剂，水煎 300mL，早晚分服。

三诊：患者自诉双侧膝关节肿大疼痛好转，腰膝酸软缓解，下肢乏力沉重减轻，饭后脘腹满闷缓解，大便成形，日 2 次；舌质淡红，边有齿痕，苔薄白，脉沉细。肝肾之精填充，病情大为缓解，治法仍以扶正为主，上方去威灵仙，加淫羊藿 20g，同时调整药物用量以巩固疗效。

处　　方：桑寄生 20g　　菟丝子 20g　　杜　仲 20g　　羌　活 15g

　　　　　独　活 20g　　淫羊藿 20g　　续　断 20g　　狗　脊 20g

　　　　　怀牛膝 20g　　黄　芪 30g　　川　芎 10g　　土鳖虫 10g

　　　　　熟地黄 20g　　桂　枝 15g　　茯　苓 20g　　透骨草 20g

14 剂，水煎服，日 1 剂，水煎 300mL，早晚分服。

电话随访，患者自诉不明显不适，言语清晰，情志状态良好。

【临证心悟】

该患者主诉为"双侧膝关节肿大疼痛 10 年"，首先辨其病为痹证。肾为先天之根，藏精之腑，五脏之精皆为其所充，肾精空虚，则五脏不得养，肌肉萎缩。肝肾两虚，筋骨失于濡养，故筋肉、关节疼痛，久则僵硬畸形，甚则尻以代踵，脊以代头。偏阳虚者，则畏寒喜暖，手足不温；偏阴虚者，则骨蒸劳热，自汗盗汗。观其舌，舌体萎软，舌质淡红，边有齿痕，苔薄白，为肝肾精血不足，先天难资后天，后天难充先天，相互影响所致。切其脉，左脉沉细，右脉细弱，乃久病肾气不足的表现。

本案为痹证肝肾亏虚证，系肝肾不足，筋骨失于濡养所致，当以培补肝肾之法治之，选用独活寄生汤加减化裁。方药以桑寄生、续断、菟丝子三药为君，共奏调补肝肾之功。桑寄生性味苦、甘、平，有祛风湿、补肝肾、强筋骨、安胎元之效。菟丝子有补益肝肾、固精缩尿之功；本品甘温入肾，善能补益肾阳、肾阴，为平补阴阳之品，同时填精益髓，强健筋骨，为治肾气不足，下元虚损所致足膝痿弱、腰脚疼痛的要药。续断有补益肝肾、强筋健骨、止血安胎、疗伤续折之功。臣以羌活、独活，祛风散寒，胜湿止痛，两者配伍，上下同治。淫羊藿、牛膝、狗脊祛风湿散寒，兼补肝肾。佐以熟地黄、川芎，活血养血；茯苓、黄芪健脾益气，以资化源；桂枝温阳化气。使药则以透骨草加强通络之力，土鳖虫活血搜络止痛。

谢晶日教授认为痹证肝肾亏虚证，大多属病情顽固，迁延不愈所致，治疗过程中，应当多方面兼顾，才能相互配合，攻逐顽疾。治法上，当以调补肝肾为主。虽是肝肾亏虚，但本虚标实，仍有寒湿之邪，当配以祛风湿之品；"血行风自灭"，治疗过程中当伍以活血补血之品；脾胃为生化之源，调节肝肾的同时不忘后天之本的调养，才能使疗效得到巩固。在临证过程中，谢晶日教授若遇到以肩肘等上肢关节为主者，为风胜于上，可选加羌活、白芷、桑枝、威灵仙、姜黄、川芎等祛风通络止痛；若以下肢关节为主者，为湿胜于下，选加独活、牛膝、防己、萆薢、松节等祛湿止痛；以腰背关节为主者，多与肾气不足有关，酌加杜仲、桑寄生、淫羊藿、巴戟天、续断等温补肾气。

四、临证经验总结

痹证病名早在《黄帝内经》中就有记载，并设有相应专篇。《素问·痹论》云："风寒湿三气杂至，合而为痹也。其风气胜者为行痹，寒气胜者为痛痹，湿气胜者为着痹。"《灵枢·周痹》提到："周痹者，在于血脉之中，随脉以上，随脉以下，不能左右，各当其所。"以上说明痹证的形成与血脉的通行有密切的关系。张仲景在《金匮要略·中风历节病脉证并治》中提出："寸口脉沉而弱，沉即主骨，弱即主筋，沉即为肾，弱即为肝。汗出入水中，如水伤心，历节黄汗出，故曰历节。"其认为本病责之肝肾亏虚。

谢晶日教授认为痹证的病机为标实本虚，与正邪的盛衰关系密切。痹证的发生，往往从邪气侵袭开始，正气亏耗为结束，是一个由实转虚，虚实夹杂，病情缠绵反复的过程。谢晶日教授根据临床经验，将本病进展过程分为四步。

第一步，邪从体化，同气相求。风、寒、湿、热之邪侵袭人体后，其寒热的转化，一般与个人的禀赋素质有关。素体阳气偏盛，阴精不足，内有郁热者，感受风寒湿邪，易从阳化热，而成湿热痹；阳气虚衰，阴气偏盛，寒自内生，感受风寒湿邪，多从阴化寒，而为寒湿痹。

第二步，痰瘀内生，"不通"尤甚。痹证既得，风、寒、湿、热之邪充斥于经络，气血运行极易受其影响，气血运行不畅，痰浊、瘀血内生，痰瘀形成，又阻滞经络，壅遏邪气，痰瘀邪气相搏，经络气血闭阻不通尤甚。

第三步，邪正相争，正气耗损。病邪与正气交争，日久之后，往往邪实与正虚并存。虽因正虚感邪所致，但既病之后，一般正气尚能与邪气抗争，故病初多表现为实证、热证。由于邪正斗争可加重正气损伤，如风为阳邪，其性开泄，易耗气伤津；寒为阴邪，易伤阳气；湿易伤脾、遏阳，困阻气机；热盛则更易耗气、伤津动血；痰瘀内阻，气血失运也致局部失养。临床上"不通""不荣"并见。

第四步，正虚痰瘀，相互为患。无形邪气形成病理产物，痰瘀交结难解，气虚则无力鼓动，邪不得散，血不得行，津不得布，津血停留，又化为痰瘀。阴虚则内热津枯，血虚则血黏不流，均可导致痰瘀内生，痰瘀又可致虚，"瘀血不去，新血不生"。

谢晶日教授在临床工作当中，根据多年的临床经验，深刻认识到了痹证的病机转化，同时也针对该病的每一个时期提出了相应的治法大纲。

1. 邪气多变，治湿为要

痹证的病因，与风、寒、湿、热密切相关，邪气侵入人体后，其寒热的转化，又与个人的禀赋素质有关。然而，四气之中，"湿"是重点，人体的变化与湿也颇为密切。

2. 痰瘀内生，通络为常

审时度势，其痹证虽有行痹、痛痹、着痹之分，内有湿浊、痰湿、瘀血，多种病理产物相互胶结。然其共同病理机制皆为邪气痹阻经络，气血运行不畅所致。

3. 久病入络，活血为主

痹证以经络气血痹阻为基本病变。邪气侵袭肢体、关节、经络，使气血运行不畅，气不行则滞，血不行则瘀。气滞血瘀常常成为痹证的病理表现。由于"病久入络""久痛多瘀"，日久不愈的痹证则更多见于脉络不通、瘀血凝滞的证候。瘀血又可以成为一种致病因素，加重经络的痹阻，形成恶性循环。

4. 久病正虚，扶正兼顾

"邪气所凑，其气必虚"，痹证虽由风、寒、湿、热等外邪侵袭所致，但人体正气偏虚，气血不足，腠理肌表不固，是引起痹证极其重要的内在因素。

第二节　梅核气案

一、梅核气概述

梅核气，是指由气机郁滞等无形之邪，或湿浊、痰凝、血瘀等有形之邪，阻于咽部，导致气血运行不利，患者自觉咽中似有梅核阻塞、咯之不出、咽之不下、时发时止为主要表现的疾病。本病以咽喉中有异常感觉，但不影响进食为特征。常伴有性情抑郁、多愁善虑、易怒欲哭等精神症状。

本病见于西医学中各种原因引起的咽异感症，又常被诊为咽部神经官能症，或称咽癔症、癔球。该病多发于青中年，以女性多见。凡是具有吞咽不利，喉中如有异物感，但不影响进食者，均可参照本节辨证论治。

二、中医病因病机心悟

本病病位在咽喉，与肝、心、脾密切相关。五志过极，七情内伤为梅核气主要原因，素体虚弱或性格内向、肝气郁结者为梅核气发生的体质因素。病性初起多以实为主，中期渐至因实致虚，久病则以虚为主，虚中夹实。该病始发多因情志不畅，气机郁结为主，进一步可兼见血瘀、痰阻、湿郁、食滞、火郁等；终可伤及脏腑，致气血阴阳虚弱，以肝、心、脾虚为常见。梅核气起病可急可缓，情志刺激突然强烈，致肝气骤结，则起病较急；情志所伤相对和缓，如忧愁思虑日久致郁，则起病较缓。

下列为该病常见的病因病机：

1. 情志内伤

忧思郁怒、精神紧张、过度思虑、悲哀愁忧等情志刺激，均可使肝气郁结，无形之气滞于喉，导致吞咽不舒；或者肝木克土，脾失健运，痰浊内生，有形实邪阻于喉，喉中有异物感；甚者气滞痰凝，血行不畅，痰浊瘀血胶着于喉。

2. 饮食失调

过食肥甘醇酒，损伤脾胃，酿湿生痰，湿痰郁而化热，湿热内蕴，气化失司；或过食生冷，脾气受损，中气下陷，清阳不升，浊阴不降，均可发为本病。

3. 劳欲过度

劳倦伤脾，纵欲伤肾，脾虚清气不升，浊阴难以下降，肾虚火衰，气化失司，开阖不利，发为本病。

4. 年老久病

年老体弱，肾元亏虚，或久病体虚，损伤脾肾，均可形成本病。

三、典型病例

病案一：梅核气·肝郁脾虚证

刘某，女，49 岁。

首诊时间：2019 年 11 月 13 日。

主诉：吞咽困难 2 个月，加重 1 周。

现病史：该患者于 2 个月前因情志不畅出现吞咽困难，未予重视。患者于 1 周前因劳累吞咽困难症状加重，遂就诊于当地中医诊所，予以中药汤剂口服，服药后吞咽困难症状没有明显缓解，经友人介绍前来求治。患者就诊时，视其面色不华，形体消瘦。自诉吞咽困难，喉中有异物感，咳之不出，咽之不下，进食时明显，情志不畅时加重，伴有两侧胁肋部疼痛，乏力，平素情志不畅，时常思虑，纳差，脘腹痞满，反酸，烧心，寐差，难以入睡，小便正常，肠鸣，大便不成形，日 3 次；舌质淡红，边有齿痕，苔薄白，左脉弦细，右脉沉弱。

既往史：既往体健。

辅助检查：无。

辨证分析：该患者面色不华，形体消瘦，素有脾气不足。吞咽困难，喉部异物感，咳之不出，咽之不下，进食时明显，情志不畅时加重，病性标实本虚，为脾胃虚弱，运化失司，输布失常，肝气郁滞，气机不利，凝滞于喉部所致；两侧胁肋部疼痛，乃是肝气不舒，肝络失和所致；脾胃虚弱，故乏力；脾主思，思虑过度易伤脾；脾胃素虚，肝木克土，故纳差，脘腹痞满，反酸，烧心，肠鸣，大便不成形；舌质淡红，边有齿痕，苔薄白，乃脾气不足；左脉弦细，右脉沉弱，说明肝郁脾虚。四诊合参，故中医辨证为梅核气·肝郁脾虚证。

中医诊断：梅核气·肝郁脾虚证。

西医诊断：癔球症。

中医治法：疏肝健脾，行气化滞。

处　　方：柴　胡 15g　　白　芍 15g　　陈　皮 20g　　煅牡蛎 30g
　　　　　　香　橼 15g　　川　芎 10g　　香　附 15g　　煅龙骨 30g
　　　　　　半　夏 15g　　厚　朴 15g　　炒白术 20g　　茯　苓 20g
　　　　　　黄　连 10g　　吴茱萸 5g

　　　　　　　　　　7 剂，水煎服，日 1 剂，水煎 300mL，早晚分服。

二诊：患者自诉吞咽困难略减轻，反酸、烧心明显缓解，乏力减轻，食后易腹胀、失眠略减轻，大便不成形，日2次；舌质淡红，边有齿痕，苔薄白，左脉弦细，右脉沉弱。症状有所好转，仍有脾虚之象，上方去川芎、黄连、吴茱萸，加白豆蔻15g、草豆蔻15g温中行气，同时调整药量。

处　　方：柴　胡15g　　白　芍15g　　煅牡蛎20g　　陈　皮20g

　　　　　煅龙骨20g　　香　橼15g　　香　附15g　　半　夏15g

　　　　　厚　朴15g　　炒白术30g　　茯　苓20g　　草豆蔻15g

　　　　　白豆蔻15g

14剂，水煎服，日1剂，水煎300mL，早晚分服。

三诊：患者自诉吞咽困难减轻，反酸、烧心消失，乏力明显减轻，食后易腹胀、失眠减轻，大便成形，日2次；舌质淡红，边有齿痕，苔薄白，左脉弦细，右脉沉。症状大为好转，仍守健脾疏肝之法，巩固疗效，上方去陈皮，加砂仁10g、黄芪15g。同时嘱咐患者保持情志通畅，饮食有节，起居有常。

处　　方：柴　胡15g　　白　芍15g　　煅龙骨20g　　白豆蔻15g

　　　　　煅牡蛎20g　　香　附15g　　半　夏15g　　砂　仁10g

　　　　　炒白术30g　　茯　苓20g　　草豆蔻15g　　黄　芪15g

　　　　　香　橼15g　　厚　朴15g

14剂，水煎服，日1剂，水煎300mL，早晚分服。

电话随访，患者自诉无明显不适，言语清晰，情志状态良好。

【临证心悟】

《格致余论·阳有余阴不足论》云："主闭藏者，肾也，司疏泄者，肝也。"该患者主诉为"吞咽困难2个月，加重1周"，首先辨其病为梅核气。肝主疏泄，喜条达恶抑郁，肝失疏泄，故情志不畅；肝郁横逆犯胃，可见胃失和降之脘腹胀满牵及两胁、吞酸烧心、不思饮食等症。观其舌，舌质淡红，乃气血不足，不荣于上；边有齿痕，为脾胃素虚；苔薄白，说明气郁尚未化热。切其脉，左脉弦细，弦主肝，为肝气郁滞之象；右脉沉弱，沉主里，弱则为虚。

本案为梅核气肝郁脾虚证，系肝郁气滞，肝木克土，气滞于喉所致，当以疏肝健脾、行气化滞之法治之，选用柴胡疏肝散加减化裁。君药为柴胡，柴胡有疏散退热、疏肝解郁、升举阳气之功。本品能条达肝气，疏肝解郁，调经止痛，常与当归、白芍等同用；对于胸胁疼痛，不论内伤肝郁，外伤跌仆，均可应用，常与香附、川芎等同用。谢晶日教授认为在临床工作中应当注意柴胡的用量，柴胡不同的用量会带来不同的效果。正如《药品化义》所言："柴胡，性轻清，主升散，味微苦，主疏肝。若多用二、三钱，能祛散肌表。属足少阳胆经药，治寒热往来，疗疟疾，除潮热。若少用三四分，能升提下陷，佐补中益气汤，提元气而左旋，升达参芪以补中气。"臣药伍以白芍，白芍性味苦酸、微寒，归肝脾经，《本草备要》言其"补血，泻肝，涩，敛阴"，与柴胡相伍，以养肝体，助肝用。肝体阴而用阳，肝体得养，则肝用易复；另能防柴胡"劫肝阴"；再者，白芍又是缓急止痛之佳品。再以陈皮（或佛手之类）疏解脾胃之郁气；川芎血中之气药、香附气中之血药，行气稍佐行血，两者相得益彰。佐以半夏燥湿化痰，厚朴加强行气之力，炒白术、茯苓共奏健脾之功，配以黄连、吴茱萸仿左金丸，合煅龙骨、煅牡蛎抑酸止痛。

谢晶日教授认为，梅核气不论新发、旧病，总有气郁病机，贯穿始终。治疗梅核气，始终不离行气之法。虽言行气之法多使用行气之品，但选择上亦有法门。行气之品有理气、行气、破气之分。大多数患者当选以理气平和之品为主，稍佐以行气。破气之药如青皮、枳实类，行气之力过大，反亦损耗其气。再者，行气不可忘行血，血为气之母，行气的同时佐以行血，往往事半功倍。谢晶日教授认为在临床工作当中，胁肋部胀痛较甚者，可加郁金、川楝子、延胡索、佛手；吞酸、烧心较重者，可加吴茱萸、黄连；脘腹痞胀、肠鸣者，可加炒白术、茯苓；食滞腹胀者，可加神曲、山楂、炒麦芽等；女子月事不调，舌暗，脉弦涩者，可加当归、桃仁、红花；经前乳胀可加当归、橘叶。

病案二：梅核气·气郁化火证

闵某，男，32 岁。

首诊时间：2020 年 9 月 27 日。

主诉：吞咽困难 1 个月，加重 3 天。

现病史：该患者于 1 个月前因情志不畅出现吞咽困难伴反酸烧心。遂就诊于当地医院，行胃镜检查示浅表性胃炎，予奥美拉唑肠溶片口服，服药后反酸烧心症状减轻，吞咽困难未见明显缓解。3 天前，患者因饮食不节再次出现吞咽困难伴反酸烧心，自行口服奥美拉唑肠溶片后不能缓解，遂前来求治。患者就诊时，视其面色潮红，形体消瘦。自诉吞咽困难，喉中有异物感，咳之不出，咽之不下，晨起咳少量黏液痰，伴有胸闷胁痛，口干口苦，乏力，平素情志不畅，心烦急躁易怒，口渴欲冷饮，胃脘灼痛，吞酸嘈杂，寐差，入睡困难，小便黄，大便干结，3 日 1 次；舌质红，少津，中有裂痕，少苔，左脉弦细，右脉细数。

辅助检查：无。

辨证分析：该患者面色潮红，形体消瘦，素有阴血不足。吞咽困难，喉中有异物感，咳之不出，咽之不下，晨起咳少量黏液痰，病性标实本虚，为肝郁气滞，津液输布失常，气郁化火，火邪伤及阴液，两者相互作用，气凝于喉部所致；胸闷胁痛，乃是肝气不舒，气郁化火，火邪伤及肝络所致；肝木克土，脾主四肢，故乏力；口干口苦，口渴欲冷饮，时常胃脘灼痛，吞酸嘈杂，皆是气郁化火的表现；舌质红，少津，中有裂痕，少苔，乃热邪有伤阴之势；左脉弦细，右脉细数，说明肝郁有热，兼有阴伤。四诊合参，中医辨证为梅核气·气郁化火证。

中医诊断：梅核气·气郁化火证。

西医诊断：慢性浅表性胃炎。

中医治法：理气解郁，清肝泻火。

处　　方：黄　连 10g　　吴茱萸 5g　　北沙参 15g　　麦　冬 20g
　　　　　　玄　参 15g　　柴　胡 10g　　生白术 20g　　香　附 10g
　　　　　　香　橼 10g　　佛　手 10g　　栀　子 10g　　神　曲 20g
　　　　　　浙贝母 15g　　煅龙骨 30g　　煅牡蛎 30g

　　　　　　　　　　7 剂，水煎服，日 1 剂，水煎 300mL，早晚分服。

二诊：患者自诉吞咽困难略减轻，反酸烧心明显缓解，乏力减轻，胃脘灼痛，大便干结，2 日 1 次；舌质红，少津，中有裂痕，少苔，左脉弦细，右脉细数。症状有所好转，仍有阴液亏虚之象，上方加柏子仁 15g 安神，同时调整药量。

处　　方：黄　连 10g　　吴茱萸 5g　　北沙参 20g　　麦　冬 25g
　　　　　　玄　参 20g　　柴　胡 10g　　生白术 20g　　香　附 10g
　　　　　　香　橼 10g　　佛　手 10g　　栀　子 10g　　神　曲 20g
　　　　　　浙贝母 15g　　煅牡蛎 30g　　柏子仁 15g　　煅龙骨 30g

　　　　　　　　　　14 剂，水煎服，日 1 剂，水煎 300mL，早晚分服。

三诊：患者自诉吞咽困难明显减轻，反酸烧心消失，乏力减轻，胃脘灼痛，大便正常，2 日 1 次；舌质红，中有裂痕，薄白苔，左脉弦细，右脉细数。症状好转，当守疏肝健脾、养阴清热之法巩固疗效，上方去玄参、浙贝母，加百合 15g、石斛 15g。同时嘱咐患者保持情志通畅，饮食有节，起居有常，戒烟戒酒。

处　　方：黄　连 10g　　吴茱萸 5g　　北沙参 20g　　麦　冬 20g
　　　　　　百　合 15g　　石　斛 15g　　柴　胡 10g　　生白术 30g
　　　　　　香　附 10g　　香　橼 10g　　佛　手 10g　　栀　子 10g
　　　　　　神　曲 20g　　煅牡蛎 30g　　柏子仁 15g　　煅龙骨 30g

　　　　　　　　　　14 剂，水煎服，日 1 剂，水煎 300mL，早晚分服。

电话随访，患者自诉无明显不适，言语清晰，情志状态良好。

【临证心悟】

该患者主诉为"吞咽困难 2 个月，加重 1 周"，首先辨其病为梅核气。肝为风木之脏，内寄相火，肝郁气滞，易化热化火，甚则郁火上逆，燔灼三焦。肝气郁滞化热，气火内郁，可见胸胁满痛、急躁忧愤、口苦口干、小便黄赤、头目眩晕等症；肝之郁火横逆犯胃，可见胃脘灼痛急迫，吞酸嘈杂；郁火上逆侮肺，可致肺失清肃，甚至出现肺络灼伤之咳嗽、咯血及气急、气逆、喘息之症；郁火上炎扰窍，可出现头痛，目赤耳鸣；郁火燔灼伤津耗液，肠腑传化失司则便秘、腹胀。观其舌，舌质红，少津，中有裂痕，少苔。肝郁克脾，脾气不足，胃气不足，则见其少苔；气郁化火，伤及阴液，气血无以濡养，外现于舌，则见中有裂痕。切其脉，左脉弦细，弦主肝，为肝气郁滞之象，右脉细数，细则为虚，数则为热。

本案为梅核气气郁化火证，当以理气解郁、清肝泻火之法治之，选用左金丸和柴胡疏肝散加减化裁。黄连清热燥湿，泻火解毒；吴茱萸散寒止痛，温中止呕，助阳止泻；两药伍用，有辛开苦降，反佐之妙用；共奏清肝泻火、降逆止呕、和胃制酸之效，以治寒热错杂诸症。臣以北沙参、麦冬、玄参滋阴清热，柴胡疏肝行气。佐以香附、香橼、佛手增强行气之力，栀子清解三焦郁火，神曲健脾消食，浙贝母清热化痰，煅龙骨、煅牡蛎抑酸止痛。

病案三：梅核气·痰气郁结证

马某，女，55 岁。

首诊时间：2019 年 9 月 15 日。

主诉：吞咽困难 3 个月，加重 1 个月。

现病史：该患者于 3 个月前无明显诱因出现吞咽困难，起初未予重视。此后，上述症状反复发作，逐渐加重。1 个月前，患者情志不畅后吞咽困难加重，当地中药治疗后效果不佳，遂至门诊就诊。患者就诊时，视其面色淡白，形体肥胖。自诉吞咽困难，喉中有异物感，咳之不出，咽之不下，晨起常咳少量白痰，伴有胸闷胁痛，头晕目眩，乏力，平素嗜食肥甘厚腻之品，口中时有发甜感，口渴不欲饮，食欲尚可，食后易腹胀，小便黄，大便黏滞，1 日 1 行；舌质淡红，边有齿痕，苔白腻，左脉弦滑，右脉濡缓。

既往史：既往体健。

辅助检查：无。

辨证分析：该患者面色淡白，形体肥胖，素有痰湿内蕴。吞咽困难，喉中有异物感，咳之不出，咽之不下，晨起咳少量白痰，病性标实本虚，为肝郁气滞，津液输布失常，脾失健运，痰湿内生，痰气凝结于喉部所致；胸闷胁痛，乃是痰气阻滞，肝气不利，肝络失和所致；痰湿上扰清窍，则头晕目眩；痰湿内结，津液不得上承，故口渴不欲饮；舌质淡红，边有齿痕，苔白腻，乃脾虚湿困之象；左脉弦滑，右脉濡缓，说明肝气不利，痰湿内蕴。四诊合参，中医辨证为梅核气·痰气郁结证。

中医诊断：梅核气·痰气郁结证。

西医诊断：癔球症。

中医治法：理气开郁，化痰散结。

处　　方：半　夏15g　　茯　苓20g　　陈　皮15g　　甘　草10g
　　　　　瓜　蒌20g　　枳　壳15g　　桔　梗15g　　炒白术20g
　　　　　桂　枝15g　　佛　手15g　　香　橼15g　　砂　仁15g
　　　　　藿　香15g　　佩　兰15g　　白豆蔻15g　　草豆蔻10g

7剂，水煎服，日1剂，水煎300mL，早晚分服。

二诊：患者自诉吞咽困难略减轻，晨起咳少量白痰明显缓解，乏力减轻，大便不成形，1日2次，最近睡眠不佳；舌质淡红，边有齿痕，苔白腻，左脉弦滑，右脉濡缓。症状有所好转，仍有湿邪在内，上方去瓜蒌、桔梗，加石菖蒲15g、远志15g化痰开窍安神。

处　　方：半　夏15g　　茯　苓20g　　陈　皮15g　　甘　草10g
　　　　　枳　壳15g　　炒白术20g　　桂　枝15g　　佛　手15g
　　　　　香　橼15g　　砂　仁15g　　藿　香15g　　佩　兰15g
　　　　　石菖蒲15g　　远　志15g　　白豆蔻15g　　草豆蔻10g

14剂，水煎服，日1剂，水煎300mL，早晚分服。

三诊：患者自诉吞咽困难明显减轻，晨起咳少量白痰消失，乏力减轻，眠可，大便正常，1日1次；舌质淡红，边有齿痕，苔白，左脉弦滑，右脉缓。症状有好转，当守疏肝理气、健脾化痰之法巩固疗效，上方去佩兰、草豆蔻，加党参20g。同时嘱咐患者保持情志通畅，饮食有节，起居有常。

处　　方：半　夏15g　　茯　苓20g　　陈　皮15g　　甘　草10g
　　　　　枳　壳15g　　炒白术20g　　桂　枝15g　　党　参20g
　　　　　佛　手15g　　香　橼15g　　砂　仁15g　　藿　香15g
　　　　　石菖蒲15g　　远　志15g　　白豆蔻15g

14剂，水煎服，日1剂，水煎300mL，早晚分服。

电话随访，患者自诉无明显不适，言语清晰，情志状态良好。

【临证心悟】

《素问·阴阳别论》曰："一阴一阳结，谓之喉痹。"该患者主诉为"吞咽困难2个月，加重1周"，首先辨其病为梅核气。由于气机郁闭，水湿失于运化输布，聚湿生痰，或气滞湿停，凝聚成痰，气滞痰郁交阻于胸中膈上，致胸闷胁胀，咽中如有物阻，吞之不下，咯之不出之梅核气产生。观其舌，舌质淡红，边有齿痕，为脾气不足之象；脾失健运，湿浊内蕴，阳气被遏，湿浊痰饮停聚于舌面，则见白腻苔。切其脉，左脉弦滑，弦主肝，为肝气郁滞之象，滑则为湿邪内阻；右脉濡缓，乃是脾虚湿盛之征。

本案为梅核气痰气郁结证，系脾失健运，痰浊内蕴，肝气郁滞，气机不利，两者胶结，凝于喉部所致。当以理气开郁、化痰散结之法治之，选用二陈汤和半夏厚朴汤加减化裁。半夏性味辛，温，有毒，归脾、胃、肺经，有燥湿化痰、降逆止呕、消痞散结之效。半夏辛温而燥，燥湿化痰，为治湿痰、寒痰之要药。陈皮性味苦、辛，温，归脾、肺经，有理气健脾、燥湿化痰之效。陈皮苦能燥湿，辛温暖脾行气以温化水湿，使湿祛而痰消，且辛行苦泄能宣肺止咳，故为治痰理咳之要药。两者均入脾经，理气健脾与燥湿健脾相互促进。"脾喜燥恶湿""治痰先治其气"，故脾可健，湿可祛，痰自化，气机通畅，喉中梅核气自消。臣以茯苓、白术、甘草共奏淡渗利湿、健脾燥湿、补中益气之功；枳壳、桔梗一宣一降，使气机得舒。佐以桂枝温阳化气，佛手、香橼、砂仁加强行气之力，瓜蒌化痰下气，藿香、佩兰、白豆蔻、草豆蔻四药芳香化湿与温燥化湿相结合，加强祛湿之力。

谢晶日教授认为梅核气痰气郁结证，责之肝脾，以脾为主。《古今医统大全》言："其源出于脾湿不流，水谷津液停滞之所致也。"以肝脾两脏的生理特性，延伸出了疏肝行气、燥湿健脾的治法。谢晶日教授在临床工作当中，遇见胸胁胀满甚者，加青皮、枳壳、瓜蒌皮；食滞腹胀重者，加砂仁、神曲、麦芽；兼见呕恶、口苦、苔黄而腻者，属痰郁化热，常于上方去半夏等温燥化痰之品，加竹茹、枳实、黄芩、贝母、瓜蒌化痰和胃清热；若见胸中窒闷，喘息不得卧，咳逆咳痰者，属肝郁上逆，肺失肃降，胸阳不振，可于上方加枇杷叶、杏仁、瓜蒌皮、陈皮化痰理气，加郁金、薤白宽胸散结，振奋胸阳。

病案四：梅核气·痰气郁结兼血瘀证

叶某，女，57岁。

首诊时间：2019年9月11日。

主诉：精神抑郁，情绪不宁1年余，加重伴咽部有异物感1周。

现病史：1年前因与丈夫发生口角，生气大怒后睡觉，醒后自觉两胁胀痛不舒，咽部如物梗塞，吞之不下，未经治疗。半年前精神抑郁，情绪不宁，胸部满闷，胁肋部疼痛，咽部如物梗塞，吞之不下等症状明显加重，曾住院治疗，诊断为轻度焦虑症，对症治疗未见明显好转，出院后口服阿普唑仑0.4～0.8mg，每日3次。近1周病情加剧，经他人介绍来我门诊治疗。患者就诊时，面色少华，形体适中，精神抑郁，情绪不宁，易怒，咽部如物梗塞，吞之不下，胸部满闷，胁肋部疼痛，且疼痛随情志变化而加减，脘闷嗳气则舒，时有不思饮食，大便不调，1～2日1行，小便正常；舌质紫暗，苔白腻，边有瘀斑，下络瘀甚，脉弦滑。

既往史：既往体健。

辅助检查：无。

辨证分析：本案主诉为"精神抑郁，情绪不宁1年余，加重伴咽部有异物感1周"，经辨病属于中医"郁证·梅核气"范畴。根据其阐述的病史，四诊合参，通过中医辨证诊断为"痰气郁结兼血瘀证"。患者精神抑郁，情绪不宁，易怒，胸部满闷，咽部有异物感，诊断为郁证·梅核气。由于患者肝气郁滞，长期不舒，气滞导致水液运行不畅，聚湿为痰，可见咽部如物梗塞，吞之不下；肝郁克脾则见不思饮食，大便不调；气滞则血行不畅，可见舌质紫暗，苔白腻，边有瘀斑，下络瘀甚；同时，肝经布两胁，长期肝气郁滞，血行不畅，两胁失养，则见胁肋部疼痛。综上所述，诊断为郁证·梅核气，辨证为痰凝气滞兼血瘀证。

中医诊断：梅核气·痰凝气滞兼血瘀证。

西医诊断：①焦虑症。

②更年期综合征。

中医治法：疏肝解郁，化痰散结，理气活血。

处　　方：柴　胡 15g　　赤　芍 15g　　枳　壳 15g　　陈　皮 10g

　　　　　川　芎 10g　　香　附 10g　　丹　参 20g　　郁　金 10g

　　　　　当　归 20g　　厚　朴 15g　　紫苏子 20g　　茯　苓 20g

　　　　　　　　　　　　7剂，水煎服，日1剂，水煎300mL，早晚分服。

嘱患者避寒热，调情志，节饮食，定期复诊。

二诊：患者服药后精神抑郁、情绪不宁、易怒等肝气郁滞症状缓解，咽部仍时有如物梗塞，吞之不下，不思饮食，大便不调，1～2日1行，小便正常；舌质紫暗，苔白腻，边有瘀斑，下络瘀，脉弦滑。原方加鸡内金15g以健脾消食和胃，加三棱10g、莪术10g以行气活血化瘀。

处　　方：柴　胡 15g　　赤　芍 15g　　枳　壳 15g　　陈　皮 10g

　　　　　川　芎 10g　　香　附 10g　　丹　参 20g　　郁　金 10g

　　　　　当　归 20g　　厚　朴 15g　　紫苏子 20g　　茯　苓 20g

　　　　　鸡内金 15g　　三　棱 10g　　莪　术 10g

　　　　　　　　　　　　7剂，水煎服，日1剂，水煎300mL，早晚分服。

三诊：患者形体适中，面色萎黄，服药后精神抑郁、情绪不宁、易怒、胸部满闷、胁肋部疼痛、脘闷嗳气均已好转，但咽部仍时有如物梗塞，吞之不下；大便正常，1日1行，小便正常；舌质紫暗，苔白腻，边略有瘀斑，下络瘀缓解，脉弦滑。上方减赤芍、川芎，加香橼15g、佛手15g以理气化痰。

处　方：柴　胡15g　　香　橼15g　　枳　壳15g　　陈　皮10g
　　　　　佛　手15g　　香　附10g　　丹　参20g　　郁　金10g
　　　　　当　归20g　　厚　朴15g　　紫苏子20g　　茯　苓20g
　　　　　鸡内金15g　　三　棱10g　　莪　术10g

7剂，水煎服，日1剂，水煎300mL，早晚分服。

四诊：患者形体适中，面色萎黄，诸症好转，纳可，大便正常，1日1行，小便正常；舌质紫暗，苔白腻，脉弦滑。诸症好转，效不更方。

处　方：柴　胡15g　　香　橼15g　　枳　壳15g　　陈　皮10g
　　　　　佛　手15g　　香　附10g　　丹　参20g　　郁　金10g
　　　　　当　归20g　　厚　朴15g　　紫苏子20g　　茯　苓20g
　　　　　鸡内金15g　　三　棱10g　　莪　术10g

7剂，水煎服，日1剂，水煎300mL，早晚分服。

患者经1个月治疗，诸症好转。电话随访3个月，病情稳定。

【临证心悟】

梅核气即指因情志不遂，肝气郁滞，循经上逆，停聚于咽所致，或乘脾犯胃，运化失司，津液不得输布，凝结成痰，痰气结于咽喉，以咽中似有梅核阻塞、咯之不出、咽之不下、时发时止为主要表现的疾病。临床以咽喉中有异常感觉，但不影响进食为特征。

《丹溪心法·六郁》云："气血冲和，万病不生，一有怫郁，诸病生焉。故人身诸病，多生于郁。"梅核气是郁证的一种，明代《医学正传》首先采用郁证这一病证名称。自明代之后，已逐渐把情志之郁作为郁病的主要内容，如《古今医统大全·郁证门》说："郁为七情不舒，遂成郁结，既郁之久，变病多端。"《景岳全书·郁证》云："凡五气之郁，则诸病皆有，此因病而郁也。至若情志之郁，则总由乎心，此因郁而病也。"梅核气的病因是情志内伤，饮食不节，脏腑虚弱；病机主要以气滞痰结为主，常兼血瘀、化火等。

《金匮要略·妇人杂病脉证并治》记载梅核气的治疗方法为："妇人咽中如有炙脔，半夏厚朴汤主之。"谢晶日教授主要采取疏肝气、健脾气、化痰气、养心气之法以治梅核气。该患者忧思郁虑致痰气郁结，患"梅核气"，故以疏肝解郁、化痰散结、理气活血为治疗原则。方中柴胡、香橼、香附、枳壳、陈皮等疏肝健脾；当归、丹参、佛手理气和血，养血开郁；郁金、厚朴、紫苏子理气开郁；三棱、莪术活血化瘀理气；茯苓、鸡内金健脾利湿。诸药合用，疏肝健脾，化痰理气，活血开郁。

四、临证经验总结

梅核气一词首见于宋代《类证活人书》，其云梅核气……塞咽喉，如梅核絮样，咯不出，咽不下，描述了该病的典型症状。而早在《灵枢·邪气脏腑病形》中，对该病证就已经进行了记载，其曰："大甚为喉呼。"即言喉中有异物梗阻。该篇又曰："胆病者，善太息，口苦，呕宿汁，心下淡淡，恐人将捕之，嗌中吩吩然，数唾。"此句描述了胆腑病变可导致咽部如有异物梗阻，欲咯而咯不出的症状。《金匮要略·妇人杂病脉证并治》言："妇人咽中如有炙脔，半夏厚朴汤主之。"自此，半夏厚朴汤成为治疗该病的经典方剂。

谢晶日教授认为该病虽发于咽喉，却与脏腑失调有关，咽部有异物感为标，肝脾失调为发病之本，气滞痰凝咽喉为其病机关键。其病因病机主要是情志内伤，肝气郁结，横逆于胃，胃失和降，聚湿生痰，肝胃之气失其疏泄和降而上逆，痰随气升，痰凝气滞于咽喉而发病。亦有饮食劳倦或忧愁思虑伤及脾胃，脾失健运，水湿不化，聚湿生痰，痰湿阻滞，土壅木郁，痰气循经上逆，交阻于咽喉而发病者。初起常是以七情所伤致肝失条达，疏泄失司，气郁气滞为主要病机。谢晶日教授针对梅核气"无形与有形之邪夹杂"和"因虚致实"的特点，在临床治疗上，提出了"分层论治"和"攻补兼施"的两大治法。

1. 分层论治

"分层论治"指的是根据疾病的发展层次不同，应用不同的治法。梅核气虽为咽部气血运行不利，但阻滞气血通行的方式却有多种。本病初期多肝郁气滞，应配以行气之品，疏解郁滞之气；中期肝郁脾虚，脾失健运，湿浊内蕴，当伍以燥湿健脾之品，痰凝则温化痰饮；后期久病入络，单纯入气分之药力，不足以通滞久病痰瘀，当伍以活血之品。

2. 攻补兼施

梅核气虽总属实邪阻络，但实邪往往会导致体虚，脏腑功能健运也能有力祛邪外出，同时伍以扶正之品也能减少攻伐药物带来的不良反应。运用行气之品时，配以健脾益气之品，祛邪而不伤正，防止肝病传脾；运用燥湿辛温之品时，少佐甘润之品，防止香燥之品伤阴，同时胃喜润恶燥，甘润药物有利于腑气通畅；运用活血之品，伍以养血，活血不伤血。

第三节 心悸案

一、心悸概述

心悸包括惊悸和怔忡，是指由气血阴阳亏虚，心失所养，或痰瘀阻滞心脉，邪扰心神所致，患者自觉心中悸动，惊惕不安，甚则不能自主的病证。常伴有气短，胸闷，甚则眩晕，喘促，脉象或迟或数，或节律不齐。其中因惊恐劳累而发，时发时止，不发时如常人，其证较轻者，为惊悸；并无外惊，每由内因引起，自觉终日心中惕惕，稍劳即发，病来虽渐，但全身情况较差，病情较重者，为怔忡。惊悸日久不愈，可发展为怔忡。

本病见于西医学中各种原因引起的心律失常，如心动过速、心动过缓、期前收缩、心房颤动或扑动、房室传导阻滞、病态窦房结综合征、预激综合征，以及心功能不全、部分自主神经功能紊乱等，凡具有心悸表现者，均可参照本节辨证论治。

二、中医病因病机心悟

本病病位主要在心，但涉及肝、脾、肺、肾诸脏。病性以虚为主，本虚标实。本虚主要为气、血、阴、阳不足，心失所养；标实为气滞血瘀、痰浊水饮、火热毒邪等扰乱心神。疾病早期主要是心之气血阴阳亏虚，气滞、血瘀、痰浊、热毒等实邪阻滞心络，扰乱心神；日久心病可及脾、肺、肾等其他脏腑，病机复杂，病情加重。因外感、惊恐、失血等引发者，一般发病较急，其他则发病较缓，遇诱因常反复发作。

下列为该病常见的病因病机：

1. 感受外邪

风寒湿邪，侵袭体表，痹阻经脉，内舍于心，发为心悸。

2. 情志内伤

恼怒伤肝，肝气郁滞，日久化火，气火扰心则心悸；若气滞不解，久则血瘀，心脉瘀阻，亦可心悸；忧思伤脾，阴血亏耗，心失所养则心悸；脾胃受损，运化失司，酿生痰湿，痰浊阻络亦可致心悸；突受惊恐，心神慌乱，不能自主亦可发为心悸。

3. 饮食失调

过食肥甘醇酒，损伤脾胃，运化失司，湿聚成痰，日久痰浊阻滞心脉，或气血生化乏源，心失所养，均可发为心悸。

4. 劳欲过度

房劳过度，损耗肾精，精血亏虚，心失所养；或烦劳不止，劳伤心脾，心气受损，均可发生心悸。

5. 他病失养

咳喘日久，心肺气虚，或肺虚及肾，心肾虚衰可引发心悸；水肿日久，或中阳不运，水饮内停，继而水饮凌心而心悸；温热病邪，稽留不除，扰乱心神，可致心悸；急性大出血或长期慢性失血均可致心血亏虚，心失所养而引起心悸。

三、典型病例

病案一：心悸·心气不足证

徐某，女，50岁。

首诊时间：2019年10月19日。

主诉：心悸伴气短反复发作1年，加重3个月。

现病史：该患者于1年前因情志不畅出现心悸伴气短反复发作。于当地西医院，行相关检查，心脏彩超检查示三尖瓣、主动脉瓣轻度反流，未予诊治。3个月前，患者因劳累再次出现心悸、气短，休息后不能缓解，患者自行于网上购买丹参滴丸口服，服药后上述症状仍无明显改善，遂前来求治。患者就诊时，视其面色淡白，形体消瘦。自诉心悸、气短，劳累后加重，情志不畅时亦加重，伴有头晕目眩，自汗，活动后尤甚，恶风，四肢乏力，平素情志不畅，食欲不佳，纳差，食后易腹胀，寐差，入睡困难，小便正常，大便不成形，日2次；舌质淡红，边有齿痕，苔薄黄，左脉弦细，右脉细数无力。

既往史：既往体健。

辅助检查：心脏彩超检查示三尖瓣、主动脉瓣轻度反流。

辨证分析：该患者面色淡白，形体消瘦，素有脾气不足。心悸、气短，劳累后加重，伴有头晕目眩，病性为虚，为脾胃虚弱，运化失司，气血生化无源，不能濡养心血所致；自汗，活动后尤甚，恶风，乃是卫气不固，腠理开阖失调；脾主四肢，故四肢乏力；情志不畅，乃肝失疏泄；脾胃素虚，故食欲不佳，纳差，食后易腹胀；心失所养，兼有肝郁化热，故情志不畅时心悸加重，寐差，入睡困难；大便不成形，是脾胃虚弱所致；舌质淡红，边有齿痕，苔薄黄，乃脾气不足，气郁化热之象；左脉弦细，右脉细数无力，说明心气亏虚伴有肝郁化热。四诊合参，中医辨证为心悸·心气不足证。

中医诊断：心悸·心气不足证。

西医诊断：胸闷待查。

中医治法：补益心气，养心安神。

处　　方：黄　芪15g　　党　参20g　　炒白术15g　　柴　胡10g

　　　　　陈　皮15g　　佛　手15g　　茯　苓20g　　煅龙骨30g

　　　　　煅牡蛎30g　　柏子仁15g　　灵磁石20g　　首乌藤20g

　　　　　神　曲15g　　炙甘草15g

　　　　　　　　　　　　7剂，水煎服，日1剂，水煎300mL，早晚分服。

二诊：患者自诉心悸、气短略减轻，乏力缓解，食后易腹胀、失眠略减轻，大便不成形，日2次；舌质淡红，边有齿痕，苔薄白，左脉弦细，右脉细数无力。症状有所好转，仍当施以建中之法，上方加入山药20g、白扁豆20g，同时调整药量。

处　　方：黄　芪15g　　党　参25g　　炒白术20g　　柴　胡10g

　　　　　陈　皮15g　　佛　手15g　　茯　苓20g　　煅龙骨30g

　　　　　煅牡蛎30g　　柏子仁15g　　灵磁石20g　　首乌藤20g

　　　　　神　曲15g　　炙甘草15g　　山　药20g　　白扁豆20g

　　　　　　　　　　　　14剂，水煎服，日1剂，水煎300mL，早晚分服。

三诊：患者自诉心悸、气短明显减轻，乏力缓解，食后易腹胀、失眠减轻，大便成形，日2次；舌质淡红，边有齿痕，苔薄白，左脉弦细，右脉细数。症状好转，上方去煅龙骨、煅牡蛎，加当归10g，调整药量，继续巩固治疗。并嘱咐患者保持情志通畅，饮食有节，起居有常。

处　　方：黄　芪15g　　党　参25g　　炒白术20g　　柴　胡10g

　　　　　陈　皮10g　　佛　手10g　　茯　苓20g　　白扁豆20g

　　　　　山　药30g　　柏子仁15g　　灵磁石20g　　首乌藤15g

　　　　　神　曲15g　　炙甘草15g　　当　归10g

　　　　　　　　　　　　14剂，水煎服，日1剂，水煎300mL，早晚分服。

电话随访，患者自诉无明显不适，言语清晰，情志状态良好。

【临证心悟】

《素问·灵兰秘典论》曰："心者，君主之官也，神明出焉。"该患者主诉为"心悸伴气短反复发作1年，加重3个月"，首先辨其病为心悸。心主血脉，为五脏六腑之大主，心气不足，心失所养，则气短，乏力。心气虚不能鼓动血液正常运行，则心失所养，故心悸，甚则心胸隐痛。气属阳，心气不足，则阳气不固，故常易汗出。清窍失养，则头晕乏力。观其舌，"少阴之脉，贯肾、系舌本"，舌质淡红，乃气血不足，不荣于上；边有齿痕，乃脾胃素虚；苔薄黄，乃脾气不足，气郁化热之象。切其脉，左脉弦细，弦主肝，为肝气郁滞之象；右脉细数无力，细则为虚，数则为热。

本案为心悸·心气不足证，系脾胃无源，心气不充，无以搏动血脉所致，当以补益心气、养心安神之法治之，选用补中益气汤加减化裁。君药为党参、黄芪，党参补中气，长于建中，黄芪固卫气，擅长敛汗。两药相合，一里一表，一阴一阳，相互为用，其功益彰，共奏扶正补气之功。臣以炒白术、茯苓，加强健脾燥湿、淡渗利湿之力；柴胡、陈皮、佛手疏解肝脾之气滞；柏子仁补养心阴；灵磁石重镇安神；首乌藤交通心肾。佐以神曲消食避免碍胃；煅龙骨、煅牡蛎重镇心阳。使以炙甘草调和诸药。

谢晶日教授认为，心悸心气不足证，病位在心，但与肝脾两脏密不可分，治法上应当心、肝、脾三脏同调。《灵枢·决气》云："中焦受气，取汁变化而赤，是谓血。"在心血的运行与生成当中，肝主藏血，脾主统血，心主血脉，三者相互协调。心气不足的患者往往出现情志不畅，配以疏肝行气之品，病久常伴随脾气亏虚，生化无源的情况，伍以健脾益气之药，多能取得事半功倍的效果。临床工作当中，谢晶日教授若遇到气虚甚者，加重黄芪、党参的用量；血虚甚者，加当归、熟地黄；阳虚甚而汗出肢冷，脉结或代者，加附子、肉桂；阴虚甚者，加麦冬、阿胶、玉竹；自汗、盗汗者，加麻黄根、浮小麦。

病案二：心悸·心脾两虚证

闫某，女，67岁。

首诊时间：2010年10月6日。

主诉：阵发性心悸2年。

现病史：该患者于2年前因劳累出现心悸、气短，1周发作3次，未予重视。其间常因劳累，心悸症状加重，就诊于当地医院，予以中药汤剂治疗后心悸症状有所缓解，但不久后又复发，症状反复，此次经友人介绍前来求治。患者就诊时，视其面色无华，形体消瘦。自诉心悸、气短，劳累后加重，伴有头晕目眩，乏力，平素情志不畅，纳差，反酸，烧心，寐差，睡后易醒，醒后难以入睡，小便正常，大便不成形，日3次；舌质淡红，舌尖红，边有齿痕，苔薄白，左脉弦细，右脉沉弱。

既往史：既往体健。

辅助检查：无。

辨证分析：该患者面色无华，形体消瘦，素有气血不足。心悸、气短，劳累后加重，伴有头晕目眩，乏力，病性为虚，为脾胃虚弱，运化失司，气血生化无源，不能濡养心血所致；情志不畅，导致气机不畅，肝失疏泄，加上脾胃素虚，胃不受纳，故纳差；心失所养，故寐差，睡后易醒，醒后难以入睡；大便不成形，亦是脾胃虚弱所致；舌质淡红，舌尖红，边有齿痕，苔薄白，乃气血不足，心尖有热之象；左脉弦细，右脉沉弱，说明气血亏虚伴有肝气郁滞。四诊合参，中医辨证为心悸·心脾两虚证。

中医诊断：心悸·心脾两虚证。

西医诊断：心脏神经症。

中医治法：益气健脾，补血安神。

处　　方：黄　芪 30g　　当　归 20g　　柴　胡 15g　　茯　苓 20g

炒白术 20g　　党　参 20g　　首乌藤 30g　　酸枣仁 20g

柏子仁 20g　　灵磁石 30g　　莲子心 20g　　煅龙骨 20g

煅牡蛎 20g　　佛　手 15g　　代赭石 15g

7 剂，水煎服，日 1 剂，水煎 300mL，早晚分服。

二诊：患者自诉心悸、气短略减轻，反酸、烧心减轻，稍食则饱，失眠略减轻，大便不成形，日 3 次；舌尖红，边有齿痕，苔薄白，左脉弦细，右脉沉弱。症状有所好转，仍当施以建中之法，上方去代赭石，加山药 30g、白扁豆 20g。

处　　方：黄　芪 30g　　当　归 20g　　柴　胡 15g　　茯　苓 20g

炒白术 20g　　党　参 20g　　首乌藤 30g　　酸枣仁 20g

柏子仁 20g　　灵磁石 30g　　莲子心 20g　　煅龙骨 20g

煅牡蛎 20g　　佛　手 15g　　白扁豆 20g　　山　药 30g

14 剂，水煎服，日 1 剂，水煎 300mL，早晚分服。

三诊：患者自诉心悸、气短明显减轻，反酸、烧心消失，稍食即饱改善，失眠减轻，大便成形，日 2 次；舌质淡红，边有齿痕，苔薄白，左脉弦细，右脉沉弱。症状有所好转，调整相应药量，继续巩固治疗。并嘱咐患者保持情志通畅，饮食有节，起居有常。

处　　方：黄　芪 30g　　当　归 20g　　柴　胡 10g　　茯　苓 20g

炒白术 20g　　党　参 20g　　首乌藤 30g　　酸枣仁 15g

柏子仁 20g　　灵磁石 20g　　莲子心 20g　　煅龙骨 20g

煅牡蛎 20g　　佛　手 10g　　白扁豆 20g　　山　药 30g

14 剂，水煎服，日 1 剂，水煎 300mL，早晚分服。

电话随访，患者自诉无明显不适，言语清晰，情志状态良好。

【临证心悟】

《黄帝内经太素·脉行同异》云："少阴，心脉也。心者，五脏六腑之大主也，精神之舍也，其脏坚固，邪弗能客也，客之则心伤，心伤则神去，神去则死矣。"该患者主诉为"心悸 2 年"，首先辨其病为心悸。脾胃为后天之本，脾胃虚弱，运化失司，则纳呆、便溏；气血生化乏源，气虚血亏，周身失养则倦怠乏力，头晕目眩，面色不华；

心血失养，血不养心，心神失守则见心悸气短。

本案为心悸心脾两虚证，系脾胃虚弱，运化失司，气血不足，无以濡养心脉所致，当以益气健脾、补血安神之法治之，选用归脾汤加减化裁。君药为当归、黄芪。黄芪乃补脾益气之良药，对于脾气虚弱、中焦失运所致的纳呆食少、倦怠乏力、面色萎黄者，单用即效。当归功专补血养血，乃补血之圣药。本方臣药党参、炒白术、茯苓，共建健脾益气、淡渗利湿之功。佐药则配以柴胡，疏肝行气开郁，首乌藤、酸枣仁、柏子仁养心安神，莲子心清心尖之火，灵磁石重镇安神，佛手疏肝行气使诸药补而不滞，煅龙骨、煅牡蛎、代赭石，共奏降逆、制酸之功。

谢晶日教授认为，心悸心脾两虚证，重在调理脾胃。《脾胃论·脾胃胜衰论》云："脾胃俱旺，则能食而肥，脾胃俱虚，则不能食而瘦。"脾胃为后天之本，脾胃亏虚，百病由生。在治疗心脾两虚证时，应当注意气血寒热四端，伍以用药。胃热脾寒时，辛温之品与苦寒之品结合运用，以达到辛开苦降之效；气虚或血虚的患者，适当的伍以补血或补气之品，以期气血双生、阳生阴长之功。临床工作中患者纳呆腹胀者，加陈皮、麦芽、神曲、山楂、枳壳、鸡内金；乏力、气短、神疲者，重用人参、黄芪、白术、甘草，少佐肉桂，取少火生气之意；失眠多梦者，加合欢皮、首乌藤、五味子、柏子仁、莲子心。

病案三：心悸·阴虚火旺证

刘某，女，29岁。

首诊时间：2019年9月29日。

主诉：心悸3年，加重1年。

现病史：该患者于3年前因作息不规律出现心悸，1周发作1次，起初未予重视。此后，上述症状反复发作，逐渐加重。1年前，患者于作息不规律后，上述症状明显加重，1日发作3次，休息后不能明显缓解，遂就诊于当地市中医院，行相关检查，心电图、心脏彩超正常。诊断为心悸·心脾两虚证，予以中药汤剂口服，服药后心悸症状略缓解，之后因劳累上述症状再次加重，再次就诊于当地诊所，予以中药汤剂口服，效果不佳，此次特从外地前来求治。患者就诊时，视其面色潮红，形体消瘦。自诉心悸易惊，作息不规律后加重，伴有头晕目眩，五心烦热，自汗盗汗，偶有耳鸣，乏力，平素情志不畅，口渴欲冷饮，纳可，食后易腹胀，心烦失眠，入睡困难，小便黄，大便干结，3日1行；月经量少，色深，经期、周期规律；舌质红，少津，中有裂痕，少苔，左脉弦细，右脉细数。

既往史：既往体健。

辅助检查：心电图、心脏彩超正常。

　　辨证分析：该患者面色潮红，形体消瘦，素有阴血不足。心悸易惊，作息不规律后加重，伴有头晕目眩，病性为虚，为心阴亏耗，不能濡养心神所致；阴虚阳亢，虚热内生，入睡阳入于阴，肌表不固，内热加重，蒸津外泄而汗出，故盗汗；脾主四肢，兼有气虚，故四肢乏力；情志不畅，致气机不畅，肝失疏泄，肝木克土，故食欲不佳，纳差，食后易腹胀；虚热内扰，故心烦失眠；阴液不足，肠道传化失司，故大便干结；舌质红，少津，中有裂痕，少苔，乃阴血不足之象；左脉弦细，右脉细数，说明心阴亏虚伴有肝郁化热。四诊合参，中医辨证为心悸·阴虚火旺证。

　　中医诊断：心悸·阴虚火旺证。

　　西医诊断：心脏神经症。

　　中医治法：滋阴清火，宁心安神。

　　处　　方：麦　冬 15g　　　天　冬 15g　　　玄　参 15g　　　酸枣仁 20g
　　　　　　　柏子仁 20g　　　灵磁石 30g　　　首乌藤 20g　　　当　归 15g
　　　　　　　川　芎 15g　　　丹　参 15g　　　柴　胡 15g　　　炒白术 20g
　　　　　　　香　附 15g

　　　　　　　　　　　　　　　　7 剂，水煎服，日 1 剂，水煎 300mL，早晚分服。

　　二诊：患者自诉心悸、心烦略减轻，乏力缓解，食后易腹胀、失眠略减轻，盗汗减轻，仍口干口渴；舌质红，少津，中有裂痕，少苔，左脉弦细，右脉细数。症状有所好转，仍当施以养阴之法，上方加入北沙参 15g、玉竹 15g、天花粉 15g。

　　处　　方：麦　冬 15g　　　天　冬 15g　　　玄　参 15g　　　酸枣仁 20g
　　　　　　　柏子仁 20g　　　灵磁石 30g　　　首乌藤 20g　　　当　归 15g
　　　　　　　川　芎 15g　　　丹　参 15g　　　柴　胡 15g　　　炒白术 20g
　　　　　　　香　附 15g　　　北沙参 15g　　　玉　竹 15g　　　天花粉 15g

　　　　　　　　　　　　　　　14 剂，水煎服，日 1 剂，水煎 300mL，早晚分服。

　　三诊：患者自诉心悸、心烦明显减轻，乏力缓解，食后易腹胀、失眠减轻，盗汗明显减轻，口干口渴明显缓解；舌质红，中有裂痕，薄白苔，左脉弦细，右脉细。症状明显好转，故在上方基础上调整用量以巩固疗效。并嘱咐患者保持情志通畅，饮食有节，起居有常。

　　处　　方：麦　冬 15g　　　天　冬 15g　　　玄　参 15g　　　酸枣仁 20g
　　　　　　　柏子仁 20g　　　灵磁石 20g　　　首乌藤 20g　　　当　归 15g
　　　　　　　川　芎 10g　　　丹　参 10g　　　柴　胡 15g　　　炒白术 20g
　　　　　　　香　附 10g　　　北沙参 15g　　　玉　竹 10g　　　天花粉 10g

　　　　　　　　　　　　　　　14 剂，水煎服，日 1 剂，水煎 300mL，早晚分服。

电话随访,患者自诉无明显不适,言语清晰,情志状态良好。

【临证心悟】

《素问·痹论》曰:"阴气者,静则神藏,躁则消亡。"该患者主诉为"心悸 3 年,加重 1 年",首先辨其病为心悸。肾为先天之本,肾阴不足,水不济火,阴血不能上济于心,以致心阴亏虚,心火内动,扰动心神,故心悸易惊,心烦失眠。

本案为心悸阴虚火旺证,系心阴血不足,阴火内生,扰乱心神所致,当以滋阴清火、宁心安神之法治之,选用天王补心丹和逍遥散加减化裁。麦冬养阴生津,润肺清心,为阴虚火旺,心肾不交所致的心烦失眠、惊悸神疲的常用药物。天冬有养阴润燥,清肺生津之效。臣以玄参加强滋阴清热之力;配以酸枣仁、柏子仁养心安神;灵磁石交通心肾,重镇安神;首乌藤补养心血,养心安神。佐以当归、川芎、丹参,三者共奏活血、养血、凉血之功;柴胡、香附疏解肝脾之气滞;炒白术健脾益气。

谢晶日教授认为,心悸阴虚火旺证,病机在于肾水亏虚,不能上承于心,心火亢盛,虚热内扰,应以泻南补北为基本大法。然心阴亏虚的病位不止于心、肾,常常涉及肝脾,心肾阴亏往往会导致肝阴不足,肝体不养,肝郁化热,肝脾不和,脾土被克,气血生化无源。阴亏、郁热、生化无源三者相互影响。故清心热、滋肾阴的时候,疏肝健脾大法也应贯穿始终。在临床工作中,谢晶日教授指出,若遇到口干口苦,咽燥心烦者,为阴虚内热较甚,可加黄连、栀子、淡竹叶以清火宁心神,或用朱砂安神丸治之;若盗汗甚者,可加山茱萸、乌梅、五味子滋阴敛汗;若心肾不交者,可合黄连阿胶汤以交通心肾,滋阴补肾,清心降火。

四、临证经验总结

心悸包括惊悸和怔忡。其病名首见于《备急千金要方》。早在《黄帝内经》中就对心悸的病因作了描述,认为其有因虚而作者,如《素问·平人气象论》中说"乳之下,其动应衣,宗气泄也";有因惊而作者,如《素问·举痛论》说"惊则心无所倚,神无所归,虑无所定,故气乱矣";有因外感及血瘀而发者,如《素问·痹论》曰"脉痹不已,复感于邪,内舍于心"。张仲景在《伤寒论·辨太阳病脉证并治》和《金匮要略·痰饮咳嗽病脉证并治》中阐述了心悸病因为发汗过多与痰饮内停。

谢晶日教授认为心悸的病机以虚为主,其转化主要与脏腑气血阴阳亏虚的程度有关。如心气虚可进一步发展为心阳虚,心血虚可进一步发展为心阴虚,心阴虚日久致心肾阴虚,心阳虚日久可致肾阳虚等。阴损及阳或阳损及阴,又可致气血不足,气阴两虚,阴阳俱损等。由于脏腑功能失调,水饮、痰浊、瘀血内生,阻滞脉络,或郁而化热,扰乱心神等,都可因虚致实,形成虚实夹杂之证。至晚期五脏俱损,心阳暴脱,可出现虚脱、抽搐等危候，甚至死亡。

谢晶日教授针对心悸"本虚标实"的特点，临床治疗上，提出了"肝脾肾同治"和"理气活血贯穿始终"的两大治法。

1. 本虚与肝脾肾同治

本虚指的是脏腑虚损，心悸病位在心，但其程度与其他脏腑密切相关，应当根据气血阴阳虚损的程度，既要有针对性的治疗，又要有他脏的配合治疗，才能攻克顽疾。心悸初起多与情志因素相关，而肝主疏泄，与情志密切相关，心气虚者，初起者多从心肝两脏论治，补其心气，疏其肝气。随着病情发展，心悸多损及脾脏，心火为脾土之母，母病传子；肝木不疏，肝木克土；病伤及气血，脾无所充；多种因素夹杂导致脾土不运，脾土不运，气血生化更加无源，形成恶性循环，此时当心肝脾三者同治，温养其心神，柔其肝木，健其脾土。而心悸后期，多迁延至先天之本，五脏无以所养，当充先天以资后天，培肾水以滋水涵木，疗养心阴；温肾阳以补火暖土，温煦心阳。

2. 标实与理气活血

标实指的是脏腑亏虚导致的病理产物，水饮、痰浊、瘀血三者长期存在，随着脏腑功能下降，在体外的表现才逐渐明显。《金匮要略·脏腑经络先后病脉证》有言："夫治未病者，见肝之病，知肝传脾，当先实脾，四季脾王不受邪，即勿补之。中工不晓相传，见肝之病，不解实脾，惟治肝也。"在治疗本脏的同时，辅以理气活血之法贯穿始终，能明显改善患者的预后。

第四节　眩晕案

一、眩晕概述

眩晕是以目眩与头晕为主要表现的病证，目眩即眼花或眼前发黑，视物模糊；头晕即感觉自身或外界景物摇晃、旋转、站立不稳。两者常同时并见，故统称为"眩晕"。

眩晕最早见于《黄帝内经》，称为"眩冒""眩"。《黄帝内经》对本病病因病机的论述主要有三类。一是外邪致病，如《灵枢·大惑论》说："故邪中于项，因逢其身之虚……于脑则脑转。脑转则引目系急，目系急则目眩以转矣。"二是因虚致病，如《灵枢·海论》说"髓海不足，则脑转耳鸣，胫酸眩冒"，《灵枢·卫气》说"上虚则眩"。

三是与肝有关，如《素问·至真要大论》云："诸风掉眩，皆属于肝。"

本病在西医学中可以由高血压、脑梗死、美尼尔综合征、神经症等多种疾病导致。眩晕作为一种慢性疾病，病程长，病理因素复杂，常虚实夹杂且易迁延反复。临床研究显示，眩晕频作的中老年患者，多有罹患中风的可能，临床常称之为"中风先兆"，需谨慎防范病情迁延、变化。

在治疗上，西医学对本病的干预手段有限，西药治疗多以缓解症状为主，有一定不良反应，甚至产生依赖性。中医在治疗眩晕方面拥有独特的优势。

二、中医病因病机心悟

眩晕的病位在脑，病变与肝、脾、肾三脏密切相关。主要与情志不遂、饮食不节、年老体弱、久病体虚及跌仆坠损等因素有关，内伤尤以肝阳上亢、气血虚损，以及痰浊中阻为常见。

下列为该病常见的病因病机：

1. 情志不遂

情志不调，肝失条达，肝气郁结，气郁化火，肝阴耗伤，风阳易动，上扰清窍，发为眩晕。

2. 饮食不节

嗜酒无度，过食肥甘，损伤脾胃，脾失健运，水湿内停，积聚生痰，痰阻中焦，清阳不升，头窍失养，发为眩晕。

3. 年老体弱

肾为先天之本，主藏精生髓，脑为髓之海。若年高肾精亏虚，髓海不足，无以充盈于脑；或体虚多病，损伤肾精肾气；或房劳过度，阴精亏虚，均可导致髓海空虚，发为眩晕；或肾阴素亏，水不涵木，肝阳上亢，肝风内动，亦可发为眩晕。

4. 久病体虚

脾胃为后天之本，气血生化之源。若久病体虚，脾胃虚弱，或失血之后，耗伤气血，或饮食不节，忧思劳倦，均可导致气血两虚。气虚则清阳不升，血虚则清窍失养，发为眩晕。

5. 跌仆损伤，瘀血内阻

跌仆坠损，头脑外伤，瘀血停留，阻滞经脉，而致气血不能上荣于头目，则眩晕时作。

眩晕多系本虚标实，实者为风、火、痰、瘀，虚则为气血阴阳之虚。在临床上，上述诸因常相互影响。正如《类证治裁·眩晕》所言："肝胆乃风木之脏，相火内寄，其性主动主升。或由身心过动，或由情志郁勃……水不涵木……以致目昏耳鸣，震眩不定。"因于风者，多责之情志不遂，气郁化火，风阳上扰。因于痰者，多责之恣食肥甘，脾失健运，痰浊中阻，清阳不升，所谓"无痰不作眩"。因于虚者，多责之年高体弱，肾精亏虚，髓海空虚，或久病劳倦，饮食衰少，气血生化乏源，甚合"无虚不作眩"。若风、痰、虚日久，久病入络，或因跌仆外伤，损伤脑络，皆可因瘀而眩。在临床上，上述诸因常相互影响，或相兼为病，导致风眩内动，清窍不宁，或清阳不升，脑窍失养而突发眩晕。

三、典型病例

病案一：眩晕·痰瘀互结兼阴虚证

赵某，女，37岁。

首诊时间：2020年7月9日。

主诉：头晕、头胀2年。

现病史：该患者于2年前无明显诱因出现头晕，头右侧胀痛，呈发作性，于当地医院检查未见明显异常，口服中成药物治疗，稍有缓解，后病情反复发作，今患者为求进一步治疗，遂来我院门诊就诊。就诊时，形体适中，面部两颧泛红，头晕，头右侧胀痛，呈发作性，头项麻木感，偶有黑蒙，倦怠乏力，肩酸痛，食管后烧灼不适，口干，眼干，纳可，大便成形，黏滞，2～3日1行，寐尚可，多梦；舌质暗红，有瘀斑，边有齿痕，少苔，脉弦滑，右脉沉。

既往史：否认疾病史。

辅助检查：无。

辨证分析：该患者头晕、头右侧胀痛2年余，首先辨其病为眩晕。痰浊中阻，上蒙清窍，瘀血阻络，气血不得正常输布，脑失所养，故眩晕；痰为湿聚，湿性重浊，阻遏清阳，故倦怠乏力，头重如蒙；痰浊久郁化火，痰火上扰则头目胀痛，口干，眼干；痰浊阻遏，气机不利，故肩痛；舌质暗红，有瘀斑，边有齿痕，少苔，脉弦滑，右脉沉，均为痰瘀互结兼有阴虚之象。四诊合参，诊断为眩晕·痰瘀互结兼有阴虚证。

中医诊断：眩晕·痰瘀互结兼阴虚证。

西医诊断：头晕待查。

中医治法：化痰祛瘀，滋阴补肾。

处　方：柴　胡10g	生白术15g	半　夏15g	厚　朴15g
枳　实15g	狗　脊15g	玄　参15g	石　斛10g
郁李仁15g	姜　黄10g	决明子10g	天　麻10g

川　芎 15g　　　当　归 15g

　　　　　　　　　　　7 剂，水煎服，日 1 剂，水煎 300mL，早晚分服。

　　二诊：患者形体适中，头晕稍减，头右侧太阳穴胀痛，呈发作性，头项麻木感缓解，偶有黑蒙，眼干，食管后烧灼不适缓解，纳可，寐尚可，多梦，乏力，肩酸痛，心慌；舌质暗红，有瘀斑，边有齿痕，苔薄白，脉弦滑，右脉沉。故上方去半夏、天麻；加丹参 15g 活血通络止痛，灵磁石 20g 重镇降逆，炙甘草 10g 养心安神。

　　　处　　方：柴　胡 10g　　　生白术 15g　　　厚　朴 15g　　　枳　实 15g
　　　　　　　　丹　参 15g　　　玄　参 15g　　　灵磁石 20g　　　郁李仁 15g
　　　　　　　　姜　黄 10g　　　决明子 10g　　　川　芎 15g　　　当　归 15g
　　　　　　　　狗　脊 15g　　　炙甘草 10g　　　石　斛 10g

　　　　　　　　　　　7 剂，水煎服，日 1 剂，水煎 300mL，早晚分服。

　　三诊：患者形体适中，头晕缓解，饭后明显，仍头右侧太阳穴胀痛，呈发作性，头项麻木感，眼干缓解，偶见食管后烧灼不适，纳可，大便正常，寐差，多梦易醒缓解，乏力，肩酸痛缓解，心慌缓解；舌质暗红，少见瘀斑，边有齿痕，苔白，脉弦滑，右脉沉。上方去枳实、姜黄、决明子，防泻下过度；加羌活 10g，以疏通太阳经络。

　　　处　　方：柴　胡 10g　　　生白术 15g　　　厚　朴 15g　　　玄　参 15g
　　　　　　　　丹　参 15g　　　灵磁石 20g　　　郁李仁 15g　　　川　芎 15g
　　　　　　　　当　归 15g　　　狗　脊 15g　　　炙甘草 10g　　　石　斛 10g
　　　　　　　　羌　活 10g

　　　　　　　　　　　7 剂，水煎服，日 1 剂，水煎 300mL，早晚分服。

　　四诊：患者形体适中，头晕明显缓解，头右侧太阳穴胀痛、头项麻木感缓解，眼干缓解，纳可，大便成形，日 1 行，寐差，多梦易醒，乏力，肩酸痛，心慌；舌质暗红，边有齿痕，苔薄白，脉弦滑，右脉沉。效不更方。

　　　处　　方：柴　胡 10g　　　生白术 15g　　　厚　朴 15g　　　玄　参 15g
　　　　　　　　丹　参 15g　　　灵磁石 20g　　　郁李仁 15g　　　川　芎 15g
　　　　　　　　当　归 15g　　　狗　脊 15g　　　炙甘草 10g　　　石　斛 10g
　　　　　　　　羌　活 10g

　　　　　　　　　　　7 剂，水煎服，日 1 剂，水煎 300mL，早晚分服。

　　五诊：患者形体适中，头晕明显缓解，头项麻木感消失，偶有黑蒙，眼干明显缓解，纳可，大便成形，日 1 行，寐差缓解，乏力，心慌缓解；舌质暗红，边有齿痕，苔薄白，脉弦滑，右脉沉细。上方加续断 15g、牛膝 15g 扶正固效。

处　　方：柴　胡 10g　　生白术 15g　　厚　朴 15g　　玄　参 15g

　　　　　丹　参 15g　　灵磁石 20g　　郁李仁 15g　　川　芎 15g

　　　　　当　归 15g　　狗　脊 15g　　炙甘草 10g　　石　斛 10g

　　　　　羌　活 10g　　续　断 15g　　牛　膝 15g

7剂，水煎服，日1剂，水煎300mL，早晚分服。

电话随访，患者自诉现诸症好转，未见明显不适，言语清晰，状态良好。

【临证心悟】

脑为元神之府，气血上承濡养头目，使神窍得利。任何可导致清窍失利、脉络不和的因素如风、火、痰、瘀、虚皆可引发眩晕，而其中又以痰、瘀较为复杂。尤其是病情发展至中后期，通常相互引动，痰瘀结聚，缠绵难愈。

该患者头晕，头右侧胀痛2年余，首先辨其病为眩晕。痰浊中阻，上蒙清窍，瘀血阻络，气血不得正常输布，脑失所养，故眩晕；痰为湿聚，湿性重浊，阻遏清阳，故倦怠乏力，头重如蒙；痰浊久郁化火，痰火上扰则头目胀痛，口干，眼干；痰浊阻遏，气机不利，故肩痛；舌质暗红，有瘀斑，边有齿痕，少苔，脉弦滑，右脉沉均为痰瘀互结之象。其病理因素以痰、瘀为主，病机为痰浊中阻、瘀血阻络，气血不得正常输布，正如张山雷所云痰涎积于经隧，则络中之血必滞。久病亏损，肾阴亏虚，封藏无力，不能藏精益髓，充荣脑窍。故治疗以化痰祛瘀、滋阴补肾为法。

方以半夏白术天麻汤加减化裁。方药中半夏、白术补气健脾、燥湿化痰；天麻平抑肝阳，祛风通络；厚朴与枳实行气、化痰；柴胡疏肝行气；川芎、当归活血祛瘀，同时川芎引药入肝经；郁李仁缓下润肠通便；狗脊补肾益精；石斛养阴生津。二诊时患者服药后头晕头痛稍有好转，故去半夏、天麻，加丹参以增强其活血通络止痛之功；食管后烧灼不适，故加灵磁石以降逆抑酸止痛，重镇安神；加炙甘草养心安神。三诊时患者仍头右侧太阳穴胀痛，加羌活以祛风止痛，去枳实、姜黄、决明子以防攻伐泻下过度。四诊时患者症状缓解，效不更方。五诊时头晕症状明显缓解，故在上方基础上加入续断、牛膝益肾扶正以巩固疗效。

病案二：眩晕·肝阳上亢证

沈某，女，60岁。

首诊时间：2021年4月11日。

主诉：阵发性头晕10余年，加重半年。

现病史：该患者头晕10余年，反复发作，未予重视。半年前因情志不遂症状加重，为求进一步治疗，遂来我院门诊就诊。患者现头晕，头胀痛，目眩，易怒，胃胀，寐差多梦，手腕、脚踝痛，大便不成形，日1次；舌暗红，苔黄腻，脉弦。

既往史：高血压 5 年，最高血压 170/100mmHg，现不规律口服银杏叶片，血压控制在 113/76mmHg。

辅助检查：头颅 CT 检查示双侧腔隙性脑梗死。

辨证分析：肝阳上亢，上冒颠顶，故眩晕、目眩、头痛且胀，脉见弦象；肝阳升发太过，故易怒；阳扰心神，故寐差多梦；肝郁日久，横犯胃脾，故见胃胀，大便不成形；舌暗红，苔黄腻，脉弦均为肝阳上亢之象。

中医诊断：眩晕·肝阳上亢证。

西医诊断：腔隙性脑梗死。

中医治法：疏肝行气，平肝潜阳。

处　　方：柴　胡 10g　　炒白术 15g　　乌　药 15g　　陈　皮 10g
　　　　　　煅龙骨 20g　　煅牡蛎 20g　　香　橼 10g　　香　附 15g
　　　　　　厚　朴 15g　　枳　壳 10g　　炒莱菔子 10g　　川　芎 15g
　　　　　　狗　脊 10g

7 剂，水煎服，日 1 剂，水煎 300mL，早晚分服。

二诊：患者头晕缓解，目眩缓解，易怒，偶晨起烧心，胃胀明显缓解，晨起稍口苦，寐差缓解，大便成形，日 1 次，关节疼痛；舌暗红，苔黄稍腻，脉弦缓。故上方去消食理气之品莱菔子，加白芷 10g 芳香通窍，牛膝 10g 引火下行。

处　　方：柴　胡 10g　　炒白术 15g　　乌　药 15g　　陈　皮 15g
　　　　　　煅龙骨 20g　　煅牡蛎 20g　　香　橼 10g　　香　附 15g
　　　　　　厚　朴 15g　　枳　壳 10g　　白　芷 10g　　川　芎 15g
　　　　　　牛　膝 10g　　狗　脊 10g

14 剂，水煎服，日 1 剂，水煎 300mL，早晚分服。

三诊：患者头晕缓解，头沉缓解，情绪尚可，偶晨起烧心，晨起口苦缓解，时易汗出，寐差缓解，大便成形，日 1 次；舌暗红，苔薄黄，脉弦缓。调整药量以善后调理，上方加入太子参 15g 益气生津敛汗。

处　　方：柴　胡 10g　　炒白术 15g　　乌　药 10g　　陈　皮 10g
　　　　　　煅龙骨 20g　　煅牡蛎 20g　　香　橼 10g　　香　附 10g
　　　　　　厚　朴 15g　　枳　壳 10g　　白　芷 10g　　川　芎 15g
　　　　　　牛　膝 15g　　狗　脊 10g　　太子参 15g

14 剂，水煎服，日 1 剂，水煎 300mL，早晚分服。

【临证心悟】

《素问·至真要大论》曰："厥阴之胜，耳鸣头眩，愦愦欲吐……诸风掉眩，皆属于肝。"肝是机体藏血的重要脏器，体阴而用阳，肝血充足则机体血脉充盈，行走全身，濡养筋脉爪甲，使人能活动自如，其正常运行可维系气机调畅、保障中焦脾胃与水湿运化。《医学衷中参西录》曰："为肝气能上达，故能助心气之宣通；为肝气能下达，故能助肾气之疏泄。"精、气、血互为依存，肝的疏泄保证了机体经脉条达、气机通畅，使血脉上达清窍，下至二阴。一旦肝之阴阳不平衡，抑或先天、后天气血阴阳的亏耗，均可使肝的疏泄失常，气机郁滞，相火扰动，阳亢风生，扰惑清窍则致眩。由此可见，肝的生理功能一旦受到影响，就有可能出现肝阳上亢、肝血亏耗、肝阴不足等病机改变，从而化生"肝风"，上扰清窍。

该患者为男性，平素情志不遂，肝失疏泄，肝失条达，肝气郁结，肝阳上亢，上冒颠顶，故眩晕、目眩、头痛且胀，脉见弦象；肝阳升发太过，故易怒；阳扰心神，故寐差多梦；肝郁日久，横犯胃脾，故见胃胀，大便不成形，舌暗红，苔黄腻，脉弦，均为肝阳上亢之象。故治以疏肝行气，平肝潜阳。方以柴胡、香橼、香附疏肝理气以解郁；煅龙骨、煅牡蛎平肝潜阳；白术益气健脾；厚朴、陈皮、枳壳行气健脾；乌药理气和胃；狗脊滋阴补肾；川芎上行头顶，下行血海，具有行气止痛作用；莱菔子消食行气。二诊时患者仍眩晕明显，故加牛膝以引火下行，白芷芳香开窍。三诊时患者时易汗出，加太子参生津益气，固表敛汗，减行气之品用量，以减疏泄之力，以善后调理。

病案三：眩晕·气血亏虚证

尹某，男，53岁。

首诊时间：2020年5月23日。

主诉：阵发性眩晕3年余，加重1个月。

现病史：该患者3年前因劳累出现头晕目眩，未予系统治疗，后反复发作，曾口服倍他司汀、眩晕宁片等治疗，症状未见明显好转。1个月前患者复因劳累，头晕加重，伴乏力气短，为求进一步治疗，遂来我院门诊就诊。患者现面色苍白，形体消瘦，眩晕，动则加剧，劳累后加重，神疲乏力，倦怠懒言，自汗，爪甲色淡，食少纳呆，心悸，寐差，便溏，日2～3次；舌淡，苔薄白，边有齿痕，脉细弱。

既往史：否认疾病史。

辅助检查：无。

辨证分析：该患者气血不足，脑失所养，故头晕目眩，活动劳累后眩晕加剧；气血不足，故神疲懒言，面白苍白；营血不足，心神失养，故心悸失眠；气虚脾失健运，胃失受纳，故食少纳呆，大便稀溏；舌淡，边有齿痕，苔薄白，脉细弱，均是气虚血少之象。

中医诊断：眩晕·气血亏虚证。

西医诊断：眩晕。

中医治法：补益气血，调养心脾。

处　　方：黄　芪15g　　白　术15g　　陈　皮20g　　酸枣仁15g

　　　　　麦　冬15g　　柏子仁15g　　木　香15g　　甘　草15g

　　　　　当　归15g　　熟地黄15g　　薏苡仁15g　　白扁豆15g

　　　　　茯　苓15g　　山　药15g

7剂，水煎服，日1剂，水煎300mL，早晚分服。

二诊：患者面色淡白，形体消瘦，眩晕稍缓解，动则加剧，劳累后加重，神疲乏力缓解，倦怠懒言，自汗，爪甲色淡，食少纳呆，心悸缓解，寐差，便溏，日1～2次；舌淡，苔薄白，边有齿痕，脉细弱。上方加入山楂15g消食健脾，太子参15g益气生津敛汗。

处　　方：黄　芪15g　　白　术15g　　陈　皮20g　　酸枣仁15g

　　　　　麦　冬15g　　柏子仁15g　　木　香15g　　甘　草15g

　　　　　当　归15g　　山　楂15g　　薏苡仁15g　　白扁豆15g

　　　　　茯　苓15g　　山　药15g　　熟地黄15g　　太子参15g

14剂，水煎服，日1剂，水煎300mL，早晚分服。

三诊：患者面色少华，眩晕明显缓解，神疲乏力、自汗缓解，纳可，心悸缓解，寐尚可，大便成形，日1～2次；舌淡，苔薄白，脉细弱。患者饮食可，故上方去山楂，减陈皮用量为10g；便溏缓解，故减薏苡仁、茯苓。

处　　方：黄　芪15g　　白　术15g　　陈　皮10g　　酸枣仁15g

　　　　　柏子仁15g　　木　香15g　　甘　草15g　　当　归15g

　　　　　麦　冬15g　　熟地黄15g　　白扁豆15g　　太子参15g

　　　　　山　药15g

14剂，水煎服，日1剂，水煎300mL，早晚分服。

【临证心悟】

谢晶日教授认为眩晕的发生与"气血不足，脑失所养"有关，脾胃为后天之本，气血生化之源。若久病不愈，耗伤气血；或失血之后，气随血耗；或忧思劳倦，饮食衰少，损伤脾胃，暗耗气血。气虚则清阳不升，血虚则清窍失养，皆可发生眩晕。如《灵枢·口问》曰："故上气不足，脑为之不满，耳为之苦鸣，头为之苦倾，目为之眩。"临床治疗应补养气血、健运脾胃。

方中黄芪、白术、山药健脾益气，《名医别录》有关于白术"主……风眩头痛"的记载；太子参、麦冬益气养阴；当归活血补血；薏苡仁、白扁豆化湿健脾；山药补气健脾；酸枣仁、柏子仁养心安神；陈皮健脾行气，使诸药补而不腻。全方共奏补益气血之功。二诊时患者眩晕好转，但食少纳呆，加山楂以开胃健脾，太子参增强益气固表之功。三诊时患者大便成形，去茯苓、薏苡仁。全方补而不滞，灵活加减，效果较好。

四、临证经验总结

关于眩晕的治疗，此前许多著作，集前人经验之大成，颇为详尽。如《医学六要·头眩》分湿痰、痰火、风痰、阴虚、阳虚、气虚、血虚、亡血、风热、风寒、死血等证候立方。《证治汇补》亦分湿痰、肝火、肾虚、血虚、脾虚、气郁、停饮、阴虚、阳虚。程国彭除总结了肝火、痰湿、气虚、肾水不足、命门火衰等眩晕的治疗大法外，还着重介绍了以重剂人参、附子、黄芪治疗虚证眩晕的经验。叶天士《临证指南医案·眩晕》中华岫云指出眩晕乃"肝胆之风阳上冒"，其证有夹痰、夹火、中虚、下虚之别，治法亦有治胃、治肝之分，并指出："火盛者，先生用羚羊、山栀、连翘、花粉、玄参、鲜生地、丹皮、桑叶以清泄上焦窍络之热，此先从胆治也；痰多者必理阳明，消痰如竹沥、姜汁、菖蒲、橘红、二陈汤之类；中虚则兼用人参，《外台》茯苓饮是也；下虚者必从肝治，补肾滋肝，育阴潜阳，镇摄之治是也。"

谢晶日教授认为，患者眩晕，尤以肝阳上亢、气血虚损，以及痰瘀互结为常见。眩晕多系本虚标实，实为风、火、痰、瘀，虚则为气、血、阴、阳之虚。其病变脏腑以肝、脾、肾为重点，三者之中，又以肝为主。

1. 肝木为基

肝为风木之脏，体阴而用阳，其性刚劲，主动主升，如《素问·至真要大论》所说："诸风掉眩，皆属于肝。"阳盛体质之人，阴阳平衡失其常度，阴亏于下，阳亢于上，则见眩晕。或忧郁、恼怒太过，如现代人生活节奏快，面临着来自生活及工作上的压力，同时学习或工作时精神高度紧张，极易形成焦虑、压抑的情绪，肝者，将军之官，喜条达而恶抑郁，长期焦虑、压抑的情绪会导致肝失疏泄，肝失条达，肝气郁结，气郁化火，肝阴耗伤，风阳易动，上扰头目，发为眩晕。或肾阴亏虚不能养肝，肝阳上亢，肝风内动，发为眩晕。正如《临证指南医案·眩晕门》华岫云按语所言："经云诸风掉眩，皆属于肝，头为六阳之首，耳目口鼻皆系清空之窍，所患眩晕者，非外来之邪，乃肝胆之风阳上冒耳。"故治疗时当以疏肝行气、平肝潜阳为主，多以柴胡疏肝散加减。柴胡疏肝散出自《景岳全书》，本方由柴胡、白芍、川芎、枳壳、陈皮、香附、炙甘草组成，具有疏肝解郁、健脾和中、理气活血之功。谢晶日教授在临床上使用柴胡，常与白芍同用，两药相伍，达到养血柔肝、活血行气之功；香附、枳壳疏肝理气以解郁；陈皮理气健脾、化痰和中；炙甘草理脾和中、调和诸药。水湿困脾者，加茯苓、苍术、白术；脾虚食积不化者，加山楂、神曲、麦芽、鸡内金；情绪急躁焦虑者，加郁金、枇杷叶以增疏肝解郁之功；兼有失眠，属气血不足者，加当归、酸枣仁、柏子仁，标本兼顾。加之肝阳上亢本属肝肾阴亏于下，肝阳上亢于上，故治疗时加以狗脊、牛膝、续断等滋肾阴、补肾精之药。

2. 脾土为本

脾胃为后天之本，气血生化之源，由于现代人饮食生活习惯的改变，饮食不节，嗜食肥甘厚味，损伤脾胃；起居无常，耗伤阳气，致脾阳受损，清阳不升而下陷，发为眩晕；或久病不愈，耗伤气血；或失血之后，气随血耗，气虚则清阳不振，清气不升，发为眩晕；血虚则肝失所养，虚风内动，发为眩晕。正如《脾胃论·三焦元气衰旺》中阐明上气下陷病机时所言："上气不足，脑为之不满，耳为之苦鸣，头为之倾，目为之瞑……皆由脾胃先虚，而气不上行之所致也。"该论述明确指出脾胃清阳不升所致的上气下陷，会引起眩晕。《医方集解》云："五脏皆禀气于脾胃，以达于九窍；烦劳伤中，使冲和之气不能上升，故目昏而耳聋也。"同时，饮食不节，肥甘厚味太过损伤脾胃，以致脾阳不振，健运失常，水湿内停，积聚成痰，痰阻经络，痰浊内蕴，阻遏气血运行，日久可致痰瘀互结。

3. 肾水为根

肾为先天之本，主藏精生髓，脑为髓之海，髓海不足，清窍失养，发为眩晕。如《灵枢·海论》言："髓海不足，则脑转耳鸣，胫酸眩冒，目无所见，懈怠安卧。"此外，水不涵木，肝火无以制，肝阳上亢，肝风内动，均可发为本病。

谢晶日教授认为，肝郁乘脾是眩晕发病之关键，临床上此类病证最常见，但需四诊合参，辨证精准无误，方可应用疏肝健脾之法，并根据患者痰饮、水湿、瘀血、食积的不同，配合涤痰、祛湿、活血、消食等治法，标本同治，灵活应用，效果较好。

眩晕多属本虚标实之证，肝肾阴亏，气血不足，为病之本，痰、瘀、风、火为病之标，故一般发作时以治标为主，眩晕减轻或缓解后，常需标本兼顾，并且对疾病的发展及愈后要有一个整体的把握。大体正气旺盛者，疾病进展较慢，预后较好；年老体弱者，病邪进展较快，并发症较多，加之失治误治等原因，来诊时往往变成疑难杂症，治疗比较困难。临床上除了辨证精准外，尚需患者与医者付出更多的耐心。

第五节　水肿案

一、水肿概述

水肿是因感受外邪、饮食失调或劳倦内伤，导致脏腑功能失调，使气化不利，津液输布失常，出现体内水液潴留，泛溢于肌肤，引起以头面、眼睑、四肢、腹背等局部甚至全身浮肿为临床表现的一类病证。早在《黄帝内经》已有"水""风水""水胀""石水"等名称，并对水肿的病因病机、临床表现和治则等提出了简要的论述。如《素问·水热穴论》论水肿的成因，曾曰："勇而劳甚则肾汗出，肾汗出逢于风，内不得入于脏腑，外不得越于皮肤，客于玄府，行于皮里，传为胕肿，本之于肾，名曰风水。"《素问·水热穴论》论述水肿的病机时云："肾者，胃之关也，关门不利，故聚水而从其类也。"《灵枢·水胀》则对水肿的临床表现，提出具体的描述，其说："水始起也，目窠上微肿，如新卧起之状，其颈脉动，时咳，阴股间寒，足胫肿，腹乃大，其水已成矣。以手按其腹，随手而起，如裹水之状，此其候也。"关于水肿的治疗，《素问·汤液醪醴论》提出了"去宛陈莝""开鬼门，洁净府"的基本治则。《黄帝内经》对于水肿的论述，一直为后世学者所宗。

自《黄帝内经》以后，对水肿的理论和治疗，历代都有补充和发展。汉代张仲景在《金匮要略·水气病脉证治》中，比较详细地论述了"风水""皮水""正水""石水""里水""黄汗""心水""肝水""肺水""脾水""肾水"等 11 种水肿的临床表现。论述了发汗、利尿的证治要点："诸有水者，腰以下肿，当利小便；腰以上肿，当发汗乃愈。"并拟定了越婢汤、越婢加术汤、防己黄芪汤、防己茯苓汤、甘草麻黄汤等治疗水肿的有效方剂。宋代严用和将水肿分为阴水、阳水两大类。《严氏济生方·水肿门》曰："阴水为病，脉来沉迟，色多青白，不烦不渴，小便涩少而清，大腑多泄……阳水为病，脉来沉数，色多黄赤，或烦或渴，小便赤涩，大腑多闭。"该论述为其后水肿的临床辨证奠定了基础。

本篇所论的水肿与西医学中的急慢性肾小球肾炎、肾病综合征、充血性心力衰竭、内分泌失调，以及营养障碍等疾病出现的水肿较为相近。

二、中医病因病机心悟

人体水液的运行，有赖于脏腑气化，诸如肺气的通调、脾气的转输、肾气的蒸腾等。由于外邪的侵袭，或脏腑功能失调，或脏气亏虚，使三焦决渎失职，膀胱气化不利，即可发生水肿。水肿病位在肺、脾、肾，而关键在肾。基本病理变化为肺失通调、脾失转输、肾失开阖、三焦气化不利。病理因素为风邪、水湿、疮毒、瘀血。

下列为该病常见的病因病机：

1.肺主一身之气，有主治节、通调水道、下输膀胱的作用。风邪犯肺，肺气失于宣畅，不能通调水道，风水相搏，发为水肿。

2.脾主运化，有布散水精的功能。外感水湿，脾阳被困，或饮食劳倦等损及脾气，造成脾失转输，水湿内停，乃成水肿。

3.肾主水，水液的输化有赖于肾阳的蒸化、开阖作用。久病劳欲，损及肾脏，则肾失蒸化，开阖不利，水液泛滥肌肤，则为水肿。

如《景岳全书·肿胀》指出："凡水肿等证，乃脾、肺、肾三脏相干之病。盖水为至阴，故其本在肾；水化于气，故其标在肺；水唯畏土，故其制在脾。今肺虚则气不化精而化水，脾虚则土不制水而反克，肾虚则水无所主而妄行。"

三、典型病例

病案一：水肿·脾肾阳虚证

张某，男，65岁。

首诊时间：2016年4月27日。

主诉：全身浮肿反复发作3年余，加重2个月余。

现病史：该患者3年前开始出现双下肢浮肿，伴有腰痛，曾于当地口服中药治疗，症状稍有好转，后病情反复发作，未予治疗。2个月前患者下肢水肿加重，伴有腰痛，于某院住院治疗，诊断为肾病综合征，肾穿刺活检病理类型为轻度系膜增生性肾小球肾病，予激素加免疫抑制剂治疗，症状好转，但激素减量后仍有复发。尿常规检查示蛋白尿（++），为求进一步治疗，遂来我院门诊就诊。就诊时，形体适中，面色㿠白，全身浮肿，腰以下为甚，按之凹陷不起，脘腹胀闷，时有头重如裹，食欲较差，口淡不渴，小便不利，大便溏，怯寒神疲，四肢不温，腰部冷痛酸重；舌体胖大，边有齿痕，苔白厚腻，脉沉迟。

既往史：肾病综合征2个月余。

辨证分析：该患者脾气受损，运化失司，肾气虚衰，不能化气行水，遂使膀胱气化失常，开阖不利，引起水液潴留体内，泛滥肌肤，而成水肿；水气内阻，气机不畅，其性下趋，故身半以下肿甚；水湿内盛，泛溢肌肤，脾肾阳虚，失于温煦，则手足不温；水气内阻，气机不畅，则胸腹胀满；脾阳不足，运化腐熟无权则便溏；口淡不渴，舌体胖大，边有齿痕，苔白厚腻，脉沉迟为阳虚水饮内停之征。

中医诊断：水肿·脾肾阳虚证。

西医诊断：肾病综合征。

中医治法：补益脾肾，温阳利水。

处　　方：制附子 15g　　干　姜 10g　　炒杜仲 15g　　续　断 15g

炒白术 20g　　茯　苓 20g　　猪　苓 15g　　大腹皮 15g

车前子 15g　　泽　泻 15g　　牛　膝 15g

7 剂，水煎服，日 1 剂，水煎 200mL，早晚分服。

二诊：患者服药后全身浮肿稍有缓解，四肢不温，腰部冷痛酸重感，小便利；舌体胖大，边有齿痕，苔白厚，脉沉迟无力。原方加仙茅 15g、淫羊藿 15g、菟丝子 15g 温阳通络利水。

处　　方：制附子 15g　　干　姜 10g　　炒杜仲 15g　　续　断 15g

炒白术 20g　　茯　苓 20g　　猪　苓 15g　　大腹皮 15g

车前子 15g　　泽　泻 15g　　牛　膝 15g　　菟丝子 15g

仙　茅 15g　　淫羊藿 15g

14 剂，水煎服，日 1 剂，水煎 200mL，早晚分服。

三诊：患者服药后怯寒神疲，四肢厥冷，腰部冷痛酸重感明显减轻，小便利；舌质淡，舌体略胖大，少许白腻苔，脉沉迟无力。效不更方。

处　　方：制附子 15g　　干　姜 10g　　炒杜仲 15g　　续　断 15g

炒白术 20g　　茯　苓 20g　　猪　苓 15g　　大腹皮 15g

车前子 15g　　泽　泻 15g　　牛　膝 15g　　菟丝子 15g

仙　茅 15g　　淫羊藿 15g

7 剂，水煎服，日 1 剂，水煎 200mL，早晚分服。

四诊：患者服药后上述症状均明显好转，上方去大腹皮、泽泻、车前子、杜仲、续断，加熟地黄 15g、山药 15g 以增温补脾肾之功。

处　　方：制附子 15g　　干　姜 10g　　炒白术 20g　　茯　苓 20g

猪　苓 15g　　菟丝子 15g　　熟地黄 15g　　山　药 15g

牛　膝 15g　　仙　茅 15g　　淫羊藿 15g

7 剂，水煎服，日 1 剂，水煎 200mL，早晚分服。

患者服药后上述症状明显均好转，又服上方 7 剂，余症大减，嘱其调饮食，勿过劳，口服济生肾气丸半个月而愈。随诊 1 年，水肿未曾复发。

【临证心悟】

肾为先天之本，脾为后天之本，在生理上脾肾阳气相互资生，相互促进。脾主运化，布精微，化水湿，有赖命火之温煦；肾主液，温养脏腑，须靠脾精的供养。若肾阳不足，不能温养脾阳，则脾阳亦不足；或脾阳久虚，日渐损及肾阳，则肾阳亦不足，无论脾阳虚衰或肾阳不足，在一定条件下，均能发展为脾肾阳虚证。脾阳虚不能运化水谷，气血化生不足，故面色㿠白；阳虚无以温煦形体，故畏寒肢冷；脾肾阳虚，水谷不得腐熟运化，故大便溏薄；阳虚无以运化水湿，溢于肌肤，则面浮肢肿；水湿内聚，气化不行，则小便不利；舌体胖大，边有齿痕，苔白厚腻，脉沉迟，属阳虚水饮内停之证。

《素问·评热病论》曰："有病肾风者，面胕痝然壅，害于言……小便黄，目下肿，腹中鸣，身重难以行。"《诸病源候论·虚劳尿精候》曰："劳伤肾虚，不能藏于精，故因小便而精液出也。"《景岳全书·肿胀》曰："凡水肿等证，乃脾、肺、肾三脏相干之病。盖水为至阴，故其本在肾；水化于气，故其标在肺；水唯畏土，故其制在脾。"肺脾肾三脏是调节机体水液代谢的主要脏腑，肾为元阳之所，脾为中土，肾阳虚则脾土失于温煦，致脾阳虚，运化失司，发为水肿。尿蛋白为尿液中含有的蛋白质，中医认为属精微物质，肾虚，封藏失职，脾虚，失于固摄，均可使精微外溢。脾肾阳虚病因较多，如劳倦内伤，房劳过度，久病耗气，或水邪久踞，饮食失调等，均可致命门火衰，无以温煦三焦气化，则渐成肿胀。方以实脾饮合真武汤加减。

真武汤出自汉代张仲景之《伤寒论》，本方由附子、茯苓、芍药、生姜、白术组成，其主要功效为温阳利水，且以温肾阳为主，用于治疗阳虚水动、少阴寒化证所致阳虚水泛等。实脾饮为治疗脾肾阳虚水肿之常用方，临床多用于身半以下水肿，胸腹胀满，舌淡苔腻，脉沉迟。制附子、干姜辛热之品，温土制水，独补命火；杜仲、续断补肾益肝；白术健脾燥湿，茯苓、猪苓淡渗利湿；泽泻宣泻肾浊，牛膝补肾强腰，壮阳益精又可引水下行；车前子利水，而不走气，有强阴益精之效。诸药配伍，既能温补脾肾之阳，又可利水祛湿。故该方适用于脾肾阳虚所产生的诸证。

病案二：水肿·瘀水互结兼肝郁证

薛某，女，57岁。

首诊时间：2019年5月23日。

主诉：浮肿4年余，加重3个月余。

现病史：患者反复浮肿4年余，曾多次住院治疗，症状未见明显好转。近期病情有加重趋势，行肾活检，确诊为原发性肾病综合征，病理为中度系膜增生性肾炎，使用西药激素治疗罔效。为求系统治疗，经他人介绍来我院门诊。就诊时，形体消瘦，面色萎黄，面浮肢肿，压之凹陷，四肢麻木，胸胁胀满窜痛，神情抑郁，善太息，急躁易怒，皮肤瘀斑，腰部刺痛，纳呆，腹痛腹胀，肠鸣，矢气则舒，大便稀溏，泻后腹痛缓解小便不利，伴有血尿；舌质紫暗，边有瘀斑，苔薄微腻，脉弦细涩。

既往史：肾病综合征4年。

辨证分析：肝主疏泄，有助于脾的运化功能；脾主健运，气机通畅，有助于肝气的疏泄；故在发生病变时，肝脾可相互影响，形成肝脾不调证。肝失疏泄，经气郁滞，故胸胁胀满窜痛；太息则气郁得达，胀闷得舒，故善太息；气机郁结不畅，则精神抑郁；肝气条达失职，则急躁易怒；脾运失健，气机郁滞，故纳呆腹胀；气滞湿阻，则便溏不爽；腹中气滞则腹痛，排便后气滞得畅，故泻后疼痛得以缓解；气机不畅，水瘀互结则皮肤瘀斑，腰部刺痛；瘀血阻滞，血不归经则伴有血尿；舌质紫暗，边有瘀斑，苔薄微腻，脉弦细涩均属水瘀互结兼肝郁之象。

中医诊断：水肿·水瘀互结兼肝郁证。

西医诊断：原发性肾病综合征。

中医治法：疏肝解郁，活血利水。

处　方：黄　芪20g　　柴　胡15g　　炒蒲黄15g　　五灵脂15g
　　　　　白　芍20g　　泽　泻20g　　薏苡仁20g　　茯　苓20g
　　　　　陈　皮15g　　益母草15g　　炒白术15g　　香　附15g

7剂，水煎服，日1剂，水煎200mL，早晚分服。

二诊：患者服药后神情抑郁、善太息均好转，面浮肢肿、四肢麻木均缓解，皮肤瘀斑，腰部刺痛仍有，大便稀溏，小便利伴有少量血尿；舌质紫暗，边略有瘀斑，苔薄微腻，脉弦细。在原方的基础上加川芎15g、牛膝15g活血化瘀。

处　方：黄　芪20g　　柴　胡15g　　炒蒲黄15g　　五灵脂15g
　　　　　白　芍15g　　泽　泻20g　　薏苡仁20g　　茯　苓20g
　　　　　陈　皮10g　　益母草15g　　炒白术15g　　香　附15g
　　　　　川　芎15g　　牛　膝15g

7剂，水煎服，日1剂，水煎200mL，早晚分服。

三诊：患者服药后神情抑郁、善太息、面浮肢肿、四肢麻木均好转，皮肤瘀斑、腰部刺痛均缓解，大便正常，小便利仍伴有少量血尿；舌质紫暗，苔薄微腻，脉弦细。效不更方。

处　方：黄　芪20g　　柴　胡15g　　炒蒲黄15g　　五灵脂15g
　　　　　白　芍15g　　泽　泻20g　　薏苡仁20g　　茯　苓20g
　　　　　陈　皮15g　　益母草15g　　炒白术15g　　香　附15g

川　芎 15g　　　牛　膝 15g

10 剂，水煎服，日 1 剂，水煎 200mL，早晚分服。

四诊：患者诸症均好转，随诊 1 年，时有复发，续予中药汤剂后好转。

【临证心悟】

肝主疏泄，有助于脾的运化功能；脾主健运，气机通畅，有助于肝气的疏泄；故在发生病变时，肝脾可相互影响，形成肝脾不调证。肝失疏泄，经气郁滞，故胸胁胀满窜痛；太息则气郁得达，胀闷得舒，故善太息；气机郁结不畅，故精神抑郁；肝气条达的失职，则急躁易怒；脾运失健，气机郁滞，故纳呆腹胀；气滞湿阻，则便溏不爽；腹中气滞则腹痛，排便后气滞得畅，故泻后疼痛得以缓解；气机不畅，水瘀互结则皮肤瘀斑，腰部刺痛；瘀血阻滞，血不归经则伴有血尿；舌质紫暗，边有瘀斑，苔薄微腻，脉弦细涩均属瘀水互结兼肝郁之象。

水肿发病，多有小便不利。小便通利，不仅与肺通调水道，脾之传输，肾之气化相关，与肝之疏泄亦密切相关，仲景深明其理。《伤寒论》第 147 条言"伤寒五六日，已发汗而复下之，胸胁满微结，小便不利……柴胡桂枝干姜汤主之"，此为疏肝理气之法以利小便之典范；《伤寒论》第 318 条云"少阴病，四逆，其人或咳，或悸，或小便不利，或腹中痛，或泄利下重者，四逆散主之"，本条之小便不利亦与肝郁气滞相关，以四逆散疏肝解郁，肝气条达则小便自利。肝气一调，水肿自去。

病案三：水肿·肾阳虚弱兼血瘀证

陈某，女，52 岁。

首诊时间：2015 年 7 月 29 日。

主诉：全身浮肿 2 个月余。

现病史：该患者 2 个月前因水肿在当地医院确诊急性肾小球肾炎，住院治疗半月余，其间运用激素类药物治疗后精神稍佳，但浮肿日重，后服用利尿剂，浮肿仍未消退，并见半身行动不利，手足麻木，时有心悸。为求系统治疗，经他人介绍来门诊救治。就诊时，精神萎靡，面色苍白，全身浮肿，身重不能转侧，头晕不能举目，畏寒肢冷，下肢尤甚，腰膝酸软，身体刺痛，夜甚，小便短少；舌质紫暗，苔薄白，边有齿痕，下络瘀甚，脉沉细，两尺无力。

既往史：无。

辅助检查：尿常规检查显示尿蛋白（+++），管型（+），红细胞（++）。

辨证分析：患者阳虚不能温煦体形，振奋精神，故精神萎靡，面色苍白；腰为肾之府，肾主骨，肾阳虚衰，不能温养腰府及骨骼，则腰膝酸软疼痛；不能温煦肌肤，故畏寒肢冷；阳气不足，阴寒盛于下，故下肢尤甚；由于瘀血阻塞经脉，阻碍气机运行，不通则痛，故出现身体刺痛；夜间血行较缓，瘀阻加重，故夜甚；舌质紫暗，苔薄白，下络瘀甚，脉沉细，均为肾阳虚衰兼血瘀之象。

中医诊断：水肿·肾阳虚弱兼血瘀证。

西医诊断：肾小球肾炎。

中医治法：温阳利水，活血化瘀。

处　　方：熟地黄 20g　　山茱萸 20g　　川　芎 15g　　制附子 15g
　　　　　　山　药 20g　　泽　泻 15g　　茯　苓 15g　　牛　膝 15g
　　　　　　炒蒲黄 15g　　五灵脂 15g　　干　姜 10g　　车前子 15g
　　　　　　赤　芍 15g　　当　归 15g

　　　　　　　　　　　　　7 剂，水煎服，日 1 剂，水煎 200mL，早晚分服。

二诊：患者服药后面色改善，全身浮肿减轻，畏寒肢冷、身体刺痛均缓解，纳食后腹部胀满，小便短少；舌质紫暗、苔薄白、边有齿痕、下络瘀均缓解，脉沉细，两尺无力。原方加陈皮 15g 行气健脾，消食导滞。

处　　方：熟地黄 20g　　山茱萸 20g　　川　芎 15g　　制附子 15g
　　　　　　山　药 20g　　泽　泻 15g　　茯　苓 15g　　牛　膝 15g
　　　　　　炒蒲黄 15g　　五灵脂 15g　　干　姜 10g　　车前子 15g
　　　　　　赤　芍 15g　　当　归 15g　　陈　皮 15g

　　　　　　　　　　　　14 剂，水煎服，日 1 剂，水煎 200mL，早晚分服。

三诊：患者服药后面色改善，全身浮肿明显减轻，畏寒肢冷、身体刺痛均好转，纳可，纳食后腹部胀满均缓解，小便正常；舌质紫暗，苔薄白，边有齿痕，下络正常，脉沉细，两尺无力。效不更方。

处　　方：熟地黄 20g　　山茱萸 20g　　川　芎 15g　　制附子 15g
　　　　　　山　药 20g　　泽　泻 15g　　茯　苓 15g　　牛　膝 15g
　　　　　　炒蒲黄 15g　　五灵脂 15g　　干　姜 10g　　车前子 15g
　　　　　　赤　芍 15g　　当　归 15g　　陈　皮 15g

　　　　　　　　　　　　14 剂，水煎服，日 1 剂，水煎 200mL，早晚分服。

四诊：患者自诉服药后诸症明显均好转。尿常规检查结果为尿蛋白（＋），管型（－），红细胞（－），自己能够独立行动，但时感疲劳乏力，小便正常；舌质紫暗，苔薄白，边有齿痕，脉沉。上方基础上加黄芪 15g 以补气培元。

处　　方：熟地黄 20g　　山茱萸 20g　　川　芎 15g　　制附子 15g
　　　　　　山　药 20g　　泽　泻 15g　　茯　苓 15g　　牛　膝 15g
　　　　　　炒蒲黄 15g　　五灵脂 15g　　干　姜 10g　　车前子 15g

赤　芍 15g　　　当　归 15g　　　陈　皮 15g　　　黄　芪 15g

14 剂，水煎服，日 1 剂，水煎 200mL，早晚分服。

五诊：患者自诉服药后诸症明显均好转，无明显不适。嘱口服济生肾气丸半年，以固其原。后随诊 1 年，病情未见复发。

【临证心悟】

该患者阳虚不能温煦体形，振奋精神，故精神萎靡，面色苍白；腰为肾之府，肾主骨，肾阳虚衰，不能温养腰府及骨骼，则腰膝酸软疼痛；不能温煦肌肤，故畏寒肢冷；阳气不足，阴寒盛于下，故下肢尤甚；由于瘀血阻塞经脉，阻碍气机运行，不通则痛，故出现身体刺痛；夜间血行较缓，瘀阻加重，故夜甚；舌质紫暗，苔薄白，下络瘀甚，脉沉细，均为肾阳虚衰兼血瘀之象。

《景岳全书·肿胀》云："肾虚则水无所主而妄行。"水肿的产生，多责之于肾。肾者主水，主脏腑气化，具有推动和调节机体津液代谢过程的特点。肾阳虚则津液运化失权，肾气虚则闭藏失职，膀胱开阖失司，水液宣通不利，渗溢皮肤，发为水肿。水肿日久则生瘀血，瘀血可认为是水肿的病理产物，同时也导致水肿程度进一步加重，两者形成恶性循环。水肿日久，水湿内停，气机调和不利，气虚无以行血，血瘀乃生。旧血瘀于肾络，滞涩不利。气血津液输布功能失常，新血不生，濡养失调，又会影响肾主水、主封藏等生理功能的发挥。益气温阳、活血利水法是治疗肾病综合征的基本治法，但由于患者体质不同、病变轻重有差异，临床表现有别，还应根据辨证而加减用药。味属甘的熟地黄，滋补阴气且有补血的功效，填精补肾；味甘辛性温的当归，有止痛、补血和活血的功效，补阴中之阳；味辛性温的川芎，行气活血，安神，理血中之气；川芎、赤芍活血化瘀；干姜配制附子，温后天以助先天；此方温补肾阳，活血化瘀，切中病机，减轻患者的症状。

四、临证经验总结

水肿的治疗，《黄帝内经》提出的"开鬼门""洁净府""去宛陈莝"三条基本原则，对后世影响深远，一直沿用至今。谢晶日教授认为发汗、利尿、泻下逐水为治疗水肿的基本原则，具体应用视阴阳虚实不同而异。阳水以祛邪为主，应予发汗、利水或攻逐之法，临床应用时配合清热解毒、理气化湿等法；阴水当以扶正为主，健脾温肾，同时配以利水、养阴、活血、祛瘀等法；对于虚实夹杂者，则当兼顾，或先攻后补，或攻补兼施。现将常用的治法分述如下：

1.利尿法是治疗水肿最基本、最常用的方法。常与发汗、益气、温化等法合并运用。

2. 发汗法适用于面部水肿初起而又有肺气不宣表现的患者，或水肿而兼有表证的患者。本法的使用要适可而止，同时要注意与其他治法配合应用。

3. 健脾益气法并非专用于脾脏水肿，实则五脏水肿均可使用。临床上常与利尿法同用。

4. 温化法适用于阳虚水肿，常与利尿法同用。

5. 育阴利水法适用于口燥咽干，舌红少苔，小便黄少，脉细数，或阴虚阳亢，头目眩晕的阴虚水肿患者。

6. 燥湿理气法适用于脾虚不运，腹胀苔腻的患者，也常与利尿法同用。气行则水行，气降则水降，畅通三焦，有助于利尿。

7. 清热解毒法适用于发热，口渴，咽喉肿痛，或身上生疮的水肿患者，常与利尿法同用。

8. 活血化瘀法适用于有瘀血的水肿患者。

9. 泻下逐水法适用于全身严重水肿，体实病急，诸法无效，二便不通的患者。此法治标缓急。

10. 扶正固本法适用于水肿消退，机体正气未复的患者。本法的应用，要注意处理好扶正与祛邪的关系。一般来说，水肿的消退，不等于余邪已尽，病根已除，因此，不宜立即放弃祛邪这一治疗环节，而转入纯补之法。如过早补阳则助长热邪，过早补气补阴则助长湿邪，均可引起水肿复发。在水肿消退后的余邪未尽阶段，宜用祛邪而不伤正、扶正而不碍邪的和法治疗，待余邪已尽，再根据气、血、阴、阳的偏损情况，合理进行调补善后。

第六节　闭经案

一、闭经概述

女子年逾 18 周岁，月经尚未来潮，或月经来潮后又中断 6 个月以上者，称为"闭经"，前者称原发性闭经，后者称继发性闭经。

妊娠期、哺乳期或更年期的月经停闭属生理现象，不作闭经论，有的少女初潮 2 年内偶尔出现月经停闭现象，可不予治疗。本病始见于《黄帝内经》，《素问·腹中论》称其为"血枯"，《素问·阴阳别论》称"女子不月"，《素问·评热病论》谓"月事不来"等，《金匮要略》《诸病源候论》《妇人大全良方》又称"经水断绝""月水不通""经闭"等。该病是目前妇科的常见病及多发病，属难治之症，病程较长，疗效较差。西医多采用雌、孕激素人工周期疗法，其对月经来潮时间的控制效果明确，然而激素治疗有一定的不良反应，且对月经来潮的经量、质地、闭经的一些伴随症状无效。中医药治疗闭经疗效确切，优势明显。

二、中医病因病机心悟

历代医著对闭经的研究颇多，早在《素问·阴阳别论》中就有"二阳之病发心脾，有不得隐曲，女子不月"的记载，指出闭经与脾胃功能和精神情志有关，即与心、肝、脾脏有关，这也是对闭经病因病机的最早认识。《金匮要略·妇人杂病脉证并治》认为气血虚弱、寒冷积结、肝郁气滞是闭经的重要因素，这为后世医家研究闭经提供了理论依据。《诸病源候论》在此基础上提出劳损、血气、风寒损伤冲任而致本病。到宋金时期，对闭经的病因病机有了更充分的认识，认为闭经之病因有寒、热、虚、实四大类。如《仁斋直指方·妇人论》指出："经脉不行，其候有三：一则血气盛实、经络遏闭……则形体憔悴、经络涸竭……一则风冷内伤，七情内贼，以致经络痹滞。"这些观点至今仍符合妇科临床实际。《陈素庵妇科补解·调经门》特别提出痰滞、肾虚、津液耗伤可引起闭经，该论述发展和完善了闭经的病因病机。《脉经》曰："少阳脉革，少阴脉细……妇人则经水不通。"此论述为后世进一步研究闭经提供了脉象理论基础。

月经是血海满而溢，其产生是脏腑、天癸、气血、冲任共同协调作用于胞宫的结果。肾、天癸、冲任、胞宫是产生月经的主要环节，因此，其中任何一个环节发生功能失调都可导致血海不能满溢。谢晶日教授认为，其原因归纳起来不外虚实两端。

1. 虚者，多因肾气不足，冲任虚弱；或肝肾亏损，精血不足；或脾胃虚弱，气血乏源；或阴虚血燥等导致精亏血少，冲任血海空虚，源断其流，无血可下，而致闭经。

2. 实者，多气血阻滞，寒凝侵袭，或痰湿流注下焦，久病气虚，运血无力而逐渐形成瘀血内停，使血流不通，冲任受阻，血海阻隔，经血不得下行而成闭经。

临床常见有气血虚弱、肾气亏虚、阴虚血燥、气滞血瘀、痰湿阻滞或虚实错杂的复合病机。

三、典型病例

病案一：闭经·血虚寒凝证

王某，女，29岁，未婚。

首诊时间：2019年5月13日。

主诉：月经停闭6个月余。

现病史：该患者月经停闭 6 个月余，平素月经周期紊乱，数月来潮 1 次，未曾规律治疗。今来门诊寻求中医治疗，患者现小腹冷痛绵绵，四肢不温，皮肤不润，寐差，纳尚可，时有餐后头晕；舌淡，脉沉。

既往史：既往体健。

辅助检查：性激素六项检查未见异常。

辨证分析：寒邪客于冲任，与血相搏，血为寒凝致瘀，瘀阻冲任，气血不通，血海不能满溢，营血亏虚，冲任气血衰少，血海不能满溢，故月经停闭；血虚上不能濡养脑髓清窍，故头晕；血虚内不养心神，故寐差；血虚外不荣肌肤，故皮肤不润；寒客胞中，气血衰少，"不通则痛""不荣则痛"，故小腹冷痛；舌脉均为血虚寒凝之象。

中医诊断：闭经·血虚寒凝证。

西医诊断：继发性闭经。

中医治法：温经祛瘀，养血柔肝。

处　　方：当　归 10g　　桂　枝 10g　　姜半夏 10g　　炙甘草 10g
　　　　　牛　膝 15g　　牡丹皮 15g　　川　芎 15g　　熟地黄 10g
　　　　　吴茱萸 15g　　益母草 30g　　珍珠母 20g　　路路通 15g
　　　　　酸枣仁 15g

　　　　　　　　　　　　　　7 剂，水煎服，日 1 剂，水煎 300mL，早晚分服。

二诊：患者服上方 7 剂后，月经未至，腹痛仍如前，小腹冷痛绵绵稍好转；舌淡，苔白，脉沉。在原方基础上加丹参 15g、刘寄奴 15g 增活血之力。

处　　方：当　归 10g　　桂　枝 10g　　姜半夏 10g　　炙甘草 10g
　　　　　牛　膝 15g　　牡丹皮 15g　　川　芎 15g　　熟地黄 10g
　　　　　吴茱萸 15g　　益母草 30g　　珍珠母 20g　　酸枣仁 15g
　　　　　刘寄奴 15g　　路路通 15g　　丹　参 15g

　　　　　　　　　　　　　14 剂，水煎服，日 1 剂，水煎 300mL，早晚分服。

三诊：患者月经来潮，但月经量少，伴随痛经，头晕稍好转，睡眠有所改善，纳尚可，小腹冷痛绵绵好转，四肢不温好转，仍有皮肤不润；舌淡，脉沉。在上方基础上去路路通，加阿胶 10g、粳米 10g 以增补血生血之力。

处　　方：当　归 10g　　桂　枝 10g　　姜半夏 10g　　炙甘草 10g
　　　　　牛　膝 15g　　牡丹皮 15g　　川　芎 15g　　熟地黄 10g
　　　　　吴茱萸 15g　　益母草 30g　　珍珠母 20g　　酸枣仁 15g
　　　　　刘寄奴 15g　　粳　米 10g　　丹　参 15g　　阿　胶 10g

　　　　　　　　　　　　　14 剂，水煎服，日 1 剂，水煎 300mL，早晚分服。

四诊：患者月经来潮，经量较前增多，仍有轻微痛经，已无头晕，寐尚可，纳可，小腹冷痛明显缓解，四肢不温基本消失，皮肤不润好转；舌淡红，脉细。上方去刘寄奴减轻攻伐。

处　　方：当　归 10g　　桂　枝 10g　　姜半夏 10g　　炙甘草 10g

牛　膝 15g　　牡丹皮 15g　　川　芎 15g　　熟地黄 10g

吴茱萸 15g　　益母草 30g　　珍珠母 20g　　酸枣仁 15g

丹　参 15g　　阿　胶 10g　　粳　米 10g

14 剂，水煎服，日 1 剂，水煎 300mL，早晚分服。

【临证心悟】

本案中的女性 29 岁，为青年女性，且无明显腰膝酸软之症，故不考虑肾虚而致闭经，治疗应以温经祛瘀、调和肝脾为主，先养血柔肝，温经祛瘀，后重视胃气，肝脾同调，通补兼施。

《医学正传·妇人科》云："月经全借肾水施化，肾水既乏，则经血日以干涸。"其认为冲任之本在肾，故应在养血通脉之时，佐以补肾。《金匮要略》言："夫病痼疾加以卒病，当先治其卒病，后乃治其痼疾也。"治疗继发性闭经亦可效仿该理论。患者平素月经不调，日久月经停闭，故首诊以温经散寒、养血调肝、活血通经为治疗原则。方中熟地黄填精益髓；当归、川芎活血补血；牛膝，原为补益之品，而善引气血下注，血行则月水自通，血结自散；酸枣仁、珍珠母养心安神；益母草入肝经，活血调经。

二诊时患者月经未至，腹痛仍如前，小腹冷痛绵绵稍好转；舌淡，苔白，脉沉。在原方基础上加丹参、刘寄奴增活血之力。

三诊时患者月经来潮，诸症减轻，但月经量少。女子以肝为先天，肝血旺注于冲脉，则冲盛；肝气条达舒畅，则任通。因此，在治疗闭经的过程中，养血调肝的同时应重视胃气的重要作用，注意顾护胃气，肝脾同调，证因同治。故三诊加以阿胶增补血活血，粳米以保胃气存津液，温经祛瘀的基础上顾护胃气，调补脾胃。

四诊诸症已明显好转，月经如期至，故守上方大法，肝脾同调，温经通脉，巩固疗效，诸方联用，但患者月经已至，不宜攻伐，宜健脾调肝养血以善后，故去破血活血之品刘寄奴，在掌握病情变化的基础上随证加减，使肝血充，脾胃健，经水自调。

病案二：闭经·气滞血瘀证

孙某，女，31 岁，已婚。

首诊时间：2017 年 6 月 27 日。

主诉：月经停闭 1 年余。

现病史：该患者 1 年前因情绪异常出现月经周期延后，经量逐渐减少，终致经闭不行。妇科超声检查未发现器质性病变，经中药及人工周期（两个疗程）治疗，均未见效，经他人介绍，到我院门诊就诊。患者精神抑郁，烦躁易怒，伴胸胁胀满不舒，嗳气叹息，但每月自觉白带量有周期性变化，并伴有小腹周期性胀痛拒按，情志不遂后加重，得矢气后稍减，持续 4～5 天，纳可，寐可，大便成形，日 1 次，小便正常；舌紫暗，脉沉弦。

既往史：既往体健。

辅助检查：妇科超声检查示未见明显异常。

辨证分析：七情所伤，肝气郁结而不达，气机郁滞，气滞则血瘀，瘀阻冲任，血海不能满溢，故月经停闭；瘀阻胞脉，加之肝气郁结，故小腹胀痛拒按，阵发加剧，且矢气后略减；气机不畅，故精神抑郁，烦躁易怒，胸胁胀满，嗳气叹息；纳可，寐可，大便成形，日 1 次，小便正常；舌紫暗，脉沉弦；辨证为气滞血瘀之证。

中医诊断：闭经·气滞血瘀证。

西医诊断：继发性闭经。

中医治法：行气活血，祛瘀通络。

处　　方：当　归 15g　　赤　芍 15g　　桃　仁 15g　　川　芎 15g

枳　壳 15g　　红　花 15g　　香　附 10g　　甘　草 15g

牡丹皮 15g　　乌　药 15g　　柴　胡 15g　　延胡索 20g

五灵脂 15g

7 剂，水煎服，日 1 剂，水煎 300mL，早晚分服。

二诊：患者服上方 7 剂后，月经仍未来潮，小腹疼痛稍有好转，仍有烦躁易怒，胸胁胀满，纳可，寐可，大便成形，日 1 次，小便正常；舌质紫暗，苔白，脉沉弦。在原方基础上加郁金 15g、香橼 15g 以增疏肝解郁之力。

处　　方：当　归 15g　　赤　芍 15g　　桃　仁 15g　　川　芎 15g

枳　壳 15g　　红　花 15g　　香　附 10g　　甘　草 15g

牡丹皮 15g　　乌　药 15g　　柴　胡 15g　　延胡索 20g

五灵脂 15g　　郁　金 15g　　香　橼 15g

14 剂，水煎服，日 1 剂，水煎 300mL，早晚分服。

三诊：患者服上方 14 剂后，月经未来，小腹疼痛、胸胁胀满均有好转，口苦，大便 2～3 日 1 行；舌质紫暗，苔白，脉沉弦。在上方基础上加知母 15g 增养阴清热之力。

处　　方：当　归 15g　　赤　芍 15g　　桃　仁 15g　　川　芎 15g

枳　壳 15g　　红　花 15g　　香　附 10g　　甘　草 15g

牡丹皮 15g 乌　药 15g 柴　胡 15g 延胡索 20g

五灵脂 15g 郁　金 15g 香　橼 15g 知　母 15g

7 剂，水煎服，日 1 剂，水煎 300mL，早晚分服。

四诊：患者小腹时有疼痛，月经仍未来潮，形体尚可，情绪较前好转，自诉于妇科诊室取子宫内膜活检结果显示"呈分泌期改变"，腹痛缓解，纳可，寐可，大便成形，日 1 次，小便正常；舌质紫暗，少许白腻苔，脉沉。上方去柴胡、郁金，加泽兰 15g 以增活血之功。

处　　方：当　归 15g 赤　芍 15g 桃　仁 15g 川　芎 15g

     枳　壳 15g 红　花 15g 香　附 10g 甘　草 15g

     牡丹皮 15g 乌　药 15g 延胡索 20g 泽　兰 15g

     五灵脂 15g 香　橼 15g 知　母 15g

14 剂，水煎服，日 1 剂，水煎 300mL，早晚分服。

五诊：经血已通，患者月经量少，色暗褐色，腰微胀痛，心烦；舌质暗红，苔白，脉沉。上方减川芎、桃仁，加川楝子 10g 以调肝。

处　　方：当　归 15g 赤　芍 15g 香　橼 15g 知　母 15g

     枳　壳 15g 红　花 15g 香　附 10g 甘　草 15g

     牡丹皮 15g 乌　药 15g 延胡索 20g 泽　兰 15g

     五灵脂 15g 川楝子 10g

14 剂，水煎服，日 1 剂，水煎 300mL，早晚分服。

六诊：患者月经正常，经期 5 天，量中等；舌尖红，苔白，脉弦。上方去泽兰，加熟地黄 15g、山药 30g 以滋阴补肾。

处　　方：当　归 15g 赤　芍 15g 香　橼 15g 知　母 15g

     枳　壳 15g 红　花 15g 香　附 10g 甘　草 15g

     牡丹皮 15g 乌　药 15g 延胡索 20g 熟地黄 15g

     五灵脂 15g 川楝子 10g 山　药 30g

7 剂，水煎服，日 1 剂，水煎 300mL，早晚分服。

患者服药后经血已通，诸症缓解，后改服逍遥丸调治。电话随诊，月经周期正常。

【临证心悟】

清代叶天士《临证指南医案》首次提出"女人以肝为先天"，其弟子在此基础上延续为"女子以肝为先天"，认为"肝脏之病，较之他脏为多，而于妇女尤甚"，阐明了肝脏功能失调是妇科疾病的常见病机。刘完素在《素问病机气宜保命集》中云："妇人童幼天癸未行之间，皆属少阴；天癸既行，皆从厥阴论之；天癸已绝，乃属太阴经也。"该论述体现了育龄期女性在治疗时应遵从以血为本、从厥阴论治的原则。

该患者平素性情急躁，情绪失调，影响肝的疏泄功能，七情所伤，肝气郁结而不达，气机郁滞，气滞则血瘀，瘀阻冲任，血海不能满溢，故月经停闭；瘀阻胞脉，故小腹胀痛拒按，阵发加剧，且矢气后略减；气机不畅，故精神抑郁，烦躁易怒，胸胁胀满，嗳气叹息。

本方中枳壳、乌药、香附、延胡索行气活血止痛，赤芍、桃仁、牡丹皮、五灵脂活血祛瘀止痛，当归、川芎养血活血调经，甘草调和诸药。全方行气活血，祛瘀行滞，寓攻于补，故能通络。二诊时患者仍有明显肝郁气滞之症状，故加郁金、香橼以增疏肝解郁之力。三诊时患者口苦、大便干结，故加知母以泻热养阴，服药1个月后患者月经仍未至。四诊时患者月经未至，加泽兰以增活血之功。五诊时经血已至，减川芎、桃仁以减活血之力，加川楝子以调肝。六诊时患者月经周期正常，但久病肾虚，以致肾精亏损，冲任气血不足，故加熟地黄、山药以滋阴补肾。诸药合用，共奏活血祛瘀、理气通经之效，故治疗闭经有较好效果。

病案三：闭经·脾肾两虚证

陈某，女，25岁，未婚。

首诊时间：2015年5月18日。

主诉：月经停闭6个月余。

现病史：该患者6个月未行经，于当地医院行妇科检查，亦无明显器质性病变，当地医院予雌、孕激素调节人工周期，患者拒绝，遂经患相似疾病的患者介绍来我处门诊就诊。患者现月经6个月未行，腰膝酸软无力，头晕耳鸣，纳少，脘腹胀闷，寐可，大便溏，小便清长，夜尿多，平素经期延后，甚则2～3个月1行，行经2～3天，月经量少，色淡；舌淡，苔白，脉沉弱。

既往史：既往体健。

辅助检查：妇科超声检查示无明显器质性病变。

辨证分析：肾气不足，精血衰少，脾虚生化乏源，冲任气血不足，血海不能满溢，故月经初潮来迟，或后期量少，渐至停闭；肾虚不能化生精血，髓海、腰府失养，故头晕耳鸣，腰酸腿软；脾虚运化失职，故食欲不振，脘腹胀闷，大便溏薄；肾虚膀胱气化失常，故小便清长，夜尿多；舌淡，苔白，脉沉弱；辨证为脾肾两虚之证。

中医诊断：闭经·脾肾两虚证。

西医诊断：继发性闭经。

中医治法：补脾益肾，养血调经。

处　　方：人　参10g　　升　麻10g　　鹿角胶10g　　山　药15g

熟地黄 15g	杜　仲 15g	当　归 20g	山茱萸 15g
枸杞子 15g	白　术 15g	茯　苓 15g	白扁豆 15g
甘　草 15g	菟丝子 15g		

7剂，水煎服，日1剂，水煎300mL，早晚分服。

二诊：患者服上方7剂后，少腹微感疼痛，经犹未通，腰酸腿软稍有改善，纳少；舌淡，苔白，脉沉弱。上方加丹参15g增行气活血之功。

处　方：

人　参 10g	升　麻 10g	鹿角胶 10g	山　药 15g
熟地黄 15g	杜　仲 15g	当　归 20g	山茱萸 15g
枸杞子 15g	白　术 15g	茯　苓 15g	白扁豆 15g
甘　草 15g	菟丝子 15g	丹　参 15g	

14剂，水煎服，日1剂，水煎300mL，早晚分服。

三诊：患者服上方14剂后，少腹坠胀感，月经尚未来潮，畏寒肢冷、头晕耳鸣、腰酸腿软明显改善，纳可；舌淡，苔白，脉沉细。上方去杜仲、枸杞子，加红花5g、桃仁10g、黄芪20g增益气活血调经之功。

处　方：

人　参 10g	升　麻 10g	鹿角胶 10g	山　药 15g
熟地黄 15g	桃　仁 10g	当　归 20g	山茱萸 15g
红　花 5g	白　术 15g	茯　苓 15g	白扁豆 15g
甘　草 15g	菟丝子 15g	丹　参 15g	黄　芪 20g

14剂，水煎服，日1剂，水煎300mL，早晚分服。

四诊：患者服上方14剂后，月经来潮，色淡红，量适中，仍觉纳食不香，且时有餐后脘腹胀闷；舌淡，苔白，脉稍细。上方去红花、桃仁，加山楂15g、牛膝15g以开胃、补肾。

处　方：

人　参 10g	升　麻 10g	鹿角胶 10g	山　药 15g
熟地黄 15g	当　归 20g	山茱萸 15g	白　术 15g
甘　草 15g	菟丝子 15g	丹　参 15g	牛　膝 15g
黄　芪 20g	茯　苓 15g	白扁豆 15g	山　楂 15g

14剂，水煎服，日1剂，水煎300mL，早晚分服。

五诊：患者服上方14剂后，诸症好转。续予上方14剂，观察月经情况，嘱患者如有异常再前来就诊。电话随诊，患者月经如常。

【临证心悟】

肾为先天之本，主藏精，主生长发育和生殖。《素问·六节藏象论》说："肾者主蛰，封藏之本。"《兰室秘藏·妇人门》曰："妇人脾胃久虚，或形羸气血俱衰，而致经水断绝不行。"患者先天肾气不充，后天脾胃化生气血不足，故致月经停闭。治疗上遵从"先天生后天，后天养先天"的辨证思想，以补脾益肾、养血调经为大法。

该患者闭经 6 个月余，肾气不足，精血衰少，脾虚生化乏源，冲任气血不足，血海不能满溢，故月经初潮来迟，或后期量少，渐至停闭；肾虚不能化生精血，腰府失养，故头晕耳鸣，腰酸腿软；脾虚运化失职，故食欲不振，脘腹胀闷，大便溏薄；肾虚膀胱气化失常，故小便清长，夜尿多；舌淡，苔白，脉沉弱，为脾肾两虚之征。

治疗上以补脾益肾、养血调经为大法。方中人参大补元气，熟地黄、当归滋阴补血，人参与熟地黄相配，即是张景岳之两仪膏，善治气血两虚之证，当归又可活血调经，枸杞子、山茱萸补肝肾，杜仲温补肾阳，白术、茯苓益气健脾以生血，甘草助补益而和诸药。诸药配合，共奏补脾益肾、养血调经之功。二诊时患者少腹微感疼痛，经犹未通，腰酸腿软稍有改善，加丹参增行气活血之功。三诊时患者少腹有坠胀感，月经尚未来潮，畏寒肢冷、头晕耳鸣、腰酸腿软明显改善，去杜仲、枸杞子，加红花、桃仁、黄芪以增益气活血调经之功。四诊时患者月经来潮，色淡红，量适中，但仍觉纳食不香，且时有餐后脘腹胀闷，舌淡，苔白，脉稍细，上方去红花、桃仁，加山楂以开胃健食。五诊患者诸症好转，嘱患者继续服用中药 14 剂巩固治疗。此即"血有因瘀气实者，宜行之降之；血有因虚而涩滞者，宜补之活之"。

病案四：闭经·痰湿阻滞

林某，女，35 岁，已婚。

首诊时间：2017 年 4 月 25 日。

主诉：月经停闭 1 年余。

现病史：该患者月经停闭 1 年余，曾多次求诊于当地西医院，予人工周期疗法治疗，无明显疗效，亦在当地中医院服用养血通经之类中药数剂（药味不详），效果均不佳，后经朋友介绍，遂来我院门诊就诊。患者形体肥胖，现月经停闭 1 年，纳差，寐可，乏力，头晕，胸脘满闷，大便溏结不调，带下量多色白，小便正常；舌质淡胖，边有齿痕，苔白厚腻，脉弦滑。

辅助检查：妇科彩超检查未见异常血流，子宫、双侧卵巢未见异常。

辨证分析：该患者脾胃不健，痰湿内生。痰湿下注，阻滞冲任，胞脉闭塞，故月经数月不行；痰湿下注，损伤带脉，故带下量多，色白质稠；痰湿内盛，故形体肥胖；脾胃不健，痰湿内盛，困于脾阳，故出现食欲不振，大便时溏，神疲肢倦；痰湿停于心下，清阳不升，故头晕，胸脘满闷；舌质淡胖，边有齿痕，苔白厚腻，脉弦滑，辨证为痰湿阻滞证。

中医诊断：闭经·痰湿阻滞证。

西医诊断：继发性闭经。

中医治法：祛痰除湿，活血通经。

处　　方：苍　术 15g　　白　术 15g　　半　夏 15g　　川　芎 15g
　　　　　茯　苓 15g　　陈　皮 10g　　当　归 15g　　藿　香 10g
　　　　　香　附 15g　　白　芍 15g　　瓜　蒌 15g　　枳　壳 15g
　　　　　益母草 15g　　山　楂 10g　　炙甘草 15g

　　　　　　　　7 剂，水煎服，日 1 剂，水煎 300mL，早晚分服。

二诊：患者服上药 7 剂后，经仍未至，倦怠乏力，食欲不佳，大便溏结不调；舌质淡胖，边有齿痕，苔白腻，脉滑。续予上方 14 剂，以观后效。

处　　方：苍　术 15g　　白　术 15g　　半　夏 15g　　川　芎 15g
　　　　　茯　苓 15g　　陈　皮 10g　　当　归 15g　　藿　香 10g
　　　　　香　附 15g　　白　芍 15g　　瓜　蒌 15g　　枳　壳 15g
　　　　　益母草 15g　　山　楂 10g　　炙甘草 15g

　　　　　　　　14 剂，水煎服，日 1 剂，水煎 300mL，早晚分服。

三诊：患者月经来潮，量少，色暗红，平日带下量多，仍时有倦怠乏力，食欲不佳，大便溏结不调；舌质淡胖，边有齿痕，苔白腻，脉滑。仍有痰湿，故上方去当归、白芍，加薏苡仁 20g、芡实 10g 除湿止带。

处　　方：苍　术 15g　　白　术 15g　　半　夏 15g　　川　芎 15g
　　　　　茯　苓 15g　　陈　皮 10g　　薏苡仁 20g　　藿　香 10g
　　　　　香　附 15g　　芡　实 10g　　瓜　蒌 15g　　枳　壳 15g
　　　　　益母草 15g　　山　楂 10g　　炙甘草 15g

　　　　　　　　14 剂，水煎服，日 1 剂，水煎 300mL，早晚分服。

四诊：患者连服 14 剂后，诸症缓解，白带减少，饮食可，大便成形，日 1 次，嘱其服用人参健脾丸巩固疗效，且嘱患者饮食清淡，少服滋腻碍脾之物，适当减肥，后电话随访，月经正常。

【临证心悟】

朱丹溪云"经不行者，非无血也，为痰碍不化也"，说明痰湿阻滞胞宫是闭经的一个重要因素。《素问·评热病论》载："有病肾风者……目下肿，腹中鸣，身重难以行，月事不来。"元代医家张子和认为："女子不月，皆由使内太过……惟深知涌泻之法者能治之。"并在《儒门事亲·卷六》"妇人二阳病五十九"和"月闭寒热六十卷"中分别举出用涌痰法治疗闭经的案例，"一妇月事不行……乃涌出痰一二升，下泄水五六行，湿水上下皆去，血气自行沸流，月事不为水湿所隔，自依期而至矣……"和"一妇年三十四岁，经水不行……先涌痰五六升……复轻涌之，又去痰一二升……不一月，经水行，神气大康矣"，说明治疗痰湿型闭经应选用涌痰法。

谢晶日教授认为，该患者脾胃不健，痰湿内生，继而下注，阻滞冲任，胞脉闭塞，故月经数月不行；痰湿下注，损伤带脉，故带下量多，色白质稠；痰湿内盛，故形体肥胖；脾胃不健，痰湿内盛，困于脾阳，故出现食欲不振，大便时溏，神疲肢倦；痰湿停于心下，清阳不升，故头晕，胸脘满闷；舌质淡胖，边有齿痕，苔白厚腻，脉弦滑，也为痰湿之征。多痰多湿，加之脾失健运，助湿生痰，致痰湿偏盛。故以祛痰除湿、活血通经为基本治法。

方中苍术、半夏燥湿化痰，白术、茯苓健脾祛湿，瓜蒌、枳壳行气宽胸，香附行气解郁、调经止痛，益母草活血调经，当归、川芎行气活血；痰湿祛则冲任、血海自无阻隔，而获通经之效。二诊时患者经仍未至，乃有痰湿未祛，故续服上方；三诊患者仍有痰湿，且食欲不佳，故上方减当归、白芍，加薏苡仁、芡实除湿止带。四诊时患者诸症缓解，白带减少，饮食可，大便成形，日1次，嘱其服用人参健脾丸以巩固疗效；并嘱患者饮食清淡，少服滋腻碍脾之物，适当减肥。本案疗效显著，此乃脾健痰消，月经复来。

四、临证经验总结

闭经是妇科疾病中治疗难度较大之疾，而且闭经病因复杂，其治疗效果又与病因有关，故治疗前须首先明确闭经原因，以提高疗效。对闭经辨证应以全身症状为依据，结合病史及舌脉，分清虚实。一般而论，年逾16岁尚未行经，或月经初潮偏迟，虽已行经而月经逐渐稀发，经量少，色淡质薄，渐至停经；身体发育欠佳，尤其是第二性征发育不良，或体质纤弱，久病大病后，有失血史、手术史及伴腰酸腿软、头昏眼花、面色萎黄、五心烦热或畏寒肢冷，舌淡脉弱者，多属虚证。若平素月经正常而骤然月经停闭，伴情志不舒；或经期冒雨涉水，过食生冷之品；或形体肥胖，胸胁胀痛、满闷，脉弦有力者，多属实证。

谢晶日教授结合多年临证经验总结以下两点：

1. 临证思维

谢晶日教授认为闭经的治疗原则应根据病证，虚者补而通之，实者泻而通之，虚实夹杂者当补中有通，攻中有养，切不可不分虚实概以活血理气通之，特别是虚者因血海空虚、源断无血可泻，若一概泻而通之必会伤及脏腑、气血、经络，适得其反，只有通过补益之法，使气血恢复，脏腑平衡，血海充盛，则经自行。

若因病而致经闭，又当先治原发疾病，待病愈则经可复行，经仍未复潮者，再辨证治之。

2. 用药经验

（1）用药时不可过用辛温香燥之剂，因为辛温香燥有劫津伤阴之弊，即使应用也须配以养血和阴之品，使气顺血和，则病自愈。

（2）用补药应补中有行，使其补而不腻，以利气血化生。

（3）因瘀致经闭者，坚者削之，瘀者攻之。此时多以活血化瘀、引血下行为主要治法，药用川芎、当归、桃仁、赤芍、牛膝等活血祛瘀止痛，并常配以水蛭、土鳖虫等虫类药物增加祛瘀之力。

（4）经闭者，攻之不应，用补法多效，若见虚损之象，更宜以补为主。因怒气伤肝者，肝气郁滞，常用柴胡、栀子、牡丹皮疏肝解郁、清热凉血，当归、白芍养血柔肝，白术、茯苓健脾和中。若行经时乳房胀痛较甚，可酌加路路通以解郁行滞止痛。忧思伤脾者，用人参、白术、茯苓健脾益气，山药健脾化湿，砂仁芳香醒脾。

（5）《证治准绳·女科》载："李东垣曰：经闭不行有三，补前人之阙。妇人脾胃久虚，形体羸弱，气血俱衰，而致经水断绝不行。或病中消胃热，善食渐瘦，津液不生。夫经者，血脉津液所化，津液既绝，为热所烁，肌肉渐瘦，时见渴燥，血海枯竭，名曰血枯经绝。宜泻胃之燥热，补益气血，经自行矣。此病或经适行而有子，子亦不成，而为胎病者有矣。"肾精亏虚者，多用炒杜仲、续断、菟丝子、山茱萸补肾益精，牛膝活血祛瘀，补肝肾，引血下行。

（6）视其病在何经，出现何经症状，以不同之法治之，使其气血充足，则经血自见。

第七节　不寐案

一、不寐概述

不寐是以经常不能获得正常睡眠为特征的一类病证，主要表现为睡眠时间、深度的不足。轻者入睡困难，或寐而不酣，时寐时醒，或醒后不能再寐；重则彻夜不寐。

西医学中的神经症、更年期综合征、慢性消化不良、贫血、动脉粥样硬化症等以不寐为主要临床表现时均属本病范畴。

二、中医病因病机心悟

不寐常因饮食不节，情志失常，劳倦、思虑过度及病后、年迈体虚等因素，导致心神不安，神不守舍。不寐病位主要在心，与肝、脾、肾关系密切。因心主神明，神安则寐，神不安则不寐。血之来源，由水谷精微所化，上奉于心，则心得所养；受藏于肝，则肝体柔和；统摄于脾，则生化不息；调节有度，化而为精，内藏于肾，肾精上承于心，心气下交于肾，阴精内守，卫阳护于外，阴阳协调，则神志安宁。如思虑、劳倦伤及诸脏，精血内耗，心神失养，神不内守，阳不入阴，每致顽固性不寐。

下列为该病常见的病因病机：

1. 饮食不节

饮食不调，脾胃受损，水谷精微聚而成痰化热，壅遏中焦，胃失和降，不得安寐。

2. 情志失常

七情内伤，脏腑功能失调，不得安寐。或由情志不遂，暴怒伤肝，肝气郁结，气郁化火；或由五志过极，心火妄动；或由喜笑无度，心神激荡；或由暴受惊恐，心虚胆怯，均可扰动心神，导致神魂不安而不寐。或因思虑过度，伤及心脾；或由悲痛太过，暗耗心血，均可导致心神失养而不寐。

3. 劳逸失调

劳倦太过则耗伤脾气，过逸少动则脾虚气弱，脾运不健，气血生化乏源，不能上奉于心，以致心神失养，心神不安而不寐。

4. 病后体虚

久病血虚，年迈血亏，心血不足，心失所养，神不守舍而不寐。亦可因年迈体虚，阴阳亏虚，精神失养而致不寐，或阴亏无以制虚火，心肾不交，心火妄动，扰动心神而失眠。

不寐的病理变化，总属阳盛阴衰，阴阳失交。一为阴虚不能纳阳，一为阳盛不得入于阴。不寐的病理性质有虚实之分。肝郁化火或痰热内扰，心神不安，多属实证；心脾两虚，气血不足，或由心胆气虚，或由心肾不交，水火不济，心神失养，神不安宁，多属虚证；但久病可表现为虚实兼夹。不寐失治误治可发生病机转化，如肝郁化火致病情加重，火热伤阴耗气，则由实转虚；心脾两虚者，饮食不当，更伤脾胃，使气血愈虚，食积内停，而见虚实夹杂；如温燥太过，易致阴虚火旺；属心肾不交者，可进一步发展为心火独亢、肾水更虚之证。

三、典型病例

病案一：不寐·心脾两虚兼肝郁证

苍某，男，35岁。

首诊时间：2021年4月7日。

主诉：寐差2个月余，加重14天。

现病史：患者2个月前因工作压力大出现寐差，乏力，未予系统治疗。经多方打听谢晶日教授治疗此病经验丰富，遂来我院门诊就诊。现患者入睡困难，多梦易醒，心悸健忘，面色少华，形体消瘦，体倦乏力，易怒，偶右胁胀满疼痛，食少纳呆，大便不成形，日1次，畏寒，腰膝酸软，偶有口干；舌淡暗，脉沉弦滑。

既往史：既往体健。

辨证分析：该患者面色少华，形体消瘦，素有心脾两虚。情志不遂，肝郁气结，扰动心神，故可出现不寐；肝郁则肝失疏泄，因而易怒，偶右胁胀满疼痛；劳倦太过则伤脾，脾失运化，气血生化乏源，不能上奉于心，以致心神失养，亦可出现失眠；脾伤则食少，生化之源不足，故而体倦乏力，食少纳呆；脾虚失于运化，故清浊不分，出现腹泻，大便不成形；心脾两虚，日久可及肾，肾阳虚弱，故而畏寒，腰膝酸软；舌淡暗，脉沉弦滑属心脾两虚兼肝郁证。四诊合参，故中医辨证为不寐·心脾两虚兼肝郁证。

中医诊断：不寐·心脾两虚兼肝郁证。

西医诊断：自主神经功能紊乱。

中医治法：补益心脾，养血安神，疏肝解郁。

处　　方：柴　胡15g　　炒白术20g　　首乌藤20g　　合欢花6g
　　　　　　香　橼15g　　香　附15g　　紫苏子10g　　当　归15g
　　　　　　神　曲15g　　陈　皮15g　　灵磁石20g　　莲子心10g
　　　　　　郁　金15g　　石　斛15g　　柏子仁15g

　　　　　　　　　　　　7剂，水煎服，日1剂，水煎300mL，早晚分服。

二诊：患者面色少华，形体消瘦，寐差、入睡困难缓解，多梦易醒，心悸健忘，体倦乏力，头晕目眩，眼干涩，易怒，偶右胁胀满疼痛缓解，食少纳呆缓解，大便成形，日1次，畏寒，腰膝酸软，偶有口干；舌暗红，脉沉弦滑。上方加牛膝10g养阴补肾。

处　　方：柴　胡15g　　炒白术20g　　首乌藤20g　　合欢花6g
　　　　　　香　橼15g　　香　附15g　　紫苏子10g　　当　归15g

| 神　曲 15g | 陈　皮 15g | 灵磁石 20g | 莲子心 10g |
| 郁　金 15g | 石　斛 15g | 柏子仁 15g | 牛　膝 10g |

7 剂，水煎服，日 1 剂，水煎 300mL，早晚分服。

三诊：患者寐差减轻，入睡困难，体倦乏力，易怒，偶右胁胀满消失，纳可，大便日 1 次，成形，畏寒，腰膝酸软，口干明显减轻，易疲乏，眼干涩；舌暗红，脉沉弦滑。上方去神曲、陈皮，加知母 10g 养阴清热。

处　　方：柴　胡 15g	炒白术 20g	首乌藤 20g	合欢花 6g
香　橼 15g	香　附 15g	紫苏子 10g	当　归 15g
柏子仁 15g	牛　膝 10g	灵磁石 20g	莲子心 10g
郁　金 15g	石　斛 15g	知　母 10g	

7 剂，水煎服，日 1 剂，水煎 300mL，早晚分服。

四诊：患者寐差减轻，入睡困难明显缓解，体力稍增强，易怒改善，偶右胁胀满消失，纳可，大便日 1 次，成形，畏寒，腰膝酸软，口干明显减轻，易疲乏，眼干涩；舌暗红，脉沉弦滑。上方去郁金以防苦寒太过。

处　　方：柴　胡 15g	炒白术 20g	首乌藤 20g	合欢花 6g
香　橼 15g	香　附 15g	紫苏子 10g	当　归 15g
柏子仁 15g	牛　膝 10g	灵磁石 20g	莲子心 10g
石　斛 15g	知　母 10g		

7 剂，水煎服，日 1 剂，水煎 300mL，早晚分服。

五诊：患者寐差减轻，入睡困难基本消失，体力增强，易怒改善，纳可，大便日 1 次，成形，口干改善，眼干涩缓解；舌暗红，脉沉弦滑。继予 7 剂，巩固疗效。

处　　方：柴　胡 15g	炒白术 20g	首乌藤 20g	合欢花 6g
香　橼 15g	香　附 15g	紫苏子 10g	当　归 15g
柏子仁 15g	牛　膝 10g	灵磁石 20g	莲子心 10g
石　斛 15g	知　母 10g		

7 剂，水煎服，日 1 剂，水煎 300mL，早晚分服。

后进行电话随访，患者自诉病情明显改善，睡眠质量改善明显，情志状态良好。

【临证心悟】

不寐在《黄帝内经》中称为"不得卧""不能眠"，认为是邪气客于脏腑，卫气行于阳，不能入阴所致。直至东汉时期，张仲景丰富了《黄帝内经》对不寐的临床证候和治法的论述，补充了阴虚火旺及虚劳病虚热烦躁的不寐证，首创黄连阿胶汤及酸枣仁汤，一直沿用至今。宋代许叔微在《普济本事方》中论述了肝经血虚，魂不守舍，影响心神不安而发生不寐的病机，在服药上提出"日午夜卧服"的观点。延至明代，张介宾《景岳全书·不寐》将不寐病机概括为有邪、无邪两种类型，并归纳总结了不寐的病因病机及辨证论治方法。

本案为不寐心脾两虚兼肝郁证，系情志失调，肝气郁结，扰乱心神，以及心脾气血两虚，心失所养所致。当以补益心脾、养血安神、疏肝解郁之法治之，选用归脾汤加减化裁。君药为炒白术、首乌藤。炒白术健脾益气，燥湿利水；首乌藤养心安神。臣药则以灵磁石、莲子心、合欢花、柏子仁、神曲、陈皮、当归养心安神，健脾益气。佐药则伍以柴胡、香附、香橼、紫苏子，共奏疏肝理气之效，同时配以郁金解郁除烦，石斛滋阴益气。

谢晶日教授认为，心脾两虚兼夹肝郁之不寐，重在养心健脾疏肝，胃不和则卧不安，病久难愈。治疗不寐从心肝脾三个方面论治，重在治心。甘平养心安神之药，与健脾益气之药相配合，又配以疏肝解郁之药，使其补而不滞，阴阳之气得以相通。若心血不足较甚，加熟地黄、白芍、阿胶等；若噩梦纷纭，时寐时醒，加肉桂、黄连；若心烦不寐，彻夜难寐，加朱砂、灵磁石、龙骨、牡蛎。

病案二：不寐·肝火扰心证

孟某，女，60岁。

首诊时间：2021年5月9日。

主诉：寐差2年余，加重14天。

现病史：患者2年前因情绪波动出现寐差，入睡困难，未予系统治疗。14天前因家事情绪波动较大，上述症状有所加重，白天精神状态不佳，严重影响正常生活，经多方打听谢晶日教授治疗失眠疗效显著，为解决顽疾困扰，遂来我院门诊就诊。患者就诊时面色晦暗，形体适中，寐差，入睡困难，服地西泮后3~4小时困倦，多梦易醒，头晕头胀，头痛，食欲差，小便黄，大便2~3日1次，排便不畅，质黏，情绪抑郁，烦躁易怒，心烦，脘腹满闷，口干口苦，口气重，肢体沉重；舌暗红，苔黄厚腻，脉弦滑。

既往史：高血压20余年，最高达160/100mmHg，否认其他疾病史。

辅助检查：头颅CT检查示退行性脑改变，腔隙性脑梗死。

辨证分析：该患者面色晦暗，形体适中，近2周因家事情绪波动较大，情志不遂，暴怒伤肝，肝气郁结，肝郁化火，邪火扰动心神，神不安则不寐；或由五志过极，心火内炽，扰动心神而不寐，多梦易醒。肝火上炎致头晕头胀、头痛；肝旺乘土，脾虚肝旺，脾失于运化，致脾虚湿盛，湿邪重浊黏滞，故而肢体沉重，大便黏滞；肝火旺盛，灼伤津液，故而出现口干口苦；湿邪阻滞气机，气机不畅，再加情志不遂，肝失疏泄，饭后则出现脘腹满闷的表现；心烦寐差皆是湿热所致；舌质暗红，苔黄厚腻，为肝火旺盛，久病入络之表现；苔黄厚腻，提示有湿热之邪，脉弦滑为肝郁脾虚之脉象，表明有本虚标实之证候。四诊合参，故中医辨证为不寐·肝火扰心证。

中医诊断：不寐·肝火扰心证。

西医诊断：①失眠。

　　　　　②高血压 2 级。

　　　　　③腔隙性脑梗死。

中医治法：疏肝泻热，镇心安神。

处　　方：柴　胡 10g	生白术 15g	黄　芩 10g	栀　子 10g
厚　朴 15g	枳　实 10g	首乌藤 30g	合欢皮 15g
灵磁石 20g	珍珠母 20g	煅龙骨 20g	煅牡蛎 20g
牡丹皮 15g			

7 剂，水煎服，日 1 剂，水煎 300mL，早晚分服。

二诊：患者现寐差改善，入睡困难，服地西泮后 3～4 小时困倦，多梦易醒，头晕头胀，头痛，食欲差，小便黄，大便 2 日 1 次，排便不畅，质黏，情绪抑郁，烦躁易怒，心烦，脘腹满闷减轻，口干、口苦、口气重缓解，肢体沉重，左胁肋部胀满，牙痛，腋下连及乳房两侧痛；舌暗红，苔厚腻，少津，脉滑。上方加知母 10g，以养阴清热。

处　　方：柴　胡 10g	生白术 15g	黄　芩 10g	栀　子 10g
厚　朴 15g	枳　实 10g	首乌藤 30g	合欢皮 15g
灵磁石 20g	珍珠母 20g	煅龙骨 20g	煅牡蛎 20g
牡丹皮 15g	知　母 10g		

14 剂，水煎服，日 1 剂，水煎 300mL，早晚分服。

三诊：患者寐差症状明显改善，多梦易醒减轻，头晕头胀，头痛缓解，纳可，二便正常，烦躁易怒症状好转，心烦、脘腹满闷减轻，口干、口苦、口气重缓解，肢体沉重基本消失，左胁肋部胀满缓解，腋下连及乳房两侧痛症状改善；舌暗红，苔厚腻，少津，脉滑。上方去枳实，以防行气太过伤正。

处　　方：柴　胡 10g	生白术 15g	黄　芩 10g	栀　子 10g
厚　朴 15g	知　母 10g	首乌藤 30g	合欢皮 15g
灵磁石 20g	珍珠母 20g	煅龙骨 20g	煅牡蛎 20g
牡丹皮 15g			

7 剂，水煎服，日 1 剂，水煎 300mL，早晚分服。

四诊：患者现睡眠正常，多梦易醒症状几近消失，头晕头胀、头痛缓解，纳可，二便正常，口干、口苦、口气重明显缓解，左胁肋部胀满、腋下连及乳房两侧痛症状几近缓解；舌暗红，苔薄白腻，脉滑。上方去黄芩、栀子，以防苦寒伤正。

处　　方：柴　胡 10g　　生白术 15g　　牡丹皮 15g　　煅牡蛎 20g

　　　　　　厚　朴 15g　　知　母 10g　　首乌藤 30g　　合欢皮 15g

　　　　　　灵磁石 20g　　珍珠母 20g　　煅龙骨 20g

7 剂，水煎服，日 1 剂，水煎 300mL，早晚分服。

电话随访，患者自诉病情明显改善，睡眠现已良好，生活基本恢复正常，情绪状态良好，并对谢晶日教授医术加以肯定。

【临证心悟】

《古今医统大全·不寐候》载："春甫谓：痰火扰心，心神不宁，思虑过伤，火炽痰郁，而致不眠者多矣。有因肾水不足，真阴不升而心阳独亢，亦不得眠。有脾倦火郁，夜卧遂不疏散，每至五更随气上升而发燥，便不成寐，此宜快脾发郁，清痰抑火之法也。"

观该患者舌质暗红，苔黄厚腻，为肝火旺盛，久病入络之表现；苔黄厚腻，提示有湿热之邪；脉弦滑为肝郁脾虚之脉象，表明有本虚标实之证候。四诊合参，中医辨证为不寐·肝火扰心证。系情志失常，暴怒伤肝，肝气郁结，肝郁化火，邪火扰动心神，神不安而不寐；或由五志过极，心火内炽，扰动心神而致。当以疏肝泄热、镇心安神之法治之，选用龙胆泻肝汤加减化裁。方中珍珠母、煅龙骨、煅牡蛎、灵磁石共奏重镇安神之功；首乌藤、合欢皮取其养心宁神之力；黄芩、栀子清心除烦，亦可清肝泻火；佐柴胡疏肝解郁，亦配厚朴理气宽中、通肠腑，白术补脾益气，牡丹皮清热。

谢晶日教授认为治疗不寐·肝火扰心证，重在疏肝泄热，镇心安神。不寐应从心肝脾三脏论治，重在治心，重镇安神药与疏肝解郁药相配，意在调节情志的同时使疾病自愈。同时配以理气健脾消食之药，一可补虚，二可防金石之药重坠伐胃。若胸闷胁胀，善叹息者，加香附、郁金、佛手；若肝胆实火，肝火上炎之重症出现头痛欲裂，大便秘结，可服当归龙荟丸。

四、临证经验总结

《黄帝内经》把不寐归为"不得卧""不能眠"等范畴，认为是邪气客于脏腑，卫气行于阳，不能入阴所致。戴元礼《证治要诀》提出"年高人阳衰不寐"之论，说明不寐病因与阳虚有关。秦景明《症因脉治》详细描述心血虚与心气虚所致不得卧的辨证论治。明代张介宾《景岳全书·不寐》将不寐病机概括为有邪、无邪两种类型，并归纳总结了不寐的病因病机及辨证论治方法。李中梓《医宗必读》指出不寐的病因有气虚、阴虚、水停、胃不和、痰滞五种，并根据病因的不同采用不同的治法。《医效秘传·不得眠》曰："夜以阴为主，阴气盛则目闭而安卧，若阴虚为阳所胜，则终夜烦扰而不眠也。心藏神，大汗后则阳气虚，故不眠。心主血，大下后则阴气弱，故不眠。热病邪热盛，神不清，故不眠。新瘥后，阴气未复，故不眠。若汗出鼻干而不得眠者，又为邪入表也。"

谢晶日教授认为不寐属心神病变，重视精神调摄具有实际的预防意义，积极进行心理情志调整，克服过度的紧张、兴奋、焦虑、抑郁、惊恐、愤怒等不良情绪，达到喜怒有节。不寐多为情志内伤，饮食不节，劳倦思虑过度，久病、年迈体虚等因素引起脏腑功能紊乱，气血失和，阴阳失调，阳不入阴而发病。病位主要在心，涉及肝、脾、肾，病理性质有虚有实，且虚多实少。其实证者，多因肝郁化火，痰热内扰，引起心神不安所致，治当清肝泻火、清热化痰，佐以宁心安神之法。其虚证者，多由心脾两虚，阴虚火旺，心肾不交，心胆气虚，引起心神失常所致，治当补益心脾、滋阴清热、交通心肾、益气镇惊，佐以养心安神之法。此外，本病应重视精神调摄。

根据本病病因病机，谢晶日教授临证治疗以补虚泻实、调整阴阳为原则，安神定志是本证的基本治法。实证宜清心泻火、清火化痰、清肝泻热。虚证宜补益心脾、滋阴降火、益气镇惊。

1. 辨证基础上佐以安神之品

不寐临床主要症状为睡眠障碍，其主要病因为心失所养，心神不安，故无论是何证型的不寐均应佐以安神定志之品，如茯神、柏子仁、珍珠母、龙齿、首乌藤、远志、合欢皮等。但在辨证的基础上，实证应泻其有余，或清肝火，或消痰热，或泻心火；虚证应补其不足，补益气血或健脾补肝益肾。

2. 调整阴阳气血

不寐的病机为脏腑阴阳失调，气血不和，用药上注重调整阴阳，补虚泄实，使阴阳达到平衡，阴平阳秘，气血调和，脏腑功能恢复正常，阴交于阳，则睡眠改善。

3. 心理治疗

对于情志不调所致的不寐，在治疗上应给予患者心理指导，使其放松紧张或焦虑情绪，保持心情舒畅以条达气机。因此，心理指导对不寐的治疗起着举足轻重的作用。

第八节　痛经案

一、痛经概述

痛经是指妇女正值经期或经行前后，出现周期性小腹疼痛，或伴腰骶酸痛，甚至剧痛晕厥，影响正常工作及生活的疾病。痛经是临床常见病，亦称"经行腹痛"。本病的临床特征是伴随月经周期而发作，表现为小腹疼痛，或伴腰骶酸痛，故本节所述痛经应具备此特征。

痛经分为原发性痛经和继发性两类。原发性痛经指生殖器官无器质性病变的痛经；继发性痛经指由盆腔器质性疾病，如子宫内膜异位症、子宫腺肌病、盆腔炎性疾病或宫颈狭窄等引起的痛经。西医学原发性痛经和继发性痛经可参考本病。至于异位妊娠破裂、先兆流产，或卵巢囊肿蒂扭转等病症导致的下腹痛，均不属于本病范畴，在诊断痛经时应进行鉴别。

二、中医病因病机心悟

痛经病因有生活所伤、情志不和、六淫为害。痛经的病位在冲任与胞宫，其发生与冲任、胞宫的周期性生理变化密切相关。病机可概括为"不荣则痛"或"不通则痛"，其证重在明辨虚实寒热。若素体肝肾亏损，气血虚弱，经期前后，血海满而溢泄，气血骤虚，冲任、胞宫失养而痛，即"不荣则痛"；若由于肝郁气滞、寒邪凝滞、湿热郁结等因素导致的瘀血阻络，客于胞宫，损伤冲任，气血运行不畅而痛，即"不通而痛"。

下列为该病常见的病因病机：

1. 气滞血瘀

平素情志抑郁或易怒伤肝，肝气不舒，气机郁滞，血行不畅，瘀阻子宫、冲任，"不通则痛"，发为痛经。

2. 寒凝血瘀

感受寒邪，或贪食寒凉生冷，寒客冲任，与血相搏，导致子宫、冲任气血失畅，寒湿凝滞，"不通则痛"，发为痛经。如《傅青主女科》所载："寒湿乃邪气也，妇人有冲任之脉，居于下焦……经水由二经而外出，而寒湿满二经而内乱，两相争而作疼痛。"

3. 湿热瘀阻

素体湿热内蕴，或经期、产后摄生不慎，感受湿热之邪，与血相搏，流注冲任，蕴结胞中，气血失畅。经前、经期气血下注，子宫、冲任气血壅滞更甚，"不通则痛"，致使经行腹痛。

4. 气血虚弱

素体脾胃虚弱，气血生化乏源。或大病久病及失血过多后气血不足，冲任气血虚少，不能濡养冲任、子宫，"不荣则痛"，发为痛经。

5. 肾气亏损

禀赋肾精亏虚，或多产房劳耗伤，精血不足，经后血海空虚，冲任、子宫失于濡养，"不荣则痛"，发为痛经。

三、典型病例

病案：痛经·寒凝血瘀证

王某，女，23 岁，未婚。

首诊时间：2019 年 5 月 18 日。

主诉：痛经 1 年余，加重 3 个月。

现病史：患者于 1 年前因食凉出现痛经，未予系统治疗，后反复发作。3 个月前患者复因食凉出现痛经加重，经亲人推荐，遂来我院门诊就诊。患者现形体适中，面色晦暗，经行腹痛，疼痛拒按，得热痛减，周期延后，月经量少，有血块，畏寒，受凉后下肢浮肿，小便清长，大便不成形，排便困难，2～3 日 1 行，睡中磨牙，食少纳呆，口干，寐差多梦；舌暗，苔白腻，脉沉涩。

既往史：既往体健。

辅助检查：妇科彩超检查未见明显异常。

辨证分析：该患者面色晦暗，形体适中。患者平素喜食生冷，寒邪客于胞宫，得寒则凝，以致瘀阻冲任，血行失畅，经前、经期气血下注冲任，加重胞脉气血壅滞，不通则痛，发为痛经；寒主收引凝滞，不通则痛，故而经行腹痛，疼痛拒按，得热痛减，畏寒，受凉后下肢浮肿，小便清长，大便不成形；寒邪客于胃肠，影响脾胃运化，故而大便不成形，排便困难；津液不得上承，故口干；脉沉涩，寓意邪实正虚；观其舌暗，为久病入络，瘀血阻滞而致；苔白腻为寒湿之表现。四诊合参，故中医辨证为痛经·寒凝血瘀证。

中医诊断：痛经·寒凝血瘀证。

西医诊断：原发性痛经。

中医治法：温经散寒，化瘀止痛。

处　　方：柴　胡 15g　　炒白术 15g　　小茴香 10g　　枳　实 15g

益母草 10g	黄　芪 20g	炮　姜 10g	桂　枝 12g
太子参 15g	当　归 15g	川　芎 15g	刘寄奴 10g
香　附 15g	乌　药 10g		

14 剂，水煎服，日 1 剂，水煎 300mL，早晚分服。

二诊：患者尚未行经，仍感畏寒，受凉后下肢浮肿，困倦疲乏，小便清长，大便不成形，排出困难改善，1 ～ 2 日 1 行，食少纳呆，寐差多梦；舌淡红，边有齿痕，苔白腻，脉沉涩。上方加入陈皮 15g 消食健胃，助气血生化之源。

处　　方：柴　胡 15g	炒白术 15g	小茴香 10g	枳　实 15g
益母草 10g	黄　芪 20g	炮　姜 10g	桂　枝 12g
太子参 15g	当　归 15g	川　芎 15g	刘寄奴 10g
香　附 15g	乌　药 10g	陈　皮 15g	

14 剂，水煎服，日 1 剂，水煎 300mL，早晚分服。

三诊：患者经行腹痛明显减轻，疼痛拒按缓解，得热痛减，畏寒，手热，下肢酸、沉、凉改善，困倦疲乏，小便可，大便不成形，日 1 行，食少纳呆，寐差多梦，周期正常，经量改善，血块减少；舌淡红，边有齿痕，苔白腻，脉沉涩。上方去刘寄奴、益母草防攻伐太过伤正。

处　　方：柴　胡 15g	炒白术 15g	小茴香 10g	枳　实 15g
乌　药 10g	黄　芪 20g	炮　姜 10g	桂　枝 12g
太子参 15g	当　归 15g	川　芎 15g	陈　皮 15g
香　附 15g			

14 剂，水煎服，日 1 剂，水煎 300mL，早晚分服。

四诊：患者二便正常，寐可，多梦改善，晨起疲惫缓解，手热；舌淡红，苔白腻，脉沉涩。上方去枳实，加山药 30g、阿胶 10g 扶正调养。

处　　方：柴　胡 15g	炒白术 15g	小茴香 10g	阿　胶 10g
乌　药 10g	黄　芪 20g	炮　姜 10g	桂　枝 12g
太子参 15g	当　归 15g	川　芎 15g	陈　皮 15g
香　附 15g	山　药 30g		

7 剂，水煎服，日 1 剂，水煎 300mL，早晚分服。

电话随访，患者来月经时痛经明显好转，畏寒感减轻，情志状态良好。

【临证心悟】

《诸病源候论·妇人杂病》首立"月水来腹痛候"，认为"妇人月水来腹痛者，由劳伤气血，以致体虚，受风冷之气，客于胞络，损冲任之脉……其经血虚，受风冷，故月水将来之际，血气动于风冷，风冷与血气相击，故令痛也"，为研究本病的病因病机奠定了理论基础。

本案系寒邪客于胞宫，得寒则凝，以致瘀阻冲任，血行失畅，而发痛经。寒凝血瘀证痛经，当以温经散寒、化瘀止痛之法治之，选用少腹逐瘀汤化裁。方中川芎、小茴香、益母草、炮姜、桂枝、乌药、刘寄奴合用，共奏活血化瘀、温中止痛之功；枳实理气通便，同时配伍柴胡以疏肝理气；太子参滋阴益气；黄芪补气健脾助生化之源。

谢晶日教授认为，痛经寒凝血瘀证，重在散寒与化瘀同治，不通则痛，病久难愈，甚者入络。散寒与化瘀药大剂量配伍，因寒凝为血瘀之病因，意在标本同治。同时又配伍疏肝理气和胃之品，在改善症状的同时，增强其活血化瘀之力，可谓是一举多得。临证时应分清主次，辨别标本缓急。若小腹冷痛较甚，加艾叶、吴茱萸散寒止痛；若寒凝气闭，痛甚而厥，四肢冰凉，冷汗淋漓，加附子、细辛、巴戟天回阳散寒；若伴肢体酸重不适，苔白腻，或有冒雨、涉水、久居阴湿之地史，乃寒湿为患，应酌加苍术、茯苓、薏苡仁、羌活以健脾除湿；若气滞重，出现胀满者，可选加佛手、枳壳、川楝子以行气疏肝。

四、临证经验总结

有关痛经的记载，最早见于《金匮要略·妇人杂病脉证并治》，其言："带下，经水不利，少腹满痛，经一月再见者，土瓜根散主之。"该论述指出瘀血内阻而致经行不畅，少腹胀痛，1个月后再次出现的痛经，用活血化瘀的土瓜根散治疗。《妇人大全良方》认为痛经有因于寒者，有气郁者，有血结者，病因不同，治法各异，所创良方温经汤治疗实寒有瘀之痛经至今常用。《景岳全书·妇人规》有云："经行腹痛，证有虚实。实者或因寒滞，或因血滞，或因气滞，或因热滞；虚者有因血虚，有因气虚。然实痛者，多痛于未行之前，经通而痛自减；虚痛者，于既行之后，血去而痛未止，或血去而痛益甚。大都可按可揉者为虚，拒按拒揉者为实。"该论述详细归纳了本病的常见病因，且提出了根据疼痛时间、性质、程度辨虚实的见解，对后世临证颇有启迪。其后《傅青主女科》《医宗金鉴·妇科心法要诀》进一步补充了肝郁化火、寒湿、肝肾亏损为患的病因病机，以及宣郁通经汤、温脐化湿汤、调肝汤、当归建中汤等治疗方药。

谢晶日教授认为痛经的治疗应根据证候在气、在血、寒热虚实的不同，以止痛为核心，以调理胞宫、冲任气血为主，或补气，或活血，或散寒，或清热，或补虚，或泻实。具体治法分以下两步：

1.经期重在调血止痛以治标，及时缓解，控制疼痛。痛经在辨证治疗中，应适当选加相应的止痛药以加强止痛之功；如寒者选加艾叶、小茴香、肉桂、吴茱萸、桂枝；气滞者选加香附、枳壳、川楝子；血瘀者选加三七粉、血竭、莪术、失笑散；热者选加牡丹皮、黄芩等。

2.平素辨证求因以治本，标本缓急，主次有序，分阶段治疗。中医药治疗痛经疗效良好。功能性痛经经及时有效治疗，可以痊愈；属于器质性病变所引起者，虽病程缠绵，难获速效，但辨证施治亦可取得较好的消减疼痛的作用。

第九节　郁证案

一、郁证概述

郁证是以心情抑郁、情绪不宁、胸部满闷、胁肋部胀痛，或易怒易哭，或咽中如有异物梗阻等症为主要临床表现的一类病证。郁有广义和狭义之分。广义的郁，包括外邪、情志等因素所致之郁。狭义的郁，单指情志不舒之郁。本节所论之郁主要为狭义之郁。

西医学中的抑郁症、焦虑症、癔症等均属于本病范畴。

二、中医病因病机心悟

郁证多因郁怒、忧思、恐惧等七情内伤，使气机不畅，出现湿、痰、热、食、瘀等病理产物，进而损伤心、脾、肾，致使脏腑功能失调，加之机体脏气易郁，最终发为本病。

郁证的发生与情志内伤密切相关，基本病机为气机郁滞，脏腑功能失调。基本病理因素为气、血、火、痰、食、湿六郁。

下列为该病常见的病因病机：

1.愤恨恼怒，致使肝失条达，气机不畅，而成肝气郁结。

2.忧思疑虑则伤脾，致使脾失健运，聚湿成痰，而成痰气郁结。

3.情志过极伤于心，致心失所养，神失所藏，心神失常；心之气血不足，加之脾失健运，气血生化不足，而致心脾两虚。

4.郁火伤阴，肾阴亏耗，心神失养，又易出现心肾阴虚之证。

郁证的发生，因七情内伤，导致肝失疏泄、脾失健运、心神失养，继而出现心脾两虚、心肾阴虚之证，脏腑功能失调而发本病。

郁证病位主要在肝，可涉及心、脾、肾等脏。初期多以肝郁为主，症见情志不舒、精神抑郁、善太息、胸闷胁胀，或咽中如有异物梗塞、吞之不下、咯之不出之感。中期肝郁乘脾，病位可及脾，脾失健运，聚湿生痰，痰气交阻，而成郁证。郁滞日久伤及心、肾两脏，可见心神不宁、多疑易惊、悲忧善哭、喜怒无常、手舞足蹈、喊叫骂詈等心神失养之症，以及惊悸、虚烦少寐、健忘、多梦、头晕耳鸣、五心烦热、腰膝酸软、盗汗、口干咽燥、男子遗精、女子月经不调等心肾阴虚之症。

郁证初起多以气滞为主，进而引起化火、血瘀、痰结、食滞、湿停等病机变化，此时多为实证。日久伤及心、脾、肾等脏腑，致使脏腑功能失调，出现心脾两虚、心神失养、心肾阴虚诸证，此时则由实证转化为虚证。实证中的气郁化火一证，由于火热伤阴，阴不涵阳，而易转化为心肾阴虚。郁证中的虚证，可以由实证病久转化而来，也可由忧思郁怒、情志过极等精神因素直接耗伤脏腑的气血阴精，在发病初期出现。

三、典型病例

病案一：郁证·心肾阴虚证

曹某，女，67岁。

首诊时间：2012年6月8日。

主诉：情绪不畅、寐差5个月余，加重14天。

现病史：患者5个月前因情志不畅出现寐差，入睡困难，未予系统治疗。14天前因家庭因素操劳恼怒，上述症状有所加重，严重影响日常生活社交，为求系统治疗，遂来我院门诊。患者就诊时面色少华，形体消瘦，虚烦少寐，惊悸，健忘，多梦，头晕耳鸣，五心烦热，腰膝酸软，膝关节及腰部酸痛，盗汗，口干，咽燥，尿急，排尿不畅，淋沥涩痛，大便干，日1次，胸闷气短，胃胀；舌红，少苔，中有裂纹，脉细数无力。

既往史：既往体健。

辅助检查：脑电图检查示轻度异常脑电地形图，考虑自主神经调节不良，脑供血不足。

辨证分析：该患者面色少华，形体消瘦，为久病伤及气阴之体。近2周因家庭因素操劳恼怒，情志过极伤于心，致心之气血不足，心阴亏虚日久损伤心神，致心神失养，从而出现虚烦不眠、情绪不畅等表现；郁火伤阴，肾阴亏耗，心失所养，则出现心肾阴虚之证；肾主骨生髓，肾阴亏虚可出现腰膝酸软，膝关节及腰部酸痛；心阴亏虚，虚火下移小肠，可出现尿急，排尿不畅，淋沥涩痛；疾病日久，阴津亏损，津不上承，故口干，咽燥；观其舌质红，为虚热表现；少苔有裂纹，为津液不足、阴虚之表现；脉细数无力，为久病阴血不足之表现。四诊合参，中医辨证为郁证·心肾不交证。

中医诊断：郁证·心肾不交证。

西医诊断：自主神经功能紊乱。

中医治法：滋养心肾。

处　　方：柴　胡 15g　　　玄　参 20g　　　酸枣仁 20g　　　柏子仁 20g

麦　冬 20g　　　炙甘草 20g　　　太子参 20g　　　天花粉 20g

首乌藤 30g　　　合欢花 20g　　　通　草 20g　　　生地黄 25g

牛　膝 10g　　　狗　脊 10g

7 剂，水煎服，日 1 剂，水煎 300mL，早晚分服。

二诊：患者现虚烦少寐缓解，惊悸，健忘，多梦，头晕耳鸣，五心烦热缓解，多汗，出汗时自觉全身皮肤发热，腰膝酸软，盗汗，口干，咽燥，排尿不畅，淋沥涩痛，大便成形，日 1 次；舌红，少苔，中有裂纹，脉细数无力。上方加牡丹皮 10g、知母 10g，以清泻虚热。

处　　方：柴　胡 15g　　　玄　参 20g　　　酸枣仁 20g　　　柏子仁 20g

麦　冬 20g　　　炙甘草 20g　　　太子参 20g　　　天花粉 20g

首乌藤 30g　　　合欢花 20g　　　通　草 20g　　　生地黄 25g

牛　膝 10g　　　狗　脊 10g　　　牡丹皮 10g　　　知　母 10g

7 剂，水煎服，日 1 剂，水煎 300mL，早晚分服。

三诊：患者虚烦少寐基本消失，惊悸、紧张时头晕减轻，健忘，多梦，头晕耳鸣，五心烦热，多汗，出汗时自觉全身皮肤发热明显缓解，腰膝酸软改善，盗汗、口干、咽燥缓解，二便正常；舌红，脉细数。上方去通草防渗利太过。

处　　方：柴　胡 15g　　　玄　参 20g　　　酸枣仁 20g　　　柏子仁 20g

麦　冬 20g　　　炙甘草 20g　　　太子参 20g　　　天花粉 20g

首乌藤 30g　　　合欢花 20g　　　知　母 10g　　　生地黄 25g

牛　膝 10g　　　狗　脊 10g　　　牡丹皮 10g

7 剂，水煎服，日 1 剂，水煎 300mL，早晚分服。

四诊：患者虚烦少寐基本消失，惊悸，健忘，多梦，头晕耳鸣，五心烦热缓解，多汗减轻，腰膝酸软明显缓解，咽部不适，二便正常，胸闷气短缓解；舌淡红，脉细。继予 7 剂，巩固疗效。

处　　方：柴　胡 15g　　　玄　参 20g　　　酸枣仁 20g　　　柏子仁 20g

麦　冬 20g　　　炙甘草 20g　　　太子参 20g　　　天花粉 20g

| 首乌藤 30g | 合欢花 20g | 知 母 10g | 生地黄 25g |
| 牛 膝 10g | 狗 脊 10g | 牡丹皮 10g | |

7 剂，水煎服，日 1 剂，水煎 300mL，早晚分服。

后进行电话随访，患者自诉情绪稳定，睡眠基本正常。

【临证心悟】

《素问·六元正纪大论》曰："木郁达之，火郁发之，土郁夺之，金郁泄之，水郁折之。"此时期虽无郁证之病名，但有不少关于情志致郁的论述。如《素问·举痛论》云："思则心有所存，神有所归，正气留而不行，故气结矣。"东汉张仲景在《金匮要略·妇人杂病脉证并治》中将其称之为"脏躁"与"梅核气"，并且专设甘麦大枣汤和半夏厚朴汤治疗这两种病证。金元时期，各医家已明确将郁证作为一个独立的病证加以论述。

观该患者舌质红，为虚热表现；少苔有裂纹，为津液不足，阴虚之表现；脉细数无力，为久病阴血不足之表现。四诊合参，故中医辨证为郁证·心肾不交证。情志过极伤于心，心之气血不足，心阴亏虚日久，损伤心神，致心神失养，当以滋养心肾之法治之，选用天王补心丹合六味地黄丸化裁。君药为生地黄、酸枣仁。生地黄甘、苦，寒，归心、肝、肾经，具有清热凉血、养阴生津之功效；酸枣仁甘、酸，平，归心、肝、胆经，具有养心补肝、宁心安神、敛汗、生津之功效。臣药则以牛膝、狗脊滋养肾阴，麦冬、炙甘草滋养心阴，四药合用交通心肾，缓虚热上扰心神之证。佐以太子参、天花粉、玄参共奏养阴益气之功，柴胡理气疏肝，首乌藤、合欢花养心安神，同时配以通草利尿通淋。

谢晶日教授认为治疗郁证·心肾不交证，重在滋养心肾。郁证病位在肝脾肾，主要为脏腑气机失调，重在虚实兼顾，心肾并补，肝肾同调，滋补药与理气药同用，使其补而不滞，下气而不伤正。心肾不交而见心烦失眠、多梦遗精重者，可合交泰丸。

病案二：郁证·心脾两虚证

葛某，女，43 岁。

首诊时间：2020 年 1 月 8 日。

主诉：失眠健忘伴情志抑郁 2 个月，加重 14 天。

现病史：患者 2 个月前因情绪不畅出现失眠健忘，伴见情志抑郁，就诊于当地医院，诊断为"抑郁症"，予圣·约翰草提取物片 1 片，日 3 次，口服治疗，症状缓解。14 天前因家庭琐事争吵，上述症状有所加重，为解决顽疾困扰，遂来我院门诊寻求治疗。患者就诊时面色少华，形体适中，压抑，丧失兴趣，多疑易惊，恐惧，忧虑，悲伤欲哭，失眠健忘，头晕神疲，四肢乏力，周身疼痛，头项有紧缩感，心悸，口干，口气重，纳可，寐差，大便不成形，3～4日1次；舌质淡，边有齿痕，苔薄白少津，脉细弱。

辅助检查：无。

辨证分析：该患者面色少华，形体适中，久病素虚，忧愁思虑则伤脾，以致脾气郁结，脾伤日久，则气血生化乏源，而形成心脾两虚之证。心神失养，而出现心悸，压抑，丧失兴趣，多疑易惊，悲伤欲哭；脾虚运化失权，津液不能上承，故而出现口干；脾失运化，水液停聚，故而大便不成形；心脾气血两虚，生化乏源，血不濡养四肢，故而出现四肢乏力；舌质淡，边有齿痕均为心脾气血两虚之象；苔薄白少津，脉细弱，为久病气阴亏损之象。四诊合参，中医辨证为郁证·心脾两虚证。

中医诊断：郁证·心脾两虚证。

西医诊断：抑郁症。

中医治法：健脾养心，益气补血。

处　　方：柴　胡 10g　　生白术 20g　　厚　朴 15g　　陈　皮 10g
　　　　　　玄　参 15g　　香　橼 15g　　黄　芪 25g　　山　药 30g
　　　　　　茯　神 15g　　远　志 12g　　木　香 10g　　当　归 25g
　　　　　　酸枣仁 15g

7剂，水煎服，日1剂，水煎300mL，早晚分服。

二诊：患者现抑郁，丧失兴趣，多疑易惊，悲伤欲哭，健忘，头晕神疲，四肢乏力，胃胀，腹胀，两侧胁肋部胀满，心悸，濒死感减轻，口干、口气重基本消失，寐差，每日3～4个小时，入睡困难，大便成形，日1次；苔薄白少津，脉细弱。上方加灵磁石20g、煅龙骨20g、煅牡蛎20g重镇安神。

处　　方：柴　胡 10g　　生白术 20g　　厚　朴 15g　　陈　皮 10g
　　　　　　玄　参 15g　　香　橼 15g　　黄　芪 25g　　山　药 30g
　　　　　　茯　神 15g　　远　志 12g　　木　香 10g　　当　归 25g
　　　　　　灵磁石 20g　　煅牡蛎 20g　　煅龙骨 20g　　酸枣仁 15g

14剂，水煎服，日1剂，水煎300mL，早晚分服。

三诊：患者现抑郁，丧失兴趣，多疑易惊缓解，悲伤欲哭，健忘缓解，头晕神疲、四肢乏力缓解，胃胀，腹胀，两侧胁肋部胀满，心悸缓解，濒死感明显减轻，寐差缓解，每日6～7小时，入睡困难，大便成形，日1次；苔薄白，脉细弱。上方加炙甘草20g养心安神。

处　　方：柴　胡 10g　　生白术 20g　　厚　朴 15g　　陈　皮 10g
　　　　　　玄　参 15g　　香　橼 15g　　黄　芪 25g　　山　药 30g

茯　神 15g	远　志 12g	木　香 10g	当　归 25g
灵磁石 20g	煅牡蛎 20g	煅龙骨 20g	炙甘草 20g
酸枣仁 15g			

14 剂，水煎服，日 1 剂，水煎 300mL，早晚分服。

四诊：患者现抑郁状态明显好转，头晕神疲、四肢乏力缓解，胃胀、腹胀、两侧胁肋部胀满缓解，心悸明显缓解，寐差缓解，每日 6 ～ 7 小时，入睡困难，大便成形，日 1 次；苔薄白，脉细弱。上方去灵磁石、煅龙骨、煅牡蛎防重镇碍胃。

处　　方：
柴　胡 10g	生白术 20g	厚　朴 15g	陈　皮 10g
玄　参 15g	香　橼 15g	黄　芪 25g	山　药 30g
茯　神 15g	远　志 12g	木　香 10g	当　归 25g
炙甘草 20g	酸枣仁 15g		

14 剂，水煎服，日 1 剂，水煎 300mL，早晚分服。

五诊：患者抑郁状态明显好转，体力可，胃胀、腹胀明显缓解，大便成形，1 日 1 行，纳可，寐可；苔薄白，脉细。继予 14 剂，巩固疗效。

处　　方：
柴　胡 10g	生白术 20g	厚　朴 15g	陈　皮 10g
玄　参 15g	香　橼 15g	黄　芪 25g	山　药 30g
茯　神 15g	远　志 12g	木　香 10g	当　归 25g
炙甘草 20g	酸枣仁 15g		

14 剂，水煎服，日 1 剂，水煎 300mL，早晚分服。

电话随访，患者自诉情绪稳定，睡眠基本正常。

【临证心悟】

金元时期，各医家已明确将郁证作为一个独立的病证加以论述。如朱丹溪《丹溪心法·六郁》提出了气、血、火、食、湿、痰的"六郁"论，并创立了六郁汤、越鞠丸等相应治疗方剂。延至明代，虞抟《医学正传·郁证》首先采用"郁证"这一病名。张介宾在《景岳全书·郁证》中提出"因郁而病""因病而郁"及"郁总由乎心"的观点，着重论述了怒郁、思郁、忧郁三种郁证的证治。

该患者舌质淡为气血两虚之象，苔薄白少津，脉细弱，为久病气阴亏损之象。四诊合参，故中医辨证为郁证·心脾两虚证。久病素虚，忧愁思虑伤脾，以致脾气郁结，脾伤日久，气血生化乏源。当以健脾养心、益气补血之法治之，选用归脾汤化裁。当归、生白术、黄芪健脾益气养血；酸枣仁、茯神、远志安神；伍以柴胡、香橼疏肝理气，厚朴取其通便且补而不滞之意，配木香醒脾理气。

谢晶日教授认为，郁证病位在心肝脾肾，主要病机为脏腑气机失调。治疗重在虚实兼顾、心脾同治,因心主神志,脾主运化,为气血生化之源。滋补药可与理气药同用,使其补而不滞,下气而不伤正。

病案三:郁证·痰气郁结证

姜某,女,43岁。

首诊时间:2020年1月12日。

主诉:心情抑郁、寐差2个月余,加重14天。

现病史:患者2个月前因情绪不畅出现寐差,就诊于当地医院,诊断为"抑郁症",予氟哌噻吨美利曲辛片口服治疗,1次2片,1日2次,症状缓解。14天前因操劳恼怒上述症状加重。为解决顽疾困扰,遂来我院门诊寻求帮助治疗。患者就诊时面色少华,形体偏胖,寐差,入睡困难,胃脘胀痛,烧心,胸部满闷,胁肋部胀满,咽部有异物感,小便黄,大便成形,2日1行;舌边红,苔白腻,脉弦滑。

辅助检查:无。

辨证分析:该患者面色少华,形体稍胖,素有痰湿内阻。本病发生与情志因素密不可分,情志内伤,使肝失条达,气机不畅,以致肝气郁结而成气郁。气郁亦使津行不畅,停于脏腑经络,聚而成痰,与气相结,而成痰郁,阻碍气机运行,故而出现胸部满闷,胁肋部胀满;气机升降失调而致胃脘胀满疼痛;观其舌边红,为肝气郁结日久化热之象;苔白腻,为水液运行不畅,痰湿停聚之象;诊其脉,脉弦滑,弦为肝气郁结,滑为痰湿壅盛。四诊合参,中医辨证为郁证·痰气郁结证。

中医诊断:郁证·痰气郁结证。

西医诊断:抑郁症。

中医治法:行气开郁,化痰散结。

处　　方:柴　胡10g　　姜半夏10g　　当　归15g　　茯　苓15g
　　　　　　厚　朴10g　　紫苏子10g　　香　附10g　　枳　壳10g
　　　　　　木蝴蝶15g　　海螵蛸20g　　川楝子10g

7剂,水煎服,日1剂,水煎300mL,早晚分服。

二诊:患者现情绪不畅,胃脘胀满疼痛缓解,但食后加剧,烧心缓解,咽部有异物感,胸部满闷,胁肋部胀满缓解,嗳气,咽干,纳差,寐差,大便成形,2日1行;舌红,苔白腻,脉弦滑。上方加陈皮10g健胃消食。

处　　方:柴　胡10g　　姜半夏10g　　当　归15g　　茯　苓15g
　　　　　　厚　朴10g　　紫苏子10g　　香　附10g　　枳　壳10g
　　　　　　木蝴蝶15g　　海螵蛸20g　　川楝子10g　　陈　皮10g

7剂,水煎服,日1剂,水煎300mL,早晚分服。

三诊：患者现情绪不畅缓解，胃脘胀满疼痛明显缓解，食后尤甚，烧心明显缓解，咽部有异物感，胸部满闷，胁肋部胀满缓解，嗳气，咽干，纳差缓解，寐差，大便成形，1日1行；舌淡红，苔白腻。继予7剂，巩固疗效。

处　　方：柴　胡 10g　　姜半夏 10g　　当　归 15g　　茯　苓 15g

　　　　　　厚　朴 10g　　紫苏子 10g　　香　附 10g　　枳　壳 10g

　　　　　　木蝴蝶 15g　　海螵蛸 20g　　川楝子 10g　　陈　皮 10g

　　　　　　　　　　　　7剂，水煎服，日1剂，水煎300mL，早晚分服。

电话随访，患者自诉心情舒畅，睡眠基本正常。

【临证心悟】

清代叶天士在《临证指南医案·郁》中记载了大量情志致郁的医案，治法涉及疏肝理气、苦辛通降、平肝息风、清心泻火、健脾和胃、活血通络、化痰涤饮、益气养阴等，用药清新灵活，效果显著，并且充分认识到精神治疗的重要作用，如"郁症全在病者能移情易性"。王清任提出了"血瘀致郁论"，其在《医林改错·血府逐瘀汤所治症目》中云："瞀闷，即小事不能开展，即是血瘀……急躁，平素和平，有病急躁，是血瘀。"

观该患者舌边红，为肝气郁结，日久化热之象；苔白腻，为水液运行不畅，痰湿停聚之象；诊其脉，脉弦滑，弦为肝气郁结，滑为痰湿壅盛。四诊合参，中医辨证为郁证·痰气郁结证。情志内伤，使肝失条达，气机不畅，以致肝气郁结而成气郁，气郁亦使津行不畅，停于脏腑经络，聚而成痰，与气相结，而成痰郁，当以行气开郁、化痰散结之法治之，选用半夏厚朴汤化裁。半夏燥湿化痰、降逆止呕、消痞散结；紫苏子、厚朴理气化痰；海螵蛸抑酸止痛；佐以柴胡、香附疏肝理气，枳壳理气通腑；当归补血。

谢晶日教授认为，郁证病位在心肝脾肾，病机主要为脏腑气机失调，治疗重在虚实兼顾。本案虽为痰气郁结证，但因肝气犯胃出现了一系列胃脘部不适的表现，故在治疗时谢晶日教授除了予以理气化痰之品，还用了大量治胃之品，意在标本兼顾。

四、临证经验总结

郁之概念源于《黄帝内经》的五气之郁，金元时期朱丹溪加以发挥，提出了六郁论，明清之后对郁证病因的认识不断深化。

谢晶日教授认为，理气开郁、调畅气机、怡情悦性是治疗郁证的基本原则，临床治疗经验总结如下：

1. 郁证初起多以气滞为主，表现为肝郁气结证，治疗应理气开郁，并根据是否兼有血瘀、火郁、痰结、湿滞、食积等分别采用活血、降火、祛痰、化湿、消食等法。

2. 虚证则应根据损及的脏腑及气血阴精亏虚的不同情况而补之，或养心安神，或补益心脾，或滋养肝肾。

3. 虚实夹杂者，则又当根据虚实的偏重而兼顾。若血瘀症状较重，而见精神抑郁、性情急躁、胸胁刺痛、舌质有瘀点瘀斑、脉弦或涩，可选用血府逐瘀汤以活血化瘀、理气解郁；若患者烦躁、精神抑郁较重，"急则治其标"可先使用镇静剂稳定患者情绪，再予以治本治疗。

郁证预后一般良好，多数患者经过积极治疗，可恢复如常。但也有部分患者由于常受到精神刺激，而使病情反复或波动。因此，在疏肝解郁的基础上，也要注重精神治疗，解除致病原因，促使患者及早治愈。

第十节　消渴案

一、消渴概述

消渴是由先天禀赋不足、饮食不节、情志失调、劳倦内伤等导致阴虚内热，以多饮、多食、多尿、乏力、消瘦，或尿有甜味为主要临床表现的一种疾病。消渴病是一种发病率高、病程长、并发症多、严重危害人类健康的病证，近年来发病率更有增高的趋势。中医药在改善症状、防治并发症等方面均有较好的疗效。

根据其临床表现，本病主要是指西医学的糖尿病，另外如尿崩症及其他具有多尿、烦渴的临床特点，与消渴病有某些相似之处的疾病或症状，亦可参考本节论治。

二、中医病因病机心悟

消渴病的病因多而复杂，禀赋不足、饮食不节、情志失调、劳欲过度等原因均可导致消渴，且这些病因常会互相影响。

1. 禀赋不足

早在春秋战国时期，已认识到先天禀赋不足是引起消渴病的重要内在因素。肾为先天之本，寓元阴元阳，主藏精。肾阴亏虚是消渴病机中最为关键的因素，先天禀赋不足者中，阴虚体质最易罹患本病。《灵枢·五变》说："五脏皆柔弱者，善病消瘅。"

2. 饮食不节

长期过食肥甘、醇酒厚味、辛辣香燥之品，损伤脾胃，致脾胃运化失职，积热内蕴，化燥伤津，消谷耗液，发为消渴。《素问·奇病论》说："此肥美之所发也，此人必数食甘美而多肥也，肥者令人内热，甘者令人中满，故其气上溢，转为消渴。"

3. 情志失调

长期过度的精神刺激，如郁怒伤肝，肝气郁结不得疏泄，或劳心竭虑，营谋强思等，以致郁久化火，火热内燔，消灼肺胃阴津而发为消渴。正如《临证指南医案·三消》所说："心境愁郁，内火自燃，乃消证大病。"

4. 劳欲过度

《外台秘要·消渴消中》说："房劳过度，致令肾气虚耗故也，下焦生热，热则肾燥，肾燥则渴。"房事不节，劳欲过度，损伤肾精，可致虚火内生，火因水竭益烈，水因火烈而益干，终致肾虚、肺燥、胃热俱现，发为消渴。

消渴病机主要在于阴津亏损，燥热偏胜，以阴虚为本，燥热为标。两者互为因果，阴愈虚则燥热愈盛，燥热愈盛则阴愈虚。病久常致气阴两虚，阴阳俱衰。正气不足，瘀血内生，脏腑虚损，变证百出。病变的脏腑主要在肺、胃、肾，尤以肾为关键。三脏之中，虽有所偏重、但往往又互相影响。

肺主气，为水之上源，敷布津液。肺受燥热所伤，则津液不能敷布而直趋下行，随小便排出体外，故小便频数量多。肺不布津则口渴多饮，正如《医学纲目·消瘅门》所说："盖肺藏气，肺无病则气能管摄津液之精微，而津液之精微者收养筋骨血脉，余者为溲。肺病则津液无气管摄，而精微者亦随溲下，故饮一溲二。"

胃主腐熟水谷，脾主运化，为胃行其津液。脾胃受燥热所伤，胃火炽盛，脾阴不足，则口渴多饮，多食善饥。脾气虚不能转输水谷精微，则水谷精微下流注入小便，故小便味甘。水谷精微不能濡养肌肉，故形体日渐消瘦。

肾为先天之本，主藏精而寓元阴元阳。肾阴亏虚则虚火内生，上燔心肺则烦渴多饮，中灼脾胃则胃热消谷。肾失濡养，开阖固摄失权，则水谷精微直趋下泄，随小便而排出体外，故尿多味甜。

消渴病虽有在肺、胃、肾的不同，但常常互相影响。如肺燥津伤，津液失于敷布，则脾胃不得濡养，肾精不得滋助；脾胃燥热偏盛，上可灼伤肺津，下可耗伤肾阴；肾阴不足则虚火旺，亦可上灼肺胃，终致肺燥胃热肾虚，故"三多"之症常可相互并见。故《临证指南医案·三消》中邹滋九注云："三消一证，虽有上、中、下之分，其实不越阴亏阳亢，津涸热淫而已。"

消渴病久，则易发生以下两种病变：一是阴损及阳，阴阳俱虚。阴虚为本，燥热为标是消渴病基本病机特点，但由于阴阳互根，阳生阴长，若病程日久，阴伤气耗，阴损及阳，则致阴阳俱虚，其中以肾阳虚及脾阳虚较为多见。严重者可因阴液极度耗损，虚阳浮越，而见烦躁、头痛、呕恶、呼吸深快等症，甚则出现昏迷、肢厥、脉细欲绝等阴竭阳亡危象。二是病久入络，血脉瘀滞。消渴病是一种病及多个脏腑的疾病，气血运行失常，且阴虚内热，耗伤津液，易使血行不畅而致血脉瘀滞。血瘀是消渴病的重要病机之一，且消渴病多种并发症的发生也与血瘀密切相关。

消渴病常病及多个脏腑，病变影响广泛，未及时医治及病情严重的患者，常可并发其他多种病证。如肺喜润恶燥，肺失滋养，日久可并发肺痨；肾阴亏损，肝失濡养，肝肾精血不能上承于耳目，则可并发白内障、雀目、耳聋；燥热内结，营阴被灼，脉络瘀阻，蕴毒成脓，则发为疮疖痈疽；阴虚燥热，炼液成痰，以及血脉瘀滞，痰瘀阻络，脑脉闭阻或血溢脉外，则发为中风偏瘫；阴损及阳，脾肾衰败，水湿潴留，泛滥肌肤，则发为水肿。

三、典型病例

病案一：消渴·肺热津伤兼肝郁证

许某，男，56 岁。

首诊时间：2012 年 8 月 12 日。

主诉：口干欲饮 6 年余。

现病史：患者 6 年前无明显诱因开始出现口干欲饮，伴有小便量增多，于当地医院就诊，确诊为"2 型糖尿病"。口服降糖药控制血糖，用药基本规律，血糖控制尚可。其间为缓解症状，自行口服中药治疗，症状改善不明显。患者为缓解症状，经多方询问，遂来求诊。患者现面色晦暗，口唇发绀，口干欲饮，神疲乏力，情志抑郁，善太息，时有两胁胀满疼痛，腹胀纳呆，小便频数，排尿量多，夜尿 3～4 次，大便尚可，日 1 次；舌质红，体胖，边有齿痕，苔黄腻，脉弦滑。

既往史：无。

辅助检查：无。

辨证分析：该患者因"口干欲饮 6 年余"就诊，经辨病属中医消渴病范畴。患者嗜食肥甘酒类，胃热上乘于肺，或下源肾水匮乏，不能制火，火势上浮乘肺，均可刑伐肺金，肺因燥热所伤而无力敷布津液，津液直行膀胱排泄而出，则小便量多，频数；患者平素情志不遂，郁怒伤肝，肝失疏泄，经气郁滞，故两胁时有胀满疼痛；肝失条达而横逆乘脾，致使脾失健运，水谷不化，气滞湿阻，则有腹胀纳呆；气行则血行，患者肝气郁滞，致使气机不畅，气不行则血不畅，出现面色晦暗；舌质红，体胖，边有齿痕，苔黄腻，脉弦滑均为肺热津伤兼肝郁证。四诊合参，辨为消渴·肺热津伤兼肝郁证。

中医诊断：消渴·肺热津伤兼肝郁证。

西医诊断：2 型糖尿病。

中医治法：清热润肺，疏肝健脾。

处　　方：柴　胡 15g　　丹　参 20g　　茯　苓 20g　　炒白术 20g

薏苡仁 30g　　苍　术 10g　　黄　芪 20g　　佛　手 20g

砂　仁 10g　　紫苏子 20g　　姜　黄 15g　　玄　参 20g

天　冬 10g　　麦　冬 10g　　土鳖虫 10g　　天花粉 20g

7 剂，水煎服，日 1 剂，水煎 300mL，早晚分服。

二诊：患者口干欲饮减轻，两胁胀满疼痛、腹胀纳呆好转，小便量多，夜尿 3 次，大便干结，日 1 次；舌质红，体胖，边有齿痕，苔黄腻，脉弦滑。患者大便干结，上方去掉祛湿药苍术、砂仁，加生石膏 10g 清泄肺热。

处　　方：柴　胡 15g　　丹　参 20g　　茯　苓 20g　　炒白术 20g

薏苡仁 30g　　黄　芪 20g　　佛　手 20g　　紫苏子 20g

姜　黄 15g　　玄　参 20g　　天　冬 10g　　麦　冬 10g

土鳖虫 10g　　天花粉 20g　　生石膏 10g

14 剂，水煎服，日 1 剂，水煎 300mL，早晚分服。

三诊：患者口干欲饮明显减轻，两胁胀满疼痛明显好转，腹胀纳呆好转，小便量多，夜尿 3 次，大便尚可，日 1 次；舌质红，体胖，边有齿痕，苔黄腻，脉弦滑。上方去丹参、土鳖虫，加石斛 15g、乌梅 10g 以养阴生津。

处　　方：柴　胡 15g　　石　斛 15g　　茯　苓 20g　　炒白术 20g

薏苡仁 30g　　黄　芪 20g　　佛　手 20g　　紫苏子 20g

姜　黄 15g　　玄　参 20g　　天　冬 10g　　麦　冬 10g

乌　梅 10g　　天花粉 20g　　生石膏 10g

14 剂，水煎服，日 1 剂，水煎 300mL，早晚分服。

四诊：患者口干欲饮明显减轻，两胁胀满疼痛明显好转，腹胀纳呆好转，小便量多，夜尿 3 次，大便尚可，日 1 次；舌质红，体胖，边有齿痕，苔黄，脉弦滑。上方去佛手、紫苏子，加生地黄 10g、知母 15g 以生津止渴。

处　　方：柴　胡 15g　　石　斛 15g　　茯　苓 20g　　炒白术 20g

薏苡仁 30g　　黄　芪 20g　　生地黄 10g　　知　母 15g

姜　黄 15g　　玄　参 20g　　天　冬 10g　　麦　冬 10g

乌　梅 10g　　天花粉 20g　　生石膏 10g

7 剂，水煎服，日 1 剂，水煎 300mL，早晚分服。

患者后期多次复诊，守方用药，随证加减，巩固疗效，症状基本改善，处于平稳阶段。嘱患者平素注意情绪及饮食控制，适当运动，电话随访，定期复查。

【临证心悟】

《外台秘要·消中消渴肾消方八首》引《古今录验》说："渴而饮水多，小便数，无脂，似麸片甜者，皆是消渴病也。"该患者主症为口干欲饮，并伴有小便量的增多，首先辨其病为消渴病。其次，患者嗜食肥甘酒类，胃热上乘于肺，或下源肾水匮乏，不能制火，火势上浮乘肺，均可刑伐肺金。肺因燥热所伤而无力敷布津液，津液直行膀胱排泄而出，则小便量多，频数。该患者平素抑郁，七情内伤使气机逆乱，影响肝主疏泄之功能，肝郁而气滞，气滞而血瘀，郁瘀而化火，热消成疾。观其舌象，舌质红，体胖，边有齿痕，苔黄，脉弦滑均为肺热津伤兼肝郁的表现。

本患者属肺热津伤兼肝郁，用药上柴胡归肝胆经，疏肝解郁，配伍佛手、砂仁、川芎、姜黄等理气行气之品，使气机得以舒畅。加入大量的健脾之品，如茯苓、白术、薏苡仁、苍术等以健运脾胃，使水谷得化，且大多健脾药均有燥湿之用，脾喜燥而恶湿，湿祛则气行。气能行血，考虑其气滞日久，已有血瘀形成，《血证论·瘀血》曰"瘀血去则不渴矣"，故加入一定的活血之品，如丹参、姜黄、土鳖虫等，且丹参具有祛瘀而不伤正的特点，土鳖虫活血之力峻猛，可破血以消其沉疴之血。在活血的同时体现了"润燥须活血，瘀化津自生"。天冬、麦冬、天花粉均可生津。《药性论》言天冬"通肾气，止消渴"；天花粉，《神农本草经》言其"主消渴，身热，烦满大热，补虚，安中，续绝伤"，为治疗消渴的要药。

谢晶日教授认为消渴病多为阴虚阳亢，津涸热淫，以滋阴清热为主要治则。但本案明显不属于此类情况，本例患者属肺热津伤兼肝郁，故在治疗上应以清肺润燥、疏肝健脾除湿为原则，另外又不忘加入活血药，以防久病瘀血进一步加重，再佐以生津之品对症治之。临证过程中，对于口渴明显者，谢晶日教授喜加天花粉、生地黄、乌梅等养阴生津之品，而对于食少腹胀者，谢晶日教授认为可加砂仁、鸡内金等来消积。

病案二：消渴·湿热中阻证

王某，男，63岁。

首诊时间：2012年1月11日。

主诉：口干口苦4年，加重2个月。

现病史：患者4年前无明显诱因出现口干口苦，未予重视。2个月前患者口干口苦症状加重，经医院系统检查确诊为"2型糖尿病"，给予口服药物配合胰岛素注射治疗，血糖控制不佳。为缓解病情，经朋友介绍，遂来求诊。患者现口干口苦，肢体酸重，皮肤时有瘙痒，偶伴左胸部疼痛，偶有反酸烧心，大便秘结，日1次，寐可；舌质暗，体胖，有齿痕，边略红，黄白腻苔，脉沉滑数。

既往史：高血压10年，口服硝苯地平控释片治疗。

辨证分析：该患者因"口干口苦4年，加重2个月"就诊，经辨病属中医消渴病范畴。患者既往有长期饮酒史，酒性酷热，又饮啖无度，蕴生湿热。湿热蕴脾，上蒸于口，故口苦；湿热为病理之邪，无濡润之功，故出现口干；湿热留滞肌肉，阻碍经气，故肢体酸重；湿热之邪泛溢肌肤，刺激皮肤出现瘙痒的症状；湿热日久难消，阻滞气机，影响血行，气滞血瘀，瘀于胸中，故有左胸部疼痛；肝气不舒，横逆犯胃，胃气上逆，而见反酸烧心；热灼津液，大肠失于津液滋润，而成大便秘结之症；舌质暗，体胖，有齿痕，边略红，黄白腻苔，脉沉滑数均为湿热中阻之象。四诊合参，辨为消渴·湿热中阻证。

中医诊断：消渴·湿热中阻证。

西医诊断：①2型糖尿病。

②高血压。

中医治法：清热化湿，生津止渴。

处　　方：柴　胡15g　　黄　芩15g　　栀　子15g　　泽　泻15g
　　　　　　猪　苓10g　　枳　实10g　　槟　榔10g　　大　黄10g
　　　　　　龙胆草10g　　决明子30g　　姜　黄15g　　灵磁石30g
　　　　　　煅龙骨30g　　煅牡蛎30g　　珍珠母20g　　煨葛根20g

7剂，水煎服，日1剂，水煎300mL，早晚分服。

二诊：患者自觉服药后症状有所缓解，仍口干口苦，左胸部偶有疼痛，纳可，寐差，停药后即便秘，日1次；舌质暗，体胖，边有齿痕，黄白腻苔，脉沉滑数。症状虽有缓解，但不明显，尤以大便为著，出现停药即便秘的症状，故在原方基础上去姜黄、灵磁石，加火麻仁、郁李仁各15g，以助其排便。

处　　方：柴　胡15g　　黄　芩15g　　栀　子15g　　泽　泻15g
　　　　　　猪　苓10g　　枳　实10g　　槟　榔10g　　大　黄10g
　　　　　　龙胆草10g　　决明子30g　　火麻仁15g　　郁李仁15g
　　　　　　煅龙骨30g　　煅牡蛎30g　　珍珠母20g　　煨葛根20g

7剂，水煎服，日1剂，水煎300mL，早晚分服。

三诊：患者口干症状好转，反酸症状明显好转，口气重，大便正常，日1次；舌质淡紫，体胖，边有齿痕，苔黄，脉滑数。故在上方基础上去煅龙骨、煅牡蛎，加滑石、茯苓以清利湿热。

处　　方：柴　胡15g　　　黄　芩15g　　　栀　子15g　　　泽　泻15g

猪　苓 10g	枳　实 10g	槟　榔 10g	大　黄 10g
龙胆草 10g	决明子 30g	火麻仁 15g	郁李仁 15g
滑　石 10g	茯　苓 20g	珍珠母 20g	煨葛根 20g

14 剂，水煎服，日 1 剂，水煎 300mL，早晚分服。

四诊：患者口干、反酸症状明显好转，口气重，大便正常，日 1 次；舌质淡紫，体胖，边有齿痕，苔黄，脉滑数。故在上方基础上去大黄、火麻仁、郁李仁，加白豆蔻以化湿利水。

处　　方：柴　胡 15g	黄　芩 15g	栀　子 15g	泽　泻 15g
猪　苓 10g	枳　实 10g	槟　榔 10g	煨葛根 20g
龙胆草 10g	决明子 30g	白豆蔻 10g	滑　石 10g
茯　苓 20g	珍珠母 20g		

7 剂，水煎服，日 1 剂，水煎 300mL，早晚分服。

五诊：患者口干症状明显好转，反酸症状几近消失，口气重，大便正常，日 1 次；舌质淡紫，体胖，边有齿痕，苔黄，脉滑数。故在上方基础上加天花粉、麦冬以生津止渴。

处　　方：柴　胡 15g	黄　芩 15g	栀　子 15g	泽　泻 15g
猪　苓 10g	枳　实 10g	槟　榔 10g	煨葛根 20g
龙胆草 10g	决明子 30g	白豆蔻 10g	滑　石 10g
茯　苓 20g	珍珠母 20g	天花粉 10g	麦　冬 10g

7 剂，水煎服，日 1 剂，水煎 300mL，早晚分服。

用药期间嘱患者忌食辛辣肥腻之品，患者多次复诊，随证加减，连续服中药同时配合降糖药、降压药后血糖、血压逐渐趋于正常，且未有其他不适及并发症的产生。嘱患者保持清淡饮食、调畅情志，避免熬夜、饮酒等不良习惯，适当锻炼，电话随访，定期复查。

【临证心悟】

《医方考》言："消渴，无水也。"患者平素饮食方面未经控制，既往有长期饮酒史，酒性酷热，又饮啖无度，蕴生湿热，热久而转为消渴。正如唐代孙思邈《备急千金要方·消渴》所说："凡积久饮酒，未有不成消渴……遂使三焦猛热，五脏干燥。木石犹且焦枯，在人何能不渴？"湿热蕴脾，上蒸于口，则口苦；湿热为病理之邪，无濡润之功，则出现口干；《湿热病篇》言"湿热证，湿热伤气，四肢困倦"，湿热留滞肌肉，阻碍经气，故肢体酸重；《赵炳南医疗经验集》总结"瘙痒多由风、湿、热、虫而诱发"，可见湿与热皆是引起皮肤瘙痒的原因之一，患者湿热并见，泛溢肌肤，刺激皮肤而出现瘙痒的症状；湿热日久难消，阻滞气机，影响血行，气滞血瘀，瘀于胸中，故有左胸部疼痛；肝气不舒，横逆犯胃，胃气上逆，而见反酸烧心，恰如《丹溪心法》所言"吞酸者，湿热郁积于肝而出，伏于肺胃之间"；热灼津液，大肠失于津液滋润，而成大便秘结之征。观其舌象，质暗，体胖，有齿痕，边略红，苔黄白腻；切其脉象，脉沉滑数，均为湿热之象。四诊合参，辨为消渴·湿热中阻证。

本案患者属湿热之消渴，治疗以清热、除湿、行气为原则，自拟方进行治疗。方中以清热除湿药为主，又配伍一定的行气之药，气行湿祛，湿祛热除。黄芩善清中上焦湿热，龙胆草归肝、胆、膀胱经，能清肝胆及下焦湿热；栀子清三焦之火；泽泻利水渗湿泻热；又配伍猪苓等利湿之药，以增强祛湿之力；加上枳实、槟榔等行气之品，调畅气机，使气行湿祛；大黄为治疗积滞便秘之要药，能够针对其大便秘结的病机；同时配伍决明子润肠通便，补泻兼施；贝类、矿物质类多有平肝之效，对控制血压有一定的疗效，且煅龙骨、煅牡蛎等均具有抑酸制酸的作用，可针对其反酸烧心的症状；最后适当地加入滋阴、生津之品，缓解其口干之状。

谢晶日教授认为患者虽为湿热之消渴，应清热除湿，但同时不能忽略现代人多郁的特点，在治疗上配伍疏肝行气之药，且气能行津，气行湿自除，亦不能忘记消渴病阴虚的本质，在方中加入滋阴、生津药物。若患者偏于肾阴虚，可加熟地黄、山茱萸、枸杞子、五味子固肾益精；气阴两虚可加党参、黄芪益气；阴虚火旺、烦躁者，可加知母、黄柏滋阴降火。

病案三：消渴·阴阳两虚兼湿热证

王某，男，56岁。

首诊时间：2018年4月22日。

主诉：口干口渴间断发作15年。

现病史：患者15年前无明显诱因间断性出现口干口渴，遂就诊于当地医院行相关系列检查，确诊为"2型糖尿病"，给予二甲双胍口服治疗，自诉血糖控制尚可。患者口干口渴反复发作，时有头晕，反酸，烧心，深受其扰，希望通过中医治疗缓解其痛苦，经朋友介绍，遂来门诊就诊。患者自觉口干口渴，胃痛，反酸，烧心，头晕，健忘，双足冷，皮肤瘙痒，大便质稀不成形，每日3～4次；舌暗红，苔微黄腻，脉弦滑。

既往史：2型糖尿病15年。

辨证分析：患者主因"口干口渴间断发作15年"就诊，经辨病属中医消渴病范畴。该患者素体亏虚，又病程日久，久病伤及阴阳，而致阴阳两虚。肾为先天之本，阴虚、阳虚最先及肾。元阳不足，失于温煦，则见畏寒肢冷，尤以下肢为甚；脾肾阳虚，运化失权，温煦失职，出现大便质稀不成形；阴津亏虚，口咽失润，故而口干口渴；肾藏精，脑为髓之海，精亏髓少，而见头晕，健忘；脾喜燥而恶湿，脾虚日久生湿，湿久化热，而成湿热，湿热之邪泛溢肌肤，刺激皮肤出现瘙痒的症状；胃气上逆而见反酸，烧心；舌暗红，苔微黄腻，脉弦滑亦为阴阳两虚夹有湿热之象。四诊合参，辨为消渴·阴阳两虚夹有湿热证。

中医诊断：消渴·阴阳两虚兼湿热证。

西医诊断：2 型糖尿病。

中医治法：滋阴补阳，清热除湿。

处　　方：石　斛 10g　　丹　参 15g　　补骨脂 15g　　肉豆蔻 15g
　　　　　　诃　子 15g　　山　药 25g　　山茱萸 15g　　炒白术 20g
　　　　　　黄　芩 10g　　黄　连 10g　　黄　柏 10g　　煅海螵蛸 20g
　　　　　　甘　草 10g　　柴　胡 10g　　陈　皮 10g　　炒白芍 20g

　　　　　　　　　　　　7 剂，水煎服，日 1 剂，水煎 300mL，早晚分服。

二诊：患者口干口渴、胃痛症状好转，反酸，烧心，头晕，双足冷，皮肤瘙痒，大便不成形，每日 3～4 次，寐差，入睡困难；舌暗红，苔微黄腻，脉弦滑。由于患者上述症状改善不明显，考虑其湿热久蕴，难以速祛，故上方去海螵蛸，增加黄连、黄芩、黄柏的用量，又因川芎能够上行头目，无论虚实，皆可用之，且为气中血药，既活血又行气，故加川芎。

处　　方：石　斛 10g　　丹　参 15g　　补骨脂 15g　　肉豆蔻 15g
　　　　　　诃　子 15g　　山　药 25g　　山茱萸 15g　　炒白术 20g
　　　　　　黄　芩 15g　　黄　连 15g　　黄　柏 15g　　甘　草 10g
　　　　　　柴　胡 10g　　陈　皮 10g　　炒白芍 20g　　川　芎 15g

　　　　　　　　　　　　7 剂，水煎服，日 1 剂，水煎 300mL，早晚分服。

三诊：患者口干口渴、胃痛、反酸、烧心症状好转，头晕，双足冷，皮肤瘙痒，大便不成形，每日 2 次，寐差症状好转；舌暗红，苔微黄腻，脉弦滑。上方去石斛、丹参、补骨脂，加熟地黄 10g、泽泻 10g、牡丹皮 10g。

处　　方：熟　地 10g　　泽　泻 10g　　牡丹皮 10g　　肉豆蔻 15g
　　　　　　诃　子 15g　　山　药 25g　　山茱萸 15g　　炒白术 20g
　　　　　　黄　芩 15g　　黄　连 15g　　黄　柏 15g　　甘　草 10g
　　　　　　柴　胡 10g　　陈　皮 10g　　炒白芍 20g　　川　芎 15g

　　　　　　　　　　　　7 剂，水煎服，日 1 剂，水煎 300mL，早晚分服。

四诊：患者口干口渴、胃痛、反酸、烧心症状好转，头晕，双足冷，皮肤瘙痒，大便不成形，每日 2 次，寐差症状好转；舌暗红，苔微黄腻，脉弦滑。上方去掉炒白芍、川芎。由于患者主症已基本缓解，考虑其疾病日久，久病必瘀、郁，故调整治法以行气解郁、化瘀为主，又因湿邪难祛，故加苍术 10g 以祛湿燥湿。

处　　方：熟　地 10g　　泽　泻 10g　　牡丹皮 15g　　肉豆蔻 15g

诃　子 15g　　山　药 25g　　山茱萸 15g　　炒白术 20g

黄　芩 15g　　黄　连 15g　　黄　柏 15g　　甘　草 10g

柴　胡 10g　　陈　皮 10g　　苍　术 10g

7 剂，水煎服，日 1 剂，水煎 300mL，早晚分服。

患者多次复诊，随证加减，诸症均有明显缓解，后电话随访，已无明显不适，复查各项指标均在正常范围内。

【临证心悟】

《景岳全书》引《巢氏病源》曰："夫消渴者，渴不止，小便多者是也。"《医方考》又言："消渴，无水也。"患者主诉为间断性口干口渴 15 年，首先辨其病为消渴病。该患者素体本虚，未予调护，易受邪侵，正所谓"邪之所凑，其气必虚"。又病程日久，久病伤及阴阳，而致阴阳两虚，肾为先天之本，寓元阴元阳，阳虚常先及肾，元阳不足，机体失于温煦，则畏寒肢冷，下肢尤甚；脾肾阳虚，运化失权，温煦失司，出现大便质稀不成形；阴津亏虚，口咽失润，故而口干；脑为髓之海，精亏髓少，而见头晕，健忘；脾喜燥而恶湿，脾虚日久生湿，湿久化热，而成湿热，湿热之邪泛溢肌肤，刺激皮肤出现瘙痒的症状；胃气上逆而见反酸，烧心；久病必有瘀，瘀于颈部而成肿块；观其舌象，舌质暗红，舌苔微黄腻，切其脉象弦滑，均为阴阳两虚夹有湿热之象。

本案为消渴·阴阳两虚夹有湿热证，当以滋阴补阳、清热除湿为原则治之。方中石斛归胃、肾经，养阴益胃生津，善养胃阴，生津液。《神农本草经》言其："补五脏虚劳羸瘦，强阴，久服厚肠胃。"《本草纲目拾遗》认为其："生津，已虚劳。"补骨脂味辛性温，归肾、脾经，既能补肾助阳，又可暖脾止泻，一药多用；山药益气养阴，平补肺脾肾三脏之阴；山茱萸既补阴，又补阳，为平补肝肾阴阳之要药。因其有湿热之象，故加入黄芩、黄连、黄柏清热燥湿，祛三焦之湿热。因其大便质稀不成形，故加入肉豆蔻、诃子涩肠止泻之品；又因其兼有阳虚，故加入补骨脂、炒白术暖脾止泻。

谢晶日教授认为本案虽属虚实夹杂证，但在治疗过程中应区分虚实的轻重，对于本案患者应以补虚为主，在此基础上再祛实邪。另外，消渴多伴有瘀血的病变，故在治疗时通常会适当加入活血化瘀之药如丹参等。

四、临证经验总结

消渴之名，首见于《素问·奇病论》。根据病机及症状的不同，《黄帝内经》还有消瘅、肺消、膈消、消中等名称的记载。《黄帝内经》指出五脏虚弱，过食肥甘，情志失调是引起消渴的原因，而内热是其主要病机。汉代张仲景《金匮要略》有专篇讨论消渴，并最早提出治疗方药，主方有白虎加人参汤、肾气丸等。隋代巢元方《诸病源候论·消渴候》论述其并发症说："其病变多发痈疽。"《外台秘要·消中消渴肾消》引《古今录验》说"渴而饮水多，小便数……甜者，皆是消渴病也"，又说"每发即小便至甜""焦枯消瘦"，对消渴的临床特点作了明确的论述。刘河间对消渴的并发症作了进一步论述，《宣明论方·消渴总论》说消渴一证"可变为雀目或内障"。元代张子和《儒门事亲·三消论》说"夫消渴者、多变聋盲、疮癣、痤痱之类""或蒸热虚汗，肺痿劳嗽"。明代戴思恭《证治要诀》明确提出上、中、下之分类。《证治准绳·消瘅》在前人论述的基础上，对三消的临床分类作了规范，其言"渴而多饮为上消（经谓膈消），消谷善饥为中消（经谓消中），渴而便数有膏为下消（经谓肾消）"。明清至现代，中医学对消渴的治疗原则及方药，有了更为广泛深入的研究。

谢晶日教授综合前人经验及临证思考，总结以下六点：

1. 恣食肥甘为消渴病发病最重要的原因

过食肥甘、嗜酒、服燥热助阳之品，脾胃津液亏损，胃火积热而胃火盛，消化水谷过强，水谷精微生成过多，久之脾气损伤，水谷精微输布失调，五脏六腑得不到精气的营养，人体气血阴阳平衡失调，津枯血燥而发为消渴。

2. 情志是消渴病的一大致病因素

现今社会的工作、生活压力大，人们长期情志不舒可导致肝失条达，肝气郁滞，郁而化热，热耗津液，发为消渴。《灵枢·五变》曰："怒则气上逆，胸中畜积，血气逆留，臗皮充肌，血脉不行，转而为热，热则消肌肤，故为消瘅。"

3. 在辨证上，谢晶日教授认为应注意区分口渴的真假

口渴一症，既有津液耗伤而口渴欲饮，又有津液布化障碍而口渴不欲饮，若辨别不清，误用他药，则不仅口渴不除，反易生他变，因而需与其他症状结合起来才能得到正确的判断。

4. 在治疗上，谢晶日教授认为，要遵循古法"损其有余，补其不足"，纠正机体阴阳的失衡

"损其有余"以血瘀、痰湿为主。"补其不足"以养阴为主。瘀血是本病的一大致病特点，所以应注意活血化瘀药物的使用。在治疗消渴时，早期虽无瘀血之征，但在辨证论治组方的基础上适当加入活血化瘀药物，不仅疗效甚佳，未病先防的理念更是蕴含其中。此外，消渴多发于肥胖患者。因嗜食肥甘厚味，痰湿体质居多。谢晶日教授认为痰湿既是消渴的发病因素，同时又是疾病的病理产物，与病情演变关系密切。因此，化痰除湿应贯穿消渴的治疗。然治疗痰湿多需温燥，消渴又多为阴伤，温燥之品过用易伤阴液，故需掌握痰湿与阴伤之度，灵活施治。

5. 重视肝脾关系

谢晶日教授长期从事消渴病的中医治疗，所遇患者多为在他处常法治疗无效，久治不愈而来。此类患者多有消化系统的不同程度的损伤，常表现出肝脾方面的症状，遂在治疗上抓住主要病机，从肝脾角度进行治疗，多能取得很好的疗效。

6. 预防调护对于消渴病患者而言十分重要

正如《儒门事亲·三消之说当从火断》所说："不减滋味，不戒嗜欲，不节喜怒，病已而复作。能从此三者，消渴亦不足忧矣。"其中节制饮食，具有基础治疗的重要作用，少数患者经过严格而合理的饮食控制，即能收到良好的效果。因此，嘱咐患者在保证机体合理需要的情况下，限制粮食、油脂的摄入，忌食糖类，饮食宜以适量米、麦、杂粮，配以蔬菜、豆类、瘦肉、鸡蛋等，定时定量进餐。而对于有吸烟、饮酒等喜好者，常劝其戒烟酒、浓茶及咖啡等，保持心态平和，制定并实施有规律的生活起居制度。此外，学会监测血糖对消渴病患者亦是受益终身的事。

第十一节　瘿病案

一、瘿病概述

瘿病是由于情志内伤、饮食及水土失宜等因素引起，导致气滞、痰凝、血瘀壅结颈前，以颈前喉结两旁结块肿大为主要临床特征的一类疾病。又称瘿、瘿气、瘿瘤、瘿囊、影袋等。

本病见于西医学中以甲状腺肿大为主要临床表现的一类疾病，如单纯性甲状腺肿、甲状腺结节、甲状腺功能亢进症、甲状腺炎、甲状腺腺瘤、甲状腺癌、慢性淋巴细胞性甲状腺炎等可参照此节辨证论治。

二、中医病因病机心悟

瘿病的病因主要是情志内伤、饮食及水土失宜，但也与体质因素有密切关系。

1. 情志内伤

忿郁恼怒或忧愁思虑日久，使肝气失于条达，气机郁滞，则津液不得正常输布，易于凝聚成痰，气滞痰凝，壅结颈前，则形成瘿病。如《诸病源候论·瘿候》说："瘿者，由忧恚气结所生……动气增患。"《济生方·瘿瘤论治》说："夫瘿瘤者，多由喜怒不节，忧思过度，而成斯疾焉。大抵人之气血，循环一身，常欲无滞留之患，调摄失宜，气凝血滞，为瘿为瘤。"

2. 饮食及水土失宜

饮食失调，或居住在高山地区，水土失宜，一是影响脾胃的功能，使脾失健运，不能运化水湿，聚而生痰；二是影响气血的正常运行，致气滞、痰凝、血瘀壅结颈前则发为瘿病。《圣济总录》所谓的"泥瘿"即由此所致。《诸病源候论·瘿候》谓"饮沙水""诸山水黑土中出泉流"容易发生瘿病。《杂病源流犀烛·颈项病源流》也说："西北方依山聚涧之民，食溪谷之水，受冷毒之气，其间妇女，往往生结囊如瘿。"以上论述均说明瘿病的发生与水土因素有密切关系。

3. 体质因素

妇女的经、孕、产、乳等生理特点与肝经气血有密切关系，遇有情志、饮食等致病因素，常引起气郁痰结、气滞血瘀及肝郁化火等病理变化，故女性易患瘿病。另外，素体阴虚之人，痰气郁滞之后易于化火，更加伤阴，常使病机复杂，病程缠绵。

气滞、痰凝、血瘀壅结颈前是瘿病的基本病机，初期多为气机郁滞，津凝痰聚，痰气搏结颈前所致，日久引起血脉瘀阻，气、痰、瘀三者合而为患。

本病的病变部位主要在肝脾，与心有关。肝郁则气滞，脾伤则气结，气滞则津停，脾虚则酿生痰湿，痰气交阻，血行不畅，则气、血、痰壅结而成瘿病。瘿病日久，在损伤肝阴的同时，也会伤及心阴，出现心悸、烦躁、脉数等症。

瘿病的病理性质以实证居多，久病由实致虚，可见气虚、阴虚等虚候或虚实夹杂之候。在本病的病变过程中，常发生病机转化。如痰气郁结日久可化火，形成肝火亢盛证；火热内盛，耗伤阴津，导致阴虚火旺之候，其中以心肝阴虚最为常见；气滞或痰气郁结日久，则深入血分，血液运行不畅，形成痰结血瘀之候。重症患者则易出现阴虚火旺的各种症状，常随病程的延长而加重，当出现烦躁不安、谵妄神昏、高热、大汗、脉疾等症状时，为病情危重的表现。若肿块在短期内迅速增大，质地坚硬，结节高低不平，可能恶变，预后不佳。

三、典型病例

病案一：瘿病·气滞痰阻证

付某，女，54 岁。

首诊时间：2021 年 1 月 3 日。

主诉：颈部肿大 3 年余，加重 2 个月。

现病史：患者 3 年前无明显诱因自觉颈部肿大，触之可及肿块，未经系统检查与诊治。2 个月前上述症状加重，于肿瘤医院查甲状腺彩超示甲状腺双侧叶多发囊实性混合性占位。检查结果引起患者重视，为求中医治疗，多方打听，经友人介绍，前来求治。患者来时，视其面色少华，形体适中；颈前肿大，咽部如有物阻，口气重，头痛，双手自觉麻木，手干起皮，急躁易怒，睡眠尚可，食欲尚可，大便成形，日 1 次；舌淡暗，有瘀点，边有齿痕，苔黄白腻，脉沉弦滑。

既往史：糖尿病 17 年，血糖控制欠佳。

辅助检查：

①甲状腺彩超：甲状腺双侧叶多发囊实混合性占位（TI-RADS 3 级，左侧为著，强回声，考虑胶质瘤）44mm×16mm。

②甲状腺功能检查：未见明显异常。

辨证分析：该患者面色少华，形体适中。平素急躁易怒，使气机阻滞，气血运行不畅，又因忧思郁怒，肝旺侮土，脾失运化，痰湿内蕴，气血痰结于颈前而见颈前肿大，咽部如有物阻；肝气犯胃，日久化热，上逆于口而觉口气重；痰浊阻于清窍，气机不畅而见头痛；气不畅则血不行，气血不达四末而见双手麻木，手干起皮；舌淡暗，有瘀点，边有齿痕，苔黄白腻，脉沉弦滑，皆为气滞痰阻之征。四诊合参，中医辨为瘿病·气滞痰阻证。

中医诊断：瘿病·气滞痰阻证。

西医诊断：①甲状腺结节。

②2 型糖尿病。

中医治法：疏肝理气，化痰散结。

处　　方：柴　胡 10g　　炒白术 15g　　香　附 15g　　香　橼 15g

夏枯草 15g　　连　翘 10g　　三　棱 10g　　莪　术 10g

制半夏 10g　　玄　参 15g　　枳　壳 15g　　厚　朴 10g

当　归 10g　　川　芎 15g　　土鳖虫 6g　　天花粉 15g

7 剂，水煎服，日 1 剂，水煎 300mL，早晚分服。

二诊：患者仍面色少华，颈前肿大，咽中如有物阻，吞咽不畅，口气重、头痛缓解，双手自觉麻木，晨起明显，左手凉，手干起皮，急躁易怒，睡眠尚可，食欲尚可，大便成形，日1次；舌淡暗，有瘀点，边有齿痕，苔黄白腻，脉沉弦滑。由于破血之品久服易损伤机体，故上方去土鳖虫；患者热象及津伤不明显，可适当减去清热生津之品如天花粉；患者吞咽不畅，加入木蝴蝶利咽；方中有大量破血活血之品，加入鸡血藤既能行血又可补血，祛瘀而不伤正；患者病久痰湿难祛，故加通草15g加大利湿之力。

处　　方：柴　胡 10g　　炒白术 15g　　香　附 15g　　香　橼 15g
　　　　　夏枯草 15g　　连　翘 10g　　三　棱 10g　　莪　术 10g
　　　　　制半夏 10g　　玄　参 15g　　枳　壳 15g　　厚　朴 10g
　　　　　当　归 10g　　川　芎 15g　　通　草 15g　　鸡血藤 20g
　　　　　木蝴蝶 10g

14剂，水煎服，日1剂，水煎300mL，早晚分服。

三诊：患者面色已略有改善，颈前肿大，咽中如有物阻减轻，咽干，口气重缓解，头痛缓解，颈椎硬，时头晕、困倦，肩痛，双手自觉麻木，晨起明显，手脚干燥，晨起手胀，手干起皮，左手凉，睡眠尚可，食欲尚可，大便干燥，日1次；舌淡暗，有瘀点，边有齿痕，苔白腻，脉沉弦滑。由于患者痰浊阻滞的症状减轻，故上方去制半夏、通草等化痰利湿之品；加紫苏子15g降泄肺气以助大肠传导。

处　　方：柴　胡 10g　　炒白术 15g　　香　附 15g　　香　橼 15g
　　　　　夏枯草 15g　　连　翘 10g　　三　棱 10g　　莪　术 10g
　　　　　玄　参 15g　　枳　壳 15g　　厚　朴 10g　　紫苏子 15g
　　　　　当　归 10g　　川　芎 15g　　鸡血藤 20g　　木蝴蝶 10g

10剂，水煎服，日1剂，水煎300mL，早晚分服。

患者治疗后临床症状明显缓解，复查颈部彩超示甲状腺肿块未见继续增大，继续服中药巩固疗效以期肿块缩小。嘱患者调畅情志，注意含碘食物的摄入，定期复查；随访观察。

【临证心悟】

《小品方》言："瘿病喜当颈下，当中央不偏两边也，乃不急腿然，则是瘿也。"《诸病源候论》认为："瘿者，由忧恚气结所生……搏颈下而成也。"该患者主诉为"颈部肿大3年余，加重2个月"，首先辨其为瘿病。患者颈前肿大，咽部如有异物梗阻，为气血痰结于颈前而成，主因患者平素急躁易怒，情志不畅，影响气机通畅。气机阻滞，气能行血行水，血不行而成瘀，水不行聚而成痰，相互搏结，故而出现上述症状。肝主疏泄，气机不畅多与肝相关，肝气犯胃，日久化热，上逆于口而觉口气重。瘀血痰浊阻于清窍，"不通则痛"。气血充则机体行，四诊合参，为气滞痰阻证的表现。治疗当以疏肝行气、化痰散结为原则。以柴胡、香附、香橼、枳壳、厚朴等大量行气之品为主；加夏枯草、连翘等行气散结之品，当归、川芎活血化瘀；三棱、莪术、土鳖虫破血逐瘀，增强散结之功；制半夏、天花粉利咽化痰。二诊时患者热象及津伤不明显，故减去清热生津之品如天花粉；加入木蝴蝶利咽；方中有大量破血活血之品，去土鳖虫，加入鸡血藤既能行血又可补血，祛瘀而不伤正；患者病久痰湿难祛，故加通草增强利湿之力。三诊时患者痰浊阻滞的症状减轻，故去制半夏、通草等化痰利湿之品；加紫苏子降泄肺气以助大肠传导。

病案二：瘿病·气血郁滞证

王某，女，30岁。

首诊时间：2019年1月12日。

主诉：颈前不适伴有肿大3年余。

现病史：患者3年前无明显诱因自觉颈前不适并逐渐增大，伴有心慌乏力，就诊于当地医院，行甲状腺功能检查及甲状腺彩超检查，诊断为"甲状腺功能亢进症"，予以甲巯咪唑、盐酸普萘洛尔片口服治疗（具体用量不详），症状逐渐减轻。1周前复查甲状腺功能及甲状腺彩超示甲状腺结节。为求中医治疗，在朋友陪同下来门诊就诊。患者来时颈前不适，触诊甲状腺为Ⅰ度肿大，可随吞咽上下活动，头晕，头沉，胃脘不适，腰酸，后背不适，饮食尚可，病情常随情志波动，二便正常；舌体胖大，舌质暗，苔白腻，脉沉弦。

辅助检查：甲状腺彩超示甲状腺双侧多发囊性结节，甲状腺右侧叶实质性结节。

辨证分析：该患者以"颈前不适伴有肿大3年余"为主诉就诊，辨其病为瘿病。该患者颈前不适，伴有肿大，病情常随情志波动而变化，为气郁的表现；气行血，气郁日久，瘀血阻滞经络，清窍失养，故出现头晕、头沉的表现；肝性升散，不受遏郁，郁则经气逆，亦可见头晕；木郁乘土，而见胃脘部不适；腰为肾之府，腰酸可见有一定程度的肾虚；舌质暗为体内有瘀血的表现；脉弦为气郁之征；而舌胖大，苔腻又可见体内尚有痰湿。四诊合参，辨为瘿病·气血郁滞证。

中医诊断：瘿病·气血郁滞证。

西医诊断：①甲状腺结节。

　　　　　②甲状腺功能亢进症。

中医治法：理气解郁，活血消瘿。

处　　方：柴　胡15g　　三　棱20g　　莪　术20g　　夏枯草20g
　　　　　连　翘15g　　炙鳖甲15g　　川　芎15g　　当　归15g

党　参 15g　　　丹　参 15g　　　猪　苓 10g　　　炒白术 20g

炒九香虫 15g

7 剂，水煎服，日 1 剂，水煎 300mL，早晚分服。

二诊：患者颈前肿大改变尚不明显，服药后胃脘不适稍缓解，腰酸时作，头晕头沉时作，大便溏薄，日 2 次；舌体胖大，舌质暗，白腻苔，脉弦。患者除胃脘不适稍缓解外，其余症状无明显变化。患者大便现溏薄，日 2 次，可在原方基础上酌加诃子 10g、补骨脂 10g，以补脾肾，涩肠止泻，改善大便状况。

处　　　方：诃　子 10g　　　补骨脂 20g　　　柴　胡 15g　　　连　翘 15g

三　棱 20g　　　莪　术 20g　　　夏枯草 20g　　　党　参 15g

炙鳖甲 15g　　　川　芎 15g　　　当　归 15g　　　炒九香虫 15g

丹　参 15g　　　猪　苓 20g　　　炒白术 20g

10 剂，水煎服，日 1 剂，水煎 300mL，早晚分服。

三诊：患者颈前肿大依旧，服药后胃脘不适缓解，偶有反酸，腰痛时作，头晕头沉时作，大便干，食欲尚可，睡眠尚可。患者大便由溏薄变为干燥，故上方去掉涩肠止泻之品诃子、补骨脂，加入鸡内金消食健胃以助运化；由于颈前肿大变化不明显，加软坚散结之品石见穿、半枝莲散结消肿。

处　　　方：柴　胡 15g　　　鸡内金 15g　　　石见穿 10g　　　半枝莲 15g

三　棱 20g　　　莪　术 20g　　　夏枯草 20g　　　连　翘 15g

炙鳖甲 15g　　　川　芎 15g　　　当　归 15g　　　党　参 15g

丹　参 15g　　　猪　苓 20g　　　炒白术 20g　　　炒九香虫 15g

14 剂，水煎服，日 1 剂，水煎 300mL，早晚分服。

患者继续口服中药治疗，症状持续改善，嘱其定期复查甲状腺功能及甲状腺彩超等，可逐渐减轻甲巯咪唑的用量，同时注意饮食及情绪的控制。

【临证心悟】

该患者主诉为"颈前不适伴有肿大 3 年余"，首先辨其病为瘿病。《诸病源候论·瘿候》云："瘿者，由忧恚气结所生……动气增患。"该患者病情常随情志波动而变化，由此可见，其病多为气郁、气结所致。

本案为瘿病·气血郁滞证，为气血运行不畅，壅于颈前所致，治疗当以理气解郁、活血消瘿为原则进行诊治。瘿病的发生、发展与肝脏的疏泄功能正常与否有着密切的关系，故治肝理气之法是治疗瘿病的大法。故而用柴胡为君，疏肝解郁，同时配伍大量的活血理气之品，针对其气血郁滞的病机；三棱、莪术既可破血又可行气，《医学衷中参西录》言二者可治一切血凝气滞之证；夏枯草归肝经，有良好的散结之用，《冯氏锦囊秘录》言其"破癥坚瘿瘤，散瘰疬鼠瘘"；再加散结之连翘及鳖甲等软坚散结之品以助其消散；由于方中运用大量的活血行气之品，故配伍当归、党参等益气养血补血之药，以顾护正气，使其散而不损；加入少许丹参，亦因其具有"祛瘀生新而不伤正"的特点；由其舌脉可见患者体内尚有痰湿存在，故加入白术、猪苓以健脾祛湿；而九香虫除理气外，尚有温肾助阳之功，可缓解其腰酸不适之感。

病案三：瘿病·痰瘀互结证

于某，女，29 岁。

首诊时间：2012 年 11 月 26 日。

主诉：自汗、乏力 3 年，自觉颈胀 1 个月余。

现病史：患者 3 年前无明显诱因出现乏力倦怠，自汗出，食欲亢进，偶有不明原因易怒，遂到当地医院寻求诊治。当地医院诊断为"甲状腺功能亢进症"，经对症治疗后甲状腺功能指标已恢复正常。1 个月前，患者自觉颈部有明显胀满感，从邻居患者口中得知谢晶日教授治疗该病效果佳，遂慕名而来。患者就诊时颈前两旁结块肿大饱满，随吞咽动作上下运动，质地柔软，未见结节，自觉颈部胀满，神疲乏力，无浮肿，月经不调，伴月经量少，纳食一般，大便溏薄，日 1 次，睡眠尚可；舌质暗红，体略胖，边有齿痕，苔白腻，脉弦滑。

既往史：甲状腺功能亢进症 3 年。

辨证分析：患者因"自汗、乏力 3 年，自觉颈胀 1 个月余"就诊，经辨病属中医瘿病范畴。本病病位在肝，肝气郁滞，疏泄失常，津液代谢输布失司，津聚成痰，痰气互结于颈前而成肿块；肝郁乘脾而致脾虚，脾虚则运化失司，升精达四傍之效弱之，出现神疲乏力、纳食差、大便溏泄的表现；肝藏血，脾统血，肝脾失和，血行不畅而致瘀，气血生化无源，故可见月经周期不定，月经量少；舌暗红为体内有瘀之征；舌体略胖，边有齿痕，白腻苔，脉弦滑均为脾虚痰湿的体现。四诊合参，辨为瘿病·痰瘀互结证。

中医诊断：瘿病·痰瘀互结证。

西医诊断：桥本氏甲状腺炎。

中医治法：健脾理气，化痰祛瘀。

处　　方：	黄　芪 15g	太子参 10g	炙鳖甲 10g	白　芍 10g
	当　归 10g	柴　胡 10g	砂　仁 10g	丹　参 15g
	枳　实 10g	陈　皮 10g	制半夏 10g	茯　苓 10g
	五味子 10g	炒薏苡仁 10g	木　香 5g	桔　梗 5g

7 剂，水煎服，日 1 剂，水煎 300mL，早晚分服。

二诊：患者服药后精神较前好转，乏力倦怠明显改善，纳可，甲状腺峡部仍肿大，但自觉肿胀稍有缓解；舌淡红，舌边有齿痕，苔薄白腻，脉弦细。效不更方，继续巩固治疗。

处　　方：黄　芪 15g　　太子参 10g　　炙鳖甲 10g　　白　芍 10g
　　　　　当　归 10g　　柴　胡 10g　　砂　仁 10g　　丹　参 15g
　　　　　枳　实 10g　　陈　皮 10g　　制半夏 10g　　茯　苓 10g
　　　　　五味子 10g　　炒薏苡仁 10g　　木　香 5g　　桔　梗 5g

14 剂，水煎服，日 1 剂，水煎 300mL，早晚分服。

三诊：患者服 21 剂汤剂后，自觉甲状腺峡部肿大缓解不明显，微微自汗，大便便质正常，日 1 次，略有急躁；舌淡红，苔薄白微腻，脉弦细。加大上方黄芪用量以益气止汗；由于甲状腺肿大缓解不明显，故将丹参、木香改为破血之品莪术以加大活血力度；加入郁金既可活血行气，又可解郁。

处　　方：黄　芪 25g　　太子参 10g　　炙鳖甲 10g　　五味子 10g
　　　　　当　归 10g　　柴　胡 15g　　砂　仁 10g　　桔　梗 5g
　　　　　枳　实 10g　　陈　皮 10g　　制半夏 10g　　茯　苓 10g
　　　　　莪　术 15g　　郁　金 10g　　炒薏苡仁 10g

14 剂，水煎服，日 1 剂，水煎 300mL，早晚分服。

四诊：患者精神良好，情志舒畅，甲状腺峡部肿大较前缩小，二便调，夜寐安；舌淡红，苔薄白，脉弦细。在前方基础上加炒白术，加大炒薏苡仁、太子参用量，益气健脾以恢复正气。

处　　方：黄　芪 25g　　太子参 15g　　炒白术 10g　　茯　苓 10g
　　　　　当　归 10g　　柴　胡 15g　　砂　仁 10g　　炙鳖甲 10g
　　　　　枳　实 10g　　陈　皮 10g　　制半夏 10g　　桔　梗 5g
　　　　　五味子 10g　　莪　术 15g　　郁　金 10g　　炒薏苡仁 20g

7 剂，水煎服，日 1 剂，水煎 300mL，早晚分服。

随诊半年，在上方基础上随证加减，患者甲状腺肿大明显改善。复查各项指标，甲状腺彩超示甲状腺Ⅰ度肿大，甲状腺抗体指标逐渐下降。并继续调理巩固治疗 1 年余，其间未见复发。

【临证心悟】

《济生方·瘿瘤论治》说："夫瘿瘤者，多由喜怒不节，忧思过度，而成斯疾焉。大抵人之气血，循环一身，常欲无滞留之患，调摄失宜，气凝血滞，为瘿为瘤。"该患者主诉为"自汗、乏力 3 年，自觉颈胀 1 个月余"，首先辨其病为瘿病。肝主疏泄，调畅情志，患者每因情志不畅诱发疾病，可见其肝气不舒，肝郁气滞，疏泄失司，聚津成痰，结于颈前而成肿块。纳食差、大便溏薄盖因肝郁乘土，脾虚运化失司所致；脾虚则气血生化乏源，升精达四傍之力减弱，故而神疲乏力；肝藏血，脾统血，肝脾失和，气血亏虚，可见月经周期不定，月经量少。观其舌暗红为体内有瘀血；体略胖，边有齿痕，苔白腻为脾虚有痰之象；切其脉，弦滑进一步说明内有痰瘀。

本案为瘿病痰瘀互结证，系肝郁所致脾虚，痰瘀互结于颈前所致，当以理气健脾、化痰祛瘀之法治之。黄芪、太子参补肺脾之气，两者配伍治脾气虚弱所致的神疲乏力、纳差，再配以茯苓、炒薏苡仁、陈皮等健脾以助运化。女子以肝为本，肝以疏为补，肝气易郁，配伍柴胡、木香、砂仁等疏肝行气之品以解肝郁；加入半夏、陈皮燥湿化痰；患者体内有瘀，加当归、丹参以活血，且两者均可调经，可改善月经不调的表现；当归补血，白芍养血，两者配伍可资血源，恢复经量；同时患者大便略溏薄，加入五味子以涩肠止泻，再配伍前面所加健脾之药，亦可达到止泻之用；鳖甲软坚散结，针对颈部肿大对症治之；桔梗入咽喉，载诸药上行，直达病位。

四、临证经验总结

早在公元前 3 世纪，我国已有关于瘿病的记载。战国时期的《庄子·德充符》中已有"瘿"的病名。而《吕氏春秋·季春纪》所说的"轻水所，多秃与瘿人"不仅记载了瘿病的存在，而且观察到瘿的发病与地理环境密切相关。《三国志·魏书》引《魏略》有"发愤生瘿"及"十人割瘿九人死"的记载，提示当时已经认识到本病的发生与情志因素有关，并有手术治疗瘿病的探索。晋代《肘后方》首先用昆布、海藻治疗瘿病。《诸病源候论·瘿候》认为："诸山水黑土中，出泉流者，不可久居，常食令人作瘿病，动气增患。"该论述指出，瘿病的病因主要是情志内伤及水土因素。《千金要方》及《外台秘要》记载了数十个治疗瘿病的方剂，其中常用的药物有海藻、昆布等，表明此时对含碘药物及用甲状腺作脏器疗法已有相当的认识。《三因极一病证方论·瘿瘤证治》主要根据瘿病局部症状的不同，提出了瘿病的另外一种分类法："坚硬不可移者，名曰石瘿；皮色不变，即名肉瘿；筋脉露结者，名筋瘿；赤脉交络者，名血瘿；随忧愁消长者，名气瘿。"并谓："五瘿皆不可妄决破，决破则脓血崩溃，多致夭枉。"其对瘿病的分类更切合临床实际，强调治疗以内服药物为主，不可轻易施以刀针。《儒门事亲·瘿》指出，常食海带、海藻、昆布可消瘿，以之作为防治瘿病的方法。《外科正宗·瘿瘤论》认为"夫人生瘿瘤之症，非阴阳正气结肿，乃五脏瘀血、浊气、痰滞而成"，指出瘿瘤主要由气、痰、瘀壅结而成，采用的主要治法是"行散气血""行痰顺气""活血散坚"，该书所载的海藻玉壶汤等方，至今仍为临床所习用。《杂病源流犀烛·颈项病源流》指出瘿又称为瘿气、影袋，多因气血凝滞，日久渐结而成。

谢晶日教授总结经典古籍及临床体会，总结以下几点：

1. 日常生活是致病关键

现代人工作压力大，生活节奏快，大多数患者都有肝郁气滞的表现。而由于现代生活越来越好，饮食多为肥甘厚味之品，且有熬夜、吸烟、饮酒等习惯的人不在少数。又因肝病往往及脾，故来诊患者往往有脾胃功能不同程度的损伤。因此，对于瘿病患者，谢晶日教授在诊治过程中，从肝而治和顾护脾胃往往贯穿始终。

2. 治肝七法

谢晶日教授常用的治肝之法有疏肝、清肝、泻肝、平肝、镇肝、养肝、柔肝等。其中，疏肝、清肝、泻肝、平肝、镇肝用于肝之实证，而养肝、柔肝用于肝之虚证。

（1）疏肝者，疏散肝郁，适用于肝郁气滞者。症见每因情志不畅而发，咽部不适感加重，嗳气纳少等。方可选柴胡疏肝散加减，药用柴胡、郁金、香附、枳壳等。

（2）清肝者，清解肝热，适用于肝火旺盛者。症见眩晕，耳鸣，面红耳赤，急躁善怒，口干口苦，胁痛等，药可选用羚羊角、牡丹皮、赤芍、山栀子、黄芩、连翘、夏枯草、茵陈等。

（3）泻肝者，泻除肝火，泻肝在作用上与清肝相似，但程度上较清肝为重，适用于清肝不效者。方用龙胆泻肝汤、当归龙荟丸，药可选用龙胆草、黄芩、栀子等。

（4）平肝者，平息肝风，适用于肝阳上亢者。症见头晕目眩，面烘热，目赤耳鸣或常诱发肢体半身不遂，可选天麻钩藤饮加减，药常用钩藤、天麻、石决明、白芍、菊花等。

（5）镇肝者，镇定肝风，亦适用于肝风内动者。但选药有所不同，镇肝多选用金石重镇之品，药用石决明、牡蛎、龙骨、代赭石、灵磁石等。

（6）养肝、柔肝者，养肝与柔肝在性质上相似，但前者用药偏于滋养，后者用药偏于柔缓，适用于肝火内炽，伤及阴血，或肝郁日久，肝血不足。养肝多选用当归、阿胶、制何首乌、柏子仁、酸枣仁等；柔肝之品常选用当归、白芍、制何首乌、枸杞子、女贞子、墨旱莲、桑椹等。

3. 肝脾互调

谢晶日教授认为思虑伤脾，情志抑郁、肝失条达，久则肝旺侮土，脾失运化。瘿病在乎气，关于血，涉及于津。清代尤在泾谓："求阴阳之和者，必于中气，求中气之立者，必以建中也。"脾气得健则脏腑气血生化有源。中医学认为，肝脾之间存在密切的关系，即疏泄与运化，藏血与升血、统血的关系，按照五行生克的规律，即土需木疏，木赖土荣。"肝病实脾"之说，是由《金匮要略》"见肝之病，知肝传脾，当先实脾"的理论演变而来，故为治瘿病的治疗方法中最常用的方法之一。

谢晶日教授根据多年临床经验，总结肝传脾病常见肝气犯胃、肝气郁结、肝脾失调三证。

（1）对于肝气犯胃者，常用柴胡、枳壳配紫苏子、茯苓、陈皮、佛手等疏肝和胃。

（2）单纯的肝气郁结者，常以柴胡疏肝散或逍遥散为基础加减来疏肝理气。

（3）肝脾不调者，常用方为痛泻要方合四逆散加减以培土抑木。

除上述者，谢晶日教授认为来诊患者多为久病或久治不愈，往往夹有不同程度的瘀血毒热等，故常配伍桃仁、红花、丹参、三棱、莪术、川芎等活血之品；喜加连翘、夏枯草、白花舌草等清热解毒之品。

总之，上述治瘿诸法，彼此之间，并不孤立。谢晶日教授认为应从病机气、痰、瘀出发，根据病情，分清主次，配伍使用。此外，瘿病患者平时的调理亦很重要，嘱患者保持精神愉快，防止情志内伤，不可过度劳累，针对水土因素调节饮食，切忌见瘿补碘。

第十二节 腰痛案

一、腰痛概述

腰痛又称"腰脊痛"，是指因外感、内伤或挫闪导致腰部气血运行不畅，或失于濡养，引起腰脊或脊旁部位疼痛为主要症状的一种病证。其发病有急性和慢性之分。急性腰痛，病程较短，腰部多拘急疼痛、刺痛，脊柱两旁常有明显的按压痛；慢性腰痛，病程较长，时作时止，腰部多隐痛或酸痛。

西医学的腰椎骨质增生、椎间盘突出症、腰椎肥大、椎管狭窄、腰部骨折、椎管肿瘤、腰部急慢性外伤、腰肌劳损、强直性脊柱炎、腰肌纤维炎等腰部病变，以及某些内脏疾病，凡以腰痛为主要症状者，均可按此辨证论治。

二、中医病因病机心悟

腰痛的病因有内伤与外感之分，内伤多责之禀赋不足，肾亏腰府失养；外感为风、寒、湿、热诸邪痹阻经脉，或劳力扭伤，气滞血瘀，经脉不通而致腰痛。

1. 外邪侵袭

多由居处潮湿，或劳作汗出当风，衣着单薄，或冒雨着凉，或暑夏贪凉，腰府失护，风、寒、湿、热之邪乘虚侵入，阻滞经脉，气血运行不畅而发腰痛。湿性黏滞，所以感受外邪多离不开湿邪为患。

2. 体虚年衰

先天禀赋不足，加之劳役负重，或久病体虚，或年老体衰，或房事不节，以致肾之精气虚亏，腰府失养。诚如《景岳全书·杂证谟·腰痛》所言："腰痛之虚证十居八九，但察其既无表邪，又无湿热，而或以年衰，或以劳苦，或以酒色斫丧，或七情忧郁所致者，则悉属真阴虚证。"

3. 跌仆闪挫

举重抬物，暴力扭转，坠堕跌打，或体位不正，用力不当，屏气闪挫，导致腰部经络气血运行不畅，气血阻滞不通，瘀血留着而发生疼痛。如《景岳全书·杂证谟·腰痛》云："跌仆伤而腰痛者，此伤在筋骨而血脉凝滞也。"

三、典型病例

病案一：腰痛·气滞血瘀、湿浊内阻证

黄某，女，29岁。

首诊时间：2011年12月9日。

主诉：腰痛、痛经时作2年。

现病史：患者2年前因与人生气后出现腰痛时作，同时伴有痛经，未引起重视。其间腰痛、痛经时有发作，疼痛严重时自行口服布洛芬缓解症状，患者深受折磨，为求中医从根本上调理身体，辗转于多家中医诊所治疗，曾尝试过针灸、拔罐等各种疗法，症状好转不明显，今在家人陪同下来此就诊。患者来时面色暗，自诉腰痛、痛经时作，生气、痛经时腰痛加重，月经量正常，色暗有血块，偶有烧心，时有嗳气，易怒，睡眠欠佳，多梦，饮食尚可，大便正常，日1次；舌质暗红，舌体胖大，苔白腻，脉沉。

既往史：既往体健。

辨证分析：患者因"腰痛、痛经时作2年"就诊，首先辨病为腰痛。观其面色暗，可见患者有体内郁滞；因患者平时急躁易怒，时嗳气，且生气时症状有所加重，应有气郁在内，气行血行，气滞血瘀，而见月经来时色暗、有血块；"不通则痛，不荣则痛"，故可见一系列疼痛的表现；气病常先及肝，肝气犯胃，胃失和降，胃气上逆，而见烧心，时有嗳气；患者平素易怒，思虑过多，阳不入阴，故而睡眠欠佳，多梦；舌暗红为气滞血瘀之征；舌体胖大，苔白腻为内有痰湿之象；脉沉可见病在里已久。

中医诊断：腰痛·气滞血瘀、湿浊内阻证。

西医诊断：腰痛待查。

中医治法：行气活血，除湿止痛。

处　方：香　附15g　　砂　仁6g　　　紫苏子15g　　黄　芩20g

栀　子20g　　乌　药15g　　首乌藤30g　　合欢花20g

灵磁石30g　　川　芎20g　　当　归15g　　炙乳香15g

土鳖虫15g　　炒杜仲30g　　黄　柏15g　　苍　术15g

7剂，水煎服，每日1剂，300mL，早晚分服。

二诊：患者服药后腰痛好转，自觉有腰冷，偶有烧心，晨起为重，睡眠改善。因患者有腰部冷的感觉，故上方去掉黄芩、栀子两味苦寒之药以防加重病情。

处　方：香　附15g　　砂　仁6g　　　紫苏子15g　　乌　药15g

首乌藤30g　　合欢花20g　　灵磁石30g　　川　芎20g

当　归15g　　炙乳香15g　　土鳖虫15g　　炒杜仲30g

黄　柏15g　　苍　术15g

7剂，水煎服，每日1剂，300mL，早晚分服。

三诊：患者自觉前述症状有所好转，睡眠已基本改善，近日出现胸闷，气短，畏寒，大便干，日1次，仍有痛经、腰冷。由于患者睡眠现已基本改善，故上方去掉首乌藤、合欢花；加代赭石15g可降逆气；患者大便干，加入肉苁蓉15g有润肠通便的作用，且肉苁蓉尚可温补肾阳以针对其腰冷的表现，配伍适量的大黄增强泻下之力，有助于改善大便性状。

处　方：香　附15g　　砂　仁6g　　　紫苏子15g　　乌　药15g

灵磁石30g　　川　芎20g　　当　归15g　　炙乳香15g

代赭石15g　　肉苁蓉15g　　大　黄10g　　土鳖虫15g

炒杜仲30g　　黄　柏15g　　苍　术15g

7剂，水煎服，每日1剂，300mL，早晚分服。

四诊：患者服药后自觉胸闷好转，仍有畏寒、腰凉，大便尚可，日1次，微有嗳气，微痛经，月经量可。由于患者胸闷已好转，嗳气减轻，故去掉降逆之品代赭石以防过度用药；患者久病，瘀血难祛，加入丹参15g增加活血之力，且丹参具有祛瘀生新不伤正的特点，可以顾护机体；其余药物不变，继续给予，以巩固疗效。

处　方：香　附15g　　砂　仁6g　　　紫苏子15g　　栀　子20g

乌　药15g　　灵磁石30g　　川　芎20g　　当　归15g

炙乳香15g　　丹　参15g　　肉苁蓉15g　　大　黄5g

土鳖虫15g　　炒杜仲30g　　黄　柏15g　　苍　术15g

7剂，水煎服，每日1剂，300mL，早晚分服。

五诊：患者面色少华，心悸，手脚发凉，大便尚可，日 1 次；舌质暗红，舌体胖大，少许黄白腻苔，脉滑数。由于患者大便改善已有一段时间，故上方去掉通便之药肉苁蓉、大黄；另加入重镇安神之品煅龙骨 25g 以治疗心悸；考虑到患者久病易耗气，故加入补气补虚之品黄芪 15g 以助正气。

处　　方：

香　附 15g	砂　仁 6g	紫苏子 15g	栀　子 20g
乌　药 15g	灵磁石 30g	川　芎 20g	当　归 15g
炙乳香 15g	丹　参 15g	煅龙骨 25g	黄　芪 15g
土鳖虫 15g	炒杜仲 30g	黄　柏 15g	苍　术 15g

7 剂，水煎服，每日 1 剂，300mL，早晚分服。

患者定期复诊，给予守方治疗，治则不变，随证加减。随诊 3 个月后，症状基本消失，停服中药 1 个月后，又巩固治疗 1 个月，电话回访了解到患者症状再未复发。

【临证心悟】

该患者主诉为"腰痛、痛经时作 2 年"，首先辨其病为腰痛。《医学心悟》言："腰痛，有风，有寒，有湿，有热，有瘀血，有气滞，有痰饮。"患者平时急躁易怒，易致气郁，故生气时易出现腰痛、痛经；肝气犯胃，胃气上逆，从而出现时有嗳气、烧心的症状；气机郁滞则血行不畅，气血阻滞，不通则痛，身体出现各种疼痛；瘀血阻于胞宫，故月经来时色暗、有血块，阻于皮肤则可见面色晦暗；睡眠欠佳、多梦概为平素思虑过多、心烦易怒所致。观其舌象，舌暗红为气滞血瘀之征；舌体胖大，舌苔白腻为痰湿之象；切其脉，沉为疾病已在里日久。

本案为腰痛气滞血瘀、湿浊内阻证，概由气血湿邪留滞于腰部所致，当以行气活血、除湿止痛为原则治疗。方中加入香附疏肝解郁；再以砂仁化湿行气，配以行气活血药川芎；加入土鳖虫破血逐瘀以增加化瘀之力；黄芩、栀子去性存用，取其除湿之用；首乌藤、合欢花养心安神解郁，灵磁石重镇安神，三药配伍，可使阴阳相交，睡眠改善。"腰者，肾之府也"，《诸病源候论》曰"夫腰痛，皆由伤肾气所为"，故腰痛常配伍补肝肾、强筋骨之药。《神农本草经》言杜仲"主腰脊痛，补中，益精气，坚筋骨，强志"，故可加入适量的杜仲。

由患者所述病史可知本案与情志因素密切相关，且患者为女性，有月经问题，故谢晶日教授在治疗时以疏肝解郁药为主，亦未忘记加入调经之药，再加入活血、除湿等对症药来治疗。对于此患者，谢晶日教授认为，平素情志调畅起到很重要的作用，因而嘱患者保持心情舒畅，则疾病易愈。对于此类患者，若腰痛日久而致肾虚，可考虑加入杜仲、狗脊、续断、桑寄生以补肾。

病案二：腰痛·气血不足、气滞湿阻证

娜某，女，39 岁。

首诊时间：2017 年 3 月 20 日。

主诉：腰部胀闷疼痛伴头沉 1 年余。

现病史：患者 1 年前无明显诱因出现腰部胀闷疼痛，并时有头部沉重之感，未予系统诊治，自行间断口服某种秘方药物（具体药名及用量不详），未见明显疗效。近来患者自觉上述症状有逐渐加重的趋势，经多方打听询问，辗转来此就诊。患者来时自诉腰部胀闷疼痛，眼干眼涩，口干，口苦，胸闷，心悸气短，疲劳，乏力，后背疼痛，无反酸烧心，饮食尚可，睡眠欠佳，大便尚可，日 1 次；舌质暗，有裂纹，边有齿痕，舌苔黄厚腻，脉沉。

既往史：无。

辅助检查：

①肝胆脾彩超：脂肪肝（轻度）。

②生化检查：GGT 89U/L。

辨证分析：患者为青年女性，因"腰部胀闷疼痛伴头沉 1 年余"就诊，首先辨其病为腰痛。患者先天禀赋不足，素体气血亏虚，气虚无力推动而滞，气血阻滞于背腰部而引起腰部胀闷疼痛及后背疼痛；肝藏血，在窍为目，肝血亏虚，不能濡养目精，故有眼干眼涩；气血不达，难以充养机体而见疲劳乏力；营血亏虚，阴虚阳盛，阳不入阴，而致夜寐不安；脾气虚，日久生湿，湿性重浊黏滞，阻于头部而有沉重之感；湿久化热，湿热上溢于口而见口干口苦；舌质暗为郁滞之征；舌边有齿痕、苔厚腻为湿邪的表现之一；而苔黄说明有化热的趋势；脉沉为邪气在里的表现。

中医诊断：腰痛·气血不足、气滞湿阻证。

西医诊断：脂肪肝（轻度）。

中医治法：益气养血，行气除湿。

处 方：柴 胡 15g	煅牡蛎 30g	川 芎 15g	当 归 20g
丹 参 15g	黄 芪 20g	党 参 20g	酸枣仁 10g
佛 手 15g	五味子 15g	枸杞子 20g	北沙参 15g
砂 仁 6g			

7 剂，水煎服，每日 1 剂，300mL，早晚分服。

二诊：患者服药后觉腰部胀闷疼痛略有减轻，无口干口苦，后背痛好转，眼睛干涩好转，仍觉头晕沉、心悸、胸闷、气短，无腹部胀闷，体力尚可，睡眠欠佳，大便正常。患者多症均有好转，继续给予前方以巩固疗效，然其仍有头昏沉、心悸、胸闷、气短的症状，故加入天麻 10g 以取得更好的疗效。

处　　方：柴　胡 15g　　煅牡蛎 30g　　川　芎 15g　　当　归 20g

　　　　　丹　参 15g　　黄　芪 20g　　党　参 20g　　酸枣仁 10g

　　　　　佛　手 15g　　五味子 15g　　枸杞子 20g　　北沙参 15g

　　　　　天　麻 10g　　砂　仁 6g

　　　　　　　　　　　　　　7 剂，水煎服，每日 1 剂，300mL，早晚分服。

三诊：患者腰部胀闷疼痛减轻，后背痛好转，眼睛干涩明显减轻，头晕沉，心悸，胸闷，气短，体力尚可，寐差，大便正常，日 1 次。服上方后患者头晕、心悸、胸闷、气短无明显减轻，恐为久病湿邪难祛，加入祛湿之药猪苓 15g；湿邪久易化热，加入栀子 15g 清热除湿。

处　　方：柴　胡 15g　　煅牡蛎 30g　　川　芎 15g　　当　归 20g

　　　　　丹　参 15g　　黄　芪 20g　　党　参 20g　　酸枣仁 10g

　　　　　佛　手 15g　　五味子 15g　　枸杞子 20g　　北沙参 15g

　　　　　天　麻 10g　　猪　苓 15g　　栀　子 15g　　砂　仁 6g

　　　　　　　　　　　　　　7 剂，水煎服，每日 1 剂，300mL，早晚分服。

患者继续服药 2 个月后，症状明显好转，复查各项指标均在正常范围内，遂停药。后电话随访，患者自诉未见复发，嘱患者若有不适，及时来诊，避免耽误病情。

【临证心悟】

该患者主诉为"腰部胀闷疼痛伴头沉 1 年余"，首先辨其病为腰痛。患者为青年女性，素体气血亏虚，推动乏力而引起气血阻滞于局部，滞于腰背部而见腰背部疼痛。肝血充足，肝气调和，循经上注眼目，则目能视物辨色，今气血不足，精气不能上注于目，而见眼干眼涩；气血亏虚，血不养心，神不守舍，而见心悸、气短、失眠；气血不能濡养机体，则有疲劳乏力；观其舌象，舌质暗为体有郁滞的表现，而舌有裂纹，边有齿痕则为湿邪之征，苔黄厚腻为日久湿邪化热；切其脉，沉为疾病入里已久。

本案为腰痛·气血不足、气滞湿阻证，系由气血亏虚，气滞湿阻于体内所致，当以益气养血、行气除湿为法治之。当归甘温质润，为补血要药，又可活血止痛；再配伍补气之药黄芪、党参，诸药相配，针对其气血亏虚的病机；加入川芎以助当归起到更好的效果；加入柴胡、佛手疏肝理气解郁；砂仁化湿行气，药中行气药多而化湿药少，因气能行津，气顺湿自祛；煅龙骨为质重沉降之品，加之可以重镇安神；再配以酸枣仁等养心安神之药，可以有效改善患者睡眠质量；腰者，肾之府也，腰痛常需治肾，加入枸杞子可补肝肾，且其尚有益精血、明目之功；再配伍五味子、北沙参以生津，对症治疗眼干眼涩之症。

谢晶日教授认为，本案患者为虚实夹杂之证，在辨证时需要分清虚实的轻重，以为后续用药做准备。患者久病，辨证可知，虚实并重，因此，谢晶日教授在治疗时补虚药与祛邪药并用，既针对其病机治疗疾病，又可使患者补而不滞，祛邪而不伤正。若患者夹有寒邪，可加附子、细辛以温经散寒止痛；若湿邪偏重，可酌加苍术、厚朴、薏苡仁祛湿散邪。

病案三：腰痛·瘀血腰痛证

张某，女，57岁。

首诊时间：2011年2月11日。

主诉：腰部疼痛反复发作1年，加重1周。

现病史：患者1年前无明显诱因出现腰部疼痛，因疼痛不甚明显，未引起患者重视。1周前患者突然出现腰部疼痛逐渐加重，并伴有小便不适的感觉，患者不喜用西医治疗，希望通过中医来彻底治疗疾病，减轻痛苦，特地从外地赶来门诊就诊。患者来时自诉腰部疼痛，胁肋部胀满，头晕，口苦口干，大便不通，无便意，小便不适；舌紫暗，体胖，边有齿痕，苔白，脉弦。

既往史：糖尿病3年，口服药物治疗（具体药物及用量不详），血糖控制尚可。

辅助检查：尿常规检查示白细胞55.60/Ul，白细胞10.0/HPF，上皮细胞33/Ul，上皮细胞5.94/HPF。

辨证分析：患者为中年女性，主因"腰部疼痛反复发作1年，加重1周"就诊，首先辨其病为腰痛。肝经循经布两胁，患者胁肋部胀满，可见有一定的肝郁气滞；气滞血阻，气血瘀阻于腰部，不通则痛，而见腰部疼痛；气血不畅，不能上达于脑，脑失充养而见头晕；气能行津，气滞津停，不能上输于口而见口干；六腑以通为顺，大便不通且无便意可见其腑气不通；腑气不通，上泛于口而见口苦。舌紫暗为气滞血瘀之征；舌体胖，边有齿痕，说明体内尚有一定的湿邪存在；脉弦为气滞的表现。四诊合参，辨为腰痛·瘀血腰痛证。

中医诊断：腰痛·瘀血腰痛证。

西医诊断：尿路感染。

中医治法：活血化瘀，理气止痛。

处　方：枳　实25g　　槟榔片15g　　大　黄10g　　白花蛇舌草30g
　　　　　川　芎15g　　当　归20g　　肉苁蓉15g　　威灵仙15g
　　　　　厚　朴10g　　白豆蔻20g　　天　麻15g　　赤　芍20g

　　　　　　　　　　　　7剂，水煎服，每日1剂，300mL，早晚分服。

二诊：患者服药后自觉腰痛酸重不舒，头晕头沉，疲劳乏力，手足心热，胁肋部胀满减轻，口干口苦略缓解，大便日 1 次，仍有不畅之感；舌紫暗，体胖，边有齿痕，苔白腻。上方去白花蛇舌草，加入白茅根 15g、通草 10g 利小便；患者病久出现疲劳乏力，加入益母草 10g 补益精血以充正气；余则继续按前方治疗。

处　　方：通　草 10g　　白茅根 15g　　枳　实 25g　　槟榔片 15g
　　　　　　大　黄 10g　　川　芎 15g　　当　归 20g　　肉苁蓉 15g
　　　　　　威灵仙 15g　　厚　朴 10g　　白豆蔻 20g　　天　麻 15g
　　　　　　赤　芍 20g　　益母草 10g

7 剂，水煎服，每日 1 剂，300mL，早晚分服。

三诊：患者自觉服药后腰痛缓解，头晕头沉，乏力消失，大便偶有不畅，日 1 次。枳实为破气除痞之品，久服易伤及正气，且患者大便不畅已有改善，故上方减枳实用量为 15g，加入玄参 10g 以滋养阴液。

处　　方：玄　参 10g　　通　草 10g　　白茅根 15g　　枳　实 15g
　　　　　　槟榔片 15g　　大　黄 10g　　川　芎 15g　　当　归 20g
　　　　　　肉苁蓉 15g　　威灵仙 15g　　厚　朴 10g　　白豆蔻 20g
　　　　　　天　麻 15g　　赤　芍 20g　　益母草 10g

7 剂，水煎服，每日 1 剂，300mL，早晚分服。

患者后又复诊 2 次，随证加减，症状明显好转，遂停药。嘱患者避风寒，慎起居，注意保持个人卫生，以免邪气侵入而使疾病复发。

【临证心悟】

本案患者为腰痛·瘀血腰痛证，系肝气郁滞，腑气不通所致的一系列症状，治疗当以化瘀、行气、通腑、止痛为法。枳实破气除痞，槟榔行气消积，以上两药行气之力很强；再配以川芎、厚朴等行气之药，诸药配伍，相须相使以化瘀血、行气滞；大黄泻下攻积，可治其大便不通之症，再配以当归、肉苁蓉等润肠通便之药以助大黄通便；白花蛇舌草利湿通淋，药理研究表明其有抗菌消炎的作用，善治各种炎症，加之可增强疗效；由患者临床表现和舌脉可知，患者体内尚有湿邪和瘀血存在，加入厚朴、白豆蔻以行气除湿；最后再加入天麻，《本草汇言》言其能够利腰膝，强筋力。

本案患者既有肝气郁滞，又有腑气不通，因此，谢晶日教授在治疗时加入适当的破气之药，既可行气，又有一定的通腑作用，再配以行气、通便之药，药到病除。患者久病，体内已有湿瘀存在，故需加入一定的除湿与活血药以防他变。由于患者为女性，从其生理角度看，易患泌尿系统感染，谢晶日教授在治疗时亦未忘此因，后续治疗中加入利尿药以助邪祛。

四、临证经验总结

腰痛一证在古代文献中早有论述。《素问·脉要精微论》载"腰者，肾之府，转摇不能，肾将惫矣"，首先提出了肾与腰部疾病的密切关系。《素问·刺腰痛》根据经络循行，阐述了足三阴、足三阳及奇经八脉为病所出现的腰痛病证，并介绍了相应的针灸治疗。《金匮要略·五脏风寒积聚病脉证并治》言："肾著之病，其人身体重，腰中冷，如坐水……腰以下冷痛，腹重如带五千钱，甘姜苓术汤主之。"该言论述了寒湿腰痛的发病、症状与治法。《诸病源候论·腰背病诸候》指出，腰痛是由于"肾经虚损，风冷乘之……劳损于肾，动伤经络，又为风冷所侵，血气击搏，故腰痛也"。在发病方面，强调肾虚、风寒留着、劳役伤肾、坠堕伤腰及寝卧湿地等因素，并将突然发作者，称为卒腰痛，反复发作，经久不愈者称为久腰痛。《张氏医通》《杂病源流犀烛》总结历代医家对腰痛的论述，将腰疼分为风腰痛、寒腰痛、肾虚腰痛、气滞腰痛、瘀血腰痛等证，使腰痛的辨治更为系统。对于腰痛的治疗，清代李用粹《证治汇补·腰痛》指出："治惟补肾为先，而后随邪之所见者以施治，标急则治标，本急则治本，初痛宜疏邪滞，理经隧，久痛宜补真元，养血气。"这种分清标本先后缓急的治疗原则，在临床具有重要指导意义。

谢晶日教授认为，腰为肾之府，由肾之精气所溉，肾与膀胱相表里，足太阳经过之。此外，任、督、冲、带诸脉，亦布其间，所以腰痛病变与肾脏及诸经脉相关。腰痛的主要病机概而论之为邪阻经脉，腰府失养。腰痛又有外感和内伤之别。外感腰痛的主要发病机理是外邪痹阻经脉，气血运行不畅。内伤腰痛多由于肾精气亏虚，腰府失其濡养、温煦。内伤不外乎肾虚，而风、寒、湿、热诸邪，常因肾虚而乘客，内外二因，相互影响，痹阻经脉，发生腰痛。

谢晶日教授结合前人典籍及多年临床经验，将治疗腰痛的临证思维总结为以下五点：

1. 辨证精准，虚实寒热要分清

在辨证上，谢晶日教授认为腰痛首先需分清虚实，辨清外感与内伤，其次要辨寒热，若在辨证上出现错误，则后续治疗亦难起效。如《七松岩集·腰痛》指出："然痛有虚实之分，所谓虚者，是两肾之精神气血虚也，凡言虚证，皆两肾自病耳。所谓实者，非肾家自实，是两腰经络血脉之中，为风寒湿之所侵，闪肭锉气之所碍，腰内空腔之中为湿痰瘀血凝滞，不通而为痛，当依据脉证辨悉而分治之。"

2. 疏肝治"郁"

现代人的生活方式与前人有着翻天覆地的差别，因此，在治疗上，不拘泥于古。

由于现代人生活压力大，易产生各种"郁"证，故在治疗时，无论何种腰痛，都常加疏肝理气之药，既可解气郁，又因他郁多与气郁密切相关，气郁得解，则他郁易除，常用药物有柴胡、香橼、佛手、香附、枳壳等。同时，可伍以活血化瘀药，如丹参、川芎、桃仁等。

3. 固护脾胃

当今社会，人们饮食结构复杂多变，易伤及脾胃，且某些药物久服亦会有碍脾胃，故在治病时需要注意顾护脾胃，应用山药、白术、黄芪等补益脾胃，脾胃得健，气血得运，生化有源，则百骸得充，腰府得养。

4. 补肾益肝

谢晶日教授认为，"腰为肾之府"，腰痛与肾密切相关，对于腰痛患者，加入适当的补肝肾、强筋骨之药，可使疾病得到更好的缓解。谢晶日教授常喜用熟地黄、枸杞子、续断、牛膝、龟板胶、鹿角胶以滋补肾阴，同时配伍杜仲、仙茅、淫羊藿温肾壮腰，阳中求阴。肾阴不足，相火偏亢者，可酌情选用知柏地黄丸或大补阴丸加减应用。虚劳久病，阴阳俱虚，可选用补天大造丸。

5. 治养结合

对于来诊患者，谢晶日教授常嘱咐其注意生活习惯，避免过度使用腰部及闪避动作，保护腰部，避免疾病加重与复发。同时，适当训练加强腰部肌肉力量。